江苏省金陵科技著作出版基金

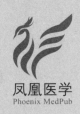 凤凰医学 Phoenix MedPub

编号：2021-2-160

儿科疾病 诊疗思维

主　　编　唐维兵

副 主 编　莫绪明　赵德育

编　　者（按姓氏音序排列）

笪　敏　杜自强　樊志丹　高　喆　顾　威

郭　虎　韩树萍　黄　婕　黄　磊　黄立渠

阚　清　李　玫　李　涛　刘倩琦　倪　磊

单鸣凤　沈卫民　唐　珩　杨世伟　张　刚

张红叶　张　敏　郑玉灿　朱春华　朱洪涛

学术秘书　薛仁杰　周小冬

江苏凤凰科学技术出版社 · 南京

图书在版编目（CIP）数据

儿科疾病诊疗思维 / 唐维兵主编. — 南京：江苏
凤凰科学技术出版社，2023.3
ISBN 978 - 7 - 5713 - 3346 - 1

Ⅰ．①儿… Ⅱ．①唐… Ⅲ．①小儿疾病-诊疗 Ⅳ．
①R72

中国版本图书馆 CIP 数据核字（2022）第 234064 号

儿科疾病诊疗思维

主　　　编	唐维兵	
策　　　划	傅永红	
责 任 编 辑	易莉炜　杨　淮　徐祝平	
责 任 校 对	仲　敏	
责 任 监 制	刘文洋	

出 版 发 行	江苏凤凰科学技术出版社
出版社地址	南京市湖南路 1 号 A 楼，邮编：210009
出版社网址	http://www.pspress.cn
照　　　排	江苏凤凰制版有限公司
印　　　刷	徐州绪权印刷有限公司

开　　　本	880 mm×1230 mm　1/16
印　　　张	18.75
插　　　页	14
字　　　数	530 000
版　　　次	2023 年 3 月第 1 版
印　　　次	2023 年 3 月第 1 次印刷

标 准 书 号	ISBN 978 - 7 - 5713 - 3346 - 1
定　　　价	88.00 元

图书如有印装质量问题，可随时向我社印务部调换。

致 读 者

社会主义的根本任务是发展生产力,而社会生产力的发展必须依靠科学技术。当今世界已进入新科技革命的时代,科学技术的进步已成为经济发展、社会进步和国家富强的决定因素,也是实现我国社会主义现代化的关键。

科技出版工作肩负着促进科技进步、推动科学技术转化为生产力的历史使命。为了更好地贯彻党中央提出的"把经济建设转到依靠科技进步和提高劳动者素质的轨道上来"的战略决策,进一步落实中共江苏省委、江苏省人民政府作出的"科教兴省"的决定,江苏凤凰科学技术出版社有限公司(原江苏科学技术出版社)于1988年倡议筹建江苏省科技著作出版基金。在江苏省人民政府、江苏省委宣传部、江苏省科学技术厅(原江苏省科学技术委员会)、江苏省新闻出版局负责同志和有关单位的大力支持下,经江苏省人民政府批准,由江苏省科学技术厅(原江苏省科学技术委员会)、凤凰出版传媒集团(原江苏省出版总社)和江苏凤凰科学技术出版社有限公司(原江苏科学技术出版社)共同筹集,于1990年正式建立了"江苏省金陵科技著作出版基金",用于资助自然科学范围内符合条件的优秀科技著作的出版。

我们希望江苏省金陵科技著作出版基金的持续运作,能为优秀科技著作在江苏省及时出版创造条件,并通过出版工作这一平台,落实"科教兴省"战略,充分发挥科学技术作为第一生产力的作用,为建设更高水平的全面小康社会、为江苏的"两个率先"宏伟目标早日实现,促进科技出版事业的发展,促进经济社会的进步与繁荣做出贡献。建立出版基金是社会主义出版工作在改革发展中新的发展机制和新的模式,期待得到各方面的热情扶持,更希望通过多种途径不断扩大。我们也将在实践中不断总结经验,使基金工作逐步完善,让更多优秀科技著作的出版能得到基金的支持和帮助。

这批获得江苏省金陵科技著作出版基金资助的科技著作,还得到了参加项目评审工作的专家、学者的大力支持。对他们的辛勤工作,在此一并表示衷心感谢!

江苏省金陵科技著作出版基金管理委员会

前　言

　　诊疗思维能力是临床医生在医疗实践中,以患者为中心,根据患者的临床信息资料进行综合分析、逻辑推理,建立诊断、鉴别诊断,对治疗方案进行评估、调整,做出合理、恰当、正确的临床决策的思维能力。良好的诊疗思维是正确诊断疾病的关键,也是指导治疗的前提。

　　在医学技术快速发展的今天,尽管精密仪器设备和先进测试方法不断进步,但在疾病诊疗过程中,医务工作者仍然需要从患者最基本的病史、症状、体征入手,通过正确的临床思维方法和熟练的医疗技术,获得正确的诊断和满意的疗效。诊疗思维能力不能被检测设备所代替,这就是医生的价值所在。

　　基于上述原因,我们组织具有丰富教学经验和高超医术水平的临床教师,在讲授中国大学慕课"儿科疾病诊疗思维"和"儿外科疾病诊疗思维"的基础上,编写本书,内容涉及新生儿、儿童生长发育和营养,小儿消化系统、呼吸系统、神经系统、内分泌代谢系统、血液系统、泌尿系统、心血管系统、免疫系统、小儿重症等儿童内外科疾病。本书的内容都是编者临床诊疗思维的总结。每章分为三节。第一节是症状的诊断思维,介绍症状发生的原因、机制,以症状为核心,全方位询问病史,关注特异性体征,围绕主诉探讨需要进行的检查。这一节让年轻医生既学习基础知识、基础理论,又结合临床实际,融会贯通,让他们知其然,也知其所以然。第二节介绍与症状相关的一类疾病的临床特点,这一节不同于传统教科书上的几段论,而是各位编者的提炼总结,是各位编者多年临床经验的结晶。第三节是临床实战演练,演示诊疗思维贯穿于疾病诊疗全过程。通过询问病史及体格检查,得出初步诊断,提出需与何种疾病进行鉴别诊断。围绕初步诊断和鉴别诊断,提出需开展的必要的辅助检查。根据辅助检查结果,做出支持、排除、补充或修改诊断,在此基础上给出初步治疗方案。观察治疗反应,识别病情变化,调整治疗方案。这一节最重要的是体现了临床治疗过程不顺利或病情转归不正常时,如何运用诊疗思维,怎样根据诊疗思维调整治疗方案,这展示了运用诊疗思维的真实过程及其重要性。

　　本书适用于高年级医学生、专业学位研究生、规范化培训医生、住院医生和主治医生。编写风格上本书摒弃了对每种疾病依次从定义写到治疗的传统讲授方法,采用了以症状为核心的发散性讲授方法,综合分析,得出诊断,在治疗过程中不断通过诊疗思维调整治疗方案。本书在疾病动态转变过程中突出诊疗思维的重要性,展现诊疗全过程,启发和引导年轻医生建立科学、缜密的临床诊疗思维,编写风格上具有独特性、新颖性。本书内容全面,每个系统都由典型症状带来系列知识的复习、分析、推理、总结,以点带面,既有代表性,又有系统性。

　　由于笔者学识所限,本书内容难免存在不当之处,恳请读者批评指正,以便再版时改正。

唐维兵

目　录

第一章　新生儿黄疸

第一节　黄疸的诊断思维

新生儿黄疸是指新生儿出现肉眼可见的皮肤、巩膜黄染等,这是新生儿时期常见的临床症状,尤其多见于出生 2 周以内的新生儿。在足月儿中,约有 50％会发生新生儿黄疸,而在早产儿中,超过80％可出现黄疸。新生儿黄疸,既可以是新生儿正常发育过程中的表现,也可以是某些疾病的症状,比如同族免疫性溶血、重症感染、先天性胆道畸形等。未结合胆红素增高是新生儿黄疸最常见的表现形式,重者可引起胆红素脑病,造成神经系统永久性损害,导致认知、运动、听力等多种神经功能障碍,甚至导致死亡。

因此,当临床工作中遇到以黄疸为主诉的新生儿,需要仔细分析黄疸的原因,分辨生理性还是病理性黄疸。然后通过相关检查来明确病因,精准治疗,达到最佳的治疗效果,减少并发症和后遗症的发生率。

一、人体胆红素的代谢过程

皮肤黄疸的出现,来源于血液中胆红素水平的异常升高。80％以上的胆红素都来源于衰老红细胞的血红蛋白。衰老红细胞被肝、脾和骨髓的单核吞噬细胞系统所吞噬和破坏,血红蛋白被分解为血红素、铁和珠蛋白。血红素又在微粒体血红素加氧酶、还原型辅酶Ⅱ等一系列酶的催化下,形成胆绿素。胆绿素又很快在胆绿素还原酶和还原型辅酶Ⅱ的作用下,转变为游离胆红素。游离胆红素进入血液循环后,大部分与血清白蛋白联结,称为未结合胆红素,也称为间接胆红素。未结合胆红素被血液运输至肝脏,进一步代谢。

进入肝脏的未结合胆红素,与肝细胞内的 Y 蛋白、Z 蛋白这两种受体蛋白结合,在葡萄糖醛酸转移酶的作用下,生成胆红素单葡萄糖苷酸和胆红素双葡萄糖苷酸,也称为结合胆红素,或者称为直接胆红素。结合胆红素具有水溶性,可以通过胆汁排泄到肠道。进入肠道的结合胆红素,一部分在结肠内被 β-葡萄糖醛酸苷酶解离出葡萄糖醛酸基,再次形成未结合胆红素,又被肠黏膜吸收,重新回到肝脏;另一部分结合胆红素则在肠道细菌的作用下被还原成粪胆素原、尿胆素原,大部分随粪便排出体外,小部分也被结肠黏膜重新吸收,经门静脉系统重新回到肝脏,和被重吸收的未结合胆红素一起,被肝细胞再次转化,形成结合胆红素,并再由胆道排泄至肠道。这一不断循环的过程称为肠肝循环。还有少部分没有排泄到肠腔的胆素原和结合胆红素经过血液循环被运输到肾脏,由尿液排出体外。

二、新生儿胆红素的代谢特点

上述是成人的胆红素代谢过程。对于新生儿来说,胆红素的代谢过程有很多不同之处。

(一) 胆红素生成增多

胎儿在子宫内处于低氧环境,低氧能刺激促红细胞生成素产生,使红细胞生成相对较多。

出生后,随着新生儿建立自主呼吸,血氧浓度提高,过多的红细胞被破坏,形成大量的游离胆红素。

(二) 白蛋白联结胆红素能力弱

刚出生的新生儿常有不同程度的酸中毒,减弱了白蛋白与胆红素联结的能力。尤其对于早产儿来说,白蛋白含量更低,因此能联结的未结合胆红素的数量更少。

(三) 肝细胞代谢胆红素能力差

新生儿的肝细胞受体蛋白含量极少,不能充分摄取胆红素进入肝细胞。新生儿的肝酶系统也发育不成熟,葡萄糖醛酸转移酶含量不足,使胆红素结合过程受限,结合胆红素生成减少。同时,肝细胞排泄胆红素的能力也不足,甚至可以导致肝内胆汁淤积。

(四) 肠肝循环增加

新生儿的肠道功能弱,肠蠕动缓慢,若发生胎粪排泄延迟而肠腔内 β-葡萄糖醛酸苷酶活性相对较高,则结合胆红素更容易被分解为未结合胆红素,通过肠黏膜重新吸收,回到肝脏,肠肝循环负荷增加。此外,新生儿肠道缺乏正常的肠道菌群,难以将结合胆红素还原成粪胆素原、尿胆素原,再由粪便或尿液排出。这些因素都增加了结合胆红素的重吸收,导致胆红素升高。

由于上述这些原因,新生儿出生后血清胆红素浓度逐渐增高。当血清总胆红素大于 $85~\mu mol/L$ 时,就会出现我们肉眼可见的新生儿黄疸。

三、新生儿高胆红素血症的判断标准

上述是正常新生儿出现生理性黄疸的原因。在许多疾病因素的影响下,新生儿血清胆红素水平会远远超过生理性水平,称为新生儿高胆红素血症。

新生儿的胆红素水平是动态变化的,其生理正常值范围随着日龄而变化,并且与种族、遗传等有密切关系。胆红素水平对个体的危害程度,也受到胎龄等多种因素的影响。因此,用一个固定的界值来作为判断标准是不合适的。最重要的是确定黄疸的干预值,而不只是简单地确定是生理性还是病理性黄疸。

目前,各国大多采用美国的"新生儿小时胆红素列线图"(图 1-1)来作为诊断标准。这一列线图主要适用于胎龄大于 35 周的新生儿,当血清总胆红素值大于相应小时龄的第 95 百分位数时,我们可以定义其为新生儿高胆红素血症。新生儿黄疸还存在种族、基因等差异,因此中华医学会儿科学分会新生儿学组在参考国外资料的基础上,结合我国实际情况,制定了中国的《新生儿黄疸干预推荐方案》。胎龄 35 周及以上的新生儿黄疸光疗标准可参考"≥35 周新生儿黄疸光疗参考标准"(图 1-2),该标准有低危、中危、高危 3 条不同的干预曲线,用来指导不同胎龄结合高危因素的干预界值。对于出生体重小于 2500 g 的早产儿,光疗标准应适当放宽,可参考"出生体重<2500 g 早产儿光疗参考标准"(表 1-1)。严重的高胆红素血症还需进行换血疗法,迅速降低血清胆红素水平,防止发生胆红素脑病(图 1-3)。总之,胎龄越小,体重越低,高危因素越多,胆红素值越高,越需要进行更早的干预。

四、新生儿高胆红素血症的病因

了解了新生儿胆红素的代谢特点,就可以依照胆红素代谢途径,从胆红素的产生、运输、代谢、排泄、重吸收过程来逐步探寻新生儿高胆红素血症的病因(图 1-4)。

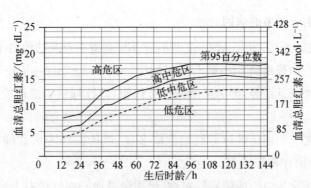

图 1-1　新生儿小时胆红素列线图

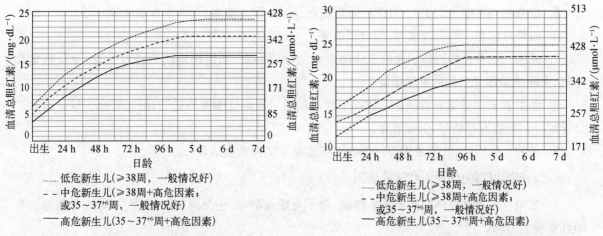

……低危新生儿(≥38周，一般情况好)
- - 中危新生儿(≥38周+高危因素；
　　或35~37⁺⁶周，一般情况好)
——高危新生儿(35~37⁺⁶周+高危因素)

……低危新生儿(≥38周，一般情况好)
- - 中危新生儿(≥38周+高危因素；
　　或35~37⁺⁶周，一般情况好)
——高危新生儿(35~37⁺⁶周+高危因素)

图 1-2　≥35 周新生儿黄疸光疗参考标准　　　　**图 1-3　≥35 周新生儿黄疸换血参考标准**

表 1-1　出生体重＜2500 g 早产儿生后不同时间光疗和换血血清总胆红素参考标准　　　单位:mg/dL

出生体重/g	＜24 h		24~＜48 h		48~＜72 h	
	光疗	换血	光疗	换血	光疗	换血
＜1000	4	8	5	10	6	12
1000~1249	5	10	6	12	7	15
1250~1999	6	10	7	12	9	15
2000~2299	7	12	8	15	10	18
2300~2499	9	12	12	18	14	20
出生体重/g	72~＜96 h		96~＜120 h		≥120 h	
	光疗	换血	光疗	换血	光疗	换血
＜1000	7	12	8	15	8	15
1000~1249	9	15	10	18	10	18
1250~1999	10	15	12	18	12	18
2000~2299	12	20	13	20	14	20
2300~2499	16	22	17	23	18	23

注:1 mg/dL=17.1 μmol/L。

(一)引起胆红素生成增多的病因

1. 同族免疫性溶血　常见的有 ABO 血型不合、Rh 血型不合及其他血型不合。

2. 红细胞酶缺陷　如葡萄糖-6-磷酸脱氢酶(glucose-6-phosphate dehydrogenase,G-6-PD)缺乏症,丙酮酸激酶缺乏症等,影响红细胞正常代谢,使红细胞膜变形能力减弱,红细胞易于在网状内皮系统滞留破坏。

3. 红细胞形态异常　如遗传性球形红细胞增多症、遗传性椭圆形红细胞增多症等,由红细胞膜结构异常导致其在脾脏中破坏增多。

4. 血红蛋白病　如珠蛋白生成障碍性贫血(地中海贫血)、血红蛋白 F-Poole 等,由血红蛋白肽链缺陷导致溶血。

5. 红细胞增多症　如胎儿-母体经胎盘输血、胎儿-胎儿输血、宫内发育迟缓等。

6. 血管外出血　如头颅血肿、颅内出血等。

7. 感染　由各种病原体引起的重症感染也会导致溶血,如巨细胞病毒、EB 病毒、金黄色葡萄球菌、大肠埃希菌等引起的重症感染。

8. 维生素 E 和微量元素缺乏　如维生素 E 缺乏可影响红细胞膜功能,引起溶血。锌元素缺乏会导致红细胞膜发育缺陷,引起溶血。

9. 药物　如磺胺、呋喃妥因等可诱发红细胞膜缺陷而发生溶血。

(二)影响肝细胞代谢胆红素的病因

1. 感染　各类病原体引起的重症感染,除了会导致溶血,还会抑制肝酶活力,导致肝细胞结合胆红素能力下降。

2. 窒息、缺氧　肝酶活力受抑制,影响胆红素代谢。

3. 早产儿或极低出生体重儿　易发生低体温、低血糖、低蛋白血症,影响胆红素代谢。

4. 药物　如磺胺、水杨酸盐等,可与胆红素竞争和 Y 蛋白、Z 蛋白的结合位点。

5. 先天性非溶血性高胆红素血症　如先天性葡萄糖醛酸转移酶缺乏症等。

6. 家族性暂时性新生儿高胆红素血症　如 Lucey-Driscoll 综合征等。

7. 其他内分泌及染色体疾病　如甲状腺功能减退症、脑垂体功能低下、唐氏综合征(21-三体综合征)等,均可发生胆红素代谢障碍。

(三)阻碍肝胆排泄胆红素的病因

1. 肝细胞排泄胆红素障碍　如新生儿肝炎、先天性代谢缺陷病(α_1-抗胰蛋白酶缺乏症)、先天性遗传性疾病(脑肝肾综合征)等。

2. 胆管排泄胆红素障碍　如先天性胆管闭锁、先天性胆总管囊肿、胆汁黏稠综合征、肝胆肿瘤等。

这类肝胆排泄胆红素障碍,主要引起的是胆汁淤积性黄疸,导致结合胆红素升高。

(四)导致肠肝循环增加的病因

1. 肠道梗阻　如先天性肠闭锁、巨结肠、幽门肥厚等,使胎粪排出延迟,肠肝循环增加。

2. 母乳性黄疸　分为早发型和晚发型。早发型是指生后 1 周内,由于母乳量不足,排便延迟,胆红素升高。晚发型是指母乳喂养的婴儿在生后 1 周至 3 个月内仍有黄疸,发病机制尚不明确。

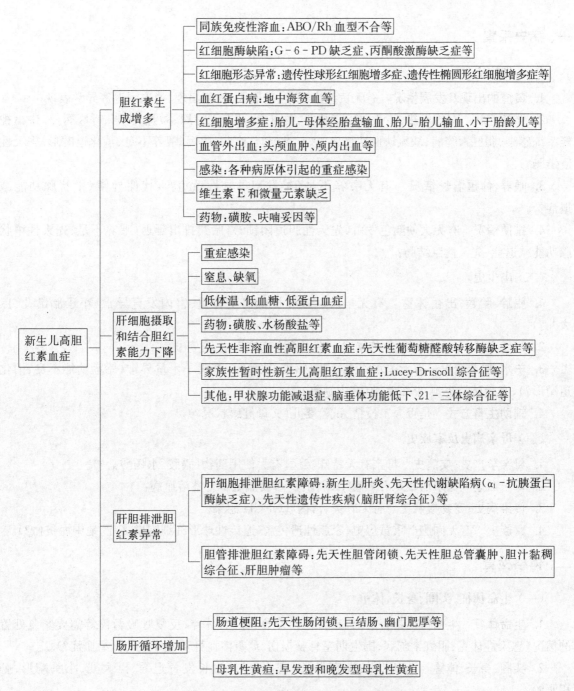

图 1-4　新生儿高胆红素血症病因的思维导图

第二节　新生儿高胆红素血症的临床特点

新生儿年龄小,病情变化快,在临床工作中,需要理清临床诊疗思路,尽快明确高胆红素血症的病因,及时采取有效的治疗措施,预防胆红素脑病的发生。新生儿体重低,血容量少,各脏器发育尚不完善,在检查过程中,要尽量减少采血量和采血次数,尽可能选择低伤害的辅助检查方法。

一、病史采集

(一)现病史

1. 黄疸的出现及发展情况　有无黄疸出现早、进展快、反复出现、消退延迟等异常表现。

2. 伴随症状　有无发热、咳嗽、吐沫(肺炎、败血症?),有无惊厥、激惹、尖叫、呼吸暂停(中枢神经系统感染、胆红素脑病、缺氧缺血性脑病?),有无呕吐、腹胀、腹泻(喂养不足、消化道畸形、先天性巨结肠?)。

3. 喂养、体重增长情况　有无喂养不足(早发型母乳性黄疸?),代谢异常(甲状腺功能减退症?)。

4. 排便情况　有无大便颜色发白(先天性胆道闭锁?),胎粪排出延迟(喂养不足、先天性甲状腺功能减退症、先天性巨结肠?)。

(二)出生史

1. 胎龄、胎数、出生体重　有无早产、多胎、极低出生体重、宫内发育异常(小于胎龄儿、巨大儿?)。

2. 分娩方式、Apgar 评分、复苏情况　有无围生期窒息史、复苏史。

3. 羊水、脐带情况　有无羊水浑浊(宫内感染、缺氧?),有无羊水量异常(胎盘功能不良、消化道畸形?),有无脐带绕颈、脐带真结(宫内缺氧?)。

4. 辅助生育方式　是否人工授精、试管婴儿(父母健康状况?)。

(三)母亲病史及家族史

1. 母亲孕产史、疾病史　母亲有无特殊疾病,有无使用药物(磺胺、水杨酸盐?)。

2. 母亲血型　母亲血型是否 O 型、Rh 阴性(母婴血型不合性溶血病?)。

3. 传染病史、宠物接触史　有无肝炎、宫内 TORCH 感染。

4. 家族史　有无同胞严重黄疸史、家族性遗传病(遗传性球形红细胞增多症、地中海贫血?)。

二、体格检查

(一)生命体征、头围、身长、体重

1. 生命体征　生命体征是否平稳,是否存在发热、惊厥、休克、反复呼吸暂停等需要紧急处置的情况(感染性休克、胆红素脑病、围生期窒息脑损伤、严重溶血性贫血导致的低氧血症?)。

2. 头围、身长、体重　有无生长发育异常(宫内/宫外生长发育迟缓、巨大儿、小头畸形、脑积水?)。

(二)神志、体位、面容、皮肤

1. 神志、体位　有无嗜睡、激惹、角弓反张(中枢神经系统感染、胆红素脑病?)。

2. 面容　有无特殊面容,如眼距宽、鼻梁低平、耳位低、伸舌(21-三体综合征、先天性甲状腺功能减退症?);有无多血或贫血貌(胎儿-母体经胎盘输血、胎儿-胎儿输血、新生儿溶血病?)。

3. 皮肤、黏膜　有无黄疸(测量经皮胆红素评估黄疸程度),有无皮肤干燥(喂养不足、脱水?),有无脓疱、瘀斑(皮肤感染、凝血功能障碍、弥散性血管内凝血?),有无巩膜黄染。

(三)各系统体格检查

1. 头部　有无前囟饱满、凹陷(颅内出血、脱水?),有无头皮包块(头皮血肿、头皮水肿?)。

2. **胸部** 有无呼吸运动异常、听诊肺部啰音（肺部感染、中枢性呼吸衰竭？），有无异常心率及心律、心脏杂音（心力衰竭、心律失常、先天性心脏病？）。

3. **腹部** 有无腹胀、腹壁静脉曲张（肠梗阻、肠道畸形？），有无肝脾大（败血症、宫内感染、占位、遗传代谢病？），有无脐部红肿、渗血（脐炎、出血症？）。

4. **肌张力及神经反射** 有无肌张力及神经反射异常（中枢神经系统感染、胆红素脑病、缺氧缺血性脑病？）。

三、辅助检查

（一）实验室检查

1. **肝功能**

（1）胆红素升高程度及分类：是否达到光疗标准、换血标准？是高未结合胆红素血症，还是高结合胆红素血症？

（2）有无肝功能损害：败血症、肝炎、宫内感染、药物导致、缺氧？

（3）有无低蛋白血症：早产儿、极低出生体重儿、小于胎龄儿？

2. **血常规及网织红细胞**

（1）有无白细胞计数异常升高或降低、血小板计数降低：败血症、血液病？

（2）有无红细胞比容降低：溶血病、血管外出血？

（3）有无红细胞比容升高：胎儿-母体经胎盘输血、胎儿-胎儿输血、小于胎龄儿？

（4）有无网织红细胞增多：溶血病？

3. **溶血试验（血型、直接 Coombs 试验、抗体释放试验）** 有无母婴血型不合、同族免疫性溶血病。

4. **感染相关指标** 如 C 反应蛋白、降钙素原、血培养、乙肝病毒抗体、丙肝病毒抗体、梅毒抗体、艾滋病抗体、TORCH 抗体等，有无相关病原体感染。

5. **甲状腺功能** 有无甲状腺功能异常（先天性甲状腺功能减退症？）。

6. **肾功能** 有无尿素、肌酐升高（肾功能损害、尿路梗阻？）。

7. **粪常规、尿常规** 有无粪便脓细胞、红细胞异常、轮状病毒抗原阳性（肠道感染？），有无尿白细胞、尿红细胞、尿蛋白、尿胆素原异常（尿路感染、溶血性尿毒综合征、肾功能损害？）。

8. **特殊的红细胞形态及功能检测**

（1）高铁血红蛋白还原试验：有无 G-6-PD 缺乏症。

（2）红细胞脆性试验：有无遗传性球形红细胞增多症、遗传性椭圆形红细胞增多症。

（3）血红蛋白电泳：有无地中海贫血。

9. **基因检测** 有无 Gilbert 综合征、Crigler-Najjar 综合征等基因病。

（二）其他辅助检查

1. **超声检查**

（1）肝胆 B 超：有无肝大（感染、肝炎？），有无胆道梗阻（先天性胆道闭锁、胆总管囊肿？）。

（2）脾脏 B 超：有无脾大（遗传性球形红细胞增多症？）。

（3）肾上腺 B 超：有无肾上腺血肿。

（4）头颅 B 超：有无颅内出血、占位。

2. 胸部 X 线　有无肺部炎症。

3. 头颅 CT　有无颅骨骨折、头皮血肿。

4. 腹部 CT、胆道造影　有无胆道梗阻、脂肪肝、糖原贮积症。

5. 预后评估相关检查

（1）头颅磁共振成像：有无苍白球、基底节病变等胆红素脑病改变。

（2）脑干听力诱发电位：有无听力损害。

（3）智能运动发育评估：有无智能、运动发育异常。

上述这些检查，可以根据具体病史和病情严重程度进行选择，并不需要面面俱到。

通过询问病史、仔细查体，初步掌握高胆红素血症患儿的高危因素、主要症状和阳性体征，再通过下面的诊断思路（图 1-5）选择合适的检查，逐步寻找新生儿高胆红素血症的病因。对于重度高胆红素血症或早产儿高胆红素血症，需要警惕出现远期神经系统损害可能，要加强随访监测。

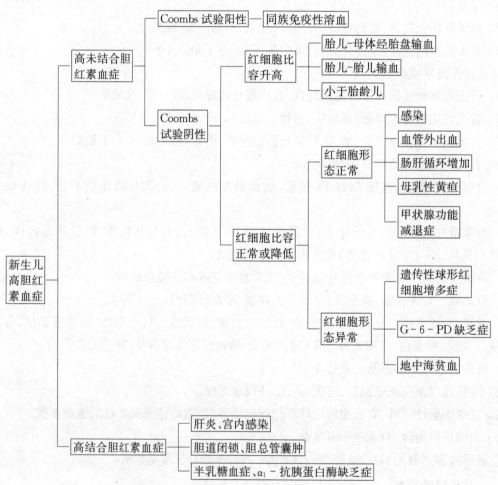

图 1-5　新生儿高胆红素血症诊断的思维导图

第三节 临床实战演练

病例 患儿男,生后第 5 天。主诉:发现皮肤黄染进行性加重 4 天。

一、询问病史

(一)现病史

患儿日龄 5 天,生后第 2 天出现面部皮肤黄染,渐渐加重延及全身。一般情况良好,无发热,无抽搐、尖叫,无咳嗽、吐沫,无呕吐、腹泻,纯母乳喂养,睡眠安,大便颜色金黄,尿量正常。外院经皮测胆红素达到 350 μmol/L,未予治疗用药。

(二)出生史

第 2 胎第 2 产,胎龄 40 周,自然分娩,单胎,非试管婴儿。出生 Apgar 评分为 1 分钟 9 分,5 分钟 10 分。出生体重 4100 g。羊水清,量正常,无胎膜早破,无脐带绕颈。

(三)母亲病史及家族史

母亲血型为 O 型,Rh 血型阳性;父亲血型为 A 型,Rh 血型阳性。母亲无特殊疾病史、用药史、传染病史、宠物接触史、遗传病史、家族史。第 1 胎为足月自然分娩女婴,健康状况良好。

【思维提示】 ① 患儿为足月儿,黄疸出现时间早,进展速度快。患儿为胎龄 40 周,一般情况良好,母亲血型 O 型,患儿可能合并免疫性溶血,属于中危新生儿。对照新生儿小时胆红素曲线(图 1-1),生后第 5 天经皮测胆红素为 350 μmol/L,已远远超过第 95 百分位数,考虑初步诊断为新生儿高胆红素血症。② 患儿无发热、抽搐、尖叫,吃奶可,肌张力正常,原始反射可引出,目前无明显胆红素脑病的神经系统症状。③ 患儿无发热,无呼吸道、消化道等感染症状,无羊水早破史,母亲围生期无感染史,暂不考虑感染因素引起的黄疸。④ 患儿大便颜色金黄,无白陶土样大便,考虑以未结合胆红素升高为主,暂不考虑先天性胆道闭锁等梗阻性黄疸。⑤ 患儿围生期无窒息抢救史,可排除窒息、缺氧因素引起的黄疸。⑥ 患儿为巨大儿,经产道自然分娩,查体中需注意有无分娩所致头颅血肿、锁骨骨折等血管外出血导致的黄疸加重。⑦ 母亲血型 O 型,父亲血型 A 型,需高度警惕 ABO 血型不合引起的免疫性溶血病。父母血型均为 Rh 阳性,暂不考虑 Rh 血型不合引起的溶血病。⑧ 母亲无特殊疾病史、用药史、传染病史、宠物接触史,暂不考虑药物、肝炎、宫内感染等相关因素引起的黄疸。⑨ 家族中无特殊疾病史,暂不考虑遗传疾病因素引起的黄疸。

二、体格检查

(一)生命体征、头围、身长、体重

体温 36.7 ℃,脉搏 130 次/分,呼吸 50 次/分,血压 68/46 mmHg,体重 3600 g,身长 52 cm,头围 36 cm,胸围 35 cm。

(二)神志、体位、面容、皮肤

一般情况良好,神志清晰,无特殊体位,无特殊面容,无贫血貌,全身皮肤稍干燥,重度黄染,巩膜黄染,测量头、胸、腹部皮肤胆红素均值为 355 μmol/L。

（三）各系统体格检查

1. 头部　前囟平软，张力正常。右颅顶可扪及包块，大小 7 cm×7 cm，有波动感，边界不超过骨缝。

2. 胸部　呼吸平稳，节律规则，听诊两肺呼吸音对称，未闻及干湿啰音。心音有力，心律齐，心率 130 次/分，各瓣膜区未闻及杂音。

3. 腹部　腹膨质软，无腹壁静脉曲张，肝脾无增大，脐部无红肿渗液。

4. 肌张力及神经反射　四肢肌张力正常，原始反射可引出。

【思维提示】　① 患儿生命体征平稳，无危急重症的抢救指征。② 身长、头围、胸围处于同胎龄正常范围，入院体重较出生体重下降明显，超过 10%，需考虑喂养不足引起的早发型母乳性黄疸可能。③ 皮肤重度黄染，巩膜黄染，经皮测胆红素为 355 μmol/L，超过新生儿黄疸光疗参考标准（图 1-2）。④ 右颅顶可扪及头皮血肿，需考虑血管外出血引起的黄疸。⑤ 一般情况良好，心肺听诊无明显异常，无肝脾大，暂不考虑呼吸道感染、败血症、血液病等疾病引起的黄疸。⑥ 无特殊面容，暂不考虑 21-三体综合征等有特殊面容的先天性疾病。⑦ 肌张力及神经反射正常，暂不考虑胆红素脑病、缺氧缺血性脑病等。

三、进一步的检查

（一）实验室检查

1. 肝功能　丙氨酸氨基转移酶 2.0 U/L，天门冬氨酸氨基转移酶 13.0 U/L，总蛋白 57.5 g/L，白蛋白 34.9 g/L，球蛋白 22.6 g/L，总胆红素 340.5 μmol/L，结合胆红素 15.1 μmol/L，未结合胆红素 325.4 μmol/L。

2. 溶血试验　母亲血型 O 型，Rh 阳性；患儿血型 A 型，Rh 阳性；直接 Coombs 试验（+），放散抗体试验（+）。

3. 血常规及网织红细胞　白细胞计数 15.65×10⁹/L，血红蛋白 128 g/L，红细胞比容 30%，血小板计数 217×10⁹/L，网织红细胞比例 10%。

4. 感染相关指标　C 反应蛋白、降钙素原、血培养、乙肝病毒抗体、丙肝病毒抗体、梅毒抗体、艾滋病抗体、TORCH 抗体等均无异常。

5. 甲状腺功能　患儿出生后未满 1 周，甲状腺功能受母亲激素水平影响较大，暂未检测。

6. 肾功能　未见异常。

7. 粪常规、尿常规　未见异常。

【思维提示】　① 肝功能提示总胆红素明显升高，以未结合胆红素升高为主，为新生儿高未结合胆红素血症，超过新生儿黄疸光疗参考标准（图 1-2），但尚未达到新生儿黄疸换血参考标准（图 1-3）。结合胆红素升高不明显，暂不考虑胆道梗阻引起的黄疸。白蛋白处于正常范围，不考虑低蛋白血症引起的黄疸。② 溶血试验提示母子血型不合，直接 Coombs 试验、放散抗体试验均阳性，可以诊断为同族免疫性溶血：新生儿 ABO 溶血病。③ 血常规示血红蛋白 128 g/L，明显低于同期正常新生儿水平，属于轻度贫血，红细胞比容偏低，考虑存在溶血、失血可能。④ 各项感染相关指标无明显异常，暂不考虑败血症、肝炎、巨细胞病毒感染等感染因素引起的黄疸。⑤ 肾功能及粪、尿常规未见异常，暂不考虑肾功能损害、肠道感染等引起的黄疸。

（二）其他辅助检查

1. 腹部 B 超　肝胆胰脾无明显占位性病变，双肾及肾上腺未见异常回声。

2. 头颅 B 超　未见明显颅内出血表现。

3. 听力筛查 双耳均通过筛查。

【思维提示】 ① 肝胆 B 超未见肝胆占位表现,可排除先天性胆总管囊肿等畸形。肾上腺 B 超未见异常,可排除肾上腺出血引起的血管外出血性黄疸。② 患儿有头颅血肿,考虑与产道挤压有关,头颅 B 超未见颅内出血表现,可排除颅内出血引起的血管外出血性黄疸。③ 患儿未结合胆红素水平升高明显,有损伤听力的可能,需监测听力。

四、诊断及鉴别诊断

(一)诊断及诊断思维

1. 初步诊断 这是以皮肤黄染为主诉的新生儿病例。黄疸出现时间早、进展快、程度高,血清总胆红素值超过"新生儿小时胆红素列线图"(图 1-1)相应小时龄的第 95 百分位数,可以诊断为新生儿高胆红素血症。

2. 病因分析

(1)新生儿 ABO 溶血病:根据肝功能检查结果确定为高未结合胆红素血症。母亲血型 O 型,患儿血型 A 型,直接 Coombs 试验、放散抗体试验均阳性,为同族免疫性溶血,可以确诊为新生儿 ABO 溶血病。

(2)早发型母乳性黄疸:患儿入院体重较出生体重下降超过 10%,需考虑喂养不足引起的早发型母乳性黄疸。

(3)血管外出血:查体右颅顶可扪及头皮血肿,需考虑血管外出血引起的黄疸。

(二)鉴别诊断及鉴别诊断思维

1. 窒息、缺氧 围生期无窒息抢救史,可排除。

2. 感染 无羊水早破史,无围生期感染史,无发热,无呼吸道、消化道、泌尿道等感染症状,相关感染指标(C 反应蛋白、降钙素原、血培养、乙肝病毒抗体、丙肝病毒抗体、梅毒抗体、艾滋病抗体、等)未见异常,可排除。

3. 红细胞增多 血常规提示血红蛋白、红细胞比容均偏低,可排除。

4. 血管外出血 除头颅血肿外,头颅 B 超、腹部 B 超未见其他部位出血表现。

5. 胆道梗阻 无白陶土样大便,胆囊 B 超未见占位、胆道闭锁表现,可排除。

6. 胆红素脑病 无发热、抽搐、尖叫,吃奶可,查体肌张力正常,原始反射可引出,听力筛查正常,目前诊断依据不足,待进一步完善头颅磁共振成像、脑干听力诱发电位、新生儿神经行为评分等检查。

7. 家族性疾病 无特殊家族史,无特殊面容,暂不考虑。

五、治疗方案及理由

(一)光照疗法

血清总胆红素 340.5 μmol/L,达到新生儿黄疸光疗参考标准(图 1-2),应予光照治疗,降低胆红素水平。

(二)丙种球蛋白

患儿黄疸主要由同族免疫性溶血引起,予丙种球蛋白阻断溶血抗体。

(三)对症治疗

加强喂养及补液。监测头颅血肿大小和凝血功能。监测血清总胆红素变化,当达到换血治疗标准时,需进行换血治疗迅速降低胆红素,防止胆红素脑病(图 1-3)。

同时,要做好医患沟通,告知家长新生儿胆红素水平是动态变化的,有些致病原因是逐步被发现的,需要根据病情随时调整治疗方案,取得家长理解。

六、治疗效果及治疗方案调整

(一) 治疗效果

经上述治疗 3 天,患儿血清总胆红素降至 210 $\mu mol/L$,体重增长至 3800 g。停止光照疗法后,黄疸反复退而复现,体重增长不理想。

(二) 进一步检查及治疗方案调整

1. 进一步检查 甲状腺功能:促甲状腺素>100 $\mu IU/mL$,游离甲状腺素 7.8 pmol/L。
2. 治疗方案调整 口服左甲状腺素钠,黄疸明显消退,体重增长良好,监测甲状腺功能正常。

【思维提示】 取得初步治疗效果后,仍需密切监测胆红素的变化,以防遗漏其他隐匿病因。患儿为巨大儿,出现黄疸反复,体重增长缓慢,需要考虑甲状腺功能异常。检查结果提示促甲状腺素异常升高,游离甲状腺素明显减低,诊断为先天性甲状腺功能减退症。虽然经补充甲状腺素后甲状腺功能好转,黄疸消退,但仍需定期监测甲状腺功能和生长发育情况,及时调整药物剂量,并做好家长的出院宣教工作,嘱定期复查,不能擅自停药。

七、最终诊断

新生儿高胆红素血症,新生儿 ABO 溶血病,先天性甲状腺功能减退症,头皮血肿。

八、总结

新生儿黄疸是新生儿期的常见主诉,但病因复杂多样,需要尽可能详尽地掌握相关病史资料,尽可能仔细地进行全身查体,从中剖析可能的病因。新生儿年龄小、体质弱,在检查过程中,要尽量减少采血量和采血次数,尽可能选择低伤害的辅助检查方法。新生儿黄疸是动态变化的,需要动态监测胆红素值和观察病情变化,防止遗漏隐匿病因。严重的高胆红素血症有可能造成神经系统损害,除治疗过程中注意观察神经系统表现外,还需随访监测听力、神经系统、运动功能的发育情况。

参考文献

[1] 朴梅花,罗凤珍.新生儿黄疸[M] // 邵肖梅,叶鸿瑁,丘小汕.实用新生儿学.5 版.北京:人民卫生出版社,2019:446-479.

[2] BHUTANI V K,JOHNSON L,SIVIERI E M. Predictive ability of a predischarge hour-specific serum bilirubin for subsequent significant hyperbilirubinemia in healthy term and near-term newborns [J]. Pediatrics,1999,103:6-14.

[3] American Academy of Pediatrics Subcommittee on Hyperbilirubinemia. Management of hyperbilirubinemia in the newborn infant 35 or more weeks of gestation [J]. Pediatrics,2004,114:297-316.

[4] 中华医学会中华儿科杂志编辑委员会,中华医学会儿科学分会新生儿学组.全国新生儿黄疸与感染

学术研讨会纪要(附新生儿黄疸干预推荐方案)[J]. 中华儿科杂志,2001,39:184-187.

[5]《中华儿科杂志》编辑委员会,中华医学会儿科学分会新生儿学组.新生儿黄疸诊疗原则的专家共识[J]. 中华儿科杂志,2010,48:685-686.

[6] 中华医学会儿科学分会新生儿学组,《中华儿科杂志》编辑委员会.新生儿高胆红素血症诊断和治疗专家共识[J]. 中华儿科杂志,2014,52:745-748.

（阙 清）

第二章 新生儿呼吸困难

第一节 呼吸困难的诊断思维

一、呼吸困难的定义及机制

呼吸困难是指各种原因引起呼吸功能障碍,主要表现为新生儿呼吸频率、节律、强弱、深浅度发生改变,吸气与呼气比例失调,且出现一系列症状:呼吸急促、呼吸费力、点头呼吸、张口呼吸,以及由呼吸肌动作引起的三凹征、鼻翼扇动,甚至呼吸暂停等。

呼吸吐纳是生命之源,生命始末均在一呼一吸间。尚未出生的胎儿通过胎盘进行气体交换,与此同时,随着孕周增大,胎肺也逐渐发育成熟。根据肺组织学特点,经典的肺发育分为4个阶段,包括胚胎期、假腺体形成阶段、小管形成阶段和肺泡阶段。0~7周为胚胎期,肺芽形成,肺血管从第六主动脉弓分出,在肺芽间质中形成血管丛。7~17周为假腺体形成阶段,15~20级支气管不断发育分支,血管与气道同步发育,此时肺血管处于明显的收缩状态,几乎没有血流。17~25周为小管形成阶段,呼吸性气道(腺泡)开始发育,外周上皮与间质变薄,Ⅱ型上皮细胞开始产生肺表面活性物质(pulmonary surfactant,PS)。25周至足月为肺泡阶段,囊泡和随后的肺泡逐渐发育成熟,PS于孕35~36周后急剧增多,以减少肺泡表面张力。在肺发育的过程中,肺本身会产生液体,充满囊泡及肺泡腔,随着孕周增加而增加。肺液的存在有利于新生儿呼吸的建立,充盈后使肺泡半径增大,降低肺膨胀所需的压力,使肺易于扩张,防止生后气道阻塞和肺不张,促进生后功能残气量的形成和呼吸的维持。胎儿呼吸运动是促进肺发育的重要因素,能促进胎儿呼吸肌的正常发育,为生后呼吸活动做准备。胚胎第10周已可检测到呼吸运动,每天呼吸运动持续时间随孕周增加而延长。生理状态下,胎儿到分娩时呼吸系统已具备建立呼吸和维持呼吸活动的一切条件。

胎儿分娩后,受多种因素的相互作用,如环境温度变化、光照、疼痛等刺激可作为信号传至延髓呼吸中枢,产生神经冲动,触发首次呼吸。肺液的清除对有效呼吸的维持极为重要。自然分娩时,胎儿肺泡上皮细胞钠离子通道在氧和儿茶酚胺、糖皮质激素等各种激素激活下表达迅速上调,使肺泡上皮细胞由分泌为主快速切换为吸收模式,肺内液体明显减少;经阴道产儿在通过骨产道时,又挤出部分液体;生后数秒新生儿建立自主呼吸,肺泡内残留的肺液由肺淋巴管和肺毛细血管吸收。伴随新生儿呼吸启动,肺动脉开始扩张,肺血管阻力快速下降,肺血流增加,血液流经肺部吸取氧气,维持生理血氧含量,完成胎儿到新生儿的呼吸过渡。出生后脐带结扎,低阻力的胎盘循环终止,体循环阻力增高,因此从肺动脉经动脉导管流向主动脉的血流逐渐减少,最后逆转为血流从主动脉反向流入肺动脉。氧合血对动脉导管的刺激,加上内源性物质如前列腺素、缓激肽等的作用,使动脉导管壁平滑肌收缩,动脉导管发生功能性关闭。

随着出生后呼吸器官从胎盘变成肺,呼吸系统需经历适应性变化。尽管大部分新生儿可成功完成从宫内到宫外生存的过渡,但这一阶段复杂多变的生理特征,加上器官在结构和功能上未成熟,导致此阶段发病率和死亡率明显高于儿童其他年龄段,约10%的新生儿在这一过程中会出现呼吸过渡困难。呼吸困难造成的低氧血症和高碳酸血症又从不同途径影响呼吸功能。缺氧对呼吸中枢的直接作用是抑制其活动,但由于外周化学感受器能耐受缺氧,并能受缺氧刺激而兴奋,因此缺氧时来自外周化学感受器的传入冲动能对抗缺氧对呼吸中枢的抑制作用,促使呼吸中枢兴奋,使呼吸加强。然而,在严重缺氧时,来自外周化学感受器的传入冲动不能抗衡缺氧对呼吸中枢的抑制作用,从而发生中枢性呼吸衰竭,表现为呼吸抑制、呼吸节律不规则、呼吸减弱,甚至停止。呼吸困难造成体内二氧化碳蓄积,对呼吸的刺激作用主要通过两条途径实现:一是刺激中枢化学感受器,进而引起延髓呼吸中枢兴奋,使呼吸加深、加快;二是刺激外周化学感受器,冲动传入延髓,作用于延髓呼吸相关核团,反射性地使呼吸加深、加快,增加肺通气。其中,中枢化学感受器的作用是主要的。一定程度的动脉血二氧化碳分压($PaCO_2$)增高是导致呼吸兴奋的重要因素,但 $PaCO_2$ 升高到一定程度,则抑制呼吸中枢,引起二氧化碳麻醉,此时患者的呼吸运动主要依靠动脉血氧分压(PaO_2)对血管化学感受器的刺激得以维持。

二、呼吸困难的原因

新生儿正常呼吸的建立经历了一系列复杂的生理过程,其中任何环节出现问题均能导致患儿出现呼吸困难。新生儿呼吸困难的病因主要涉及呼吸系统疾病和肺外疾病,并可进一步细分为以下几种:

1. 呼吸系统疾病　① 阻塞性疾病:胸廓畸形、呼吸道阻塞等;② 肺部疾病:呼吸窘迫综合征、胎粪吸入综合征、湿肺、肺炎、膈疝、肺囊肿等。

2. 循环系统疾病　先天性心脏病、心力衰竭、休克等。

3. 神经-肌肉疾病　缺氧缺血性脑病、颅内出血、中枢神经系统感染、颅内高压等。

4. 代谢性疾病　低血糖、遗传代谢病等。

三、新生儿呼吸困难的诊断步骤

呼吸困难的原因众多,某些疾病初期缺乏特异性症状,给早期诊断、病因寻找带来一定困难。此外,呼吸困难若未及时纠正,机体出现低氧血症和高碳酸血症将会进一步影响呼吸功能,加重呼吸困难。因此,当新生儿出现呼吸困难后,要详尽地收集病史,仔细地进行体格检查,合理安排实验室检查和特殊检查。密切观察症状和体征的变化,根据胎龄、既往病史、伴随症状和体征,做出正确的诊断,进行恰当的治疗,并根据治疗效果调整治疗方案。

(一)详细询问病史

询问母亲孕期健康情况,胎龄、分娩方式、胎盘情况,有无胎儿宫内窘迫,出生时有无窒息、羊水胎粪污染、羊水吸入等,新生儿有无呼吸道感染史、呛奶史。注意了解呼吸困难开始的时间、变化和伴随症状。例如生后即出现严重的呼吸困难和青紫,需考虑是否有严重的心肺畸形;早产儿生后不久出现进行性加重的呼吸困难伴呻吟,需考虑新生儿呼吸窘迫综合征;有宫内窘迫或出生窒息伴羊水胎粪污染,出生后有呼吸困难,需考虑胎粪吸入综合征可能;剖宫产儿生后出现呼吸浅促,应注意湿肺可能。

(二) 体格检查

体格检查时注意观察呼吸频率、节律、深度。健康足月儿安静时的呼吸频率为 35～45 次/分,哭闹时呼吸增加,可达 60～80 次/分。一般将新生儿呼吸频率>60 次/分称为呼吸增快,可由原发性呼吸系统疾病引起,也可能是非呼吸系统疾病如酸中毒、低血容量、先天性心脏病或其他疾病的一个症状。新生儿呼吸频率<30 次/分称为呼吸减慢,多由呼吸中枢受抑制所致,是病情危重的表现之一。除了与呼吸系统疾病相关的检查,还要检查引起新生儿呼吸困难的其他原因,如循环系统要检查青紫情况、心脏有无扩大、心尖搏动的位置、心音及心脏杂音等。要检查新生儿的肤色,注意有无贫血和红细胞增多症,有无皮肤黄染。同时,要进行神经系统检查,注意有无意识改变、有无惊厥、前囟是否紧张饱满、神经反射是否正常、有无呼吸节律改变及中枢性呼吸衰竭的表现。

(三) 辅助检查

合理选择并适当评估相应的辅助检查对诊断十分重要。新生儿呼吸困难大多由呼吸系统疾病引起,而胸部 X 线检查对其诊断有很大价值,对于许多引起新生儿呼吸困难的疾病,如湿肺、肺炎、胸腔积液等,胸部 X 线片均有特征性表现。若胸部 X 线检查不能明确诊断,CT 是进一步的诊断手段。若患儿发绀明显,吸氧不可缓解,怀疑有先天性心脏病及心源性呼吸困难,应做心脏彩超检查。伴有神经系统症状及体征的患儿,应在病情稳定后或在保证适当通气和氧合的情况下,行头颅磁共振成像(MRI)或头颅彩超检查以明确中枢性呼吸困难的病因。

(四) 呼吸困难诊疗思维流程

呼吸急促、肋间隙凹陷、鼻翼扇动、呻吟、发绀是新生儿呼吸困难的临床五大特征。吸气三凹征(胸骨上下、肋间隙和锁骨上窝凹陷),呼气呻吟和黏膜发绀是新生儿呼吸困难的主要症状和体征。呼吸困难发生时,不同疾病导致的临床表现和体征也各具特征,可以按照以下 A、B、C、D、E 5 种情况进行新生儿呼吸困难的鉴别诊断(图 2-1),来辨别呼吸困难的病因,帮助进一步做出合理的临床决策。

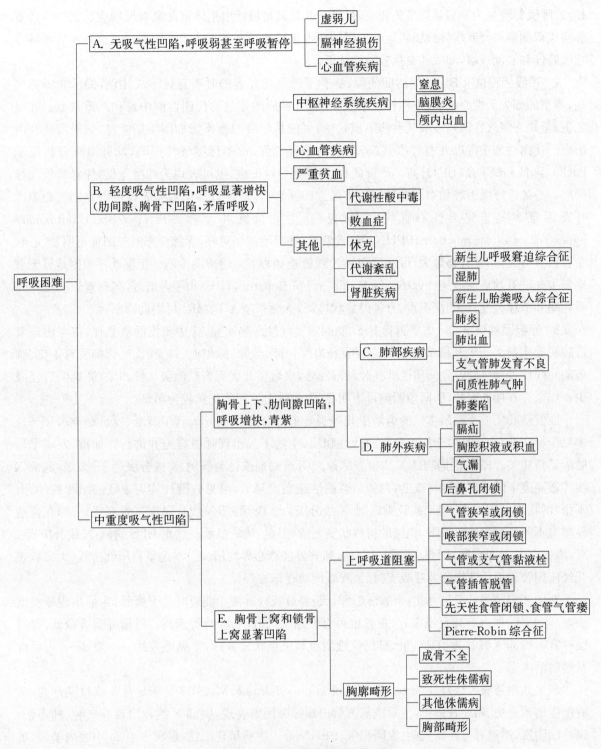

图 2 - 1 呼吸困难诊断的思维导图

1. **呼吸困难情况 A** 无吸气性凹陷,由呼吸弱导致呼吸暂停。吸气性凹陷是新生儿呼吸窘迫综合征的主要体征。吸气性凹陷的出现表明气体进入气管发生障碍,但是无吸气性凹陷并不一定代表正常。呼吸暂停是新生儿特别是早产儿常见的现象,表现为新生儿呼吸停止超过 15 秒并伴有血氧饱和度下降(低于 80%持续超过 4 秒)和(或)心动过缓(心率低于基线的 2/3 持续时间超过 4

秒)。呼吸暂停发生率与孕周呈负相关,是早产儿尤其是极低出生体重儿最常见的症状之一。严重肺病或双侧膈神经麻痹导致膈肌运动障碍的新生儿可能没有吸气性凹陷的表现。这些疾病可导致呼吸暂停和心动过缓,即气体交换较差的体征。

2. 呼吸困难情况 B　轻微的肋间隙、胸骨下凹陷与显著的呼吸急促不成比例,提示非肺部疾病,典型的如先天性心脏病、中枢神经系统疾病、各种原因导致的代谢性酸中毒和严重贫血。呼吸急促,但缺乏吸气性凹陷或吸气性凹陷较轻微,可能是呼吸中枢疾病如围生期窒息、脑膜炎或颅内出血。代谢性酸中毒患儿有呼吸代偿,表现为呼吸急促,常不伴吸气性凹陷,动脉血气分析提示 $PaCO_2$ 降低和碱剩余(BE)升高。严重贫血,特别是急性失血,也可表现为呼吸急促,伴轻微吸气性凹陷。心源性呼吸困难和中枢性呼吸困难虽三凹征轻微,但通过其他临床表现可做鉴别。心源性呼吸困难多见于先天性心脏病,心肌炎,新生儿持续肺动脉高压(persistent pulmonary hypertension of the newborn,PPHN)等,青紫重,呼吸困难相对轻,无肺疾患时三凹征不明显,心脏杂音可有可无,但常有心影大,可通过胸部 X 线检查和心脏彩超协助诊断。中枢性呼吸困难见于重症新生儿缺氧缺血性脑病(hypoxic ischemic encephalopathy,HIE)和颅内出血,多有意识改变伴呼吸频率和节律改变,三凹征不重,有神经症状体征,头颅彩超、CT、MRI 可协助诊断。

3. 呼吸困难情况 C　如果胸骨上下、肋间隙吸气性凹陷明显,伴中重度呼吸急促,应考虑原发性肺实质疾病。新生儿期最常见的为呼吸窘迫综合征、湿肺、肺出血、肺炎、支气管肺发育不良、肺萎陷和间质性肺气肿。除间质性肺气肿和湿肺外,多数婴儿表现为双侧吸气性凹陷,胸廓前后径减少。如果存在胎儿水肿,肋间隙凹陷可不明显,但胸骨上下凹陷仍然较为明显。

原发性肺实质疾病最常见的为新生儿呼吸窘迫综合征(respiratory distress syndrome,RDS),多见于早产儿,主要是由于缺乏肺表面活性物质,生后不久出现呼吸窘迫并进行性加重,发病率与胎龄呈负相关。RDS 根据胸部 X 线检查确诊。RDS 初期或轻型病例:X 线分级为 1~2 级,胸部 X 线片透亮度下降或磨玻璃样改变,两肺呈普遍性透亮度降低,可见弥漫性均匀一致的细颗粒(肺泡不张)网状影。RDS 中、晚期或较重病例:X 线分级为 3 级,胸部 X 线片见支气管充气征,即在普遍性肺泡不张(白色)的背景下,充气的树枝状支气管(黑色)清晰显示。严重 RDS 病例:X 线分级为 4 级,胸部 X 线片见白肺,即整个肺野呈白色,肺肝界及肺心界均消失。本病呈自限性过程,大多数患儿经应用肺表面活性物质及呼吸支持后,呼吸困难逐渐减轻。

新生儿湿肺多见于足月儿,系肺淋巴和(或)静脉吸收肺液功能暂时低下所致,生后出现呼吸增快,但吃奶佳、哭声响亮及反应好,重者也可有发绀、三凹征和呻吟等表现。听诊呼吸音减低,可有湿啰音。胸部 X 线片显示肺气肿、肺门纹理增粗和斑点状云雾影,常见毛发线。一般 2~3 天后症状缓解消失。

新生儿胎粪吸入综合征(meconium aspiration syndrome,MAS)多见于足月儿或过期产儿,常有围生期窒息史、胎儿窘迫史,生后或复苏后出现呼吸困难表现,胸部 X 线片出现肺气肿、肺不张、斑片状阴影,严重者可并发气胸、纵隔积气、PPHN 等。本病呈自限性,症状多于 24 小时内消失,重症患者可持续 72 小时,偶有呼吸窘迫严重需要呼吸支持。

B 组链球菌肺炎是由 B 组链球菌败血症所致的宫内感染性肺炎,临床表现及 X 线征象有时与RDS 难以鉴别。追踪病史时可发现患儿母亲妊娠晚期多有感染、羊膜早破或羊水有异味史,母血或宫颈拭子培养有 B 组链球菌生长。患儿外周血、C 反应蛋白、血培养等也提示有感染证据,且抗生素治疗有效。

新生儿肺出血是指出血面积累及 2 个肺叶以上,是新生儿死亡的重要病因,表现为在原发疾的基础上,呼吸困难突然发生或加重,出现发绀、口鼻腔有血性泡沫状液体或吸引时发现血性液体,胸部 X 线片示非特异性改变,可有双肺广泛斑片状影,严重时见白肺。由于肺出血病死率较高,要加强对新生儿缺氧和感染的防治,以免发展至严重阶段。

支气管肺发育不良(bronchopulmonary dysplasia,BPD)以早产儿人群为主,出生后辅助用氧 28 天及以上,根据校正胎龄 36 周或出院时用氧浓度和呼吸支持级别区分严重程度,胸部 X 线片常呈现肺纤维化表现。BPD 由多种因素引起,其本质为在遗传易感性的基础上,氧中毒、气压伤或容量伤、感染或炎症等各种不利因素对发育不成熟的肺造成损伤,损伤后肺组织异常修复。其中,肺发育不成熟、急慢性肺损伤、损伤后异常修复是引起 BPD 的 3 个关键环节。目前尚无有效的治疗措施,多采取综合性治疗,包括营养支持、限制液体、呼吸支持、抗炎治疗等。

4. 呼吸困难情况 D 肺外疾病多累及单侧,而非双侧。吸气性凹陷多发生于半侧胸腔,且气体交换较好或有可能较好。常见疾病有膈疝、气胸、胸腔积液或肺叶气肿,患儿受累侧胸廓膨隆,吸气性凹陷轻微,但是对侧由于显著的代偿而出现吸气性凹陷。这类疾病大多数表现为不对称的体征。其他如心包积气或气腹常伴发于气胸和纵隔气肿。

膈疝患儿的主要表现是呼吸困难,体格检查时可见患侧胸廓饱满,呼吸音减弱或消失,可听到肠鸣音,心脏可有移位,腹部平坦或凹陷,胸部 X 线片可见患侧胸部有充气的肠曲或胃泡影伴肺不张,纵隔向对侧移位。近年来由于超声诊断技术的快速发展,已能在产前诊断先天性膈疝胎儿,可以早期发现、及时处理而改善预后。

新生儿气漏包括气胸、纵隔气肿、心包积气、间质性肺气肿、气腹等一组疾病,也称气漏综合征。常见于因窒息、胎粪吸入、RDS、肺炎等疾病使用呼吸机治疗的新生儿,也可为自发性。肺内气体漏至胸腔,称为气胸,多起病突然,胸部 X 线检查可确诊。若气胸进行性加重,应考虑张力性气胸,需紧急引流治疗。气体漏至纵隔成纵隔气肿,漏至心包成心包积气,常伴皮下气肿,轻者可自行吸收,严重者需抽气治疗。

5. 呼吸困难情况 E 若吸气性凹陷较为严重,特别是累及胸骨上窝和锁骨上窝时,应怀疑气道阻塞。气体交换减少后呼吸通常表现为暴力倾向(严重用力呼吸),出现喘鸣。上呼吸道阻塞及胸廓畸形时常出现严重的吸气性凹陷。

新生儿后鼻孔闭锁是指先天性后鼻孔阻塞,其中 90% 由骨质隔膜、10% 由软组织隔膜所致。双侧完全性后鼻孔闭锁的患儿生后即可发生呼吸困难,复苏时面罩通气效果不理想,且与初生儿整体情况不相符,之后可出现周期性发绀、血氧饱和度低,常于睡眠、吃奶时出现,大哭时缓解,新生儿只能张口呼吸,否则发生窒息和青紫。需经口插入气管导管缓解症状。怀疑后鼻孔闭锁时,可将一小号吸引管经鼻孔插入后咽,若吸引管不能通过,则可能有后鼻孔闭锁。根治方法为手术治疗。

喉部或气管先天性狭窄或闭锁可直接导致气道发生堵塞,部分病例可通过产前彩超发现,生后即出现严重的呼吸困难,可通过 CT、MRI、支气管镜确诊。气管或支气管黏液栓主要是由于支气管分泌物增多,痰液比较黏稠,没有及时排出,或者分泌物排出功能不良,分泌物在气管内停留时间过长使气管内发生堵塞。良好呼吸道管理及定期排痰、吸痰等可有效避免黏液栓形成。对于需气管插管有创通气的患儿,可借助胸部 X 线检查等手段辅助判断气管插管定位,经常巡视气管插管的长度和固定管处胶布的黏性,若出现异常,应及时更换,避免气管插管脱管的发生。

先天性食管闭锁和食管气管瘘是胚胎第 3~6 周前肠演化成气管和食管时所发生的畸形。完全性食管闭锁患儿不能吞咽自己的分泌物,表现为唾液过多;食管气管瘘患儿反流的胃液可直接进入呼吸道,易引起吸入性肺炎。患儿生后不久即表现为呼吸困难,同时口鼻溢出大量黏液及泡沫,每次喂食时迅速出现呕吐、咳嗽、窒息和青紫。根据胃管置入 8 cm 左右受阻或从口中折出建立诊断，食管造影可确定诊断，需要手术治疗。

Pierre-Robin 综合征指下颌骨未正常发育引起的面部畸形，下颌短小后缩，婴儿的舌位于咽后部，从而阻塞气道。通常根据临床特点多可做出诊断，必要时 CT 三维重建来确定。严重气道阻塞、呼吸困难需通过手术来矫治。

第二节　新生儿呼吸窘迫综合征的临床特点

新生儿呼吸窘迫综合征(respiratory distress syndrome，RDS)又称新生儿肺透明膜病(hyaline membrane disease，HMD)，由肺表面活性物质(pulmonary surfactant，PS)缺乏导致，呼气末肺泡萎陷，生后不久出现进行性呼吸困难、青紫、呼气呻吟、吸气三凹征和呼吸衰竭。主要见于早产儿，胎龄越小，发病率越高。

一、RDS 的病因

（一）早产儿

出生时胎龄愈小，发病率愈高。

（二）糖尿病母亲婴儿

由于胰岛素拮抗肾上腺皮质激素对卵磷脂的合成作用，肺成熟延迟，RDS 的发生率可增加 5～6 倍。

（三）择期剖宫产婴儿

因缺乏正常分娩时子宫收缩，儿茶酚胺和肾上腺皮质激素的应激反应减弱，影响 PS 的合成和分泌，故择期剖宫产婴儿 RDS 的发生率明显高于正常产者。

（四）其他

围生期窒息，急性产科出血如前置胎盘、胎盘早剥、双胎第二婴和母亲低血压时，RDS 的发生率均显著增高。

二、RDS 的发病机制

PS 缺乏时肺泡壁表面张力增高，肺泡逐渐萎陷，进行性肺不张，发生缺氧、酸中毒，毛细血管通透性增高、细胞外液漏出、纤维蛋白沉着于肺泡表面形成透明膜，使酸中毒更加严重，严重妨碍气体交换，加重了低氧程度；而低氧血症、酸中毒和肺灌注不足等又抑制 PS 的合成及分泌，使病情进一步加重。此外，严重缺氧及混合性酸中毒也可导致新生儿持续肺动脉高压(PPHN)的发生。

三、RDS 的临床表现

RDS 多为早产儿，生后不久(一般 6 小时内)出现呼吸窘迫，并呈进行性加重。主要表现为呼吸急促(>60 次/分)、呼气呻吟、发绀、鼻翼扇动及吸气性凹陷，严重时表现为呼吸节律不齐、呼吸暂停及四肢松弛。呼气呻吟为本病的特点，是由于呼气时声门不完全开放，使肺内气体潴留产生正压，防止肺泡萎陷。体格检查可见胸廓扁平，因潮气量小听诊两肺呼吸音减低，肺泡有渗出时可闻及细湿啰音。

随着病情逐渐好转,由于肺顺应性的改善,肺血管阻力下降,30%~50%患儿于RDS恢复期出现动脉导管未闭(patent ductus arteriosus,PDA),分流量较大时可发生心力衰竭、肺水肿。因此,恢复期的RDS患儿其原发病已明显好转,若突然出现对氧气的需求量增加、难以矫正和解释的代谢性酸中毒、喂养困难、呼吸暂停、周身皮肤发凉发花及肝脏在短时间内进行性增大,应注意PDA。若同时具备脉压增大、水冲脉、心率增快、心前区搏动增强、胸骨左缘第2肋间可听到收缩期或连续性杂音的体征,应考虑PDA。

RDS通常于生后24~48小时病情最重,病死率较高,能存活3天以上者肺成熟度增加,病情逐渐恢复。近年来由于PS的广泛应用,RDS病情已减轻,病程亦缩短。对于未使用PS的早产儿,若生后12小时后出现呼吸窘迫,一般不考虑本病。

此外,随着选择性剖宫产的增加,足月儿或近足月儿RDS发病率有上升趋势,临床表现与早产儿相比,起病稍迟,症状可能更重,且易并发PPHN,PS使用效果不及早产儿。

四、RDS 的辅助检查

(一)实验室检查

血气分析是常用的检测方法,发生RDS时,pH和PaO_2降低,$PaCO_2$增高,HCO_3^-减少。其他如泡沫试验和测定患儿胃液、气管吸引物中的卵磷脂/鞘磷脂(L/S)评估肺成熟度,目前临床已极少应用。

(二)X线检查

本病的X线检查具有特征性表现,是确诊RDS的最佳手段。① 两肺呈普遍性透亮度降低,可见弥漫性均匀一致的细颗粒网状影,如磨玻璃样改变。② 在弥漫不张肺泡(白色)背景下,可见清晰充气的树枝状支气管(黑色)影,即支气管充气征。③ 双肺野均呈白色,肺肝界及肺心界均消失,即白肺。

(三)超声检查

彩色多普勒超声有助于RDS与湿肺、肺炎等相鉴别,明确动脉导管未闭的情况,是否有肺部液体潴留。

五、RDS 的鉴别诊断

(一)湿肺

湿肺又称新生儿暂时性呼吸增快,多见于剖宫产出生的足月儿或近足月儿,是由于肺内液体吸收及清除延迟,多为自限性,但严重者也可出现呼吸衰竭。生后数小时内出现呼吸增快(>60次/分),但一般状态及反应较好,重者也可有发绀及呻吟等表现。听诊时呼吸音减低,可闻及湿啰音。胸部X线片显示肺透亮度降低、肺门纹理增粗及斑点状云雾影,常见肺叶间积液。一般2~3天症状缓慢消失,治疗主要为对症即可。

(二)B组链球菌肺炎

B组链球菌肺炎是由B组链球菌败血症所致的宫内感染性肺炎。B组链球菌肺炎的临床表现及X线所见有时与RDS难以鉴别,但前者母亲妊娠晚期多有感染、羊膜早破或羊水有异味史,母血或宫颈拭子培养有B组链球菌生长;患儿外周血、C反应蛋白、血培养等也提示有感染证据,此外,B

组链球菌肺炎病程与 RDS 不同,且抗生素治疗有效。

(三)膈疝

膈疝是由横膈解剖缺陷,使腹腔脏器进入胸腔,限制了肺通气所致。患儿生后不久表现为阵发性呼吸急促及发绀。腹部凹陷,患侧胸部呼吸音减弱甚至消失,可闻及肠鸣音。胸部 X 线片可见患侧胸部有充气的肠曲或胃泡影伴肺不张,纵隔向对侧移位。部分病例在产前即可被胎儿超声所诊断。

六、RDS 的治疗原则

RDS 治疗的目的是保证通气、换气功能正常,待自身 PS 产生增加。辅助通气支持及应用 PS 是治疗的重要手段。

(一)一般治疗

保温;监测生命体征;保证液体和营养供应;在败血症等细菌感染被排除前,常规使用抗生素。

(二)氧疗和辅助通气

1. 吸氧　轻症可选用鼻导管、面罩、头罩或鼻塞吸氧,维持 PaO_2 50~80 mmHg(6.7~10.6 kPa)和经皮血氧饱和度(SpO_2)91%~95%为宜。

2. 持续气道正压通气(continuous positive airway pressure,CPAP)　对于所有存在 RDS 高危因素的早产儿,生后早期应用 CPAP 可减少 PS 应用及气管插管机械通气。对已确诊的 RDS,使用 CPAP 联合 PS 是 RDS 治疗的最佳选择。参数:压力为 3~8 cmH_2O,对于 RDS 至少保证 6 cmH_2O,但一般不超过 8~10 cmH_2O。气体流量最低为患儿 3 倍的每分通气量或 5 L/min,吸入氧浓度(FiO_2)则根据动脉血氧饱和度(SaO_2)进行设置和调整。

3. 持续控制模式通气(continuous mandatory ventilation,CMV)　近年来,由于 PS 普遍应用于 RDS,使得机械通气参数较前降低,机械通气时间明显缩短。应用指征的参考标准:① FiO_2=0.6,PaO_2<50 mmHg(6.7 kPa)或 SpO_2<85%(发绀型先天性心脏病除外);② $PaCO_2$>60 mmHg(7.8 kPa)伴 pH<7.25;③ 严重或药物治疗无效的呼吸暂停。具备上述任意一项者即可经气管插管应用机械通气。参数:吸气峰压应根据患儿胸廓起伏设定,一般 20~25 cmH_2O,呼气末正压 4~6 cmH_2O,呼吸频率 20~40 次/分,吸气时间 0.3~0.4 秒,FiO_2 依据目标 SpO_2 调整。15~30 分钟后检测动脉血气,依据结果决定是否调整参数。

4. 高频通气(high frequency ventilation,HFV)　对 CMV 治疗失败的 RDS 患儿,HFV 可作为补救治疗,但有研究报道,HFV 作为 RDS 患儿首选方式,早期应用能减少支气管肺发育不良(BPD)的发生。

(三)PS 替代疗法

PS 替代疗法可明显降低 RDS 病死率及气胸发生率,同时可改善肺顺应性和通换气功能,降低呼吸机参数。临床应用的 PS 分为天然型 PS、改进的天然型 PS、合成 PS 及重组 PS,目前使用最多的是从猪肺、小牛肺提取的天然型 PS。

1. 应用指征　已确诊的 RDS。

2. 使用时间　对母亲产前未使用激素或需气管插管稳定的极早产儿,应在产房内使用。对于已确诊 RDS 的患儿,越早应用效果越好。对部分 RDS 仍在进展的患儿(若持续不能离氧,需要机械通气),需使用第二剂或第三剂 PS。

3. 使用剂量　每种 PS 产品均有各自的推荐剂量,多数首剂 100~200 mg/kg,第二剂或第三剂给予 100 mg/kg。对已确诊的 RDS,首剂 200 mg/kg 的疗效优于 100 mg/kg。

4. 使用方法　药物(干粉剂需稀释)摇匀后,经气管插管缓慢注入肺内。目前已开展微创技术使用 PS〔经细管肺表面活性物质注入技术(less invasive surfactant administration, LISA/minimally invasive surfactant treatment, MIST)〕,即不采用传统气管插管,使用细的导管置入气管内,在不间断鼻塞 CPAP 下,缓慢注入 PS。

(四) 关闭动脉导管

1. 保守处理

(1) 保证足够的肺氧合。

(2) 限制液体量:80~100 mL/(kg·d)。

(3) 输注悬浮红细胞,维持红细胞比容>35%。

(4) 机械通气时维持适当呼气末正压,可以减少左向右分流,增加周身循环血量。

(5) 如果存在液体潴留的证据,可应用利尿剂。

2. 药物关闭

(1) 吲哚美辛:为非限制性环氧合酶抑制剂,对环氧合酶-1 和环氧合酶-2 均有抑制作用,能使大多数患儿的动脉导管关闭。静脉制剂为首选剂型,也可用口服剂型。常用剂量为 0.2 mg/kg,间隔 12~24 小时,连用 3 剂,一般用药首剂 2 小时后都能观察到明显的收缩效应。常见不良反应为胃肠道出血穿孔、肾功能损害、低钠血症和脏器血流暂时性减少等。

(2) 布洛芬:为非限制性环氧合酶抑制剂,主要通过抑制花生四烯酸经环氧合酶-2 催化生成前列腺素,达到促进动脉导管关闭的作用。布洛芬在关闭动脉导管的疗效与吲哚美辛相似。目前推荐的剂量为首剂 10 mg/kg,第二剂 5 mg/kg,第三剂 5 mg/kg,每剂间隔为 24 小时。静脉制剂最好,口服剂型的疗效也可。布洛芬对脏器血流的影响较小,尤其是肾脏不良反应更小。

3. 手术治疗　手术结扎是目前关闭动脉导管最确实的方法,一般在使用药物治疗第二疗程失败后,仍反复发生或持续 PDA,伴有显著左向右分流,患儿(特别是超低出生体重儿)对呼吸支持依赖或肺部情况恶化,以及存在药物治疗禁忌证时,建议手术治疗。但手术结扎有引起气胸、乳糜胸及脊柱侧弯、左侧声带麻痹等潜在风险。

第三节　临床实战演练

病例　患儿男,胎龄 23⁺⁶ 周,出生体重 730 g。主诉:生后呼吸困难 12 分钟。

一、询问病史

(一) 问诊主要内容及目的

呼吸困难是新生儿常见的症状,由于新生儿是胎儿的延续,与产科密切相关,因此需要详细询问围生史及出生史,包括母亲孕期健康情况,胎龄、分娩方式、胎盘情况,有无胎儿宫内窘迫,出生时有无窒息、羊水胎粪污染、羊水吸入等。询问有无呼吸道感染史、呛奶史。注意了解呼吸困难开始的时间、变化和伴随症状。

（二）问诊结果

1. **围生期情况** 母亲孕期无合并症，第2胎第2产，无胎膜早破，未用产前激素，羊水清。因腹痛急诊入院即分娩。

2. **患儿出生情况** 出生时呼吸弱，肌张力低下，立即予保鲜膜包裹、远红外辐射台保暖，擦干全身，触觉刺激，气管插管下T-组合复苏器正压通气。复苏后气促明显，吸气三凹征（＋），生后12分钟院内转运入新生儿重症监护病房（NICU）。出生Apgar评分1分钟4分，5分钟8分。

【思维提示】 根据胎龄23^{+6}周，患儿是超早产儿，母亲产前未用糖皮质激素，生后即出现呼吸困难，需要呼吸机辅助通气，提示RDS可能性大。

二、体格检查

（一）检查重点

检查患儿一般情况，包含生命体征、精神状态、意识水平等。呼吸系统方面的查体如胸廓外形，呼吸频率、节律、深度，三凹征，呼吸音，肺部啰音为查体的重点。此外，还要检查引起新生儿呼吸困难的其他方面原因，如循环系统要检查青紫情况、心脏有无扩大、心尖搏动的位置、心音及心脏杂音等。要检查新生儿的肤色，注意有无贫血和红细胞增多症，有无皮肤黄染。同时，要进行神经系统检查，注意有无意识改变、有无惊厥、前囟是否紧张饱满、神经反射是否正常、有无呼吸节律改变及中枢性呼吸衰竭的表现。

（二）检查结果

超未成熟儿貌，体温36.4℃，脉搏158次/分，呼吸65次/分，神志清晰，反应可，气管插管下呼吸费力，三凹征（＋），两肺呼吸音低，未闻及干湿啰音，心音有力，心律齐，未闻及杂音，腹平软，肠鸣音正常，肌张力可。

【思维提示】 根据病史和体格检查结果，临床考虑RDS可能性大，但临床上尚不能排除湿肺、肺炎、膈疝等疾病，因此需要进一步完善相关检查。

三、辅助检查

血气分析提示轻度代谢性酸中毒。呼吸支持下胸部X线片显示双肺野透亮度降低，双肺门处可见支气管充气征。血常规、尿常规、粪常规、肝肾功能未见异常。

【思维提示】 胸部X线检查是诊断RDS的最佳手段，此患儿首先考虑RDS，鉴别诊断所考虑的湿肺、肺炎、膈疝也可根据胸部X线检查结果进行鉴别。把握各个疾病的胸部X线片特征性改变，对疾病识别十分重要。

四、诊断及鉴别诊断

（一）初步诊断

根据胎龄23^{+6}周，患儿是超早产儿，母亲产前未用糖皮质激素，生后即出现呼吸困难，需要呼吸机辅助通气。查体可见患儿气管插管下呼吸费力，三凹征（＋），两肺呼吸音低。胸部X线片提示双肺野透亮度降低，双肺门处可见支气管充气征，初步诊断RDS。

（二）鉴别诊断

1. **湿肺** 多见于足月儿，为自限性疾病，胸部X线片以肺泡、间质、叶间胸膜积液为特征。该患儿为超早产儿，且胸部X线片表现与其不符合，可排除。

2. B组链球菌肺炎　宫内感染性肺炎，其临床表现和胸部X线片表现有时与RDS难以鉴别，但B组链球菌肺炎患儿母亲通常有感染、胎膜早破史，患儿感染指标异常。该患儿母亲健康，无胎膜早破，且血常规正常，该病发生可能性小，但尚不能排除，需继续观察和随访感染指标。

3. 膈疝　表现为阵发性呼吸急促及发绀，腹部凹陷，肺部听诊可闻及肠鸣音，胸部X线片可见患侧胸部有充气的肠曲或胃泡影伴肺不张，纵隔向对侧移位。该患儿胸部X线片不符合，可排除。

五、治疗方案及理由

（一）PS替代治疗

PS可覆盖在肺泡表面，降低其表面张力，改善肺顺应性和通换气功能。PS在胎儿发育过程中逐渐产生，35～36周迅速增加达肺成熟水平。该患儿为超早产儿，肺部发育不成熟，且PS处于缺乏状态，因此对于确诊RDS的该患儿应尽早使用。

（二）呼吸机辅助通气

辅助通气是帮助患儿在肺未发育成熟前维持呼吸和血氧水平最直接的方式。该患儿为超早产儿，肺未完全发育，需要呼吸机辅助通气维持呼吸和血氧水平。

（三）一般治疗

保温；监测生命体征；保证液体和营养供应；在败血症等细菌感染被排除前，常规使用抗生素。

六、治疗效果及治疗方案调整

患儿生后2天呼吸困难好转，但呼吸机通气下仍有血氧下降，仔细观察患儿呼吸及呼吸机参数，发现患儿自主呼吸非常少，时有呼吸暂停。这与早产儿呼吸中枢发育不完善相关，在继续呼吸支持下给予咖啡因改善呼吸暂停。咖啡因属甲基黄嘌呤类药物，用于治疗呼吸暂停已有30余年的历史。甲基黄嘌呤类药物能刺激延髓呼吸中枢，增加二氧化碳敏感性，促进支气管扩张，提高膈肌功能，从而增加每分通气量，减少缺氧发作，其他作用机制包括刺激中枢神经系统及心血管系统，增加儿茶酚胺分泌，促进利尿，拮抗肾上腺素活性。

患儿生后3～4天呼吸困难再次加重，气管内血性分泌物，肺部闻及湿啰音，血气分析提示严重代谢性酸中毒合并呼吸性酸中毒，胸部X线片显示两肺透亮度下降、模糊，这又出现什么问题？随着病情逐渐好转，由于肺顺应性的改善，肺血管阻力下降，患儿于RDS恢复期出现PDA，分流量较大时可发生心力衰竭、肺水肿。故恢复期的RDS患儿，其原发病已明显好转，若突然出现对氧气的需求量增加、难以矫正和解释的代谢性酸中毒、喂养困难、呼吸暂停、周身皮肤发凉发花及肝脏在短时间内进行性增大，应注意PDA。若同时具备脉压增大、水冲脉、心率增快、心前区搏动增强、胸骨左缘第2肋间可听到收缩期或连续性杂音的体征，应考虑PDA。继续呼吸支持，根据患儿情况和血气分析结果调整呼吸机参数。

患儿生后10天的胸部X线片上可以看出两肺透亮度低，广泛片絮影，心影饱满，听诊肺部湿啰音，心脏杂音明显，皮肤水肿，心脏B超提示PDA有2.3mm，痰培养提示大肠埃希菌生长，这与患儿长时间呼吸支持治疗合并呼吸机相关性肺炎有关，同时症状性PDA仍未好转。给予加强抗感染、限液、利尿治疗，并用了2个疗程的布洛芬最终关闭了动脉导管。

患儿生后26天，患儿呼吸机下痰减少，呼吸仍困难，肺部出现肺纤维化早期改变，进展为支气管肺发育不良(BPD)。BPD以早产儿人群为主,出生后辅助用氧28天及以上,根据校正胎龄36周或出院时用氧浓度和呼吸支持级别区分严重程度,胸部X线片常呈现肺纤维化表现。目前尚无有效的治疗措施,多采取综合性治疗,包括营养支持、限制液体、呼吸支持、抗炎治疗、小剂量糖皮质激素等,到生后30天撤离有创呼吸支持改无创呼吸支持。

患儿生后38天,由于反复的呼吸暂停,精神反应差,考虑合并临床败血症,二次上呼吸机,给予抗感染治疗,自主呼吸好转后,逐渐降级到无创通气。生后76天患儿由于反复呼吸暂停、便血,合并坏死性小肠结肠炎,三次上呼吸机,并给予加强抗感染、禁食、胃肠减压等治疗,1周后再次撤机,CPAP 3天后改常压吸氧,生后94天带氧出院,生后106天在家离氧。

七、总结

呼吸困难是新生儿的常见症状,但病因复杂多变,需要尽可能详尽地了解病史、仔细查体,剖析可能的病因。新生儿年龄小、体质弱,在检查过程中,要尽可能选择低伤害且具有针对性的辅助检查方法。呼吸困难若未及时纠正,机体出现低氧血症和高碳酸血症将会进一步影响呼吸功能,加重呼吸困难。因此,当新生儿出现呼吸困难时,需要及时辨明原因,进行恰当治疗,并根据治疗效果及时调整治疗方案。

(韩树萍)

第三章　生长缓慢

第一节　生长缓慢的诊断思维

机体的能量摄入与消耗处于动态平衡,当平衡被打破,即可出现营养的缺乏或过剩。与成人能量的消耗有所不同,儿童每天的能量消耗除了应用在基础代谢、食物热力作用(又称食物热效应)、活动、排泄外,2%～30%的能量需要满足生长所需。能量摄入不足以满足能量消耗时,儿童生长会受到影响,生长缓慢即可出现。当生长缓慢达到一定程度,体格生长指标明显落后于同龄儿时即可诊断儿童蛋白质-能量营养不良(protein-energy malnutrition,PEM)。

用于评价生长的指标众多,观察和评价儿童营养状况的指标主要有体重(年龄别体重,W/A)、身高或身长[年龄别身高(长),H(L)/A]、身高(长)别体重[W/H(L)],世界卫生组织(WHO)建议采用中位数与标准差(SD)或标准差比值法(Z)进行判断,界值点为中位数减2 SD或Z<-2。根据以上3个指标,营养不良可分为低体重、生长迟缓、消瘦3种类型。低体重是指体重低于同年龄、同性别参照人群的均值减2 SD,生长迟缓是指身高(长)低于同年龄、同性别参照人群的均值减2 SD,消瘦是指体重低于同性别、同身高(长)参照人群的均值减2 SD,三者可不一致。以均值-n SD决定营养不良的严重程度,各指标低于均值减2～3 SD为中度,低于均值减3 SD为重度(表3-1)。

表3-1　营养不良的分型与分度

分型	分度	
	中度	重度
低体重(W/A<均值-2 SD)	均值-3 SD≤W/A<均值-2 SD	W/A<均值-3 SD
生长迟缓(H/A<均值-2 SD)	均值-3 SD≤H/A<均值-2 SD	H/A<均值-3 SD
消瘦(W/H<均值-2 SD)	均值-3 SD≤W/H<均值-2 SD	W/H<均值-3 SD

任何会引起能量或蛋白质摄入减少、能量消耗增多的情况均可造成生长缓慢。这些原因可能是生理上的疾病,也可能是心理与行为上的问题。按是否具有原发的器质性疾病,其病因可分为器质性和非器质性两大类。前者包括一系列可能导致营养素摄入不足、营养素需求增多、营养素吸收利用障碍及导致儿童生长潜能改变的疾病,后者则源自各种家庭、社会或心理行为因素。值得注意的是,身高反映骨骼的发育,身高的增长除了受营养影响显著外,还受到内分泌系统的调节,当身高增长缓慢为主时,不能单纯从能量供给和消耗的角度进行考量。

一、生长缓慢常见的病因

(一)器质性病因

1. 营养素摄入不足　可能是一些疾病,尤其是慢性病导致患儿食欲减退、不足,如慢性感染、消化系统疾病、长期贫血、心肺疾患等;也可能是自身疾病导致进食障碍,如脑瘫、肌张力异常等神经系统疾病或神经-肌肉疾病,遗传代谢性疾病,颅面部畸形(如唇裂、腭裂、小颌畸形等)。

2. 营养素需求增多 导致机体处于高代谢状态的疾病均可使儿童能量需求明显增加,如先天性心脏病、慢性呼吸系统疾病、慢性反复的感染性疾病、甲状腺功能亢进症等内分泌疾病等。

3. 营养素吸收利用障碍 儿童虽摄入量足够,但摄入的营养物质无法充分吸收或利用。消化系统疾病在这类病因中较为常见,如胃食管反流、食物过敏、食物不耐受、短肠综合征、乳糜泻;一些肾脏疾病、内分泌疾病也可能导致营养素吸收不足和利用障碍,如肾小管酸中毒、糖尿病、各种氨基酸代谢障碍等。

4. 生长调节改变 以身高的增长缓慢为主要特征,体重与之相适应,常表现为体型匀称的营养不良,相关病因包括小于胎龄儿(宫内生长受到不良因素影响),内分泌疾病(如生长激素缺乏症、甲状腺功能减退症等),染色体基因疾病等。

(二)非器质性病因

1. 家庭与社会因素 如贫困、饥荒、战争等原因导致食物匮乏。随着我国经济发展,食物匮乏所致的儿童营养不良已显著减少,而家长有关儿童营养的错误观念、对儿童营养及喂养知识的缺乏、喂养技能的不足已成为儿童营养不良的主要原因,相关喂养不当包括乳类供给不足,固体食物能量过低(如长期米粉、面汤、稀粥等),不良饮食习惯形成(如零食多、饮水多、果汁多、长期偏食挑食)等。

2. 心理与发育行为因素 婴幼儿营养摄入过程中喂养人与儿童喂养互动不良、喂养环境紊乱,年长儿进食中的心理压力等均可能导致营养不良。

由于家长或照护者对儿童生长规律并不十分了解,对各年龄段儿童正常生长速度缺乏正确的认识,常常会误解"生长缓慢",将随年龄变化出现的生长速度减缓错误地说成"生长缓慢"在临床并不少见,尤其是在健康体检或儿童保健门诊中。因此,当家长以"生长缓慢"为主诉寻求临床诊治时,首先需要判断儿童的生长是否是真正的缓慢。此外,有些家长对儿童生长变化缺乏敏感性,当儿童出现明显的营养不良,甚至出现继发的营养不良性水肿等症状时才就诊,在询问病史的过程中难以准确描述病程。此时,需要详细了解儿童每个阶段的体格生长情况才能准确地找到发病时间,寻找可能的病因。无论是哪种情况,尽量多地掌握儿童生长资料,尤其是了解体格生长指标的动态变化,对于营养不良的诊治都十分重要,甚至可以作为以"生长缓慢"为主诉的就诊儿童诊疗过程的第一步。随后,进行病史采集、全面体格检查、详细营养评估、相关实验室检查和特殊检查,对营养不良做出诊断,分析原因,制订并实施治疗措施和干预方案,随访治疗效果。

二、生长缓慢的诊断步骤

(一)体格测量、生长评价

生长缓慢是否达到营养不良的诊断标准,通过体格测量和生长评价即可获得。即使未达到营养不良的诊断标准,通过了解儿童生长的动态变化,也可以判断是否存在真正的"生长缓慢"。因此,通过体格测量和生长评价掌握儿童营养状况,比家长凭感觉做出的主诉更为客观和可靠。生长评价包括生长水平、生长速度及匀称度3个方面,其中生长水平反映测量当时儿童的体重、身高与同年龄、同性别儿童的比较结果,匀称度可以通过与同身高、同性别儿童体重的比较得出是否存在消瘦的情况,营养不良的诊断直接依赖于生长水平和匀称度的评价结果。生长速度反映儿童生长的动态变化,可以直接反映儿童生长缓慢的病程时间。在临床实际中,通常分以下3个方面进行考量:

1. 判断是否存在营养不良　根据目前生长水平,判断是否存在营养不良。

2. 判断生长指标中哪些受到影响　判断体重、身高(长)还是体重/身高(长)受到影响,同时需要进行营养不良的分型、分度。

3. 了解一直以来的生长模式　根据生长速度阶段性的变化,判断营养不良开始发生的时间及病程,为病史追溯提供线索。即使患儿目前的生长水平尚在正常范围内,未达到营养不良的诊断标准,但生长速度已出现明显变化,如体重增长缓慢、体重不增,医生也应考虑到营养不足,按营养不良诊治过程进行详细诊治。

（二）病史采集

1. 现病史询问重点

(1) 进食情况:膳食摄入是主要的营养获取形式,进食的询问应包括进食方式、食物种类、餐次、食量、进食安排以及有无偏食挑食等不良习惯等,对营养不良发生前后饮食的变化尤其应关注。

(2) 症状:询问与生长变化相关的症状(如进食后是否有呕吐、频繁溢乳、拒食等),症状发生的特征(如发生时间、持续时间、有无诱因或可能的关联因素),询问大小便的状况(如有无腹泻、尿液是否有特殊气味),生活状态改变(如睡眠情况、不明原因的哭闹)等,往往比实验室检查更有提示意义。

2. 个人史询问重点

(1) 出生史:包括胎龄、出生体重、母孕期营养状况、母孕期疾病等。

(2) 发育史:出生后达到特定发育里程碑的年龄,是否存在发育落后。

(3) 疾病史:了解以往的就诊经历、疾病发生情况、疾病有无迁移可能,判断疾病是否与营养不良发生相关。

(4) 预防接种史:是否按免疫规划要求完成各年龄段的预防接种。

(5) 家族史:了解家族病史。

(6) 养育史:了解带养环境、带养人。

（三）体格检查

全面的体格检查不仅有助于营养不良可能病因的诊断,而且有助于发现可能已出现的营养不良的并发症,并了解疾病的严重程度。

通过病史采集和仔细的体格检查,可以初步判别患儿营养不良是否存在潜在疾病可能。① 反复进食后呕吐、腹胀、腹泻:需考虑消化系统疾病,如消化系统感染、消化道过敏、食物不耐受等;② 进食障碍、吸吮吞咽困难:需考虑神经系统疾病、染色体基因疾病;③ 伴有腹胀、表情淡漠、便秘:需考虑甲状腺功能减退症;④ 心脏听诊异常:需考虑心血管疾病;⑤ 喂养困难、尿液或体液异味:需考虑代谢性疾病;⑥ 生长迟缓伴发育落后、特殊面容:需考虑染色体基因疾病。

（四）营养评估

1. 膳食调查与评价　膳食调查与评价反映患儿的具体饮食状况,通过计算获得每天的营养素摄入量,并与同年龄营养素推荐量进行比较,可以得知患儿在营养素摄取上存在的问题。对营养不良患儿进行膳食调查与评价不仅可以了解患儿的日常饮食,进一步明确其营养不良的膳食因素,还可以为下一步患儿营养干预计划的制订提供依据。

2. 饮食行为评估　饮食行为对营养物质的摄取有直接影响,饮食行为问题是造成儿童营养不良的常见非器质性病因之一。饮食行为评估旨在了解患儿的进食技能和行为、家长的喂养实践行为及两者的喂养互动和喂养环境,一方面为判断非器质性病因提供线索,另一方面便于在评估结果基础上提出饮食行为干预措施。

（五）实验室检查

营养不良的诊断不依赖于实验室检查,但营养不良是否伴发其他微量营养素缺乏,是否已继发水、电解质紊乱,心、肝、肾等重要脏器的生理功能是否已有改变,尤其是长期、持续的营养不良时,需要通过实验室检查进行判别。通常应完善血、尿常规,血生化等检查,指导后续治疗、评价治疗效果。

此外,对于经病史采集、体格检查后怀疑有器质性疾病的患儿,实验室检查可以协助进行病因诊断,及时专科转诊,展开专科治疗。

生长缓慢的诊断思路见图 3-1。

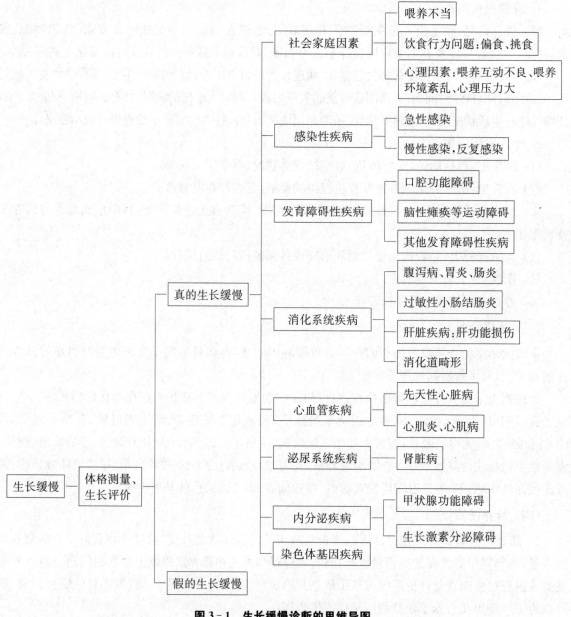

图 3-1 生长缓慢诊断的思维导图

第二节 儿童蛋白质-能量营养不良的临床特点

儿童体格生长指标众多,其中体重、身高或身长、身高(长)别体重这3个指标对于诊断和分类营养不良十分关键。通常生长缓慢从体重增长不足开始,即体重增长减缓,体重评价的等级变化往往是生长缓慢、营养不良的首发表现,继而身高(长)别体重下降,即出现消瘦,此时身高暂不受影响。如果营养不良得不到纠正,病情继续发展、加重,儿童的生长越发缓慢,体重不增甚至体重下降,继而逐渐出现身高增长缓慢直至低于正常同龄儿。因此,在临床上体重主要反映近期营养状况,低体重常提示营养不良的发生尚处于近期状态;急性起病、发病时间较短时,营养不良通常表现为消瘦;发病时间长、营养不良持续存在,则以生长迟缓为主。如果在体格动态监测中发现儿童生长缓慢以身高增长减缓为主,身高增长缓慢较体重增长缓慢更为突出,未经历消瘦过程,甚至体型超重、肥胖,仅以身高低于同龄儿为唯一体格指标变化,则不符合蛋白质-能量营养不良的营养不足病程特点,由生长潜能改变导致生长缓慢的可能性更大。综合体重、身高或身长、身高(长)别体重这3个指标,对儿童营养状况、生长状态做出恰当评价十分重要,体格评价的正确使用和解释可以帮助临床医生区分家长主诉是否准确,为病史询问、病因探寻及合适的治疗干预提供线索。

一、蛋白质-能量营养不良的临床表现特点

做出儿童蛋白质-能量营养不良的诊断并不难,而探寻其病因,分析造成营养不良的原发因素有时较为困难。不同年龄段儿童生长发育特点不同,面临的营养挑战差别不一,同其他儿科疾病一样,儿童蛋白质-能量营养不良的主要病因随年龄而变化。病因的诊断考量主要根据临床表现。

(一)继发性营养不良

全身各系统的疾病都可以导致营养不良,尤其是慢性、反复发生的疾病并发营养不良的情况更为常见。

消化系统疾病既可以影响儿童对营养物质的摄取,又会造成能量损耗的增加,同时可影响营养素的消化、吸收,是引起营养不良的主要器质性疾病。婴幼儿期消化道感染多见,表现出的呕吐、腹泻常引起急性体重下降,而合并的反复腹泻、便血、呛咳、吐奶、拒奶等表现提示食物过敏,此时血液检查可提示嗜酸性粒细胞增高,消化道内镜检查可观察到特征性的消化道黏膜嗜酸性粒细胞浸润表现。年长儿出现生长缓慢,同时伴有慢性腹泻、腹痛、便血症状时,则需要考虑慢性炎症性肠病。

心血管疾病也可因摄入减少、需求增多造成营养不良。婴幼儿期以先天性心脏病多见,随着年龄增长,心肌炎、心肌病也需考虑。心功能减退会增加儿童的能量消耗,而疾病的治疗往往需要限制这些儿童的入水量,对于以奶制品、流质半固体食物为主要食物摄入形态的婴儿,能量摄入和需求间的矛盾尤为突出,严重影响患儿生长。虽然大多数情况下,罹患心血管疾病的儿童会伴有无力、青紫、心脏杂音等临床表现,但在慢性起病的情况下,有部分儿童可逐渐耐受长期缺氧的状况,无明显症状和体征提示心脏功能损伤,对于无明显原因的营养不良

应考虑心血管疾病的可能性。

在神经系统损伤、神经-肌肉疾病、颅面部畸形、发育障碍引起营养物质摄入不足的患儿中,通常可观察到明显的与进食相关的发育障碍症状和(或)体征。口腔功能障碍可从新生儿期开始出现,表现为吸吮无力、反复呛咳、吞咽困难或吸吮-吞咽-呼吸的不协调,脑性瘫痪等运动障碍可表现为运动能力落后、肌张力和进食姿势异常等。

内分泌代谢功能异常同样造成生长缓慢,且可能以生长缓慢为唯一表现,通常体重、身高的增长缓慢相平行,无明显消瘦的时期。婴幼儿甲状腺功能减退症、学龄前期和学龄期生长激素分泌障碍都属于这一类疾病。

(二) 原发性营养不良

原发性营养不良是指由社会、心理、环境因素导致的营养不良,可发生在儿童各个不同时期。

婴幼儿消化功能发育不成熟而生长迅速,饮食结构与 2 岁以上儿童有着很大区别,喂养不当致使蛋白质和(或)能量摄入不足是营养不良最常见的原因。病史中的喂养史可反映喂养者对婴幼儿进食安排的不合理,膳食调查与评价可以更直观地评价能量、蛋白质的供给量不足。

喂养困难或进食困难是原发性营养不良的常见表现,患儿在喂养时虽然无呛咳、吞咽不协调等症状,但明显表现出害怕进食、拒绝食物甚至喂养工具,有些儿童表现出明显的食物偏好,只能接受特定的食物类型而拒绝其他种类、性状的食物。通过观察儿童饮食行为、带养者喂养行为、日常进食情况,结合儿童年龄及发育特征,可帮助了解喂养困难的社会-心理-环境原因。比如 6 月龄小婴儿进食哭闹及拒奶可能与婴儿进食状态调节能力不足、带养者过度焦虑有关;1~3 岁幼儿喂养困难、进餐冲突则常由喂养互动不良导致;明显的挑食、偏食则可能与儿童进食技能不足、感知觉偏离相关;青春期儿童可能因为对体型的过分关注和错误认识,出现主动厌食而导致摄入不足、营养不良;养育中的心理忽视、情感缺失所致的心因性因素则可能出现在任何年龄。

(三) 营养不良的并发症

在营养不良诊疗过程中,关注营养不良发生后的并发症十分必要。

在能量代谢方面,蛋白质摄入不足致使体内负氮平衡,血清总蛋白、白蛋白水平降低,如总蛋白<40 g/L、白蛋白<20 g/L,可出现低蛋白性水肿。能量摄入不足时机体需消耗大量脂肪来保持正常生命活动,患儿血总胆固醇、甘油三酯、载脂蛋白等浓度下降,如果机体脂肪的大量消耗超过了脂肪代谢重要器官肝脏的代谢能力,则可出现肝脏脂肪浸润、变性,腹部 B 超提示脂肪肝。糖类摄入不足会导致体内糖原含量下降,血糖降低,轻度低血糖可无明显症状,严重者可出现低血糖昏迷甚至猝死。在水、盐代谢方面,营养不良患儿脂肪大量消耗,可导致细胞外液容量增加,血清总蛋白及白蛋白降低可进一步加剧细胞外液体潴留而呈现水肿;能量不足、ATP 合成减少,可影响细胞膜上钠-钾-ATP 酶活性,导致钠在细胞内潴留,细胞外液多呈低渗状态,易出现低渗性脱水、代谢性酸中毒、低血钾、低血钠、低血钙和低血镁等水、电解质紊乱。在营养素代谢方面,蛋白质-能量营养不良常同时伴发各种微量营养素缺乏,如营养性贫血、维生素 A 缺

乏、锌缺乏等。

　　长期营养不良也会对机体各系统产生不利影响,如摄入减少可致消化液和消化酶分泌减少、消化酶活性下降、肠蠕动减弱、胃肠功能紊乱、消化吸收功能显著低下,表现出食欲不足、腹泻、便秘。严重者可出现重要脏器功能损害:营养不良影响循环系统可致心脏收缩力减弱,可有心音低钝、血压偏低,心电图提示低电压;营养不良影响泌尿系统可致肾脏重吸收功能受损,尿量增多而尿比重下降;营养不良影响神经系统可致脑发育及脑功能受损,表现出表情淡漠、反应迟钝、记忆力减退,特别是在婴儿期,营养不良可导致神经系统不可逆的损伤,影响智力;营养不良影响免疫系统会致免疫功能下降,使儿童易罹患各种感染。各系统功能的障碍又会加重营养不良,最终造成恶性循环。

　　详细地询问病史,仔细全面地进行体格检查,在初步形成病因诊断的基础上,有的放矢地选择合适的评估和辅助检查,去查明营养不良的原因,判断有无出现营养不良并发症,才能更好地开展后续治疗(图3-2)。

二、蛋白质-能量营养不良的治疗重点

　　营养不良的治疗包括对原发病及营养不良并发症的治疗,同时实施营养干预、补充富含能量及蛋白质的食物,进行行为干预、提高家庭喂养技能,以及定期监测随访。

(一) 治疗原发病和(或)并发症

　　需在明确病因的基础上实行,有时需要专科的转诊和介入。

(二) 营养干预

　　营养干预是儿童营养不良治疗的核心,以补充富含能量及蛋白质的食物为重点,促进患儿体重的恢复和身高的增长。可从每天热量60~80 kcal/kg(1 kcal=4.184 kJ)、蛋白质3 g/kg开始,逐渐增加至每天热量120~150 kcal/kg、蛋白质3.5~4.5 g/kg,体重接近正常后,恢复至膳食推荐量。WHO建议对于<3岁儿童的营养干预,结合体格评价指标能量供给分三步走:第一步需维持现有体重,即获得的食物能量需至少达到现有体重的能量需要量;第二步逐渐增加能量使体重达到其实际身高(长)别体重的第50百分位数或均值;第三步能量摄入量按实际年龄别体重的第50百分位数或均值计算,蛋白质供给量保持在蛋白供能比为9%~12%。同时,要注意其他微量营养素的补充,根据微量营养素的缺乏状态予以预防量或治疗量。

(三) 行为干预

　　儿童食物的供给和喂养有赖于家长,针对家庭及儿童实施营养行为干预不仅对已发生的营养不良治疗十分重要,而且对之后儿童营养不良的预防也非常关键,同时行为干预也有助于帮助儿童早期培养良好的饮食行为习惯、树立健康饮食观念。

(四) 监测随访

　　蛋白质-能量营养不良是慢性营养性疾病,有效治疗后4~6个月,体重可逐渐恢复正常,身高的追赶可能需更长时间,其间应定期监测营养状况。有的患儿营养不良病因交错复杂,非器质性病因与器质性病因并存,随访也有助于在诊疗过程中对病因进行重新考量。

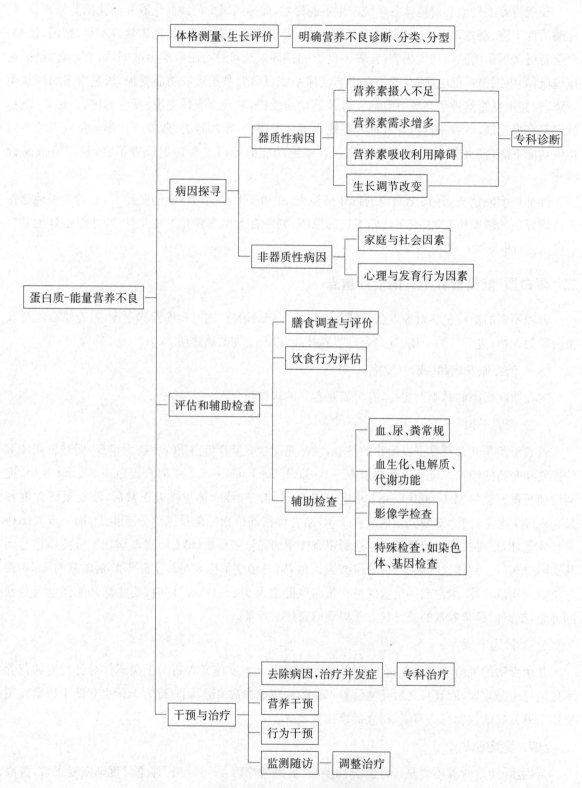

图 3 - 2 蛋白质-能量营养不良诊治的思维导图

第三节 临床实战演练

病例 患儿男,13 月龄。家长主诉:体重不增 1 个月。

一、询问病史

(一) 问诊主要内容及目的

【思维提示】 虽然家长主诉的病程是 1 个月,但详细了解患儿生长状况可能会发现家长未能观察到的表现。充分应用生长曲线图是发现儿童营养不良病程最简便而有效的方法,通过回顾体格生长过程,发现该病例中家长主诉与患儿营养不良病程存在明显不符(图 3 - 3)。这也提醒医生在询问病史中既要充分肯定家长的报告,又需具备敏锐的辨识能力,发现患儿问题的开端,以便更全面地开展后续病史问询和采集工作。

现病史的采集应围绕引起生长缓慢的原因展开,喂养不当是引起儿童营养不良的最主要原因,进食情况是现病史询问中最重要的内容。首先,通过生长曲线图的分析,发现该患儿自 3 个月起即开始出现体重增长的减速,进食情况宜从出生时开始询问。其次,引起生长障碍的各系统疾病都有可能引起营养不良,需询问各系统疾病相关症状。最后,个人史有时也对儿童生长异常的判断具有参考作用,不能忽视。

1. **进食情况** 包括食物摄入内容与摄入过程两方面。食物摄入内容需涵盖食物种类、奶制品来源、每天餐次、食量。食物摄入过程要包含儿童进食技能、进食环境、进食时家人的态度、家人与儿童的互动等。

2. **与生长相关的症状及症状特征** 生长缓慢是否持续,是否反复,有无明显诱因。是否有食欲减退、进食量进行性减少。是否有呕吐、腹泻、便秘等症状,这些症状是否与进食相关,是持续存在还是反复出现。是否有拒绝进食、害怕进食、吞咽困难、呛咳、青紫、皮疹、进食时姿势异常、黄疸等症状。

3. **其他生活状况** 询问包括大小便的量、次数、气味等情况;睡眠是否安稳,是否有不明原因的哭闹等。

4. **出生史** 询问孕产次,出生情况有无特殊,孕期母亲是否有疾病、保胎史。

5. **发育史** 询问生后发育进程及里程碑。

6. **疾病史** 询问过往疾病史,尤其是类似的生长缓慢是否曾经出现,判断有无引起生长缓慢的急性或慢性疾病。

7. **预防接种史** 这是儿科患者需要询问的病史之一,对于感染性疾病的判断有指导意义。

8. **家族史** 有些生长性疾病具有遗传性,应加以了解。

9. **养育史** 养育技能也可以反映喂养技能,了解养育人方便判断喂养不当出现的可能。

(二) 问诊结果

患儿生后母乳喂养,2.5 个月时因母乳量不足开始混合喂养,添加了普通婴儿配方乳粉并随月龄增长配方乳的量逐渐增加,母乳在 6 月龄时断离,同时开始添加辅食。患儿约 3 月龄时开始出现反复腹泻及皮疹,症状时好时坏,1 岁后腹泻愈而皮疹持续至今,曾在 5 月龄、9 月龄时就诊,医生考虑牛乳蛋白过敏嘱更换乳粉为深度水解配方乳粉,因患儿不易接受而一直维持食用普通配方乳粉。

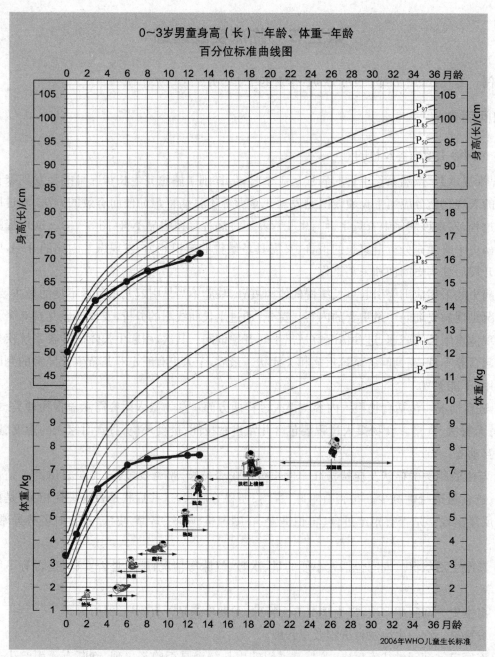

0~3岁男童身高（长）-年龄、体重-年龄
百分位标准曲线图

2006年WHO儿童生长标准

图 3-3 患儿生长曲线图

1岁后患儿辅食量逐渐增加,配方乳减至每天 50~100 mL,饮食以稀饭、面条、馒头为主,8 月龄时曾添加鸡蛋,患儿进食后呕吐,后尝试多次均在食用后呕吐而未再添加,其他食物添加较为顺利。患儿一直无便血、吞咽困难、咳喘,小便正常,睡眠目前安稳。

患儿为第 1 胎第 1 产,足月顺产,出生体重 3.25 kg,生后发育进程同同龄儿。父亲有过敏性鼻炎病史。

【思维提示】 小年龄段婴幼儿若发生营养不良,无论是否有生长曲线图做参考,病史询问尽量都自出生后开始。与年长儿日常饮食相对固定不同,婴幼儿存在不同喂养方式转换、过渡期食物添加、食物种类不断增多的情况,其间不同阶段出现的问题对于寻找营养不良的原因具有一定意义。该患儿在添加乳粉约半个月后开始出现腹泻、皮疹,继而开始生长速度减慢并随月龄越来越明显,提示喂养不耐受、食物过敏可能是其营养不良的原因,而在添加辅食后奶制品急剧减少,辅食以植物性食物为主、缺少优质蛋白的饮食结构也提示存在带养过程中喂养不当的问题。

二、体格检查

(一)检查重点

1. **体格测量与评价** 记录本次体格测量与评价结果,判断目前患儿的生长水平是否存在营养不良,根据生长指标诊断儿童蛋白质-能量营养不良的类型、严重程度。

2. **查体** 注意各系统的体征变化,根据营养不良的类型和严重程度、疑似的原发病调整重点关注的内容。

【思维提示】 无论何种疾病,系统、仔细的体格检查均不可省略,早期、急性营养不良患儿可能除了皮下脂肪改变,其他系统无明显阳性体征,而长期、严重营养不良患儿全身各系统功能均可能受到影响,甚至出现生命体征变化。营养不良患儿的体格检查重点在营养状况相关体征的检查,首先关注皮下脂肪消失的情况,是否存在凹陷性水肿,水肿通常提示蛋白质摄入严重不足。蛋白质-能量营养不良还常合并维生素 A、铁等多种微量营养素缺乏,应注意皮肤黏膜色泽、上皮是否明显角化增生等。

重度营养不良需要注意各脏器功能损害的体征,如心音低钝、血压偏低提示心功能下降,脉搏细慢、呼吸暂停提示可能伴发低血糖。该患儿生长缓慢已持续 10 个月,需要关注营养不良是否对其生理功能造成影响。应观察患儿精神状态如何,是否精神萎靡、反应冷淡迟缓;是否合并各种微量营养素缺乏,表现相应体征,如皮疹;是否苍黄皮肤、贫血貌;消化系统是否受影响,有无腹胀、肠鸣音减弱;心脏功能是否有波及,听诊心音低钝。

病史采集如果提示儿童存在器质性疾病导致营养不良的可能,那么还应在体格检查中重点关注疑似器质性疾病相应的体征。该患儿曾有过敏病史,考虑食物过敏是否是导致其营养不良的重要原因,在查体时应注意有无皮疹等过敏表现。

(二)检查结果

1. **体格测量** 体重 7.60 kg,身长 71.0 cm,头围 45.2 cm。

2. **体格评价** 体重:Z=−2.43;身长:Z=−2.57;体重/身长:Z=−1.6。

3. **查体** 患儿精神反应良好,前囟 1.5 cm×1.5 cm,乳牙 2 枚,皮肤可见散在红色丘疹,皮肤弹性较差,皮下脂肪薄,腹部皮下脂肪消失,面色苍黄,心肺听诊未及异常,腹软,肝肋下 1 cm,质软,脾未及,四肢关节无异常,外生殖器外观未及异常。心理行为发育与同龄儿相当:目前可独走,会叫"爸爸、妈妈",可指认熟悉的物品及 2~3 个身体部位。

三、初步诊断

食物过敏,营养不良。

【思维提示】 通过病史采集和体格检查,归纳患儿的病史特点,从中找出阳性症状、体征的指向,形成初步诊断或印象。从患儿营养不良开始时间(约 3 月龄),结合其添加乳粉后出现腹泻、皮疹症状,症状反复出现的特点,考虑牛乳蛋白过敏。同时,每次添加鸡蛋后出现呕吐症状,倾向于诊断食物过敏、营养不良。目前患儿依旧存在皮疹,是否对食物还存在过敏的情况可以进行相关实验室检查进行鉴别。此外,分析采集到的进食情况,需要高度怀疑喂养不当,饮食供给的结构不合理导致患儿摄入蛋白质、能量不足,明确原因可进一步进行膳食调查与评价进行佐证。

四、进一步的检查

【思维提示】 进行进一步检查的目的是对初步诊断进行证实,同时对一些其他可能与营养不良相关而经过病史采集、体格检查尚不能排除的情况进行鉴别诊断。在本病例中,需要对食物过敏进行相应检查,可选择血常规、食物过敏原测试,必要时可进行口服激发试验明确诊断。

营养评估是所有营养性疾病都应进行的必要检查,该患儿病史提示喂养不当,进食安排的不合理可通过膳食调查与评价及饮食行为评估获得验证。此外,铁等微量营养素缺乏在营养不良时常合并存在但不易察觉,血常规等检查可以明确。鉴于患儿病程较长,超过半年,是否影响基本生理功能不易判断,进行尿常规、血生化、电解质检查也是必要的。

(一)膳食调查与评价

【思维提示】 膳食调查与评价是营养评估的重要内容,虽然不能仅仅依靠膳食分析结果判定儿童营养状况,但膳食分析结果可以帮助临床人员了解膳食摄入情况、分析儿童饮食结构特征,协助判定营养素摄入是否充足。

检查结果:调查患儿典型的一天饮食,可发现患儿平时能量、蛋白质及其他各种营养素的摄入量都要明显低于同年龄儿童的每天营养素推荐摄入量,且蛋白质摄入不足尤为明显(表3-2)。

表 3-2 患儿膳食分析结果

营养素	实际摄入量	推荐摄入量	达到推荐摄入量比例
能量/kcal	363.43	900	40%
蛋白质/g	9.62	25	38%
脂肪/g	11.70	35	33%
碳水化合物/g	54.91	120	46%
钙/mg	128.20	600	21%
铁/mg	5.17	9	57%
锌/mg	2.28	4	57%
维生素 A/μgRAE	238.91	310	77%
维生素 B$_1$/mg	0.57	0.6	95%

注:RAE 为视黄醇活性当量。

(二)饮食行为评估

【思维提示】 饮食行为、营养氛围也是影响食物摄取的重要因素。儿童,尤其是年幼儿,处在饮食行为发育的关键时间段。对营养不良儿童的评估应包括饮食行为评估,尤其是非器质性营养不良应关注饮食行为不恰当导致的进食问题。饮食行为评估应包括儿童自己的摄食行为及家长的喂养行为两部分。

检查结果:针对该患儿进行喂养评估,以视频形式观察了一餐进食过程,发现患儿家长在食物选择、进食安排上存在问题,而患儿的进食行为和家长的喂养行为符合 1 岁左右儿童的发育特点,不存在明显的不恰当之处。

（三）实验室检查

【思维提示】　按照初步诊断选择需要进行的实验室检查，避免不必要地扩大检查范围。

考虑到该患儿的初步诊断，对其进行了血常规、尿常规、血生化、血电解质、血清铁、铁蛋白、过敏原IgE测定。

检查结果：血常规示血红蛋白98 g/L，平均红细胞容积69.8 fL，平均红细胞血红蛋白含量22.1 pg，平均红细胞血红蛋白浓度289 g/L，嗜酸性粒细胞比例15.8%。血清铁蛋白12 μg/L。过敏原IgE测定示牛乳、鸡蛋、牛肉IgE明显升高，呈强阳性。尿常规、血生化、血电解质正常。

五、诊断及诊断思维

根据患儿临床表现、体征及实验室检查结果，总结病史特点，得到诊断。

（一）患儿的病史特点

1. 喂养情况　生后母乳喂养，2月龄后奶量逐渐不足，约在同时体重增长下降，辅食添加后未及时供应高蛋白、高能量食物。

2. 生长缓慢特点　随年龄增长、进食量增加，生长速度持续缓慢，越来越明显。

3. 相关症状特点　进食普通配方乳粉后反复腹泻、皮疹，进食鸡蛋后有呕吐症状。

4. 疾病史特点　曾被诊断为牛乳蛋白过敏。

5. 体格生长指标　体重、身长评价Z均为−3～−2，体重/身长评价Z＞−2，提示低体重、生长迟缓。

6. 阳性体征　皮肤皮疹，皮肤弹性差，皮下脂肪薄，腹部皮下脂肪消失。

7. 实验室检查结果　膳食调查与评价的结果提示养育者喂养不当。实验室检查结果显示小细胞低色素性贫血、铁含量降低，提示缺铁性贫血。过敏原检测结果提示多种食物过敏可能。

综合以上信息，可以明确患儿营养不良诊断成立，同时合并缺铁性贫血，食物过敏、喂养不当是导致营养不良的原因。

（二）诊断

营养不良（低体重、生长迟缓），食物过敏，喂养不当，缺铁性贫血。

六、治疗方案及理由

（一）去除病因，治疗合并症

病因治疗是根本。针对该患儿需要排除过敏食物，避免持续食物过敏，同时改善家长喂养观念，选择合适的食物纠正喂养不当，对合并的缺铁性贫血予以铁剂补充治疗。

（二）营养干预

增加能量、蛋白质的供给及摄入量是改善营养不良的核心，可制订干预食谱方便家庭操作。

1. 能量　608～1100 kcal/d。

2. 蛋白质　22～34 g/d。

3. 微量营养素　予以治疗量铁剂，补充复合维生素、锌制剂。

（三）行为干预

纠正不良营养行为可保证营养干预的有效实施，教育家长掌握科学的喂养知识，指导执行营养干预食谱。

七、治疗效果及治疗方案调整

经过营养干预与治疗,患儿生长加速并维持稳定(图3-4)。该患儿治疗4个月减为同年龄膳食的营养素推荐量,继续稳定增长后于2岁停止随访。

【思维提示】 随访过程中监测生长速度,评估营养不良改善的状况,评价治疗效果是治疗过程中必不可少的重要方面。在监测随访中可通过绘制生长曲线图观察治疗效果,一般治疗有效时儿童可在4～6个月体重逐渐恢复正常,身长的追赶需要更长时间,同时需要关注体型的变化,避免出现儿童超重或肥胖。对于治疗效果不明显的患儿,应分析原因,如果治疗方案未落实,应加强家长教育使治疗在家庭中可以贯彻;如果治疗方案已顺利实施而生长仍不理想,需要考虑器质性疾病,进一步检查或转诊,修正诊断,调整治疗方案。

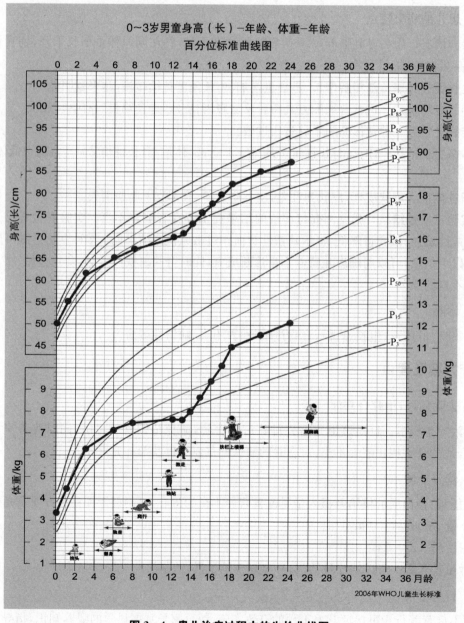

图3-4　患儿治疗过程中的生长曲线图

八、最终诊断

营养不良（低体重、生长迟缓），食物过敏，喂养不当，缺铁性贫血。

参考文献

[1] 索纳维尔.儿科营养手册:英文原版[M].5 版.北京:人民卫生出版社,2017:579-602.

[2] 毛萌,江帆.儿童保健学[M].4 版.北京:人民卫生出版社,2020:227-232.

[3] LAY H G,CHOON H H,KAR H N. Failure to thrive in babies and toddlers[J]. Singapore Med J, 2016,57(6):287-291.

[4] GRETCHEN J H. Failure to thrive:a practical guide[J]. Am Fam Physician,2016,94(4):295-299.

（张　敏）

第四章　发热

第一节　发热的诊断思维

正常情况下,人体在体温调节中枢的调控下产热和散热保持动态平衡。当机体在致热原作用下或其他原因引起体温调节中枢出现功能障碍时,体温升高超过正常范围,称为发热。一般将口腔温度超过37.3 ℃定为发热。小儿正常体温的影响因素较多:体温可随性别、年龄及种族不同有所变化;受昼夜及季节变化的影响,一日间以清晨体温最低,下午至傍晚最高,四季中夏季体温稍高;喂奶、饭后、运动、哭闹、衣被过厚及室温过高均可使小儿腋表体温升高至37.5 ℃左右。口表测得的体温比腋表高约0.4 ℃,肛表测得的体温比口表高约0.3 ℃。这种差别随体温升高变得不明显,高热患者三者基本一致。测温时间长短对测得的体温也有影响。

一、发热的发生机制

发热不是一种疾病,而是许多疾病过程中经常出现的一种基本病理过程。由各种原因导致产热增加或散热减少,则出现发热。其机制包括致热原性发热、非致热原性发热、效应器的改变。

(一)致热原性发热

传统上把能引起动物或人体发热的物质称为致热原,根据来源又把致热原划分为外源性致热原和内源性致热原,用以区分体外或体内。

1. 外源性致热原　来自体外能致热的物质称为外源性致热原。外源性致热原的种类甚多,包括:

(1)各种微生物病原体及其产物,如细菌、病毒、真菌及细菌毒素等。

(2)炎性渗出物及无菌性坏死组织。

(3)抗原抗体复合物。

(4)某些类固醇物质,特别是肾上腺皮质激素的代谢产物原胆烷醇酮。

(5)多糖体成分、多核苷酸、淋巴细胞激活因子等。

外源性致热原多为大分子物质,特别是细菌内毒素分子量非常大,不能通过血脑屏障直接作用于体温调节中枢,而是通过激活血液中的中性粒细胞、嗜酸性粒细胞和单核吞噬细胞系统,产生并释放内源性致热原,引起发热。

2. 内源性致热原　又称白细胞致热原,如白细胞介素(IL-1)、肿瘤坏死因子(TNF)和干扰素等。内源性致热原一方面通过血脑屏障直接作用于体温调节中枢的体温调定点,使调定点(温阈)上升,体温调节中枢必须对体温加以重新调节发出冲动,并通过垂体内分泌因素使代谢增加或通过运动神经使骨骼肌阵缩(临床表现为寒战),使产热增多;另一方面可通过交感神经使皮肤血管及竖毛肌收缩,停止排汗,使散热减少。

(二)非致热原性发热

1. 体温调节中枢直接受损　如颅脑外伤、出血、炎症等。

2. 引起产热过多的疾病　如癫痫持续状态、甲状腺功能亢进症等。

3. 引起散热减少的疾病　如鱼鳞病、心力衰竭等。

（三）效应器的改变

体温调节中枢位于视前区下丘脑前部（preoptic anterior hypothalamus，POAH），该区有温度敏感神经元，能整合来自外周和深部的温度信息，其损伤可致体温调节中枢调节发生障碍。发热时的体温调节涉及中枢神经系统多个部位，可分为两类：一类是以 POAH 为代表的正调节中枢；另一类是负调节中枢，包括腹中隔、中杏仁核和弓状核，均可释放中枢解热介质。正、负调节的相互作用可决定调定点上移的程度和发热的幅度。体温调节中枢的调定点上移后，正常血液温度变为冷刺激，体温调节中枢发出冲动，对产热和散热过程进行调整，引起调温效应器的反应，把体温升高到与调定点相适应的水平。

二、发热的病因

（一）感染性发热

感染性发热包括各种病原体如细菌、病毒、肺炎支原体、立克次体、真菌、螺旋体及寄生虫等侵入后引起的发热。

（二）非感染性发热

1. **无菌性坏死组织吸收**　包括物理、化学因素和机械性损伤，如大面积烧伤、内出血、创伤或大手术后的组织损伤；组织坏死或细胞破坏，如恶性肿瘤、白血病、急性溶血反应等。

2. **超敏反应**　如风湿热、血清病、药物热、结缔组织病及某些恶性肿瘤等。

3. **内分泌与代谢疾病**　如甲状腺功能亢进时产热增多，严重脱水患者散热减少，使体温升高。

4. **心力衰竭或某些皮肤病**　慢性心力衰竭时由于心排血量降低，尿量减少及皮肤散热减少，以及水肿组织隔热作用，使体温升高。某些皮肤病如鱼鳞病等也可使皮肤散热减少，引起发热。

5. **体温调节中枢功能失常**　常见病因包括物理因素，如中暑；化学因素，如重度安眠药中毒；机械因素，如脑震荡、颅骨骨折、脑出血及颅内压升高等。

6. **自主神经功能紊乱**　这是一种非器质性精神障碍的功能性疾病，根据个人不同表现症状和不同情况产生的反应症状也不相同，症状是由自主神经调节血管收缩舒张功能失调所致。

发热是小儿最常见的症状之一，及时判断发热的病因、做出恰当诊断，对于后续治疗非常重要。发热作为一种症状，容易识别，但发热的病因诊断通常较困难。以发热为主诉就诊时，应详细询问病史，进行全面的体格检查及有针对性的辅助检查，有助于病因诊断。

三、发热的诊断步骤

（一）病史采集

1. **发热特点**

（1）热程：按发热时间长短，发热可分为以下几类。急性发热指发热不超过 1 周；短期发热指发热小于 2 周；长期发热指发热 2 周及以上；不明原因发热指发热持续或间歇超过 3 周，经检查仍不能确诊；慢性低热指低热持续 1 个月以上。一般感染性疾病起病较急，尤其是细菌、病毒感染，典型伤寒、结核等除外。非感染性疾病发病相对较慢，但淋巴瘤、噬血细胞综合征等可以表现为急骤起病，且病情凶险。

（2）热度：以腋表温度为标准，按体温高低可将发热分为 4 类。＜38 ℃为低热，38～38.9 ℃为中度发热，39～41 ℃为高热，＞41 ℃为超高热。不能完全凭体温高低预测疾病的严重程度。勿滥用退热药，动态观察热型的变化可能对诊断更有帮助。

（3）热型：对于判断感染性疾病的病原种类有一定帮助，如稽留热和弛张热多见于严重的细菌感染，间歇热多见于疟疾，波状热常见于布鲁菌感染。

2. 发病年龄

（1）3 个月以下婴儿（不包括新生儿）：同年长婴儿相比，其发生严重细菌感染风险相对较高。这些小婴儿通常仅仅表现为发热或喂养困难，而没有特异症状。该年龄组发热原因大多数为各种常见病原体引起的感染，其中以细菌及病毒感染最为常见。以下几个方面，可能提示不同的疾病：若患儿出现发热或体温不升、纳差、反应弱等，常提示菌血症的可能；若表现为发热、排尿时哭闹及尿道口红，应注意尿路感染；肺炎在婴儿中较为常见，多由于接触呼吸道感染患者或受凉，可出现发热、咳嗽、吐沫、呛奶、呼吸急促等症状；若患儿除了出现上述菌血症的症状，同时出现抽搐、前囟饱满、眼神呆滞等症状，则要考虑中枢神经系统感染的可能。

（2）3 个月至 3 岁儿童：发热大部分可通过病史、查体及常规实验室检查明确感染病因，大多数为自限性病毒感染，仍有部分为隐性菌血症（无可识别的感染灶）或泌尿系感染，少数患儿可能有严重威胁生命的疾病。急性发热常见致病菌有肺炎链球菌、金黄色葡萄球菌、脑膜炎奈瑟菌、流感嗜血杆菌等，常见严重疾病有脑膜炎、败血症、肺炎、感染性关节炎、蜂窝织炎等。

（3）6 岁以下儿童：感染性疾病的发生率最高，特别是原发性上呼吸道、泌尿道感染或全身感染。

（4）6～14 岁儿童：结缔组织-血管性疾病和小肠炎症性疾病逐渐增多。

（5）14 岁以上及成人：感染性疾病仍占首位，但肿瘤性疾病的发病率明显增高。

3. 发热常见的伴随症状及其与疾病的关系

（1）寒战：常见于大叶性肺炎、急性肾盂肾炎、急性胆囊炎、败血症、流行性脑脊髓膜炎及疟疾等。

（2）皮疹：常见于麻疹、风疹、猩红热、斑疹伤寒、水痘、风湿热及药物热等。

（3）结膜充血：常见于流行性出血热、麻疹、斑疹伤寒及钩端螺旋体病等。

（4）淋巴结肿大：常见于淋巴结结核、传染性单核细胞增多症、淋巴瘤、风疹、丝虫病、白血病及转移癌等。

（5）关节肿痛：常见于败血症、痛风、猩红热、布鲁菌病、风湿热及结缔组织病等。

（6）皮肤黏膜出血：常见于重症感染、某些急性传染病和某些血液病，如流行性出血热、斑疹伤寒、病毒性肝炎、败血症、重型再生障碍性贫血、急性白血病及恶性组织细胞病等。

（7）肝脾大：常见于传染性单核细胞增多症、病毒性肝炎、胆道感染、淋巴瘤、疟疾、白血病、急性血吸虫病及结缔组织病等。

（8）昏迷：先发热后昏迷常见于中毒性菌痢、中暑、流行性乙型脑炎、流行性脑脊髓膜炎及斑疹伤寒等，先昏迷后发热常见于脑出血、巴比妥类中毒等。

4. 发热时的精神状态、食欲、大小便、睡眠等全身情况 观察是否清醒、对声音有无反应、对刺激有无反应。小婴儿感染严重时甚至表现为体温不升、反应差、嗜睡、不哭等症状。

5. 传染病接触史 怀疑为传染病，应详细了解可疑的接触史，包括患儿与疑诊或确诊传染病患者的关系、该患者的治疗经过和转归、患儿与该患者的接触方式和时间等。

（二）体格检查

1. **注意查找感染部位**　有无皮疹、浅表淋巴结肿大、扁桃体肿大、咽部充血、肺部啰音、肝脾大、颈部抵抗等。

2. **注意感染中毒症状**　有无呼吸、心率、血压、毛细血管再充盈时间、经皮外周血氧饱和度等生命体征不稳定，面色异常（苍白或发绀），嗜睡，难以安抚的烦躁。

3. **注意婴幼儿一般情况**　情况不良者临床表现多伴有嗜睡、烦躁、呼吸困难、发绀、呕吐、腹泻、前囟饱满、毛细血管充盈迟缓、出血点或瘀斑等。

（三）辅助检查

根据具体症状、体征、病史有选择地结合临床表现选择辅助检查，以解决诊断和治疗的问题。把握先简单后复杂，先无害后有害，先费用低后费用高的原则。

1. 血、尿、粪三大常规检查

（1）血常规：

1）白细胞及中性粒细胞增多：提示为细菌性感染，尤其是化脓性感染，也可见于某些病毒性感染，如出血热病毒、EB 病毒、输血传播病毒感染。

2）白细胞减少：可见于病毒感染（肝炎病毒、流感病毒等感染）及疟原虫感染；若同时伴嗜酸性粒细胞减少或消失，可见于伤寒或副伤寒。

3）嗜酸性粒细胞增多：可见于急性血吸虫感染。

4）分类中有不成熟细胞出现：可见于急性白血病、骨髓增生异常综合征。

5）有异常淋巴细胞出现：可见于传染性单核细胞增多症。

6）有异常组织细胞出现：可见于恶性组织细胞病。

7）全血细胞减少：可见于急性再生障碍性贫血、急性白细胞不增多性白血病等。

（2）尿常规：

1）尿中白细胞增多，尤其是出现白细胞管型：提示为急性肾盂肾炎。

2）蛋白尿伴或不伴有管型尿：提示为系统性红斑狼疮。

（3）粪常规：

1）红细胞增多：可见于肠道下段出血。

2）红细胞多于白细胞，且红细胞成堆并有残碎现象：可见于阿米巴痢疾。

3）白细胞多于红细胞，且红细胞散在分布：可见于细菌性痢疾。

4）白细胞增多，见吞噬细胞：可见于肠炎、细菌性痢疾。

5）白细胞增多甚至满视野，并有成堆现象：可见于细菌性痢疾。

6）查到寄生虫卵：可确定为肠道寄生虫感染，必要时做致病菌的培养。

2. **C 反应蛋白（CRP）**　CRP 是在机体受到感染或组织损伤时血浆中急剧上升的蛋白质（急性蛋白），是一种非特异的炎症标志物。在诊断严重细菌感染上有很好的敏感度和特异度。CRP 正常参考值<10 mg/L。CRP>临界值 20 mg/L 时，诊断严重细菌感染的可能性较小；CRP>临界值 40 mg/L 时，诊断严重细菌感染的可能性较大；CRP>临界值 80 mg/L，诊断严重细菌感染的可能性很大。

3. **降钙素原（PCT）**　PCT 是一种蛋白质，当严重细菌、真菌、寄生虫感染，脓毒症和多脏器功能衰竭时，它在血浆中的水平升高。自身免疫、过敏和病毒感染时 PCT 不会升高。病因不明急性发热儿童,发热 8 小时内行 PCT 检查较 CRP 和血常规检查诊断严重细菌感染的价值更大,可作为预测严重感染的指标之一。

4. **腰椎穿刺**　怀疑颅内感染时应该选择腰椎穿刺。当新生儿、1～3 个月婴儿一般情况不佳,或 1～3 个月婴幼儿白细胞计数 $<5\times10^9/L$ 或 $>15\times10^9/L$ 时,也应考虑腰椎穿刺。尽量争取在抗生素使用之前进行。

5. **其他检查**　根据病情选择胸部 X 线,红细胞沉降率,血、尿、粪培养等检查。

发热的诊断流程见图 4-1。

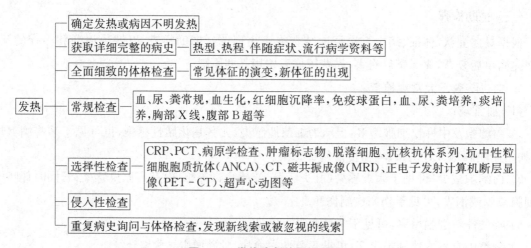

图 4-1　发热诊断的思维导图

第二节　传染性单核细胞增多症的临床特点

EB 病毒(EBV)是一种广泛播散的疱疹病毒,传染性单核细胞增多症、慢性活动性 EBV 感染、EBV 感染相关噬血细胞性淋巴组织细胞增生症是儿童较为常见和重要的 EBV 感染相关疾病。EBV 与 B 细胞淋巴瘤、T 细胞淋巴瘤、霍奇金淋巴瘤及鼻咽癌的发生相关。传染性单核细胞增多症是由 EBV 感染所致的急性传染病,临床上以发热、咽峡炎、淋巴结肿大、肝脾大、外周血中淋巴细胞增加并出现异型淋巴细胞等为其特征。

发病过程:EBV →累及口咽上皮细胞→在口咽淋巴组织复制→入血侵犯 B 细胞→ B 细胞表面抗原改变(EB 抗体)→ 激活 T 细胞→ 细胞毒 T 细胞增殖(异型淋巴细胞)→侵犯全身淋巴组织。

一、临床表现

(一)发热

稽留热、弛张热或不规则热,持续 1～4 周,甚至长达数月。

(二)咽峡炎

咽充血,扁桃体充血肿大,可有灰白色假膜,易剥脱,少数有溃疡。

(三)颈部淋巴结肿大

任何淋巴结均可受累,颈部淋巴结肿大最常见。

（四）肝大

肝区可有压痛,多数肝功能轻度异常。可有肝炎症状,如食欲差、呕吐、腹痛、腹泻、黄疸等。

（五）脾大

50％的病例可伴脾大。脾脏破裂较少见,需注意防护。

（六）眼睑水肿

由淋巴增生、静脉回流障碍所致。

（七）其他

发病第 4~10 天出现皮疹,多为斑丘疹,分布较稀疏。也有猩红热样、麻疹样、水疱样或荨麻疹样皮疹。持续 1 周左右,亦可反复出现。个别患者可出现不同脏器受累的临床表现。在急性期可发生心包炎、心肌炎。在整个病程中患者可出现神经系统症状,如格林-巴利综合征、脑膜脑炎等。后期偶可发生血小板减少性紫癜等。患者也可出现肾炎、胃肠道出血、间质性肺炎等。需注意相关体格检查。

二、辅助检查

（一）血常规

外周血象改变是本病的重要特征。早期白细胞计数多在正常范围或稍低,发病 1 周后,白细胞计数增高,一般为 $(10~20)\times10^9/L$,高者达 $60\times10^9/L$。白细胞分类早期中性粒细胞增多,之后淋巴细胞比例可达 50％以上,并出现异型淋巴细胞。异型淋巴细胞比例 10％及以上或其绝对值 $1.0\times10^9/L$ 及以上时具有诊断意义。血小板计数常减少,可能与病毒直接损伤及免疫复合物作用有关。

（二）血清学检查

1. EBV 抗体检测　用免疫荧光法和酶联免疫吸附法检测血中抗衣壳抗原(CA)-IgM 和抗早期抗原(EA)-IgG。抗 CA-IgM 是新近 EBV 感染的标志,抗 EA-IgG 是近期感染或 EBV 复制活跃的标志,均具有诊断价值。具体为抗 EA-IgG 效价≥1：20,或抗 CA-IgM 阳性,或抗 CA-IgG 效价≥1：160,或抗 CA-IgG 在恢复期比急性期升高 4 倍以上,或抗核抗原(NA)抗体在病程 3~4 周阳性。

2. EBV 抗原检测　DNA 印迹法可检测 EBV DNA,原位杂交可确定口咽上皮细胞中 EBV 的存在,聚合酶链反应(PCR)可敏感、快速、特异地检出标本中的 EBV DNA。

三、诊断要点

（一）临床表现

发热,咽痛,淋巴结肿大,肝大,脾大,眼睑水肿。

（二）辅助检查

1. 非特异性实验室检查　血常规淋巴细胞比例>50％,异型淋巴细胞比例≥10％。

2. 原发性 EBV 感染的实验室检查证据

(1) 抗 CA-IgM 和抗 CA-IgG 阳性,且抗 NA-IgG 阴性。

(2) 单一抗 CA-IgG 阳性,且抗 CA-IgG 为低亲和力抗体。

临床诊断病例需满足临床表现中任意 3 项及非特异性实验室检查中任意 1 项,确诊病例需满足临床表现中任意 3 项及原发性 EBV 感染的实验室检查证据中任意 1 项。

需鉴别巨细胞病毒、肺炎支原体、腺病毒等所致的单核细胞增多。巨细胞病毒、弓形虫和人类免疫缺陷病毒(HIV)等感染者外周血中也可见异型淋巴细胞,但其比例常为 3%~5%。

总之,病史采集是基础,详细有序,条理分明;高质量查体是关键,兼顾系统,重点突出;针对性检查是诊断和鉴别诊断的依据;疾病和知识点要深刻掌握。

第三节　临床实战演练

病例　患儿男,6 岁。主诉:发热 4 天。

一、询问病史

(一) 问诊主要内容及目的

【思维提示】　发热是一个常见症状,把握两个原则:有的放矢原则、重复原则。发热是常见病的非特征表现,注意发现定位线索,对可疑诊断做初步分类。询问病史和查体时,带有明确的目的性:希望发现什么? 哪里可能有线索会帮助明确诊断? 由于入院初期的病史采集可能会有遗漏,且有些症状、体征是逐步显现出来的,因此需要遵循重复原则。发热最常见的病因为感染(病原体包括病毒),发热伴有定位的症状和体征首先考虑局灶性感染,否则考虑系统性感染(传染病)或隐匿性局灶性感染。熟悉本地区常见的发热性疾病是正确诊断的前提。病史询问过程中要获取尽可能多的信息。因此,问诊的主要目的是寻找更多的临床诊断依据,以及可以排除一些疾病的信息要点,如发热的热型、热程,伴随症状,流行病学资料,既往有无病史等。

1. **发热的诱因**　有无受凉病史,有无不洁饮食史等,既往有无类似病史。

2. **发热的时间**　从什么时候开始发热,持续多长时间。

3. **热峰**　最高多少度,服用退热药物后体温能否正常。

4. **热型**　一天发热几次,如何变化。

5. **伴随症状**　除了发热,是否出现皮疹,皮疹特点如何,是否有呼吸道或消化道感染症状。

6. **一般情况**　发热时的精神、食欲等全身情况。

7. **个人史**　包括出生史、预防接种史、生长发育史、传染病接触史。

8. **诊疗史**　发病以来有无就诊过,做过什么检查,用过什么药,效果如何。

(二) 问诊结果

患儿为 6 岁学龄前儿童,发热 4 天,热峰 39 ℃,不规则热。眼睑水肿,耳面部肿胀,入院前 1 天出现眼睑水肿,没有晨轻暮重,眼睛没有其他症状。无咳嗽、气喘、腹泻、血便。发病以来在当地补液治疗,未见缓解,遂来我院就诊。既往无类似症状,平时饮食正常,生长发育与同龄儿相当,无食物、药物过敏史。既往体健,否认家族性遗传病史。

【思维提示】 患儿 6 岁，发热 4 天，系学龄前儿童，病程短，因此首先考虑感染性疾病。无咳嗽、腹泻、腹痛、呕吐、尿急、尿频、头痛、惊厥等，因此呼吸系统、神经系统、消化系统疾病暂不考虑。

二、初步检查

（一）体格检查重点

1. **注意查找感染部位** 有无皮疹、浅表淋巴结肿大、扁桃体肿大、咽部充血、肺部啰音、肝脾大、颈部抵抗等。

2. **注意感染中毒症状** 有无呼吸、心率、血压、毛细血管再充盈时间、经皮外周血氧饱和度等生命体征不稳定，面色异常（苍白或发绀），嗜睡，难以安抚的烦躁。

【思维提示】 首先观察孩子一般情况，根据问诊有重点地查体。前面提到患儿 6 岁，起病急，以感染性疾病多见。发现眼睑水肿、耳面部肿胀，注意肿大范围，有无触痛，注意周围浅表淋巴结有无肿大，扁桃体有无肿大、脓性分泌物，有无肝脾大等。

（二）体格检查结果

体温 36 ℃，脉搏 120 次/分，呼吸 25 次/分，血压 115/73 mmHg。神志清晰，全身无皮疹，耳面部可触及 3 cm×3 cm 包块，无压痛，表面不红，双侧颈部可触及明显肿大的淋巴结，活动度可，无明显压痛。咽充血，扁桃体Ⅱ度肿大，可见少量脓性分泌物。两肺呼吸音粗，无啰音，心脏无特殊。腹部软，肝肋下 1 cm，脾肋下 1 cm，质地中等，无压痛。神经系统无阳性体征。

【思维提示】 患儿发热，淋巴结肿大，扁桃体肿大，肝脾可触及，生命体征平稳，病程 7 天以内，呈急性起病，需完善血常规检查。查体淋巴结肿大，扁桃体肿大，肝脾可触及，需完善颈部淋巴结 B 超、肝胆 B 超及肝功能检查。

（三）辅助检查结果

1. **血常规** 白细胞计数 27.5×10⁹/L，淋巴细胞比例 74.6%，中性粒细胞比例 12.1%，血红蛋白 110 g/L，血小板计数 160×10⁹/L，异型淋巴细胞 15%。

2. **肝功能** 丙氨酸氨基转移酶 154 U/L，天门冬氨酸氨基转移酶 104 U/L。

3. **体表 B 超** 双侧腮腺肿大伴周围淋巴结肿大。

4. **腹部 B 超** 肝脾稍大。

【思维提示】 根据已有检查结果获取有效信息。男，6 岁，学龄前儿童。主诉：发热 4 天。现病史：热峰 39 ℃，反复高热，伴有眼睑水肿及耳面部肿胀，无皮疹、咳嗽、腹泻。既往史：无特殊。家族史：无特殊，否认结核家族史。体格检查：病初双眼睑水肿，咽充血，扁桃体Ⅱ度肿大，可见渗出，肝脾稍大。辅助检查：血象升高，淋巴细胞为主，异型淋巴细胞比例增高，伴有肝功能损害。

该患儿考虑什么病？还需要和什么疾病鉴别？

血常规提示白细胞明显增多，淋巴细胞为主，血红蛋白、血小板在正常范围，见异型淋巴细胞，因此要考虑传染性单核细胞增多症。化脓性扁桃体炎、颜面部蜂窝织炎的血常规白细胞增多以中性粒细胞增多为主，可排除。急性淋巴细胞性白血病的血常规可见幼稚细胞，可排除。噬血细胞综合征的血常规会有二系或全血细胞减少，暂不考虑。

三、初步诊断

传染性单核细胞增多症。

四、进一步的检查

（一）EBV 抗体、EBV DNA 检测

EBV 抗体、EBV DNA 为诊断依据。

（二）胸部 X 线、支原体抗体检查

发热 4 天,需行胸部 X 线、支原体抗体检查,判断有无肺炎、支原体感染。

（三）尿常规、粪常规

患儿眼睑水肿,行尿常规、粪常规来判断是否为肾病综合征引起的水肿。

（四）凝血功能、铁蛋白检查、细胞免疫检查、体液免疫检查、血生化

观察全身系统有无受到损害。

（五）必要时完善骨髓穿刺检查

若高热不退、全血细胞减少,则完善骨髓穿刺检查,除外噬血细胞综合征、淋巴瘤可能。

需鉴别的疾病包括:化脓性扁桃体炎、坏死性淋巴结炎、颜面部蜂窝织炎、流行性腮腺炎、淋巴结核病、急性淋巴细胞性白血病、噬血细胞综合征等。

五、诊断及诊断思维

患儿 6 岁,学龄前儿童,发热 4 天,热峰 39 ℃,反复高热,伴有眼睑水肿及耳面部肿胀,无皮疹、咳嗽、腹泻。体格检查:双眼睑水肿,咽充血,扁桃体Ⅱ度肿大,可见渗出,肝脾稍大。实验室检查:血象升高,淋巴细胞为主,异型淋巴细胞比例增高,伴有肝功能损害。诊断为传染性单核细胞增多症,传染性单核细胞增多症的诊断思路见图 4 - 2。

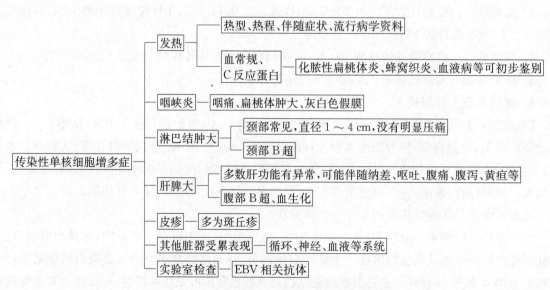

图 4 - 2　传染性单核细胞增多症诊断的思维导图

六、治疗方案及理由

(一)一般治疗

本病多呈自限性,预后良好,一般不需特殊治疗,主要对症治疗。急性期应卧床休息。

(二)抗病毒治疗

阿昔洛韦 10 mg/kg q8h,α - 干扰素等药物亦有一定的疗效。

(三)抗菌药物无效

抗菌药物仅用于继发细菌感染时,忌用阿莫西林或氨苄西林,以防引起皮疹,加重病情。

(四)支持治疗

肝功能损害时可予以谷胱甘肽保肝。

【思维提示】 本病主要对症治疗,针对患儿肝脾稍大,应卧床休息,避免剧烈活动,并予阿昔洛韦抗病毒对症治疗。目前无细菌感染依据,暂不使用抗生素。因患儿伴有肝功能损害,故予谷胱甘肽保肝治疗。

七、治疗效果

经过 1 周治疗,患儿体温恢复正常,淋巴结缩小,咽峡炎消失,肝脾缩小,复查血常规及肝功能,其指标恢复。

【思维提示】 本病多呈自限性,预后良好。治疗过程中需警惕噬血细胞综合征等严重并发症。注意患儿一般情况,复查相关指标。

八、最终诊断

传染性单核细胞增多症,肝功能损害。

(杜自强)

第五章 皮疹

第一节 皮疹的诊断思维

皮疹即皮肤损害,是指可以用视诊或触诊检查出的皮肤黏膜病变。皮疹是儿科常见的体征,也是儿科临床疾病诊断的重要线索。不同的皮疹可能代表着不同的疾病,相同的皮疹也可见于不同的疾病,同一疾病又可有不同形态的皮疹,所以看似简单的皮疹并不简单。

一、皮疹的形成

皮疹是皮肤遭受损害形成的。皮肤是人体与外界接触的最大免疫器官,是人体防御外部入侵的第一道屏障。它含有所有细胞介导免疫反应的必需成分,包括朗格汉斯细胞、树突状细胞,以及位于表皮、真皮内部的单核吞噬细胞系统。它们起到吞噬、抗原处理、抗原提呈及与淋巴细胞反应的作用,朗格汉斯细胞也能释放白细胞介素-1、辅助趋化因子和活化淋巴细胞。皮疹发生的原因有内因,如遗传、免疫缺陷、内分泌或代谢紊乱、血液及循环系统障碍、神经或精神损伤等;有外因,如物理性因素(摩擦、日晒、温度等),化学性因素(药物、化学原料、生活制品等),生物性因素(细菌、病毒、真菌、寄生虫等)直接或与内因共同作用而致病。这些内因和外因可对皮肤造成各种各样的损害,诱导皮肤和全身继发一系列复杂的反应以局限和消灭损伤因子,吸收和清除坏死细胞、组织,并修复损伤,这就是机体防御性炎症反应。在炎症反应过程中,一方面,损伤因子可直接或间接损伤机体的细胞和组织,引发皮疹;另一方面,机体需要通过炎症来稀释、包围和杀伤损伤因子,同时机体通过实质和间质细胞的再生使受损伤的组织得以修复和愈合。变质、渗出和增生是炎症的基本病理变化,也是大部分皮疹的病理生理学基础。

二、皮疹的颜色

皮疹的颜色多种多样,有红色、棕色、黄色、白色和蓝色等。皮肤颜色的主要决定因素有黑素、血红蛋白、类胡萝卜素、真皮血管及真皮中纤维束等,此外还受皮肤血管中氧合血红蛋白和血红蛋白相对比例、血管数量、血管丛分布、血液循环速度等影响。黑素是皮肤中的主要色素,在表皮内可表现为深浅不同的棕色、蓝黑和黑色。胡萝卜素主要存在于皮肤较厚的部位如手掌、足跖,它使皮肤呈黄色。类胡萝卜素是一种外源性脂类,包括β-胡萝卜素、番茄红素、叶黄素等,在水果和蔬菜中含量较高,大量摄入含有β-胡萝卜素食物后,会在表皮中过多积聚,从而使皮肤颜色显著变黄,在角质层较厚的手掌、足跖更明显。

三、皮疹的形态

皮肤损害分为原发性损害和继发性损害。原发性损害是由皮肤病理变化直接产生的结果,包括斑疹、丘疹、结节、风团、水疱、脓疱、肿块、囊肿、斑块、斑片;继发性损害可由原发性损害转变而来,也可由治疗或机械性损害引起,包括鳞屑、抓痕、浸渍、糜烂、皲裂、苔藓化、硬化、痂、溃疡、萎缩、瘢痕、皮肤异色。在发疹性疾病中主要涉及的皮损为斑疹和丘疹。斑疹为皮肤局限性的色素改变，不隆起，也不凹陷，一般小于 2 cm，超过 2 cm 称为斑片。丘疹为局限性、实质性、边界清、直径小于 0.5 cm 的隆起性损害。介于斑疹与丘疹之间稍隆起者称为斑丘疹。

四、皮疹的发生机制

红色皮疹在儿童中常见，可分为充血性皮疹和出血性皮疹，按压退色者为充血性皮疹，反之则为出血性皮疹。充血性皮疹由局部皮肤真皮毛细血管扩张、充血所致，是儿童发疹性疾病中常见的皮疹类型，可见于麻疹、风疹、幼儿急疹、结缔组织病、药疹等。出血性皮疹是红细胞位于血管之外，其发生机制主要有 3 个方面。

（一）血小板数量减少或质量变化

该类出血性皮疹表现为皮内出现点状出血，大小相仿，分布全身，在皮肤受摩擦、挤压部位较多，常合并黏膜出血，常见于特发性血小板减少性紫癜。

（二）毛细血管壁渗透性增加

毛细血管壁渗透性增加导致红细胞及血浆由毛细血管壁渗出，发生出血性皮疹，常见疾病如下：

1. 坏血病　由维生素 C 缺乏引起，可在皮肤、黏膜、骨膜下、关节腔及肌肉内出血。

2. 过敏性紫癜　由于机体对一些物质产生超敏反应引起小血管炎而出血，其特征性表现为下肢对称性分布出血性皮疹（略高出皮肤表面）。

（三）血浆内各种凝血或抗凝因子异常

凝血过程复杂，任何一个凝血因子缺乏或功能不足，或抗凝因子异常均可引起凝血障碍，导致皮肤黏膜出血，常见疾病如下：

1. 血友病　由凝血因子缺乏导致的出血，根据缺乏因子的不同，分别命名为血友病 A、血友病 B。

2. 重症感染　各种严重的感染如败血症、流行性脑脊髓膜炎、感染性心内膜炎等，出血性皮疹形态不一，大小不等，极易融合或突出表皮，可分布全身而四肢往往较多，多伴有严重感染中毒的症状。

五、皮疹的病因

儿童常见皮疹在分为充血性皮疹和出血性皮疹的基础上，还可按照病因分为感染和非感染两方面（图 5-1）。

（一）充血性皮疹的病因

1. 感染性因素　根据感染病原体不同，充血性皮疹的病因分为细菌、病毒、真菌、螺旋体、立克次体、寄生虫及昆虫、支原体及衣原体感染等，临床上常见的与发疹性疾病相关的病原体主要是细菌和病毒两大类。

（1）细菌感染：细菌感染导致的发疹性疾病主要是猩红热。猩红热是 A 组乙型溶血性链球菌引起的急性呼吸道传染病。链球菌可产生红疹毒素，从而引起红疹及中毒症状，近来也有学者认为是对红疹毒素产生的超敏反应导致皮疹。其临床表现为发热、咽峡炎、全身弥漫性红色丘疹和疹退后脱屑，少数患者可出现超敏反应性心、肾、关节并发症。

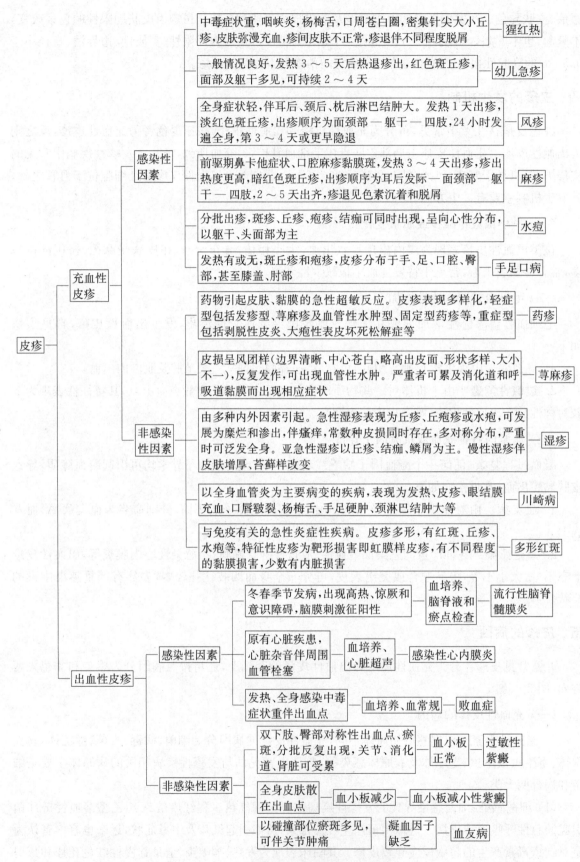

图 5-1 儿童常见皮疹病因的思维导图

（2）病毒感染：病毒感染导致的发疹性疾病主要包括幼儿急疹、风疹、麻疹、水痘、肠道病毒感染等。可导致全身出疹的病毒经血行播散，病毒具有很强的抗原性，可以在感染过程中通过与宿主免疫系统的相互作用，诱发免疫反应，导致机体受损，并导致皮疹产生。

1）幼儿急疹：又名婴儿玫瑰疹，是由人类疱疹病毒导致的急性发疹性传染病。人类对人类疱疹病毒6型普遍易感，主要经唾液传播。原发感染后其可长期潜伏于体内，主要潜伏在外周血单核细胞、唾液腺、肾及支气管的腺体内，在一定条件下，病毒可被激活，引起再感染，激活机制目前尚不清楚。人类疱疹病毒7型是引起幼儿急疹的另一病原体，可占此病病因的10%。其临床特征是急性起病，发热3～5天后，体温骤降，同时全身出现红色斑丘疹，皮疹2～4天即退。

2）风疹：由风疹病毒感染引起的急性呼吸道传染病。经过口、鼻后通过呼吸道入侵人体，可直接损害血管内皮细胞引起皮疹，也有学者认为抗原-抗体复合物引起真皮上层毛细血管充血和轻微炎性渗液，从而引起皮疹。其临床表现为上呼吸道炎症、发热、全身斑丘疹，以及耳后、颈后、枕后淋巴结肿大。

3）麻疹：由麻疹病毒引起的急性呼吸道传染病。麻疹病毒侵入呼吸道（包括鼻咽部、支气管等）上皮细胞，并经血行播散到单核吞噬细胞系统，出现病毒血症，从而造成皮肤、呼吸道和其他器官的损害。麻疹病毒主要感染单核细胞，可直接侵入T淋巴细胞并释放抑制性细胞因子如白细胞介素-4，其可能在麻疹病程中及其后的一过性细胞免疫抑制中起某种作用。细胞免疫（主要由细胞毒性T细胞和自然杀伤细胞组成）在宿主的免疫保护中起突出作用。真皮毛细血管内皮细胞对病毒的免疫反应导致麻疹黏膜斑和皮疹。临床以发热、呼吸道卡他症状及遍及全身的斑丘疹为主要特点。

4）水痘：由水痘-带状疱疹病毒感染所致。病毒入侵后首先进行复制的所在部位可能是鼻咽部，再播散到单核吞噬细胞系统，最终导致病毒血症。此时出现弥漫性、成簇性或孤立的皮肤损害。皮肤损害累及真皮，会有气球样变、多核巨细胞和嗜酸性核内包涵体形成；累及血管，可引起坏死和表皮出血。其临床特点为分批出疹，斑疹、丘疹、疱疹、结痂可同时出现，皮疹呈向心性分布，以躯干及头面部为主。

5）肠道病毒感染：由柯萨奇病毒或埃可病毒等肠道病毒引起的急性传染病。病毒在口咽部上皮细胞或肠壁淋巴组织增殖，在黏膜下淋巴组织复制后发生初次病毒血症，早期病毒复制不引起胃肠道和淋巴组织病理改变，病毒经淋巴通道扩散至远端淋巴结、肝、脾和骨髓，并在这些器官进一步复制，导致再次病毒血症，播散至靶器官如中枢神经系统、皮肤黏膜、心脏、肺、肝等，引起各种病变，出现相应的临床表现。皮疹表现为疱疹性咽峡炎、猩红热样或麻疹样皮疹。其中一种特殊的表现是手足口病，皮疹以手、足、臀部斑丘疹、疱疹及口腔疱疹为主要特征。

2. 非感染性因素　非感染性病因主要为超敏反应性疾病、免疫系统疾病等，常见的疾病有药疹、荨麻疹、湿疹、川崎病、多形红斑等。

（1）药疹：指药物通过口服、注射、外用、吸入、灌肠等途径进入人体后引起的皮肤、黏膜急性炎症反应，重者累及各脏器及全身，甚至危及生命。药物进入机体后通过Ⅰ、Ⅱ、Ⅲ、Ⅳ型超敏反应导致的结果：Ⅰ型药物超敏反应由IgE介导，激活肥大细胞或嗜碱性粒细胞，释放组胺及白三烯等化学介质，引起瘙痒、荨麻疹及黏膜充血水肿等反应，甚至严重的过敏性休克；Ⅱ型药物超敏反应由药物抗原与特异性IgG或IgM相互作用，在补体作用下，细胞被破坏或被单核吞噬细胞系统清除，导致溶血性贫血及血小板减少；Ⅲ型药物超敏反应是由抗原抗体免疫复合物沉积在组织、活化补体系统而导致组织损伤,从而引起药物热、血管炎等;Ⅳ型药物超敏反应是迟发型超敏反应,分为a、b、c、d四型,其中c型是通过细胞毒T细胞,生成穿通素、颗粒酶B促使角质形成细胞凋亡,表现为斑疹,d型促使中性粒细胞流向病变组织,并使中性粒细胞生存延长,表现为全身泛发脓疱。药疹的皮疹表现多样化,轻症型包括发疹型、荨麻疹及血管性水肿型、固定型药疹、多形红斑型、湿疹样型、光敏皮炎型、血管炎型、苔藓样疹型、紫癜型、痤疮样疹、对称性药物相关性间擦部及屈侧疹、间质性肉芽肿性药物反应、药物注射局部性红斑反应、鞭挞性皮炎,重症型包括剥脱性皮炎、大疱性表皮坏死松解症、重症多形红斑、药物诱导超敏综合征、急性泛发性发疹性脓疱病、过敏性休克。

(2)荨麻疹:由皮肤、黏膜小血管扩张及渗出性增加引起的局限性皮肤水肿现象,又称风疹块。病因不确切,可分为内因(肥大细胞对IgE高敏感性、劳累或精神紧张、自身免疫性疾病等)和外因(感染、食物、药物等)两类。目前认为发病机制有免疫性(IgE介导、补体系统介导)和非免疫性(肥大细胞脱颗粒、花生四烯酸代谢异常)两种。典型表现为先有皮肤瘙痒,很快出现风团,风团边界清晰、中心苍白、略高出皮面、形状多样、大小不一,风团多于24小时内消退,消退后反复发作。可互相融合成片形成巨大的荨麻疹,亦可出现血管性水肿。严重者可累及消化道和呼吸道黏膜而出现相应症状。持续超过6周的荨麻疹称为慢性荨麻疹。

(3)湿疹:由多种内外因素引起的皮肤炎症反应,常反复发作。病因复杂,常见的内因如精神紧张、疲劳、内分泌及代谢紊乱等,外因如食物、吸入物、潮湿、寒冷、紫外线、摩擦、搔抓、化学物质等。发病机制尚不明确,可能与内外部因素相互作用有关,也可能与迟发型超敏反应有关。湿疹可分为急性、亚急性和慢性。急性湿疹表现为丘疹、丘疱疹或水疱,呈多形性,可发展为糜烂和渗出,伴明显瘙痒,常数种皮损同时存在,多对称分布,严重时可泛发全身。亚急性湿疹介于急性和慢性之间,较急性湿疹症状轻,以丘疹、结痂、鳞屑为主。慢性湿疹为反复搔抓后出现皮肤增厚、浸润和苔藓样改变。

(4)川崎病:以全身血管炎为主要病变的急性发热性出疹性疾病,表现为发热、皮疹、眼结膜充血、口腔充血、口唇皲裂、杨梅舌、手足硬肿、颈淋巴结肿大等。病因尚不明确,推测与感染有关,近年来研究较集中于病毒(EB病毒、柯萨奇病毒等)、细菌(金黄色葡萄球菌、溶血性链球菌等)及肺炎支原体等感染,但未有确切证据。发病机制尚不明确,多认为是感染因素触发免疫介导的全身性血管炎。川崎病皮疹无特异性,可为淡红色斑丘疹,也可为猩红热样或麻疹样皮疹。

(5)多形红斑:与免疫有关的急性炎症性疾病,以皮肤、黏膜多样化表现为其临床特征。皮疹多形,有红斑、丘疹、风团、水疱等,特征性皮疹为靶形损害即虹膜样皮疹,有不同程度的黏膜损害,少数有内脏损害。皮损原因包括感染、药物、物理因素(寒冷和日光等)、接触物、自身免疫或风湿性疾病、血液系统疾病及恶性肿瘤,临床上最常见的病因是感染及药物。感染是多形红斑的第一大病因,儿童常见的感染因素为单纯疱疹病毒、肺炎支原体感染,近年来EB病毒感染有升高趋势。药物是多形红斑的第二大病因,尤其重症多形红斑首先考虑药物因素。多形红斑主要由细胞毒性免疫反应、免疫复合物介导的免疫反应导致。

(二)出血性皮疹的病因

1. **感染性因素** 严重感染导致血浆内各种抗凝因子异常,从而引发出血。该类出血性皮疹主要见于流行性脑脊髓膜炎、感染性心内膜炎、败血症等。

（1）流行性脑脊髓膜炎：由脑膜炎奈瑟菌引起的急性化脓性脑膜炎。冬春季节发病，1周内有流行性脑脊髓膜炎患者密切接触史，或当地有本病发生或流行，既往未接种流脑多糖疫苗者易感。主要表现为突发高热，剧烈头痛，频繁呕吐，惊厥，皮肤黏膜瘀点、瘀斑，意识障碍，脑膜刺激征阳性等，严重者可出现休克而危及生命。目前本病已少见。

（2）感染性心内膜炎：由细菌、真菌等病原体感染引起，多数由细菌感染导致。先天性及后天性心脏病变（人工瓣膜置换、心内补片等）是本病发生的危险因素。主要表现为发热、疲乏、心脏异常（心脏杂音）、皮肤黏膜瘀斑等，严重者可出现充血性心力衰竭、多脏器栓塞及功能衰竭，甚至危及生命。超声检查可发现感染部位疣状赘生物。积极给予敏感抗生素治疗，必要时手术治疗。

（3）败血症：由致病菌侵入血液繁殖且产生毒素而引起的感染。多数起病急，病情重。临床上主要表现为寒战、高热等感染中毒症状，皮疹（瘀点、瘀斑、猩红热样、荨麻疹样），关节痛，肝脾大，感染性休克，迁徙性病灶等。

2. 非感染性因素　该类出血性皮疹主要见于过敏性紫癜、血小板减少性紫癜、血友病等，分别由毛细血管壁渗透性增加、血小板数量减少或质量变化、血浆内各种凝血因子异常而引起皮肤或黏膜出血。

（1）过敏性紫癜：血管超敏反应性出血性疾病。机体对某些物质产生免疫超敏反应造成小血管炎，使毛细血管壁通透性及脆性增高而出血、水肿。表现为皮肤反复出现瘀点和瘀斑，以下肢、臀部为主，对称分布、分批出现，瘀点大小不等可融合成片，呈紫红色，略高出皮肤表面，呈出血性丘疹或小型荨麻疹，皮疹基本无自觉，有时可伴触痛，少部分可伴轻微痒感。部分伴有关节肿痛、腹痛、血管神经性水肿及肾炎等表现。

（2）血小板减少性紫癜：分为原发性或特发性血小板减少性紫癜和继发性血小板减少性紫癜。特发性血小板减少性紫癜的发病原因不明确，发病可能与病毒感染密切相关，其中包括疱疹病毒、EB病毒、巨细胞病毒等感染。继发性血小板减少性紫癜的原因包括血小板生成障碍或无效生成，血小板破坏增加或消耗过多。血小板减少性紫癜表现为皮肤黏膜出现瘀点、瘀斑或内脏出血。

（3）血友病：分为血友病 A、B 两型。血友病 A 是凝血因子Ⅷ缺乏所导致，血友病 B 是凝血因子Ⅸ缺乏所导致。出血是本病的主要临床表现，以碰撞部位瘀斑多见，可伴关节肿痛，并可自发出血。

第二节　儿童常见发疹性疾病的临床特点

发疹性皮疹是一类以泛发、直径 2～5 mm 的红色斑疹和（或）丘疹为表现的皮疹。这类皮疹躯干部多见，亦可累及全身，除晚期部分有脱屑外，通常很少或没有鳞屑。其中，猩红热样皮疹是全身丘疹，呈密集鸡皮样，犹如砂纸样粗糙。发疹性皮疹常突然发作，并很快蔓延全身，发疹前或发疹时常伴有（或不伴有）发热，发疹前患儿常有用药史，因而需要医生准确区分普通病毒性皮疹、传染性疾病、药疹及其他严重疾病。皮疹相关性疾病初看似乎靠"看"来诊断，实际上也遵循所有疾病的诊断步骤，也是通过病史采集、体格检查及辅助检查给出诊断。

一、病史采集

针对发疹性皮疹，我们主要询问以下几个方面的问题：近期发热情况（有无、时间、热型、与皮疹的关系），发疹顺序，皮疹有无瘙痒，有无其他症状，发疹前用药史及传染病接触史。

（一）发热

1. **有无发热及出疹时是否发热**　大部分发疹性皮疹会有发热病史,就诊时有无发热往往能提示病情轻重。肠道病毒感染相关性病毒疹,如手足口病出疹时若仍有发热,需警惕手足口病发展为重症型。如果就诊时已经不发热了,那么严重病毒感染或重症药物过敏的可能性就比较小。药疹可以不合并发热,但重症药物过敏常会在出疹时伴随发热,或热退出皮疹时再次发热。幼儿急疹是热退疹出,所以患儿来就诊时往往已不再发热。麻疹、川崎病、传染性单核细胞增多症出疹时往往已经持续高热数日,来就诊时往往仍有高热。麻疹刚出皮疹时达到热峰,皮疹出齐体温开始下降。肠道病毒感染相关性病毒疹、多形红斑可以发疹前或发疹时有发热,也可以完全不发热,没有固定的关联。

2. **发热时长及与皮疹的关系**　风疹通常仅发热 1 天后出疹;幼儿急疹往往在发热 3～5 天后,热退疹出;麻疹发热 3～4 天出疹,且出疹时热度更高,疹出齐体温开始下降;药疹、肠道病毒感染相关性病毒疹、多形红斑不一定伴随发热,若有发热,发热天数亦不确定;10％～15％的传染性单核细胞增多症患者会出疹,大部分出疹前或出疹时会伴随发热,大多为高热,发热时间不固定,但往往发热天数较长,超过 3 天;川崎病往往持续高热超过 5 天,呈稽留热或弛张热。超过 3 天以上的高热,临床上一定要注意排除传染性单核细胞增多症、川崎病、麻疹。

（二）发疹顺序

部分疾病的发疹顺序有其特点,如多形红斑先发于面部、四肢远端,后累及四肢近心端、躯干;麻疹最初表现于耳后、发际,后向面部、颈部、躯干、四肢蔓延;幼儿急疹从躯干到四肢和面颈,肘膝以下皮疹少或无;猩红热呈顺向性出疹,顺序为面颈、躯干、四肢,直至全身分布。

（三）皮疹有无瘙痒

皮疹有无瘙痒是区分药物过敏和病毒性皮疹至关重要的一点,虽不绝对,但大部分病例如此。药疹基本都有明显的瘙痒,药物过敏导致的多形红斑往往也都伴随瘙痒。风疹、幼儿急疹、麻疹、传染性单核细胞增多症、川崎病、肠道病毒感染相关性病毒疹基本无瘙痒,偶有轻微搔抓。猩红热大部分有明显的痒感。

（四）其他系统的伴随症状

幼儿急疹可合并腹泻,在高热期间易有热性惊厥;麻疹通常合并咳嗽、卡他症状,同时伴有畏光、流泪;传染性单核细胞增多症会伴有咽痛或咽部不适、肝脾大、淋巴结肿大;肠道病毒感染相关性病毒疹可合并呕吐和(或)腹泻。

（五）发疹前用药史及传染病接触史

用药史是明确诊断药疹的前提,通常要追问发疹前 1 个月内的用药史,药物超敏综合征最长可在用药 40 天或更长时间后发病。部分常见发疹性疾病为传染性疾病,询问发疹前传染病接触情况,有助疾病的判断。

二、体格检查

在体格检查时首先要注重皮疹的专科检查,主要包括:观察判断皮损的性质,是原发性损害还是继发性损害,是充血性皮疹还是出血性皮疹;观察皮疹的发生部位、颜色、大小范围、数目、分布及排列特点。同时,在一般检查及系统性检查时,还需侧重对已经有所怀疑的疾病进行相关的查体,比如要注意眼、口等黏膜部位及有无淋巴结肿大。这些对推导出正确诊断有很大的帮助。

（一）皮疹的观察

1. **判断皮疹性质** 判断皮疹是原发性皮损，还是继发性皮损；可通过触诊明确是平的斑疹还是凸起的丘疹；还可用手指或载玻片去按压皮疹，按压退色则为充血性皮疹，按压不退色则为出血性皮疹。发疹性皮疹的单个皮疹形态主要为斑疹、丘疹、斑丘疹、水疱等，水疱可演变为痂疹。麻疹、风疹、幼儿急疹的皮疹多为斑丘疹，猩红热的皮疹为鸡皮样小丘疹。

2. **观察皮疹特点**

（1）皮疹分布：常见发疹性疾病的皮疹通常全身泛发，但部分疾病的皮疹分布有其独特性，如水痘分布呈向心性，以躯干头面部为主；多形红斑面部、四肢远端皮损较重。

（2）皮疹颜色：普通病毒性皮疹如幼儿急疹往往为淡红色；麻疹、传染性单核细胞增多症皮疹偏出血性倾向，常为暗红色或紫红色；药疹颜色较普通病毒性皮疹更红。

（3）皮疹大小范围：普通病毒性皮疹如幼儿急疹往往大小、形态相仿，分布均匀；药疹往往非均一性大小，表现为大小不一的红斑，严重时会融合成片。

（二）眼部

麻疹、川崎病都会有红眼，结膜充血，麻疹下眼睑充血尤其明显。

（三）口腔

风疹可见上颚红斑点；麻疹可见颊黏膜麻疹黏膜斑（Koplik斑），但需要指出Koplik斑通常在出疹第2天便开始消退；传染性单核细胞增多症有时可见上颚有出血点，常可见扁桃体上有白色伪膜；重症药疹、重症多形红斑口唇及口腔内黏膜会有受累，药疹口腔内黏膜受累是和葡萄球菌性烫伤样皮肤综合征（staphylococcal scalded skin syndrome，SSSS）鉴别的重要一点；川崎病会有口唇潮红、干裂、血痂；猩红热有时可见口周苍白圈，有时口周可见脓疱、毛囊炎样改变，常有口角糜烂、口角炎样改变，大部分病例同时可见杨梅舌。

（四）淋巴结

幼儿急疹有时可触及耳后、颈后淋巴结肿大；风疹常可触及耳后淋巴结肿大；麻疹、传染性单核细胞增多症均可触及全身淋巴结肿大，传染性单核细胞增多症颈部淋巴结肿大更显著；川崎病主要触及颈部淋巴结肿大。对于多发的局限于颈部的淋巴结肿大，更要注意排除传染性单核细胞增多症、川崎病。

（五）其他需要注意的问题

1. **皮疹持续时间** 多数疾病的皮疹在短期内会自行消退，如手足口病一般1周自行消退；麻疹一般发疹后第4天按照发疹的顺序开始消退，皮损处变为棕色或出现脱屑。但也有部分皮疹会长期反复存在，如过敏性疾病或药疹等。

2. **其他** 传染性单核细胞增多症有时可触及肝脾大；川崎病常可见手足硬肿、手足袜套样脱屑；猩红热在早期可见手指背侧鸡皮样丘疹，手掌、足底偶见脓疱，后期可见手指或趾指腹大片脱屑。

三、辅助检查

（一）血常规

病毒性皮疹往往表现为淋巴细胞和（或）单核细胞比例升高，中性粒细胞比例降低；传染性单核细胞增多症患儿血常规中单核细胞和（或）淋巴细胞比例明显升高，同时可见异型淋巴细胞增多；川崎病表现为 C 反应蛋白、白细胞计数异常升高,以中性粒细胞计数升高为主,且血小板计数会出现进行性升高的现象;猩红热表现为中性粒细胞计数明显升高,C 反应蛋白、血小板计数有时也会升高,但不如川崎病升高明显,且经抗感染治疗后会下降。

(二)病原学检查

感染性疾病需要进一步明确诊断时,可以进行对应的病原学检查,比如传染性单核细胞增多症可行 EB 病毒抗体及 DNA 检测,猩红热可行抗链球菌溶血素"O"(抗"O")及咽拭子检查。

四、儿童常见发疹性疾病皮疹的诊断要点

(一)幼儿急疹

皮疹以斑疹为主,有时合并略微凸起的斑丘疹,且皮疹往往大小、形态相似,分布均匀(图 5-2)。热退疹出,皮疹基本无瘙痒。

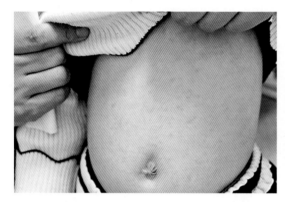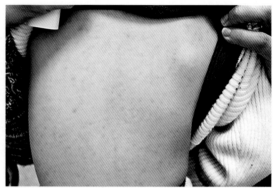

图 5-2 幼儿急疹:大小、形态相似的斑疹、斑丘疹

(二)药疹

皮疹往往非均一性大小,可以是大小不一的红斑,严重时会小片融合成大片,分布不均匀。同一患儿身上可以是一种皮损,也可以斑疹、丘疹、水疱多种皮损同时存在(图 5-3、图 5-4),药疹颜色较普通病毒疹更红。皮疹瘙痒明显。发疹前有明确的用药史。

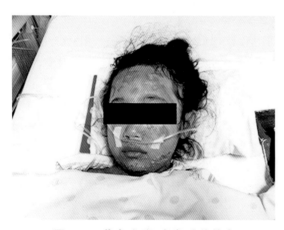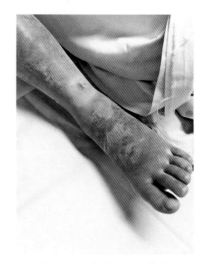

图 5-3 药疹:红斑、水疱、少许结痂　　**图 5-4 药疹:红斑、水疱**

（三）麻疹

发病初期全身严重的发热中毒症状、卡他症状、结膜充血明显、颊黏膜 Koplik 斑是早期诊断要点，但要注意 Koplik 斑在发疹第 2 天便开始消退。发病中期诊断依据在于皮疹，皮疹在时间轴上存在"3-3-3"特点，麻疹往往在发病第 3~4 天开始出现皮疹，以丘疹、斑丘疹为主，皮疹出现后往往平均 3 天内遍布全身，发疹后第 4 天后开始消退，完全消退又需要 3 天，整个病程需 10 天左右。退疹后留有暗褐色色素沉着，局部可见糠状细屑，对麻疹恢复期有诊断价值。

（四）手足口病

在手、足、口、臀、肘或膝盖处可见珠白色疱疹（图 5-5~图 5-8），周围绕有红晕。当手足口病合并全身泛发性幼儿急疹样病毒疹时，医生易误诊为普通的幼儿急疹，故对全身泛发性病毒疹需注意观察手、足、口、臀、肘或膝盖处有无疱疹，避免漏诊、误诊的发生。

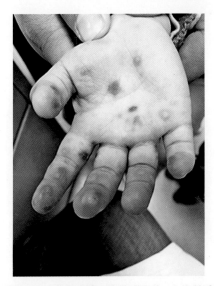

图 5-5 手足口病：手部丘疱疹、少许结痂

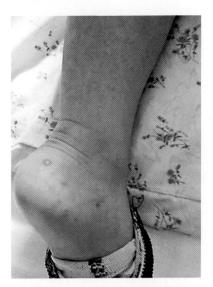

图 5-6 手足口病：足部丘疱疹

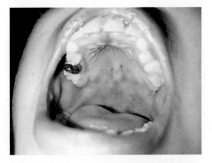

图 5-7 手足口病：口腔疱疹及红点

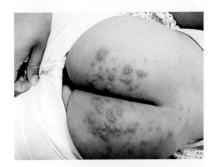

图 5-8 手足口病：臀部斑丘疹、丘疱疹

（五）猩红热

鸡皮样丘疹且伴瘙痒明显，面部眼周、鼻周、口周中线位置上鸡皮样丘疹更为明显，躯干部泛发均一性鸡皮样丘疹，皮疹于颈、胸、躯干、四肢依次出现（图 5-9）。两侧口角炎，杨梅舌（图 5-10）。在早期可见手指背侧鸡皮样丘疹，手掌、足底偶见脓疱，后期可见手指或趾指腹大片脱屑，手部脱屑更明显。发病初期常合并咽痛和发热症状。

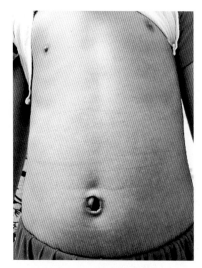
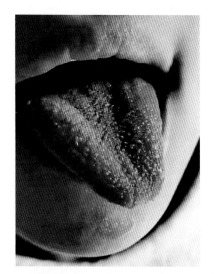

图 5 - 9　猩红热:躯干部泛发鸡皮样红色丘疹　　　　　图 5 - 10　杨梅舌

(六) 多形红斑

皮疹于面部、四肢远端首发,后累及四肢近心端、躯干全身,故面部、手足四肢远端受累较重。皮损多形性,可有红斑、丘疹、水疱、紫癜样,甚至风团样,但能看到典型的靶形损害(图 5-11)。典型的靶形损害有"三带":内带为中央暗红斑或紫癜样,或可呈扁平丘疹、水疱、结痂,中带为色淡的水肿性隆起,外带为较清晰的一圈红斑,有时可能只能看到中央深边缘浅的"两带"。累及黏膜常提示重症。

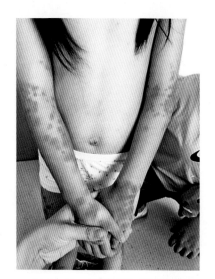

图 5 - 11　多形红斑:靶形损害

(七) 川崎病

皮疹非特异性,可以似病毒疹的斑丘疹样,也可以呈麻疹样或猩红热样。川崎病患者均高热数天以上,高热 3 天以上,需警惕川崎病的可能,高热 5 天以上,需着重排除川崎病的可能;且热型为稽留热、弛张热。查体可见明显的手足硬肿(图 5-12)、眼红、口唇潮红、皲裂,加上异常升高的 C 反应蛋白、中性粒细胞及血小板,这对川崎病的诊断有高度提示性。

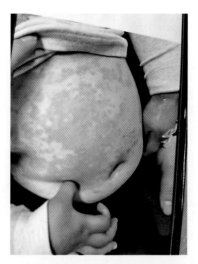

图 5‑12 川崎病：躯干部红斑、斑丘疹及手部红肿

（八）传染性单核细胞增多症

皮疹表现多形性，以丘疹和斑丘疹常见（图 5‑13、图 5‑14），也可表现为荨麻疹风团样或猩红热样皮疹，有时可见出血性及水疱样皮疹，皮疹基本无瘙痒。这种有出血性倾向的皮疹对诊断传染性单核细胞增多症有提示性。传染性单核细胞增多症常伴反复高热，扁桃体上可见灰白色分泌物，血常规提示淋巴细胞和（或）单核细胞明显增多，且有异型淋巴细胞。

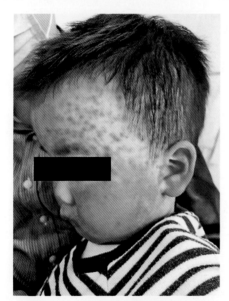

图 5‑13 传染性单核细胞增多症：
面部红斑、斑丘疹

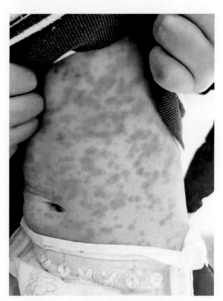

图 5‑14 传染性单核细胞增多症：
躯干泛发红色丘疹、斑丘疹

儿童常见发疹性疾病的临床诊疗思维导图见图 5‑15。

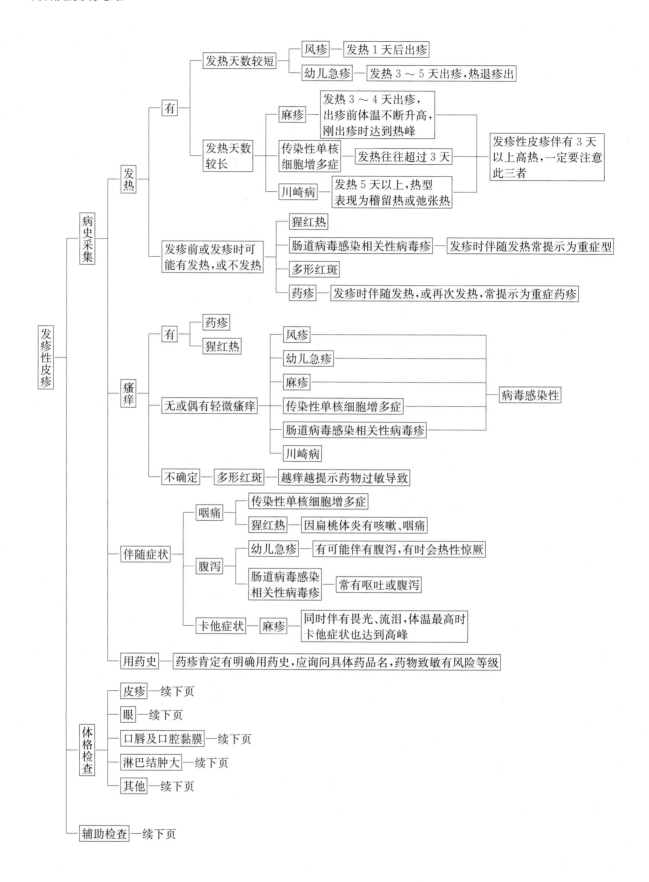

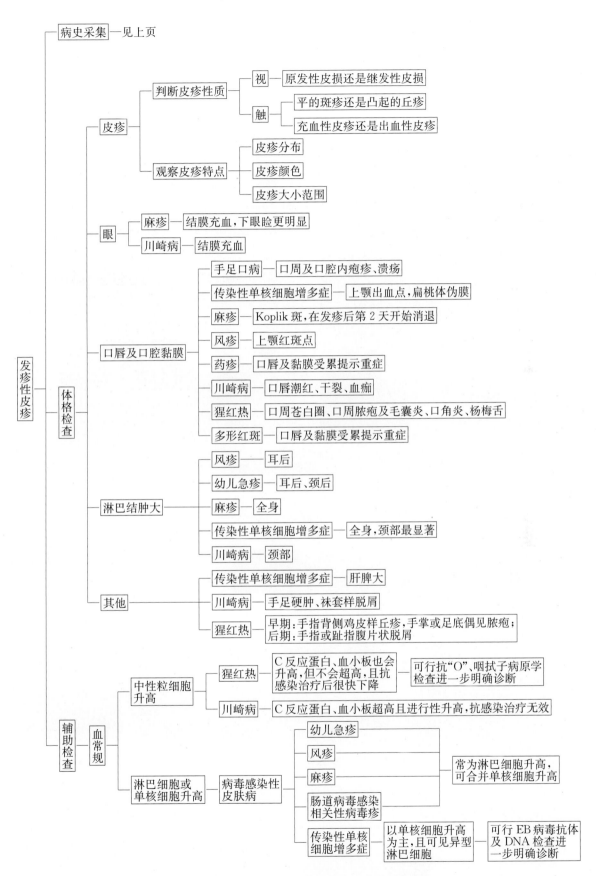

图 5-15　儿童常见发疹性疾病的临床诊疗思维导图

第三节　临床实战演练

病例　患儿女,9岁6个月。主诉:面部、手部、臀部丘疹、水疱1天。患儿皮疹见图5-16～图5-18。

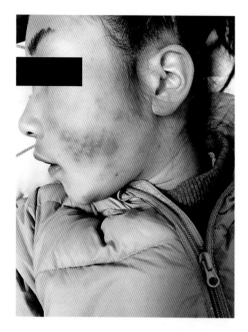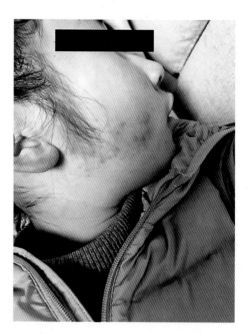

图5-16　面部丘疹、丘疱疹

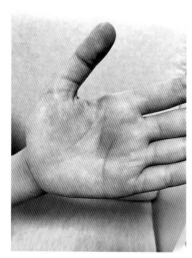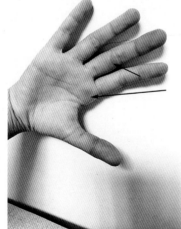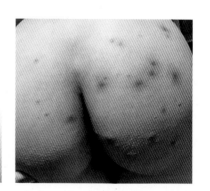

图5-17　手部斑丘疹、水疱　　　　　　**图5-18　臀部斑丘疹**

根据皮疹初步印象及主诉,我们能得到诊断的初步范围,然后根据怀疑的范围,有的放矢地进行病史采集、重点查体及辅助检查来进一步明确诊断。

一、询问病史

【思维提示】　皮疹以较大的丘疹、斑丘疹为主,伴有水疱,非密集粟粒大小丘疹,因此细菌感染性皮肤病中猩红热可暂排除。在病毒感染性皮肤病中,根据皮疹分布范围为面部、手部、臀部,且伴有水疱出现,手足口病不能排除,故而在病史采集时需要询问近期是否有手足口病接触史,并注意询问其他手足口病分布范围是否有皮疹。皮疹主要分布于面部、上肢末梢及臀部,可见部分红色斑丘疹中央有白色水疱,说明皮损中央炎症反应较重,类似于多形红斑的靶形损害,过敏及炎症性皮肤病中多形红斑亦有可能:① 多形红斑皮疹的发生部位有先后顺序,要询问发疹经过;② 多形红斑主要病因为感染或药物,结合本例情况,考虑手足口病或其他感染诱发的多形红斑,或药物导致的多形红斑,故需要询问发疹前 1 个月内有无用药史及既往药物过敏史,区分是药物还是病毒感染造成的,有无瘙痒是判别的重要一点,需询问皮疹的瘙痒情况;③ 为了解多形红斑是否为其他感染所致,还要询问近期有无感染症状,有无发热、咳嗽、流涕、呕吐、腹泻。根据皮疹初步印象,丘疹性荨麻疹亦有可能,故除了询问有无瘙痒,还要追问有无猫狗、不洁环境接触史。

　　问诊结果:1 天前双手掌出现红色斑丘疹,瘙痒,后皮疹增大,局部出现水疱样,水疱处又痒又疼。皮疹不断增多,面部、臀部出现红色丘疹、斑丘疹,面部部分皮疹渐出现水疱样,瘙痒明显,后耳郭、膝部亦出现红点、瘙痒。近期无发热、咳嗽、流涕、呕吐、腹泻,无手足口病接触史及猫狗、不洁环境接触史。出疹前 8 天因右足红肿(疑似冻疮),有口服头孢菌素类抗生素及静脉滴注地塞米松 2 次,后右足红肿稍好转。既往无头孢菌素类抗生素过敏史。

二、体格检查

　　【思维提示】　皮疹瘙痒明显,单纯的手足口病可能性较小,但皮疹分布范围确实为手足口病好发位置,需警惕手足口病基础上诱发多形红斑可能,故需检查口腔内有无疱疹、溃疡,足部有无疱疹,进一步排除合并手足口病可能。皮疹分布范围有特殊性,为面部、四肢远端,且局限性密集分布,虽不能完全排除丘疹性荨麻疹,但多形红斑可能性最大,查体需注意观察皮疹是否为多形性及有无靶形损害。皮疹瘙痒明显,且出疹前有头孢菌素类抗生素用药史,故而药物导致的多形红斑可能性最大,同时不排除单纯疱疹病毒、EB 病毒诱导头孢菌素类抗生素产生超敏反应,所以口唇及口腔黏膜内检查尤为重要,看看有无扁桃体肿大,有无扁桃体伪膜,上颚有无红点,口唇及口腔黏膜有无破损。为了判断药疹及多形红斑严重程度,需注意检查眼、口腔等黏膜部位,警惕内脏黏膜受累。

　　检查结果:神志清晰,一般情况可,口唇未见糜烂、破溃、结痂,无杨梅舌,眼结膜无充血、无分泌物,上颚未见红点,双侧扁桃体未见肿大,扁桃体表面未见明显白色伪膜,口腔内未见疱疹、溃疡。两侧面颊部可见聚集分布红色丘疹、斑丘疹,部分皮损呈丘疱疹样,局部融合成片;双手掌散在较大红色斑丘疹,部分斑丘疹中央可见白色厚壁水疱;两侧臀部多发绿豆至黄豆大小红色丘疹,两侧膝部可见散在绿豆大小红点、红色丘疹;右足肿胀,右足背呈暗红色,表面皮温不高,无压痛,右足第 2 足趾见紫红色肿胀,双足底未见疱疹。

三、辅助检查

　　【思维提示】　面部、手掌皮疹呈靶形损害倾向,提示多形红斑可能性最大。目前口腔内、足部未见疱疹,仅面部非口周部位有水疱及手掌有较大厚壁水疱,且有瘙痒,手足口病导致多形红斑可能性小,药物过敏导致多形红斑可能性大。虽然扁桃体无肿大、无伪膜,无口腔疱疹,但仍需警惕

EB病毒、单纯疱疹病毒诱导药物过敏导致多形红斑。因此,需要进一步检查:① 血常规及异型淋巴细胞、EB病毒(EBV)抗体及血 EBV DNA、单纯疱疹病毒(HSV)DNA 进一步明确病原学诊断。② 需警惕药物过敏导致内脏受累,需查肝肾功能、尿常规。③ 结合此次发病前的足部疑似冻疮肿胀病史,需考虑血管炎性疾病、自身免疫系统疾病导致多形红斑,同时需进行自身抗体全套、体液免疫检查。④ 为了确保停用头孢菌素类抗生素后的安全性,需明确足部肿胀是否需要继续抗感染治疗,检查降钙素原、红细胞沉降率明确有无细菌感染指征。

检查结果:门诊当天血常规示白细胞计数 $5×10^9$/L,淋巴细胞比例 50.4%(↑),中性粒细胞比例 42.2%(↓),单核细胞比例 5.3%,嗜酸性粒细胞比例 2.1%,中性粒细胞绝对值 $2.86×10^9$/L,未见异型淋巴细胞。尿常规、肝肾功能、红细胞沉降率、降钙素原未见明显异常。其他病原学检查结果及自身抗体检查结果当天未回报。

四、初步诊断、初步治疗方案及理由

根据当天病史采集、体格检查及辅助检查结果,诊断考虑多形红斑可能性最大。因瘙痒明显,导致多形红斑的原因中首先考虑药物过敏,头孢菌素类抗生素导致过敏风险最大;血常规结果提示有病毒感染可能,病因上其次考虑单纯疱疹病毒、EB病毒诱导药物过敏可能,但目前血液检查未见异型淋巴细胞,等待病原学检查结果进一步明确。因此,治疗上暂给予口服泼尼松抑炎抗过敏,抗组胺药抗过敏,以及外用药对症治疗;同时,虽足部仍有肿胀,但血中性粒细胞、C反应蛋白、降钙素原、红细胞沉降率等炎性指标未见升高,且患儿无发热,足部无疼痛感,细菌感染不支持,故而停用头孢菌素类抗生素类药物。

五、治疗效果

患儿用药第二天再次复诊,皮疹明显加重、增多,面部皮疹明显扩大、融合,皮损中央可见白色水疱,上肢、手部、臀部、膝部多发红色、暗红色斑片,部分皮损中央暗红色,部分皮损中央可见白色水疱,呈靶形损害,且出现皮疹部位均瘙痒明显。右足肿胀完全消退。复查血常规:淋巴细胞比例、中性粒细胞比例、单核细胞比例均在正常范围内,仅嗜酸性粒细胞比例 6%(↑),嗜酸性粒细胞绝对值 $0.52×10^9$/L(↑)。患儿复诊皮疹见图 5-19~图 5-22。

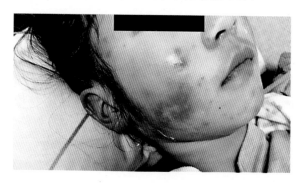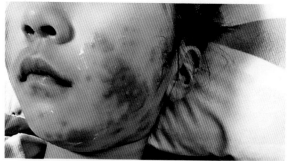

图 5-19 斑丘疹扩大、融合,皮损中央可见白色水疱

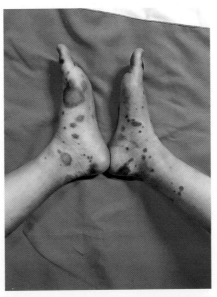

图 5 - 20　暗红色斑片，皮损呈靶形损害

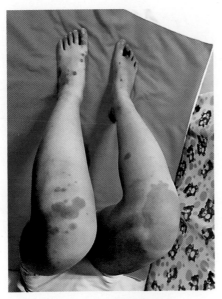

图 5 - 21　皮损融合成片

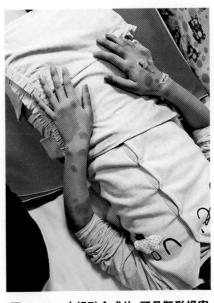

图 5 - 22　皮损融合成片,可见靶形损害

　　【思维提示】　根据皮损形态,从丘疹、斑丘疹到水疱,再扩大呈红斑,且可见典型靶形损害,故可确定为多形红斑。目前患儿皮疹瘙痒明显,复查血常规提示超敏反应升高,导致多形红斑的病因中,药物过敏仍占首要位置。患儿皮损局部水疱明显,一方面不排除单纯疱疹病毒诱导药物过敏可能,需等待之前的检查结果进一步明确,另一方面水疱提示重症多形红斑可能,故而收住入院治疗。

六、调整治疗方案及疗效

　　住院后加大糖皮质激素用量,予静脉滴注地塞米松、维生素 C、钙剂抗过敏,并予口服抗组胺药协助抗过敏,外用药对症治疗,同时等待后续检查结果进一步明确病因。

加大糖皮质激素用量 2 天后，皮疹开始消退，瘙痒好转。治疗 5 天后皮疹基本消退，部分留有淡红褐色斑片未消。住院期间检查结果：HSV DNA<5.0×10²copies/mL；EB 病毒抗体中抗核抗原(EBNA)-IgG>600 U/mL(阳性)、抗 EBNA - IgA 1.07 COI(弱阳性)、抗衣壳抗原(CA)- IgG 181 U/mL(阳性)、抗早期抗原(EA)- IgM 阴性、抗 CA - IgM 阴性、抗 CA - IgA 阴性；复查异型淋巴细胞未见；自身抗体全套未见明显异常；体液免疫检查中免疫球蛋白 M 0.649 g/L(↓)，免疫球蛋白 A 2.46 g/L(↑)，免疫球蛋白 G 及补体 C3、C4 未见异常；支原体抗体、抗"O"、类风湿因子未见异常。

七、最终诊断

多形红斑。

病因考虑药物因素可能性最大。虽然血 HSV DNA 拷贝数不高，但单纯疱疹病毒诱导药物过敏仍不能完全排除，因为通过抽取疱液查 HSV DNA 阳性率会较血液标本更高，需随访患者后续多形红斑是否会反复发作，必要时可抽疱液查 HSV DNA 进一步明确。自身抗体全套结果正常，暂不支持自身免疫系统疾病。EB 病毒抗体提示为既往感染，且未见异型淋巴细胞，故而住院期间未予抗病毒治疗。

八、总结

多形红斑因皮疹有多形性，且具有动态发展的过程，因而在疾病早期未出现靶形损害前易与其他疾病混淆。在早期发现皮疹是面部、四肢远端分布，且皮疹为多形性时，就需提高对多形红斑的警惕。多形红斑病因较多，感染，药物，物理因素(寒冷、日光等)，接触物，自身免疫或风湿性疾病，血液系统疾病及恶性肿瘤皆有可能，我们需要通过询问病史及结合实验室检查进一步明确病因。病毒感染及药物因素为常见病因，瘙痒明显的多形红斑更倾向考虑药物因素，单纯病毒感染导致的多形红斑一般不痒。同时，需警惕单纯疱疹病毒或 EB 病毒等病毒诱导药物过敏，及时完善病原学检查有助于明确病因，及早对因治疗。自身免疫或风湿性疾病、血液系统疾病、恶性肿瘤导致的可能性虽不常见，但遇到严重复杂的病例，尤其是对症治疗效果不佳的病例，仍需要想到这些病因的可能性，必要时及时完善检查排除。多形红斑的诊断思路见图 5 - 23。

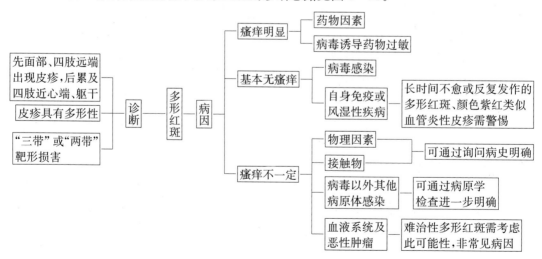

图 5 - 23　多形红斑诊断的思维导图

参考文献

[1] 林元珠,马琳,高顺强,等. 实用儿童皮肤病学[M]. 2版. 北京:科学出版社,2017.

[2] 赵辨. 中国临床皮肤病学[M]. 2版. 南京:江苏凤凰科学技术出版社,2017.

[3] 博洛格尼,乔伊佐,拉皮尼. 皮肤病学[M]. 朱学骏,王宝玺,孙建方,译. 2版. 北京:北京大学医学出版社,2010.

（张红叶　单鸣凤）

第六章 胎记和血管瘤

第一节 胎记的诊断思维

胎记是小儿体表生长的斑块,无疼痛,部分有瘙痒。很大的斑块影响外观,同时也影响许多脏器的功能。胎记的种类繁多,大体分为红胎记、黑胎记和咖啡胎记,也有分为色素型胎记及血管型胎记。

一、胎记的分类

(一)色素型胎记

常见的有蒙古斑、咖啡斑、太田痣、色素痣、皮脂腺痣、疣状痣。

1. 蒙古斑 这种胎记平坦、光滑,一出生时就有,常见于臀部或腰部,多为淡蓝色,也可能是蓝灰色、蓝黑色。蒙古斑看上去像是一片淤青,在黄色人种中很常见,通常在学龄前会逐渐消失。

2. 咖啡斑 这种胎记的颜色就像是咖啡里加了牛乳,呈棕褐色,多为椭圆形,常出现在躯干、臀部和腿部。随着年龄增长而逐渐变大、颜色变深,一般不会带来健康问题。如果同时出现好几个比硬币还大的胎记,很可能与神经纤维瘤有关(图6-1)。

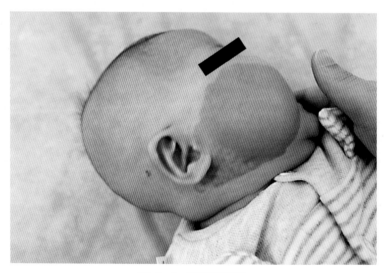

图6-1 咖啡斑表现

3. 太田痣 又称眼上腭部褐青色痣、眼皮肤黑素细胞增生病,是太田于1938年首次描述的一种波及巩膜及同侧面部沿三叉神经眼支、上颌支走行部位的灰蓝色斑片损害,好发于有色人种,如东方人及黑人,女性多见。发病年龄在婴儿期及青春期有两个峰段,其中1岁以内发病占61.35%。有报道2/3的患者出生时即有眼部损害,而皮肤损害可在10多年后才出现,损害发生于一侧面部,特别是三叉神经第一支、第二支所支配的部位,故最常见于眶周、颞部、鼻部、前额和颧骨。约数厘米大小的色素斑可为灰蓝色、青灰色、灰褐色、黑色或紫色,斑片着色不均匀,呈斑点状或网状,界限不清楚。一般呈褐色斑点状或网状,而蓝色较为弥漫(图6-2)。色素斑颜色还常随年龄的增长而加深,在斑中偶有结节表现。约2/3的患者同侧巩膜有蓝染或褐色斑点,有时睑结合膜、角膜也有色素斑,少数患者口腔和鼻黏膜也有类似损害。5%~10%病例为双侧性。少数患者可伴发伊藤痣、持久性蒙古斑或鲜红斑痣。太田痣极少恶变。

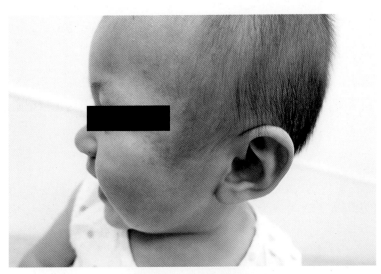

图6-2 太田痣表现

4. 色素痣 约1%的新生儿会长这种痣。它的形状不规整,小的直径为数毫米(图6-3),大的则可侵犯整个背部、颈部或整个肢体。黑色素细胞引起的痣且痣的表面长有毛,这种色素痣叫黑毛痣(图6-4)。这类痣有可能发展为皮肤癌,如果面积较大就应该进行治疗。

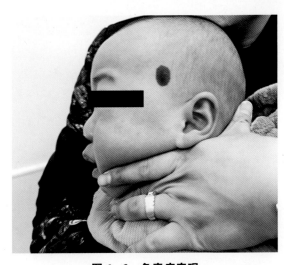

图6-3 色素痣表现

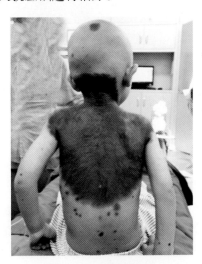

图6-4 黑毛痣表现

5. 皮脂腺痣 由皮脂腺构成的一种错构瘤,又称器官样痣。皮脂腺痣较为常见,多于出生时或出生后不久发病,好发于头面部或颈部,尤其见于头皮,多数为单发,头皮损害表面无毛发生长。在儿童期,皮脂腺痣表现为一局限性表面无毛的斑块,稍隆起,表面光滑,有蜡样光泽,呈淡黄色(图6-5)。至青春期损害增厚扩大,表面呈乳头瘤样隆起。老年患者皮损多呈疣状,质地坚实,并可呈棕褐色。少数患者在本病的基础上可发生附件肿瘤,如汗腺肿瘤,恶性汗腺肿瘤可发生转移。伴发其他系统如神经系统的异常,称为皮脂腺痣综合征,这是表皮痣综合征的一个亚型。

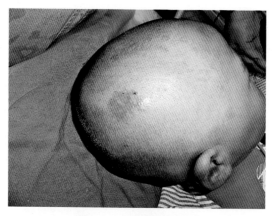

图6-5　皮脂腺痣表现

6. **疣状痣**　也称表皮痣、线状表皮痣等,一般在初生时或幼儿期发病,但也有10～20岁才出现,男女均可发病。通常表现为淡黄色至棕黑色疣体损害(图6-6)。疣状痣表现为多种形态,大多呈乳头状隆起,排列成带状或线状或斑片状,全身各处均可发生,通常呈线状排列。发生于身体一侧。发生在男女生殖器和肛门及其周围的疣状痣往往容易被误诊为尖锐湿疣。

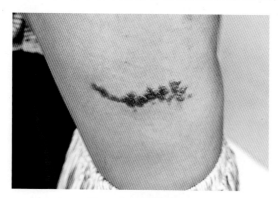

图6-6　疣状痣表现

(二)血管型胎记

血管型胎记是血管瘤的体表表现,由毛细血管畸形、婴幼儿血管瘤、静脉畸形等血管性疾病导致。

(三)其他

各种皮炎和外伤后都可引起色素沉着而出现色素斑,也可叫作胎记。各种体表囊肿也有皮肤色素沉着,常见的有皮样囊肿、钙化上皮瘤、皮脂腺囊肿、肉芽肿。

胎记是儿科最常见的症状之一,儿内科疾病、儿外科疾病均可表现为胎记。胎记原因众多,鉴别诊断较难,给早期诊断带来一定困难。因此,出生后发现患儿有体表胎记,要详尽地收集病史,仔细地体格检查,合理安排实验室检查和特殊检查,并密切观察胎记的变化,根据年龄、产前发现、既往病史、伴随症状和体征,做出正确诊断,进行恰当治疗,并根据治疗效果调整治疗方案。胎记若长在脸上、手脚上等明显部位,则会令患者感到困扰,有人因此自卑,心理上受到很大打击,特别是儿童更容易在成长过程中产生自卑或自闭倾向。根据欧美各国的研究,脸部胎记会影响儿童的心理发育,变成日后的人格问题。目前治疗胎记的主要手段包括脉冲激光治疗、外科治疗、冷冻治疗、二氧化碳激光治疗等。

二、胎记的诊断步骤

（一）病史采集

1. 胎记部位

（1）头面部：注意胎记具体部位，这些部位和一些综合征有关。

（2）四肢：观察有无胎记，四肢活动情况如何，有无增粗。

（3）躯干：有无疼痛，有无肿物突出，有无呼吸和用力时肿物突出。

2. 胎记颜色　颜色可以初步判定性质，一般咖啡色只有两种，即咖啡斑和疣状痣，黑色一般为痣，而红色可能为血管瘤。

3. 发病年龄

（1）新生儿期：多为血管瘤、皮脂腺痣、太田痣、痣等。

（2）婴幼儿期：多为静脉畸形、疣状痣等。

（3）年长儿期：多为囊肿、瘢痕色素沉着、静脉畸形、淋巴管畸形、痣等。

4. 伴随症状

（1）伴有体表肿块，多为囊肿和神经纤维瘤。

（2）伴有疼痛，可考虑肉芽肿，有的会伴有果酱样大便，需警惕肠道血管瘤。

（3）伴有呼吸困难，多提示呼吸道血管瘤和淋巴管畸形。

（4）伴有发热，需考虑体表斑块合并感染性疾病。

（二）体格检查

按照望诊、触诊、叩诊、听诊来进行体格检查。

1. 望诊　观察患儿面容和精神状态（有无急性面容、神情痛苦），生长发育和营养情况，以及斑块位置、大小和颜色。

2. 触诊　了解体表斑块硬度、质地，皮下有无肿块和肿块性质。

3. 叩诊、听诊　仔细检查全身避免遗漏患儿不能主诉的信息，特别要扣腹部了解有无疼痛和移动性浊音。听呼吸音和肠鸣音。

4. 其他　对于疑有颅内血管畸形者，应进行脑膜刺激征、病理反射及眼底检查。

（三）辅助检查

1. 常规检查　血、尿、粪三大常规检查。

2. B超　可了解肿块性质、位置，以及与周围器官的关系。

3. CT和磁共振成像（MRI）　了解有无占位性病变、神经系统病变、消化道梗阻等。

第二节　血管瘤的临床特点

本节的血管瘤包括血管瘤和脉管畸形，有其特异性，多发生在儿童，出生后表现为红胎记。红胎记是血管瘤在体表的一种表现。

一、血管瘤的由来

血管瘤是儿童常见病，发病率为2.5%～12%。目前，血管瘤的发生原因及发病机制仍不清楚，以下两种学说被普遍认可。

(一) 胚胎残留学说

胚胎血管有两种生长方式:① 胚胎造血干细胞分化,形成血管内皮细胞,血管内皮细胞进一步增生形成细胞团块,中央细胞分化为血液细胞,外层逐渐分化为血管腔;② 血管内皮细胞在血管生长因子刺激下形成新的血管芽,进一步发展形成新生血管。胎儿出生后残留的幼稚血管内皮细胞保持了胚胎干细胞的部分生长特点,在细胞因子参与下增殖的细胞最终形成血管瘤。

(二) 雌激素学说

研究证明血管瘤患儿血清雌二醇水平高于正常同龄儿童,同时发现血管瘤组织雌激素受体显著高于正常组织。动物实验证实补充雌激素有助于血管瘤的形成。妊娠妇女雌激素水平显著增高,可以解释妊娠期血管瘤发生率的增加。

二、血管瘤的类型

目前学界认为血管瘤是许多类型的血管病变,包括血管肿瘤和脉管畸形,国际血管异常学会(International Society for the Study of Vascular Anomalies,ISSVA)分类见表6-1、表6-2。

表6-1 血管肿瘤

类型	名称
良性	• 婴幼儿血管瘤 • 先天性血管瘤:快速消退型(RICH)、不消退型(NICH)、部分消退型(PICH) • 丛状血管瘤 • 梭形细胞血管瘤 • 上皮样血管瘤 • 化脓性肉芽肿(又称分叶状毛细血管瘤)
局部侵袭性或交界性	• 卡波西型血管内皮瘤 • 网状血管内皮瘤 • 乳头状淋巴管内血管内皮瘤(PILA)、Dabska瘤 • 复合性血管内皮瘤 • 假肌源性血管内皮瘤 • 多形性血管内皮瘤 • 卡波西肉瘤
恶性	• 血管肉瘤 • 上皮样血管内皮瘤

表6-2 脉管畸形

类型	名称
单纯性	• 毛细血管畸形 • 淋巴管畸形 • 静脉畸形 • 动静脉畸形 • 动静脉瘘
混合性	• 毛细血管-静脉畸形 • 毛细血管-淋巴管畸形 • 淋巴管-静脉畸形 • 毛细血管-淋巴管-静脉畸形 • 毛细血管-动静脉畸形 • 毛细血管-淋巴管-动静脉畸形 • 其他

血管瘤的临床表现多种多样,图6-7是血管瘤的几种表现。

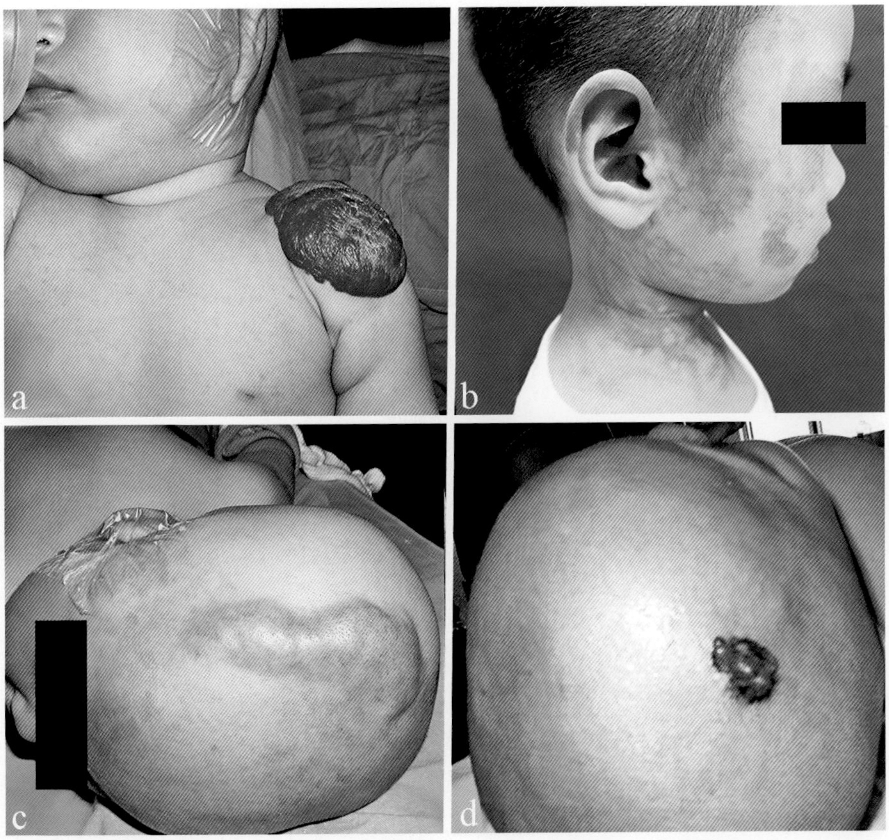

图6-7　血管瘤的临床表现:婴幼儿血管瘤(a),毛细血管畸形(b),静脉畸形(c),化脓性肉芽肿(d)

三、血管瘤综合征

不同类型血管瘤或多或少表现为红胎记,诊断较难的是各种血管瘤综合征,这些综合征的诊断和认识可以直接挽救患儿生命,以下几个综合征需要重视:

(一) Phace 综合征

表现为颅后窝畸形、血管瘤、动脉病变、心血管病变、眼病变、胸骨裂和(或)脐上裂缝等。

(二) Lumar(Sacral/Pelvis)综合征

表现为下半躯体血管瘤、泌尿生殖系统病变、溃疡、脊髓病变、骨畸形、肛门直肠畸形、动脉病变、肾脏病变等。

(三) Klippel-Trenaunay 综合征

表现为毛细血管畸形、静脉畸形、肢体过度发育和(或)淋巴管畸形等。

(四) Parkes-Weber 综合征

表现为毛细血管畸形、动静脉瘘、肢体过度发育等。

(五) 蓝色橡皮乳头样痣(Bean)综合征

表现为体表血管瘤、胃肠道多发血管瘤等。

（六）Sturge-Weber 综合征

表现为面部及软脑膜毛细血管畸形、眼部畸形和（或）骨软组织过度生长等。

（七）Kasabach-Merritt 综合征

表现为血管瘤、血小板减少、凝血功能障碍等。

体表的血管瘤常位于皮肤及皮下组织，形态特征明显，有独特的红色斑块，诊断并不困难。通过临床观察、体格检查、穿刺活检、超声、CT、MRI，对软组织、深部组织及内脏出血做出诊断并与相应病变进行鉴别诊断。多普勒超声可检测皮下及深部组织肿块的大小、质地、囊实性及血流情况，从而做出精确诊断，辅以穿刺可与淋巴管瘤、表皮囊肿、脂肪瘤、纤维瘤等鉴别。对于位于颅内、颈深部、纵隔、肝脏、肾脏、消化道、盆腔脏器的血管瘤，可通过 CT、MRI 及血管造影做出诊断。采用腔镜技术能够对鼻腔、口腔、咽喉、消化道、胸腔、腹腔血管瘤进行直接观察，做出诊断及鉴别诊断。

四、血管瘤的治疗

血管瘤临床表现各具特点，瘤体部位、大小、生长方式、是否伴有并发症及毗邻组织器官差异很大，很难有一种固定治疗模式。血管瘤治疗应遵循以下原则：控制瘤体生长，促进瘤体消退，减少并发症，保留器官功能，保护面容美观。

（一）观察

90%以上真性血管瘤可以自行消退，因此多数血管瘤可观察随访。血管畸形不能自行消退，应积极治疗。婴儿草莓状血管瘤、海绵状血管瘤、混合血管瘤（若面积较小，位于非重要部位）是观察随访的主要适应证。观察不是消极等待，而是定期、主动随访、评估。如果经过数周观察随访瘤体变大，发展迅速，逐渐累及面部及重要组织或器官，或伴出血、有明显出血倾向，应采取积极治疗。

（二）普萘洛尔治疗

普萘洛尔治疗的适应证为婴幼儿血管瘤、各种伴有毛细血管内皮细胞增生的真性血管瘤，目前普萘洛尔已列为血管瘤的首选口服药物。使用方法为 1.5 mg/(kg·d)，每天 3 次，3～6 个月为 1 个疗程。同时要定期监测血糖和心电图。

（三）糖皮质激素治疗

糖皮质激素治疗血管瘤的作用机制不完全清楚。主要作用为糖皮质激素引起局部皮肤血管收缩，对抑制血管生成有协同作用，抑制雌激素分泌，能竞争性地与雌激素受体活性物质结合，抑制雌激素生物活性等。

适应证：婴幼儿血管瘤、各种伴有毛细血管内皮细胞增生的真性血管瘤，以及 Kasabach-Merritt 综合征，特别是对处于增生期的血管瘤效果更好。目前糖皮质激素是作为普萘洛尔口服效果不佳的二线口服药物。

使用方法：① 口服泼尼松 2 mg/(kg·d)，用药 1～2 周可见肿瘤生长缓慢，停止，逐渐消退，1～3 个月为 1 个疗程。② 瘤内注射糖皮质激素，如醋酸曲安奈德。醋酸曲安奈德 40 mg(4 mL)加倍他米松磷酸钠 5 mg(1 mL)混合注入瘤内组织，瘤体多点注射。注射前回抽无血缓慢注射，药物不直接进入血液而进入瘤体间质。一般注射后次日瘤体停止生长，1～2 周体积明显缩小，药物作用可维持 4～6 周。6 周左右重复注射，3 次为 1 个疗程，多数病例 1～2 个疗程即可治愈。

糖皮质激素瘤内注射疗效明显，不良反应为激素引起的库欣综合征。巨大瘤体治疗时，分步多次治疗，避免药物一次用量过大。眼眶附近注射治疗时，确保药物不直接进入血液，并要缓慢注射，可避免视网膜中央动脉栓塞损害视神经。

（四）抗癌药物局部治疗

研究证明,平阳霉素可促进真性血管瘤内皮细胞凋亡,抑制瘤体增生,促进血管瘤消退,现已被广泛地用于临床治疗血管瘤,临床经验证明平阳霉素与糖皮质激素合用疗效更好。国内外学者应用博来霉素、长春新碱等治疗血管瘤也有一定疗效。由于抗癌药物治疗良性病变在理论上还有争议,其应用也相应地受到一定限制。

（五）硬化剂局部注射治疗

硬化剂种类繁多,有无水酒精、5％鱼肝油酸钠、奎宁乌拉坦、消痔灵等,但由于最佳剂量难以控制,常引起组织广泛坏死、溃烂,最终形成瘢痕,其应用明显受到限制。尿素瘤内注射治疗较传统硬化剂有明显优点。尿素注射后经代谢形成人体正常代谢产物,不良反应小,注射方法简单,药物价格便宜,大量病例显示疗效满意。使用方法:30％～40％尿素每次 1～10 mL,局部注射,注射使瘤体颜色变浅即可。2～3 次/周,大面积病变者 1～2 次/天,分部位注射,10～20 次为 1 个疗程,间歇1 个月进行第二疗程。

（六）激光治疗

CO_2 激光及 YAG 激光刀手术切除血管瘤可减少出血,瘤体小的表皮血管瘤是主要适应证。激光治疗的主要不足是治疗后留下明显瘢痕组织,瘤体较大病例不宜行激光治疗。新型激光治疗仪不断用于临床,针对性更强,疗效更好。

（七）手术治疗

主要适应证:① 血管畸形不会自行消退,药物治疗及局部注射治疗效果不佳,手术治疗是最佳选择。② 注射治疗效果不佳、瘤体不大、不影响美容的真性血管瘤宜选择手术治疗。③ 注射治疗效果不佳、严重影响功能的真性血管瘤宜采用手术治疗。

较小血管瘤可以观察随访。面部血管瘤的治疗美容要求甚高,多不选择手术治疗。巨大血管瘤由于累及重要器官而不能完全手术切除,因而不能直接选择手术切除。因此,手术治疗血管瘤受到很多条件限制,不是血管瘤治疗的首选。

（八）其他方法

冷冻治疗、放射治疗、微波治疗、高能超声波治疗、中医中药治疗都曾应用于血管瘤治疗,由于治疗方法本身的缺陷,临床应用受到限制。近年生物治疗逐渐兴起,如 γ-干扰素、白细胞介素(IL)-12 等。针对血管发生及血管内皮细胞增生的机制,采用内皮细胞生长因子的抑制因子治疗真性血管瘤,动物实验疗效显著,有潜在临床价值。

第三节　临床实战演练

病例　患儿男,2 岁。主诉:右眼周部红胎记 24 个月,最近 1 周呕吐 2 次。

一、询问病史

（一）问诊主要内容及目的

【思维提示】 胎记是一个常见症状,确定有无疼痛和颜色,可以判断是炎症还是血管病变。病史询问过程中要获取尽可能多的信息,鉴别是炎性疾病还是发育性疾病,是感染性疾病还是非感染性疾病。问诊要寻找更多的临床诊断依据,以及可以排除一些疾病的信息要点,如胎记部位、胎记性状、有无疼痛、胎记变化、有哪些伴随症状、胎记出现时间等。

1. **胎记特点** 胎记有无疼痛,出生有无出现,胎记的颜色、性质、部位,胎记生长得快不快。
2. **伴随症状** 有无哭闹时胎记变大,有无呕吐,有无发热,有无表面出血等。
3. **既往史** 有无癫痫史,以前就诊过没有。
4. **家族史** 父母有无类似疾病情况。

(二)问诊结果

患儿为 2 岁男童,出生后发现右眼周红斑,哭闹时无增大,不疼痛,哭闹时和吃奶后无呕吐。发现后未到其他医院就诊,现在胎记增大了而来我院就诊。

患儿平时喂养正常,生长发育与同龄儿相当,无食物、药物过敏史。在 1 个月时出现 1 次癫痫,否认家族有类似病史。

【思维提示】 患儿出生后发现右眼周红斑,无发热、哭闹加重、疼痛,小便正常,无异常外伤史,因此不考虑感染性疾病如蜂窝织炎、肉芽肿。患儿出生后就出现胎记,并且面积增大明显,因此考虑血管性疾病可能性大,有先天性血管瘤可能。随着年龄增大,胎记明显,因此 NICH 型血管瘤不符合。有癫痫史,要考虑有无中枢神经系统病变。

二、体格检查

(一)检查重点

1. **一般情况** 检查生长发育、精神状态,有无脱水,是否急性面容。
2. **外科查体** 红斑和肿块检查:皮肤黏膜有无红斑,皮下肿块是否突出于皮肤,观察颜色、大小、质地,有无触痛,有无气过水声,根据肿块所在部位进行听诊。头颈检查:看囟门大小,触囟门张力,有无颈部刺激征。胸部检查:望胸廓外形,触有无震颤,听呼吸、心率等。腹部检查:腹部是否平软,有无包块,有无触痛,肠鸣音如何,有无移动性浊音,有无压痛、反跳痛。最后检查生殖器,进行直肠指检,以及检查脊柱和四肢。

【思维提示】 查体的顺序应先观察患儿的一般情况,如果生长发育良好,再观察患儿眼下的具体情况,有无精神萎靡等症状。检查红斑和肿块,了解颜色、大小、质地,有无触痛。接着检查头颈,如果反应差、囟门大、囟门张力高,要警惕血管瘤综合征、脑出血、脑血管畸形等情况。然后检查胸腹部体征,最后进行直肠指检,以及检查脊柱和四肢。

(二)检查结果

生长发育良好,精神稍差,轻度脱水貌。囟门大小为 1 cm×2.5 cm,囟门张力正常。右侧上下肢肌张力稍高。右眼周红斑 5 cm×6 cm,稍突出于皮肤,可触及皮下肿物,质软,无触痛,不可活动。腹平软,未扪及包块,无压痛、反跳痛,肠鸣音 3 次/分。直肠指检未见异常。脊柱正常,右侧上下肢肌张力稍高。

三、初步诊断

毛细血管畸形,鲜红斑痣,Sturge-Weber 综合征。

四、进一步的检查

进一步的检查包括:① 血、尿、粪常规;② 血生化(肝肾功能、电解质等);③ 面部 B 超;④ 头颅面 MRI。

【思维提示】 诊疗思维:血、尿、粪常规应作为常规检查,最简单的检查经常能提供意外的信息。血生化可评价一般情况,如果不好将影响孩子术后愈合。面部 B 超属于无创、可反复检查项目,可确定肿块有无血流信号、肿块血液多少、肿块位置大小,以及与周围器官之间的关系。头颅面MRI可了解脑内有无血管畸形。

检查结果:B超示面部存在有血流信号的肿物,MRI示同侧脑大脑皮质有血管畸形。

五、诊断及诊断思维

通过体格检查和实验室检查,得出诊断为毛细血管畸形、鲜红斑痣、Sturge-Weber综合征。

六、治疗方案及理由

进一步进行心电图和超声心动图检查,了解肿块生长情况。进行口服药物治疗,普萘洛尔开始1.0 mg/kg,每天3次,1周后调整到1.5 mg/kg。

理由:患儿2岁,肿块增长明显,无消退迹象。病情不能自行缓解,因此需要按血管瘤治疗原则的一线治疗给予普萘洛尔口服。

七、治疗效果

口服普萘洛尔1个月后肿块未缩小,颜色稍变淡,仍发作1次癫痫。

【思维提示】　口服普萘洛尔效果不理想,改二线治疗口服西罗莫司治疗。

八、调整治疗方案及疗效

西罗莫司开始0.1 mg/kg,每天2次。口服3天进行谷药浓度测量,为13.2 μg。维持这个剂量,口服3个月,未见癫痫。血管畸形得到控制。治疗前后的对比图像见图6-8。

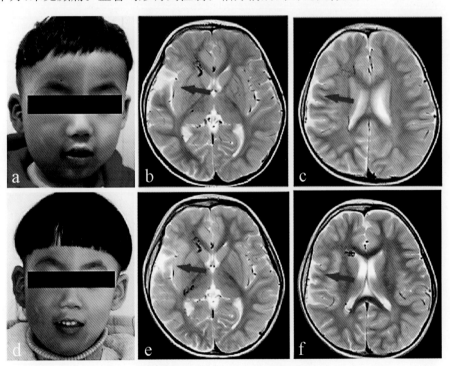

图6-8　Sturge-Weber综合征治疗前后对比:治疗前(a~c),治疗后(d~f)

九、总结

通过这个实例分析,我们可以了解胎记诊断和鉴别诊断的分析过程,小儿胎记的诊断思路见图6-9。

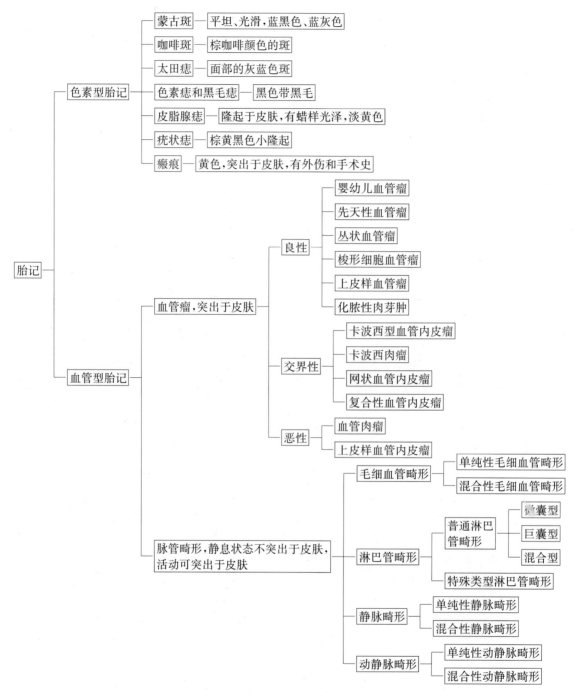

图6-9 小儿胎记诊断的思维导图

参考文献

[1] 沈卫民,祁左良.小儿整形外科学[M].南京:江苏凤凰科学技术出版社,2021:799-819.

[2] 林晓曦.血管瘤和脉管畸形的诊疗进展与思考[J].中华整形外科志,2018,34(5):327-331.

（沈卫民）

第七章　惊厥

第一节　惊厥的诊断思维

惊厥是指由脑大量神经元一过性同步化放电导致所涉及随意肌不可控制地抽搐或肌张力改变。不同病因和神经系统受累部位不同,惊厥的表现不同,可以是部分身体(局灶性)惊厥,也可以是全身性(全面性)惊厥,发作形式和严重程度也不同。局灶性发作可以有先兆,全面性发作时意识丧失,持续状态或频繁发作表示病情严重。惊厥是小儿常见急症,儿童期发生率为 4%～6%,能导致神经损伤、认知功能衰退,甚至威胁生命。小儿惊厥发生率是成人的 10～15 倍,与婴幼儿大脑皮质功能未完善、抑制差、神经髓鞘未完全形成、兴奋易扩散、冲动易泛化、血脑屏障不良、毒物易渗入脑组织,以及水、电解质代谢不稳定、遗传、神经递质紊乱等因素有关。

一、惊厥的病因

(一) 根据是否存在感染区分惊厥病因

许多疾病都可以引起惊厥,常见惊厥原因包括感染性病因和非感染性病因。

1. 感染性病因

(1) 颅内感染:各种病原体引起的脑炎、脑膜炎,包括病毒性脑炎或脑膜炎、细菌性脑膜炎、结核性脑膜炎、真菌性脑膜炎、脑脓肿、弓形体病、脑型疟疾、脑寄生虫病等。

(2) 颅外感染:各种病原体引起的呼吸、消化、泌尿系统等感染,伴发热性惊厥或中毒性脑病或脓毒症相关性脑病,最常见的是上呼吸道感染伴发的热性惊厥,其他还包括中毒型痢疾、重症肺炎、败血症等引起的中毒性脑病等。

2. 非感染性病因

(1) 颅内病变:颅内非感染性因素引起颅内压或神经元兴奋性改变,包括颅内出血、脑梗死、脑肿瘤、脑发育畸形等。

(2) 颅外病变:机体各种电解质紊乱、营养物质代谢异常等颅外非感染性因素引起脑神经元离子通道、兴奋性/抑制性递质或受体改变,一过性同步化异常放电或异常扩散,包括低钙血症、低镁血症、低钠血症、高钠血症、低血糖症、维生素 B_1 缺乏、维生素 B_6 缺乏及依赖症、遗传代谢病等。

(二) 根据是否伴随发热区分惊厥病因

1. 有热惊厥　惊厥发生时伴有发热,多存在感染性病因,如细菌、病毒等引起的各种颅内外感染。最常见的是热性惊厥,其次是脑炎(或脑膜炎)/脑病。

2. 无热惊厥　惊厥发生时不伴有发热,多存在非感染性病因,如葡萄糖、电解质、氨基酸、蛋白质、脂肪等代谢紊乱,各种中毒,颅内结构异常,颅内占位性病变,癫痫等。

(三) 根据 MIDNIGHTS 原则判断惊厥病因

1. M(metabolism,代谢性疾病)　多起病缓慢,病程相对较长,在感染或饮食突然改变等情况下出现急性发作,多在全身症状的基础上出现神经功能障碍,如甲基丙二酸血症、丙酸血症、戊二酸尿症、线粒体脑肌病等。

2. I(inflammation 及 infection,免疫性或感染性疾病) 急性或亚急性起病,多于数小时至数天达到高峰,少数需数周,多伴有发热,精神改变,外周血白细胞、C 反应蛋白(CRP)、降钙素原(PCT)等实验室指标升高,神经系统症状和体征相对广泛,如感染性脑炎、脑膜炎、自身免疫性脑炎等。

3. D(degeneration,神经变性疾病) 起病及病程经过常缓慢,持续数月及以上,慢性进行性加重,未发现其他原因,如神经元蜡样质脂褐质沉积症等。

4. N(neoplasm,肿瘤) 多起病缓慢,慢性进行性加重,可伴有癫痫、肢体瘫痪和麻木等局灶定位症状,以及头痛、呕吐、视盘水肿等颅内压增高征象,如神经胶质瘤等。

5. G(gland,腺体,内分泌疾病) 常引起系统性病变,如低钙血症、低镁血症、低钠血症、高钠血症、低血糖症等。

6. H(hereditary,遗传性疾病) 家族中可有同样疾病患者,隐性遗传或新发突变也可以没有家族史,如神经纤维瘤病、结节性硬化症、SCN1A 基因变异等。

7. T(toxication,中毒性疾病) 可急性或慢性发病,急性进行性经过,如化学物品、毒气、生物毒素、食物、药物中毒等。

8. T(trauma,外伤) 各种外伤导致的神经损伤,多有明确外伤史,如脑外伤颅内出血。

9. S(stroke,卒中) 突起发病,起病急骤,在数秒、数分钟、数小时即达到高峰,表现为头痛、头晕、呕吐、肢体瘫痪、意识障碍、失语等颅内压增高征象及局灶定位体征,如烟雾病、动静脉畸形等。

总之,惊厥是儿科常见症状,儿内科疾病、儿外科疾病均可引起惊厥,原因众多,有些早期不容易识别病因。因此,当患儿出现惊厥后,要详尽地收集病史,仔细地体格检查,根据年龄、季节、既往史、伴随症状和体征,做出正确诊断,进行恰当治疗,并根据治疗效果调整治疗方案。

二、惊厥的诊断步骤

(一)病史采集

1. 重点询问

(1)惊厥有无诱因:发热常提示感染性病因,又可以进一步区分颅内感染还是颅外感染;睡眠剥夺后出现无热惊厥,应注意癫痫。

(2)惊厥有无先兆:如视觉、感觉、听觉等改变,有些可以提示局灶性惊厥及病变部位。

(3)惊厥时表现、持续时间:全面性强直-阵挛发作、肌阵挛发作、痉挛发作等不同类型持续时间长短不同,处理原则也不一样,如全面性强直-阵挛发作持续时间长容易导致脑损伤,一般超过 5 分钟就开始按惊厥持续状态处理。

(4)惊厥后表现:有无惊厥后状态,如疲惫、精神差、嗜睡、肢体活动障碍等,对判断真假惊厥,寻找惊厥病因及制订治疗方案有帮助。

(5)有无伴随症状:伴随发热、头痛、呕吐,需要注意中枢神经系统感染;伴随发热、流涕,但惊厥后状态好、无阳性神经系统体征,需要注意热性惊厥;伴随呕吐、腹泻、脱水,需要注意电解质紊乱。

(6)检查治疗史:有无做过头颅影像学检查、脑电图检查、外周血检查,有无抗生素应用、止惊药物应用等,都对进一步诊治有帮助。

（7）孕期、围生期、分娩情况：早产、宫内窒息、产程延长、既往胎死宫内等情况有助于寻找病因。

（8）既往史、个人生长发育史、外伤史、输血及手术史、旅游史、过敏史、药物毒物接触史：既往发育是否正常、惊厥前有无颅脑外伤、流行病学区域旅游发热等病史、家长药物保管不当患儿可能误服等情况都有利于诊疗。

（9）家族史：有无惊厥、癫痫病家族史等对于寻找遗传性病因有帮助。

病史采集过程中也可以根据是否伴有发热，初步判断是有热惊厥，还是无热惊厥，据此重点采集病史，尤其是注意有无外伤、中毒、正在发生的中枢神经系统病变等需要紧急处置的情况。同时，关注发病年龄、季节、伴随症状、体征。

2. 注意发病年龄

（1）新生儿期：常见惊厥病因包括产伤、窒息、颅内出血、败血症、脑膜炎、脑发育缺陷、代谢异常、宫内感染等。

（2）婴儿期：常见惊厥病因包括围生期损伤后遗症、颅脑畸形、脑膜炎、低钙血症、癫痫等，6个月后热性惊厥增多。热性惊厥是小儿最常见伴发热的惊厥，是指年龄相关的（3个月至6岁，多数6个月至3岁，高峰18个月），除外颅内感染及其他原因，在急性感染性疾病引起发热所伴发的惊厥，新生儿期发热、惊厥不属于热性惊厥范畴。热性惊厥发生率很高，据调查2%～5%的小儿曾发生过热性惊厥，也有报道达7%，约占儿童期惊厥的30%。遗传因素可能是热性惊厥发生中的关键因素，病毒和细菌感染是重要的促发因素。热性惊厥发生在肛温≥38℃时，可以是发热时惊厥或惊厥后才发现发热，但发热需反复而不是一过性，以便和惊厥后肌肉产热鉴别。根据惊厥是全面性或局灶性、单次或多次、持续时间等分为简单性（单纯性）热性惊厥和复杂性热性惊厥。简单性热性惊厥约占热性惊厥的70%，多具有以下特点：24小时内发作1次，全面性发作，每次发作持续时间不超过15分钟。复杂性热性惊厥具备以下特点之一即可考虑：24小时内反复发作，局灶性发作，发作持续时间超过15分钟。当惊厥持续时间超过30分钟时称为惊厥持续状态。复杂性热性惊厥和惊厥持续状态常提示可能存在复杂及危重情况，需要警惕，并注意寻找有无其他病因。

（3）幼儿期：常见惊厥病因包括热性惊厥、中毒性脑病、各种脑炎脑膜炎、药物中毒、低血糖症、癫痫等。

（4）学龄前期及学龄期：常见惊厥病因包括中毒性脑病、颅内感染、癫痫、中毒等。

3. 注意发病季节　季节对判断惊厥病因也有一定帮助，冬末春初时易发生维生素D缺乏性手足搐搦症、CO中毒等，冬春季应注意流行性脑脊髓膜炎、重症肺炎引起的中毒性脑病等，夏秋季应注意乙型脑炎、中毒型痢疾等。热性惊厥和癫痫无明确季节特点，各个季节均可见。

4. 注意伴随症状

（1）伴有发热：是否伴有中枢神经系统症状体征，如颅内压增高征、脑膜刺激征、意识行为改变等。若伴有上述表现，需要注意脑炎、脑膜炎、脑病等；若不伴有上述表现，而是伴随咳嗽、腹泻等其他症状，则注意热性惊厥，水、电解质紊乱及酸碱平衡失调等。

（2）不伴发热：是否伴有脑外伤、电解质紊乱、中毒表现等，若无相关异常，最多见的无热惊厥是癫痫。若患儿伴有呕吐、腹泻、精神不振等，应注意电解质紊乱、遗传代谢病急性发作等；若伴有皮肤色素脱失斑或咖啡牛乳斑或面部半侧鲜红斑痣，应注意神经皮肤综合征；若小婴儿无热、呕吐、前囟门隆起，应注意有无颅内出血等。

（二）体格检查

1. 关注面容和精神状态 儿童惊厥发生后首次就诊时观察面容和精神状态很重要,通过有无精神萎靡、嗜睡、痛苦表情等,可以看出是否存在需要紧急处理的疾病,如伴有脑实质受累、颅内压增高的中枢神经系统疾病。

2. 重点检查神经系统 仔细查看神志、瞳孔大小、面色、面部特征、前囟门、颅缝,注意有无定位体征、脑膜刺激征、病理反射等。无热惊厥伴有皮肤色素脱失斑注意结节性硬化症,伴有咖啡牛乳斑注意神经纤维瘤病,伴有面部半侧鲜红斑痣注意脑面血管瘤病;有热惊厥伴有前囟隆起注意脑炎、脑膜炎等。

3. 注意生命体征、皮肤检查 注意血压高低,注意呼吸、脉搏、体温,皮疹和瘀点、瘀斑,必要时做眼底检查。惊厥、发热伴有瘀点、瘀斑,注意流行性脑脊髓膜炎;惊厥,发热3～5天,热退出皮疹,注意热性惊厥、幼儿急疹;惊厥、发热伴有咽峡疱疹,注意疱疹性咽峡炎;无热惊厥、高血压,注意高血压脑病、可逆性后部白质脑病等。

4. 注意心、肺、腹部检查 婴儿无热惊厥伴有呕吐、哭闹、腹部包块,注意中毒性脑病、肠套叠;有热惊厥伴有肺部湿啰音,注意热性惊厥、肺炎;无热惊厥、偏瘫、心脏杂音,注意脑梗死、先天性心脏病,尽快行心脏超声、头颅磁共振血管成像等。

（三）辅助检查

完善病史采集及体格检查后,根据个体情况进一步进行检查,不同个体检查项目不同。常用的检查项目如下:

1. 血、尿、粪三大常规检查 可能在三大常规检查时发现协助诊断感染、发热的原因,如脓毒血症、尿路感染、肠道感染等,尿糖、尿酮体提示糖尿病酮症酸中毒等。

2. 血气分析、肝肾功能、电解质检查 了解有无酸中毒、电解质紊乱、部分可能的代谢性疾病等。

3. 头颅影像学检查 头颅CT有助于发现颅内占位、出血、钙化、水肿等,头颅磁共振成像(MRI)能更清楚地显示脑发育畸形、水肿、脑组织信号改变等。

4. 脑脊液检查 有利于发现中枢神经系统感染、自身免疫性脑炎、葡萄糖转运体1缺陷综合征等。

5. 根据有无心、肺、腹部相应症状、体征进行相关检查 对于心脏杂音,行心脏超声;对于肺部啰音,行胸部X线检查;对于腹部包块,行腹部超声等。

6. 眼底检查、血尿代谢筛查、遗传学检查 有助于发现遗传代谢性疾病等。眼底樱桃红斑注意唾液酸沉积症,血尿代谢筛查发现甲基丙二酸血症、丙酸血症等,遗传学检查发现 *SCN1A*、*KCNQ2* 等基因变异等。

（四）鉴别诊断

因为儿童处于发育期,所以会出现各种各样非惊厥发作事件,容易与惊厥混淆。注意在询问病史、体格检查时识别。发育期常见的非惊厥性发作事件包括颤动、屏气发作、交叉擦腿、抽动障碍、晕厥、心因性发作、睡眠障碍等。

1. 颤动 最常见于新生儿期,在健康婴儿中也较常见,表现为不自主、有节律、频率相同的前后或左右摆动,临床遇到因颤动就诊的情景包括儿童疲劳、紧张、焦虑、兴奋时的颤动,幼儿吃奶时头部颤动,新生儿颤动等。例如,一名8月龄婴儿,吃奶时头部及肢体抖动,家长说经常发生,近期频繁。来诊后仔细询问是否仅在吃奶时发生,发生时面色如何,呼吸有无异常,有无凝视或眼神呆滞,有无和平时不一样的方面,外界能否干扰,平时生长发育如何。家长诉吃奶、情绪激动时都会有颤动,没有口周、面色和呼吸改变,眼神正常,能干扰,尤其是吃奶时拔出乳头就不抖了,平时生长发育都正常。查体未见阳性体征。

2. **屏气发作**　常见于6个月至5岁婴幼儿,分为发绀型及苍白型,发绀型多见,多在得不到满足、被训斥或轻度碰擦后,哭闹时呼气阶段发生屏气,伴有呼吸暂停和发绀,之后可出现肢体瘫软和意识丧失,甚至肢体抖动。例如,一名2岁儿童,就诊时家长说孩子发生惊厥,仔细询问经过,家长诉当时孩子要买玩具,没给买,然后孩子剧烈哭闹,身体强直,哭着哭着就没有声音了,肢体抖动,意识丧失,清醒后一切正常。以前跌倒后也有同样情况发生。查体未见阳性体征。

3. **交叉擦腿**　又称擦腿综合征、习惯性会阴部摩擦,是指通过擦腿引起兴奋的行为障碍,多在入睡前和醒来后或独自无聊时将两下肢内收摩擦或借助椅子等硬物摩擦自己的外生殖器。患儿出现双眼凝视、面红、出汗等,转移注意力可以终止,部分患儿交叉擦腿被打断时可出现烦躁不安。例如,一名3岁女孩,就诊时家长说孩子时不时有些古怪行为,当地医院做了脑电图正常。家长手机视频显示孩子坐在凳子上,四肢用力,双腿夹紧,眼睛凝视。再次询问什么情况下会出现,出现时有无面红、出汗,能否打断。家长说独坐凳上或躺在床上都会发生,双腿夹紧、用力、面色潮红、出汗,家人打断会烦躁不安。查体未见阳性体征。

4. **抽动障碍**　以突发、快速、刻板、重复、不自主、非节律性单一或多部位肌肉运动抽动和(或)发声抽动为特点的复杂慢性神经行为障碍。例如,一名4岁男孩,反复眨眼、斜眼、翻白眼、口角抽动。诊室内与家长了解孩子发作表现的同时,医生眼睛余光可以观察到孩子上述行为。家长诉越是要求孩子自己控制,孩子越是表现明显,睡眠时无上述表现,其他日常活动均正常。诊室内盯着孩子看时,孩子可以没有上述行为,医生目光刚转移,孩子再次出现上述表现。查体未见阳性体征。

5. **晕厥**　各种原因导致的一过性脑供血不足引起的意识障碍,诊断晕厥后需要仔细查找晕厥原因。例如,一名10岁女孩,在学校倒地,呼喊没有反应,过了一会恢复正常,恢复后当地医院检查血压、血糖、心电图未见异常。仔细询问发现,孩子是上课回答问题时突然站起,然后眼前发黑,心跳加快,头晕。经家长联系老师了解到当时孩子面色苍白,醒来后没有头痛、呕吐等不适。查体未见阳性体征。

6. **心因性发作**　由精神因素,如内心冲突、自我暗示或生活事件等,作用于易感个体引起的精神障碍,从而出现各种事件。例如,一名11岁女孩,父母离异,由父亲抚养,父亲外出打工,孩子发病,出现双眼紧闭,呼之不应,吐口水,四肢强直抖动。查体未见阳性体征。孩子发作时医生试图查看瞳孔,孩子一直用力紧闭双眼,无法查看,心电监护上心率、呼吸在发作时与发作前后相比未见明显变化,发作时面色正常。脑电图可见肌电伪迹,未见癫痫样放电。孩子入院后,孩子父亲结束打工来到医院,见到父亲后,孩子与病房其他孩子一起玩耍,未再发作。

7. **睡眠障碍**　多与神经系统发育不成熟及日常生活等有关系,常见的睡眠障碍包括梦魇、夜惊、梦游,在睡眠中突然出现,意识蒙眬,哭喊或行走,发作结束后清醒或直接入睡,能部分回忆或不能回忆,发作次数少,数天或数月1次,发作期脑电图正常。例如,一名3岁儿童,假期日间观看动画片,夜间睡眠时哭喊、有恐惧表现、出汗,清醒后不敢入睡。日间停止观看动画片后,夜间睡眠正常。

惊厥诊断思路见图 7-1。

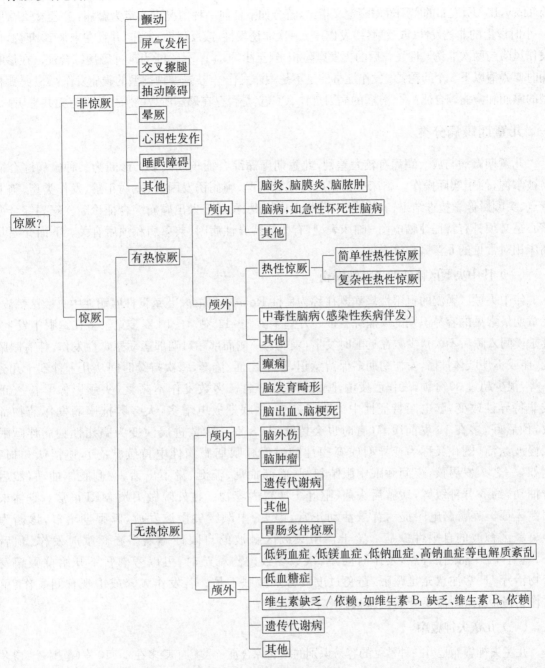

图 7-1　惊厥诊断的思维导图

第二节　小儿癫痫的临床特点

临床中常被问到的问题是惊厥是不是癫痫。惊厥不等于癫痫。癫痫是一类以具有持久性癫痫发作倾向为特征的慢性脑部疾病,有着不同病因、临床表现各异,但以反复癫痫发作为共同特征。惊厥性癫痫发作是常见、容易识别的癫痫发作表现,由脑神经元异常过度同步化放电引起的一过性具有惊厥表现的临床症状和(或)体征。癫痫发作不一定都是惊厥性,也有非惊厥性癫痫发作,如失神发作。

癫痫是儿童期最常见的无热惊厥的原因。2014年国际抗癫痫联盟（International League Against Epilepsy，ILAE）发布的实用性癫痫定义指出，符合如下任何一种情况可确定为癫痫：① 至少2次间隔24小时以上的非诱发性（或反射性）发作；② 一次非诱发性（或反射性）发作，并且在未来10年内，再次发作风险与两次非诱发性发作后的再发风险相当（至少60%）；③ 诊断为某种癫痫综合征。在诊断癫痫时要弄清以下5个问题：① 发作性事件是不是癫痫发作？ ② 是哪种类型的癫痫发作？ ③ 是哪种类型的癫痫和癫痫综合征？ ④ 癫痫的病因是什么？ ⑤ 是否存在癫痫所致的脑损伤及有无共患病？

一、儿童期癫痫分类

儿童期癫痫与成人癫痫有较大差别，儿童期癫痫综合征较成人多。诊断为某种癫痫综合征容易被掌握，便于实际操作。临床上根据患儿发育情况、癫痫诱发因素、发病年龄、发作类型、脑电图特点、头颅影像学检查结果、家族史、对药物反应情况、预后等做出癫痫综合征诊断。癫痫综合征的核心是必须具有特征性脑电图-临床表型，有些与特异性病因、共患病和预后有关。下面介绍几个临床相对常见的儿童癫痫综合征。

（一）伴中央颞区棘波的自限性癫痫

伴中央颞区棘波的自限性癫痫既往称为良性Rolandic癫痫、儿童良性癫痫伴中央颞区棘波，是儿童期最常见的容易识别的癫痫综合征。发病年龄3～14岁，4～10岁多见。多在睡眠中发生（尤其是夜间入睡后不久），少数在觉醒时发生，表现为一侧面部和口咽部运动感觉性发作，伴有眼睛斜视，伴或不伴肢体抽搐，发作初期多保留意识，说不出话，流涎，每次持续时间从几十秒到十几分钟不等，很少超过30分钟，发作后疲倦，睡眠后完全正常。多数发作不频繁，头颅影像学检查正常或非特异性改变，脑电图特征性中央颞区棘波，睡眠期放电增多，大多数抗癫痫发作药物都有效，预后好，多在16岁前缓解（有时也会持续到18岁），少数进展演变为癫痫性脑病伴睡眠期棘慢波激活（既往又称为变异型或癫痫性脑病伴睡眠期癫痫性电持续状态），遗留认知损害。例如，一名7岁男孩，夜间睡眠中眼睛斜视、面部抽动、流涎、说不出话、一侧肢体抽动，然后全身抽动，约5分钟缓解，缓解后头痛、呕吐1次胃内容物。在外院做头颅MRI正常。查体未见阳性体征。完善脑电图提示背景活动正常，中央、中颞区尖慢波发放，睡眠期增多，诊断为伴中央颞区棘波的自限性癫痫。鉴于伴中央颞区棘波的自限性癫痫多在睡眠时发作、预后良好、具有年龄自限性特点，发作时间短、次数少或发作稀疏时，可以考虑暂不开始抗癫痫发作药物治疗，日常注意充足睡眠，避免过度疲劳及睡眠不足。若发作频繁或出现日间发作、单次发作持续状态，则需要开始抗癫痫发作药物治疗。

（二）儿童失神癫痫

儿童失神癫痫是另一种常见的容易识别的癫痫综合征。发病年龄多在4～10岁（范围2～13岁），极少数在4岁之前，患儿神经系统、发育和认知均正常。过度换气是简单易行的诱发试验，多数未治疗的儿童失神癫痫发作可以被过度换气诱发，因而可以在常规脑电图检查时明确诊断。发作表现为突发突止的意识完全丧失，伴有活动终止、面部表情丧失、凝视、眨眼或口部/手部自动症等，同期典型脑电图表现规律的3 Hz（范围2.5～4 Hz）全面性棘慢波爆发3～20秒（很少超过30秒），发作结束后可能有短暂困惑感，但立即恢复正常活动。也有少数患儿在疾病极早期即使视频脑电图检查也未能明确，隔期复查时明确诊断。神经影像学检查正常。对抗癫痫发作药物反应好，常选择丙戊酸钠、拉莫三嗪。多数预后良好，多在发病2年内或12岁前缓解；少数病情不易控制，需要联合用药，少数病情控制2年后减停药后再发，再次治疗获得缓解。例如，一名5岁女孩，因时常发呆来诊，诊室内让其连续吹气吸气，突然动作停止、两眼凝视、头部躯干微微前倾摇晃，呼之不应，约20秒恢复正常反应。过度换气时脑电图可见典型 3 Hz 棘慢波发放,监测到失神发作。诊断儿童失神癫痫明确。儿童失神癫痫发作常频繁,每天多次,但早期不易被发现,被发现时多数已经患病一段时间,且发作时意识完全丧失,可能会发生意外,诊断明确后需要积极开始治疗。该患儿丙戊酸钠治疗后未再发作。

(三)自限性婴儿癫痫

自限性婴儿癫痫既往称为良性婴儿癫痫,是婴儿期较多见的预后良好的癫痫,具有遗传易感性。发病年龄 3～20 个月,高峰为 6 个月左右。发病前生长发育正常,发病时呈局灶性发作,部分进展为双侧强直-阵挛发作,可以在 1 次孤立性发作后 2 周左右出现频繁丛集性发作,且此时不容易控制,脑电图背景正常,发作间期脑电图多正常,神经影像学检查正常,血液电解质等检查正常。常有家族史,富含脯氨酸跨膜蛋白 2(PRRT2)基因致病性变异是最常见的遗传病因。自限性婴儿癫痫可自发缓解,预后良好,多在 2 岁后不再发作,少数癫痫发作缓解后再复发。例如,一名 4 个月男婴,1 天内癫痫发作 5 次,每次局灶性,不足 1 分钟,发作后精神反应正常。既往生长发育正常,母亲幼时有类似病史,发作间期视频脑电图正常,头颅 MRI 正常,血液检查正常。基因检查示 PRRT2 基因致病性变异,诊断为自限性婴儿癫痫明确,奥卡西平治疗后未再发作。

(四)婴儿癫痫性痉挛综合征

婴儿癫痫性痉挛综合征,既往多称为婴儿痉挛症、West 综合征,是最常见的癫痫性脑病/发育性癫痫性脑病(癫痫性脑病是指癫痫本身导致严重的认知和行为损伤,超出基础病因单独所致的预期损伤,并随着时间推移而加重。随着癫痫发作减少或脑电图异常改善,认知或行为缺陷部分改善。发育性癫痫性脑病是指除癫痫本身导致认知和行为损伤外,基础病因也影响认知发育,即使癫痫发作控制,发育落后也明显)。婴儿癫痫性痉挛综合征在 2 岁之前(1～24 个月)发病,多在 3～12 个月,具有特征性发作形式,即癫痫性痉挛,常表现为孤立或成串的点头、拥抱状发作,发作间期脑电图呈高度失律或不典型高度失律。多数患儿对药物治疗反应差,出现发育停滞或倒退,预后不良,部分患儿癫痫性痉挛持续存在,2 岁以后常演变为 Lennox-Gastaut 综合征或药物难治性局灶性癫痫。诊断婴儿癫痫性痉挛综合征时注意寻找病因,目前神经影像学检查、二代测序基因检查、遗传代谢筛查是常用的检查手段。例如,一名 5 个月女婴,点头、拥抱状发作半个月,逐渐频繁,出现运动发育倒退、对外界反应迟钝,完善视频脑电图检查提示高度失律,监测到癫痫性痉挛发作。诊断后开始治疗,应用促肾上腺皮质激素(ACTH)后未发作,脑电图高度失律消失,但治疗 3 个月后再次出现癫痫性痉挛发作,脑电图不典型高度失律。头颅 MRI、血液检查、血尿代谢筛查、基因检测均未见异常。

(五)Dravet 综合征

Dravet 综合征既往称为婴儿严重肌阵挛癫痫,是临床上并不少见的癫痫性脑病。多在 1 岁内起病,没有颅内感染和脑部结构异常情况下,在发热时出现长时间的局灶性或全面性阵挛,常具有类似复杂性热性惊厥特点,可出现持续状态,具有热敏感特点,在低热或者热水浴等环境温度升高或者免疫接种时诱发发作。开始时发作间期脑电图正常,2 岁后脑电图可出现局灶性、多灶性、广泛性棘慢波,出现无热抽搐,肌阵挛发作,癫痫发作为药物难治性,2 岁后表现为认知和行为发育落后,早期头颅 MRI 正常,逐渐出现脑萎缩影像改变,儿童后期出现步态异常。基因检测以 SCN1A 基因致病性变异为主。所有疑诊 Dravet 综合征的患儿都建议进行基因检测。例如,一名门诊就诊的 18 月龄患儿,家长叙述患儿在 5 月龄发热时出现 2 次抽搐,其中 1 次抽搐持续 10 余分钟才缓解;在其后 1 年里,疫苗接种后低热出现 1 次抽搐,关门窗洗热水澡时出现 1 次抽搐,咳嗽低热出现 1 次抽搐,无热抽搐 2 次。起初脑电图检查正常,最近 1 次脑电图背景活动减慢。家长发现患儿发育开始落后于同龄儿童。基因检测提示 SCN1A 基因自发致病性变异。

二、儿童期癫痫病因

儿童期癫痫的治疗和预后与病因有明确关系。ILAE 癫痫诊断框架明确指出,寻找癫痫病因始终贯穿癫痫诊治全过程。2017 年 ILAE 癫痫分类框架提出癫痫病因可以分为以下 6 个方面。

(一)结构性病因

结构性病因有局灶皮质发育不良等,完善癫痫序列 MRI 尤其是高场强 MRI、正电子发射断层显像(PET),结合解剖-脑电图-临床-影像特点有助于结构性病因发现。

(二)遗传性病因

遗传性病因有 *KCNQ2* 基因变异等,在有遗传性病因临床表现时,进行新一代基因测序(二代测序),三人家系全外显子组测序或全基因组测序有助于部分遗传性病因的发现。对于伴有明显外观异常和(或)发育落后患儿,不应忽视染色体检查。有些病因既是结构性又是遗传性,如结节性硬化症相关癫痫,又称为遗传结构性病因。

(三)感染性病因

感染性病因有巨细胞病毒、EB 病毒、单纯疱疹病毒等感染,根据病史、影像学检查、微生物病原学检测常有所发现。

(四)代谢性病因

代谢性病因有甲基丙二酸血症、丙酸血症等,急性期联合血串联质谱、尿气相色谱检查可能有所发现。若病史及常规检查提示代谢性病因,缓解期血串联质谱、尿气相色谱检查检测正常不能排除代谢性病因,基因检测有利于辅助诊断。

(五)免疫性病因

免疫性病因是指癫痫发生直接源于自身免疫功能障碍所致的脑部炎症病理改变,且癫痫发作为其唯一或核心临床表现。目前免疫抗体的不断发现,检测技术的进步,为癫痫免疫性病因的发现提供了越来越多的帮助,自身免疫性癫痫的临床概念被提出。值得注意的是,一些自身免疫性脑炎伴发癫痫发作属于急性症状性癫痫发作,不属于自身免疫性癫痫的范畴,治疗上也有所不同。

(六)未知原因

未知原因是指受限于现有技术手段还不能发现的原因,但不排除随着技术进步,将来能发现病因。

三、儿童期癫痫治疗

癫痫治疗除根据癫痫发作类型和癫痫综合征常规选择抗癫痫发作药物治疗外,明确病因后部分还可以针对性治疗,如葡萄糖转运体 1 缺陷综合征相关癫痫的生酮饮食治疗、局灶皮质发育不良的手术治疗。遗传学、头颅影像学、免疫学的进展明显促进了癫痫病因的发现。病因学治疗是目前已知儿童癫痫最高层次治疗,在暂时不能明确病因时,结合癫痫发作类型和癫痫综合征的抗癫痫发作药物治疗仍是目前大多数癫痫治疗的首选方法,在选择抗癫痫发作药物时注意遵循首先选用可能有效、不良反应少、口服方便、便于日常监测、相对获益大的药物。生酮饮食、老药新用、新药研发、癫痫手术、基因疗法扩展了癫痫治疗的前景。

因此,对小儿癫痫,从病史、体格检查、辅助检查可以获得诊断的重要信息。诊断癫痫时要弄清癫痫诊断的 5 个问题,儿童要重视癫痫综合征的诊断,寻找癫痫病因时注意从 6 个方面展开,癫痫病因的寻找始终贯穿癫痫诊治全过程。癫痫诊断思路见图 7-2。

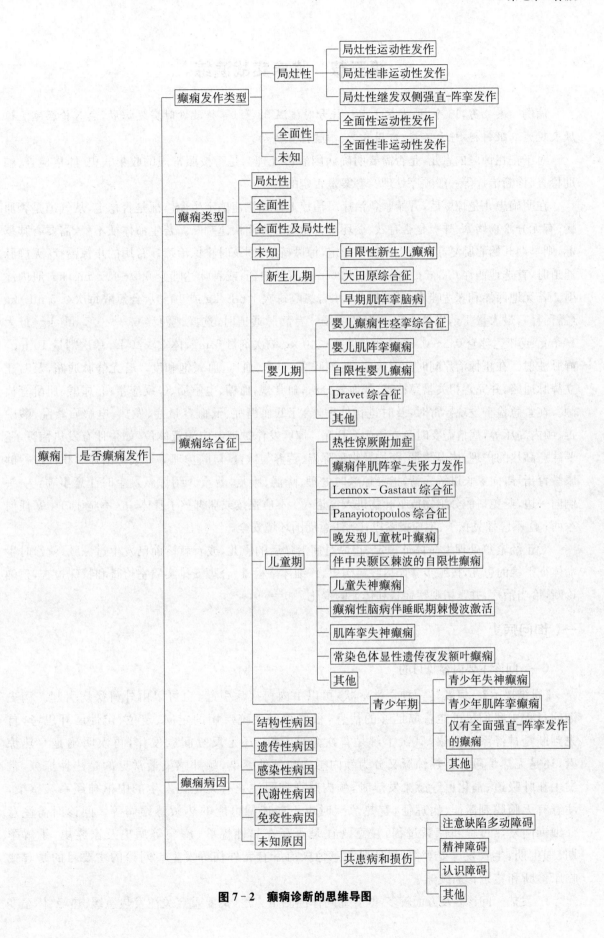

图 7 - 2　癫痫诊断的思维导图

第三节　临床实战演练

病例　患儿男,16个月,发热1天。挂号时体温38℃,等待就诊时突发惊厥,急入抢救室。惊厥表现为双眼斜视、呼之不应、口周青紫、四肢强直抖动。

对于正在惊厥的患儿,是否需要明确病因后再处理?是否按照常规的收集病史、体格检查、辅助检查、诊断治疗等一般顺序处理?答案是否定的。

在明确患儿是惊厥后,开始紧急治疗。治疗上首先快速确定生命体征是否稳定,从气道是否通畅、有无分泌物堵塞、呼吸是否有效、循环是否稳定等方面快速判断。若生命体征不稳,需要心肺复苏,则早期开始心肺复苏。若生命体征稳定,惊厥持续,则及时止惊治疗。常用的止惊治疗:无静脉通道时,首选地西泮0.5 mg/kg,最大量20 mg,直肠给药;或者咪达唑仑0.2～0.3 mg/kg,肌内注射。若无地西泮和咪达唑仑,可选择5%水合氯醛每次1 mL/kg或10%水合氯醛每次0.5 mL/kg(需稀释),最大量1 g,极量1.5 g,保留灌肠。有静脉通道时,选择地西泮0.3～0.5 mg/kg(最大10 mg)或咪达唑仑0.2～0.3 mg/kg(体重<40 kg单次剂量5 mg,体重≥40 kg单次剂量10 mg)静脉注射。在止惊治疗同时注意吸氧,监测呼吸、心率、血压、血氧饱和度。若无静脉通路,及时建立静脉通路,并完善相关紧急检查,如血气分析,血常规,血糖、电解质、C反应蛋白、尿酸、肌酐等检测。在紧急检查发现异常时,及时进行处理,治疗低血糖症、低血容量症、发热、电解质紊乱、酸中毒、颅内高压等,病情需要时急查头颅CT等。惊厥发作护理上应注意体位,如果伴有发热惊厥,还要注意高热的护理、体温测量、药物及物理降温、营养与饮食、口腔护理等。紧急治疗后积极进行健康教育指导,向家长讲解病情,指导惊厥时处理、降温、康复,着重介绍惊厥发生时注意事项:① 头侧向一边,避免口腔分泌物或呕吐物进入气道;② 不应强按或捆绑孩子身体;③ 不应往口中塞任何东西;④ 不应摇晃孩子、不应撬嘴巴;⑤ 注意周围环境安全。

对于经紧急处理生命体征稳定,止惊对症治疗后的患儿,或者就诊前已发生过惊厥,就诊时生命体征平稳的患儿,按照步骤详尽收集病史、仔细体格检查、合理安排实验室检查和特殊检查,正确诊断,恰当治疗,并密切观察症状和体征的变化。

一、询问病史

(一)问诊主要内容及目的

【思维提示】　惊厥是一种急性症状,可以由内科疾病引起,也可以由外科疾病引起。病史询问过程中我们尽可能获取足够的信息,根据神经系统疾病的定向、定位、定性展开思考,首先判断是神经系统受累,其次了解是首次急性起病,还是反复间歇发作,再次明确是有热惊厥,还是无热惊厥。有热惊厥又分为颅内感染和颅外感染,颅外感染最常见的是热性惊厥,常发生在呼吸道、消化道等感染发热时,颅内感染需要注意有无正在发生的中枢神经系统感染,注意有无脑膜刺激征、病理征,有热惊厥时也不能遗漏可能的热敏感癫痫等。问诊时需注意仔细询问发热过程和惊厥过程,注意既往是否存在热性惊厥、癫痫等病史及家族史,了解孕期、围生期、生长发育史等情况,还要注意惊厥前后有无外伤等发生。问诊的主要目的是寻找临床诊断和鉴别诊断线索。

1. **发热**　问诊涉及方面较多,既要询问体温测量方法,又要重点关注发热急缓、热峰、体温变化情况、退热药是否有效,以及有无伴随呼吸道、消化道等症状,检查治疗经过等。

2. 惊厥　重点关注既往有无惊厥病史及惊厥情况、既往检查治疗情况,询问此次惊厥诱因、惊厥有无先兆、惊厥时表现、惊厥后表现、检查治疗经过等。

3. 伴随症状　有无头痛、呕吐,有无精神意识改变,有无流涕、咽痛、咳嗽,有无腹痛、腹泻、腹胀,有无尿频、尿急、尿痛,有无肢体无力、运动障碍等。

4. 平时喂养、生长发育情况　有无挑食偏食、饮食特别事项,有无生长发育落后等。

5. 既往史和家族史　母亲孕期有无保胎等异常情况,既往孕母有无胎死宫内,分娩及围生期是否顺利,有无异常情况。患儿既往有无类似病史。家族中有无类似及其他特殊病史,若有兄弟姐妹是否健康等。

6. 中毒、外伤史及特殊病史　此次病前、病程中有无毒物、药物接触史,外伤史。

（二）问诊结果

患儿为 16 个月男婴,病初流清水鼻涕,伴有偶尔咳嗽,干咳无痰,体温正常,精神好,家长自行购买感冒颗粒、止咳口服液(具体成分不详)口服,流涕、咳嗽好转。就诊当天患儿出现发热,挂号时测体温 38 ℃,挂号后等待就诊约 5 分钟突发惊厥,发现患儿双眼斜视、呼之不应、口周青紫、四肢强直抖动,在候诊厅护理人员辅助下进入抢救室治疗。在抢救室电子测体温 39.5 ℃,静脉注射地西泮,治疗后惊厥停止,整个惊厥时间约 3 分钟。病程中发生惊厥前一直精神状态好,无呕吐、腹泻等其他症状。患儿孕期、围生期、出生史正常,平时喂养正常,生长发育与同龄儿相当,无食物、药物过敏史,否认药物、毒物中毒史,否认外伤史,既往体健,否认类似情况,否认家族性遗传病史。患儿父母幼时均有高热惊厥病史,患儿父母年长后未再发生过惊厥。

【思维提示】　患儿为 16 个月婴儿,突发有热惊厥,病前有上呼吸道感染症状,病程中惊厥前一直精神状态好,生长发育史等正常,患儿父母幼时均有高热惊厥病史。因此,根据患儿有发热,归类为有热惊厥,根据病史询问,初步考虑热性惊厥。

二、体格检查

（一）检查重点

1. 一般情况　急入抢救室时,惊厥表现,皮肤高热。生命体征平稳,心肺腹部简单快速检查未见异常,巴氏征阴性。

2. 药物止惊后情况　患儿药物睡眠状态,面部、皮肤未见异常,咽部充血,心肺腹部检查未见阳性体征。神经系统查体前囟门已闭,脑膜刺激征、病理征阴性。

3. 患儿清醒后补充查体　神志清晰,精神反应好,肌力、肌张力正常,腹壁反射、膝腱反射正常引出,脑膜刺激征、病理征阴性。

【思维提示】　对正在惊厥的患儿快速检查生命体征,进行紧急处理。在进行体格检查时注意镇静止惊药物的影响,注意动态观察补充查体。

（二）检查结果

患儿生长发育正常,发热时精神不振,口服退热药热退后精神好(家长诉如同未生病时)。前囟已闭,咽部充血,扁桃体Ⅰ度肿大、充血、无分泌物。心肺腹部查体未见异常。肌力、肌张力正常,膝腱反射正常引出,共济运动正常,脑膜刺激征阴性,巴氏征阴性。

三、初步诊断

首先考虑热性惊厥,简单性。病因考虑急性上呼吸道感染。

四、进一步的检查

初步诊断为惊厥,考虑可能病因后,进行个体化检查。该患儿进一步检查主要为明确发热原因,检查包括:① 血常规、CRP 检测、PCT 检测、大小便常规、血生化、心电图;② 如果治疗中出现气管支气管肺部症状、体征,完善胸部 X 线检查。

【思维提示】 血、尿、粪常规作为三大常规检查,不可缺少,常可以为寻找发热原因提供帮助,为寻找惊厥原因提供帮助。血生化检查,一方面可以判断肝肾功能,另一方面可以看有无低血糖、电解质紊乱造成的惊厥发生,以及是否需要紧急处理正存在的低血糖、电解质紊乱。此外,有些患儿在紧急就诊时为了排除颅内病变有可能要行头颅 CT,条件允许情况下可以行头颅 MRI,但该患儿在仔细问诊、查体后不考虑颅内病变,结合家族史可以不检查。值得注意的是,首次发作时(尤其是首次发作是复杂性热性惊厥时),处于发育期的婴幼儿部分症状、体征可能不典型,若不做头颅影像学检查,少数情况下可能会漏诊一些情况。对于有热性惊厥家族史或既往有热性惊厥,此次惊厥后精神状态不佳或反复惊厥发作的患儿,也需要完善头颅影像学检查。急性期脑电图检查结果受发热和惊厥影响,一般情况下不进行检查,除非存在热性惊厥以外的诊断考虑。

检查结果:血常规中性粒细胞绝对值 1.5×10^9/L,尿常规、粪常规、肝肾功能、电解质、心电图无特殊异常。

五、诊断及诊断思维

患儿 16 个月,发热 1 天,突发惊厥,全面性发作,意识丧失,抢救室治疗,惊厥持续约 3 分钟缓解,病前流涕、偶咳嗽。有热性惊厥家族史。查体:(口服退热药热退后)精神佳,咽部充血,扁桃体 Ⅰ 度肿大、充血,无其他阳性体征。辅助检查:血常规中性粒细胞绝对值 1.5×10^9/L,未见其他阳性发现。根据有热惊厥常见原因分析,临床诊断为简单性热性惊厥,急性上呼吸道感染。

六、治疗方案及理由

(一)一般治疗

采用易消化营养均衡饮食。

(二)降温治疗

物理降温、药物降温。

(三)镇静止惊、降颅压

惊厥发生时根据有无静脉通路及具体情况,选择镇静止惊药物、降颅压药物。如果惊厥时间短,自行缓解,无颅内压增高表现,则不需要镇静止惊、降颅压。

(四)抗病毒治疗

患儿 16 个月,发热,急性上呼吸道感染,咽部充血,血常规中性粒细胞绝对值 1.5×10^9/L,首先考虑病毒感染可能性大。口服抗病毒、对症药物。

（五）其他

① 健康宣教、医患沟通：告知诊断、治疗方案，发热降温、饮食护理方法，惊厥发生时注意事项等。② 门诊随访：动态观察病情变化，出现新发症状、体征时调整诊断、治疗方案。

【思维提示】 简单性热性惊厥大多不需要住院治疗，口服药物对症治疗大多恢复，除非发热原因复杂、感染重，需要输液、进一步详细检查。

七、治疗效果

经过 3 天治疗，门诊随访，患儿全身散在红色皮疹、高出皮面、压之退色，无抓痒，体温降至正常，家长诉大便稍稀、偶尔咳嗽，热退出疹后精神不振，体检无阳性体征。复查血常规中性粒细胞减低，绝对值 $0.6 \times 10^9/L$。

【思维提示】 幼儿急疹是热性惊厥的常见原因，发热 3～5 天，疹出热退，可伴有轻微咳嗽、腹泻，很快恢复，复查血常规多有中性粒细胞减少，热退后可有短暂精神不佳，大多很快恢复正常。

八、调整治疗方案及疗效

停用抗病毒药物观察，嘱若精神不见好转或再次发热或再发惊厥或出现其他新发表现，及时就诊。3 天后再次复查皮疹消退，无色素沉着，精神佳，反应正常，大便正常，无咳嗽，查体无阳性体征。嘱随访观察，可在 1 周后复查血常规。

九、最终诊断

简单性热性惊厥，幼儿急疹。

十、其他场景变换举例

改变既往史、家族史、病史演变、查体结果，诊断治疗可以发生改变。

目前给出的场景：患儿男，16 个月，发热 1 天，挂号时体温 38 ℃，等待就诊时突发抽搐，急入抢救室，抽搐表现为双眼斜视、呼之不应、口周青紫、四肢强直抖动。

（一）改变既往史、家族史，查体结果不变

既往多次惊厥，只要发热就会惊厥，其中 1 次发热有 2 次惊厥，1 次体温 37.4 ℃发生惊厥，1 次注射疫苗后发热出现惊厥，1 次流涕、体温正常时惊厥。父亲幼时有热惊厥多次，父亲直到 10 岁后未再发生惊厥。诊断考虑热性惊厥附加症、急性上呼吸道感染，警惕 Dravet 综合征，进一步行头颅 MRI、视频脑电图、基因检测。

（二）改变既往史，查体结果不变

既往多次无热惊厥，已诊断癫痫，正在口服抗癫痫发作药物左乙拉西坦。此次诊断考虑癫痫、急性上呼吸道感染，考虑可能是上呼吸道感染诱发癫痫发作。观察左乙拉西坦是否需要加量，根据既往检查结果决定是否行头颅 MRI、视频脑电图检查。

（三）改变病史演变、查体结果举例 1

紧急简单查体结果不变，给予紧急止惊处理后再次发生 2 次惊厥，惊厥缓解后意识不能恢复正常,查体右侧巴氏征阳性。诊断考虑中枢神经系统感染,进一步行脑脊液检查、头颅 MRI。脑脊液检查显示白细胞计数升高,淋巴细胞为主,糖、氯化物正常,蛋白升高,培养阴性,头颅 MRI 颞叶异常信号,考虑诊断病毒性脑炎,警惕单纯疱疹病毒感染。

(四)改变病史演变、查体结果举例 2

患儿惊厥缓解,醒来后精神萎靡,伴有呕吐,非喷射性,反复发热。查体:肺部闻及喘鸣音、细湿啰音,脑膜刺激征、巴氏征阴性。诊断考虑中毒性脑病?支气管肺炎?进一步胸部 X 线检查提示肺炎,脑脊液检查显示压力增高、白细胞计数正常、生化正常、培养阴性,头颅 MRI 未见异常,脑电图背景活动减慢。

(五)改变病史演变、查体结果举例 3

冬季流感季节,紧急简单查体结果不变,给予紧急止惊处理后再次发生 2 次惊厥,惊厥缓解后意识不能恢复正常,嗜睡,反复发热,查体肌张力减低、脑膜刺激征阴性、右侧巴氏征阳性。诊断考虑脑病?脑炎?进一步行脑脊液检查、头颅 MRI。脑脊液检查显示压力升高,白细胞计数正常,糖、氯化物正常,蛋白升高,培养阴性,头颅 MRI 显示双侧丘脑对称异常信号(复查 MRI 时丘脑病变类似三色板模式),脑干异常信号,考虑诊断急性坏死性脑病。

(六)改变病史演变、查体结果举例 4

紧急简单查体结果不变,给予紧急止惊处理后,惊厥缓解后意识不能完全恢复正常,未再发热,有呕吐,非喷射性。查体四肢肌张力减低,手足徐动舞蹈,脑膜刺激征、巴氏征阴性。血气分析显示代谢性酸中毒。诊断考虑遗传代谢病?进一步行脑脊液检查、头颅 MRI、血尿代谢筛查。除脑脊液压力增高外,其他脑脊液检查正常,头颅 MRI 显示基底节对称性斑片状 T_2 高信号,血尿代谢筛查提示丙酸血症,诊断丙酸血症。

总之,惊厥是常见症状,病因复杂多变,不同原因,治疗方案与预后不同,需要仔细分析。

(郭 虎)

第八章 头痛

第一节 头痛的诊断思维

头痛是儿童神经系统最常见的症状,7～15岁儿童中40%～80%曾经发生过头痛,在儿科神经科门诊初诊患者中,22%以头痛为主诉。头痛轻者可自愈,重者或危及生命。头痛可以是一种症状,作为躯体某些器质性疾病的信号或并发症,也可以是单一疾病。头痛原因非常复杂,临床中对待每位头痛患者都要十分重视、认真负责,以免误诊。

头痛产生机制复杂,主要由颅内外痛敏结构内的痛觉感受器受到刺激产生神经冲动,神经冲动经痛觉传导通路到达大脑皮质进行分析产生痛觉(精神性头痛为患者主观体验不包括其中)。头颅内外各种组织结构因含痛觉感受器数量和性质不同,对痛觉敏感程度不尽相同。

颅外对疼痛敏感的组织器官包括:颅外动脉,如额动脉、眶上动脉、颞浅动脉、耳后动脉和枕动脉,这些动脉对扩张、牵拉、扭曲极为敏感,是血管性头痛的主要原因;颅外肌肉,如颞肌、颈部深层的半棘肌、头最长肌、颞最长肌和枕下肌肉,颈部中层的头夹肌和颈夹肌,颈部浅层的斜方肌、肩胛提肌和菱形肌,这些肌肉持续收缩和血流受阻引起代谢产物堆积并释放致痛物质可产生疼痛;颅外末梢神经,如滑车神经、眶上神经、耳颞神经、枕大神经、枕小神经和耳大神经,若受到刺激,可产生深部放射痛;颅骨骨膜,如颅底骨膜对疼痛也比较敏感。

颅内对疼痛敏感的结构包括:颅内血管,主要是脑膜动脉、脑底动脉环、大部分静脉窦及皮层静脉;脑膜,如颅前窝、颅后窝及脑膜中动脉周围硬脑膜有痛感,小脑幕上痛感明显;神经,主要为三叉神经、面神经、舌咽神经、迷走神经、颈1～3脊神经的分支。

机械、化学、生物刺激和体内生化改变作用于头颅内外痛敏结构均可引起头痛,如颅内外动脉扩张或受牵拉,颅内静脉和静脉窦移位或受牵引,脑神经和颈神经受到压迫、牵拉或炎症刺激,颅、颈部肌肉痉挛、受炎症刺激或创伤,各种原因引起的脑膜刺激,颅内压异常,颅内5-羟色胺能神经元投射系统功能紊乱等。

目前国内外通行的头痛诊断标准是国际头痛学会制定的国际头痛疾患分类标准(international classification of headache disorder,ICHD),按照起病缓急,可以把头痛分为急性头痛,病程在2周内;亚急性头痛,病程在3个月内;慢性头痛,病程大于3个月。按照严重程度,头痛可以分为轻度头痛、中度头痛、重度头痛。按照病因学,头痛分为原发性头痛和继发性头痛两大类。原发性头痛包括偏头痛、紧张性头痛、丛集性头痛和其他原发性头痛四个大类。继发性头痛是一类由外部因素导致的头痛,这类疾病可通过相关检查得到较为可靠的诊断。由于原发性头痛病因不清,多靠排除相关继发性因素后得以诊断,因此本节重点讲解继发性头痛,对原发性头痛不做更多介绍。

一、头痛的病因

继发性头痛的病因主要有以下几种:

(一)全身性疾病引起的头痛

1. 心血管疾病　如高血压、高血压脑病等。此类头痛往往程度较为严重,多伴有呕吐,有些伴有神志改变,严重者可发生抽搐、癫痫样发作。由于血压突然或短期内明显升高,出现急性脑血液循环功能障碍,致脑灌注过多,或液体渗入脑周围组织,引起脑水肿等导致头痛。

2. **急性感染性疾病** 如细菌、病毒等病原体感染,机体继发发热时常出现头痛。此类头痛由体温升高、血流加快、脑部血管充血等引起,通常在退热之后会减轻或消失。

3. **血液系统疾病** 如各种类型贫血、白血病等。白血病细胞浸润至脑膜或脑实质,使患者表现出相应的神经症状,出现不明原因头痛,常伴有恶心、呕吐、视物模糊等,临床表现与肿瘤细胞浸润脑组织的具体部位有关。头痛多由肿瘤细胞直接浸润脑血管或神经引起,亦可由继发脑水肿导致。

4. **内分泌及代谢性疾病** 如肾性脑病、肝性脑病、肺性脑病、甲状腺功能亢进症、嗜铬细胞瘤等。这类疾病引起的头痛多由于继发血压增高,出现急性脑血液循环功能障碍,脑灌注过多,引起脑水肿或血管搏动。

5. **超敏反应性疾病** 此类疾病引起头痛的患者常伴有皮肤黏膜损害,如皮肤潮红、皮疹、药疹等;伴有呼吸道症状,如过敏性鼻炎、支气管哮喘等;伴有消化道症状,如腹泻、腹痛等。头痛的特点是发作性的,常从额部开始,呈弥漫性,双侧或单侧,发作持续几个小时甚至几天。头痛与过敏原有关,如果不及时处理,易出现过敏性休克等危症。

6. **外源性中毒** 如 CO 中毒、药物或物质戒断、接触化学制剂。毒物进入人体后,侵害器官或组织,导致器质性病变,几乎所有的内、外源性中毒均伴有头痛表现。头痛可以作为中毒的早期症状,也可以作为急、慢性中毒主要症状及急性中毒之后恢复期症状。

7. **物理因素** 如热射病、日射病、低温、缺氧等。这类头痛多数由相应的物理刺激导致颅内外血管收缩继发。

(二)五官等颅外疾病引起的头痛

1. **眼源性疾病** 如屈光不正、青光眼、隐斜视、斜视等。这类患者可有视力疲劳,眼部肌肉劳累或眼压增高导致头痛,若有屈光不正应及时矫正,眼压降低时头痛可缓解。

2. **耳源性疾病** 如急性及慢性化脓性中耳炎及其颅内并发症等。化脓性中耳炎长期反复发作,可破坏中耳骨质,感染侵入颅内。感染过程中,由于脑膜受到炎症刺激和颅内压升高,患者可出现高热,持续性头痛伴阵发性加重,并波及全头。

3. **鼻源性疾病** 如急性及慢性鼻炎、急性及慢性鼻窦炎、鼻甲肥大、鼻中隔偏曲等。细菌产生毒素刺激神经末梢;鼻窦内分泌物潴留蓄积后压迫神经末梢;鼻窦的窦道、窦口由于充血、水肿,潴留的分泌物闭塞,窦内气体吸收,造成鼻窦内低压或真空状态;鼻甲、鼻道及鼻窦的黏膜受炎性刺激,肿胀的黏膜压迫神经末梢等均可导致头痛。

4. **咽喉源性疾病** 如急性及慢性咽炎、鼻咽癌转移等。咽炎是咽部黏膜及黏膜下组织发生炎症,一般情况下咽炎并不会引起头痛,不过有些病例容易出现痰多、感染严重、咳嗽剧烈,可能引起继发性头痛症状。

5. **口腔、颌面部疾病** 如牙髓炎、牙磨耗、牙本质敏感症、颞颌关节疾病等。这类头痛往往伴有口腔及颌面部相应部位的疼痛,多为局部疼痛刺激继发的神经源性头痛,随着原发部位疼痛缓解,头痛也随之缓解。

(三)颅内器质性病变引起的头痛

1. **颅内感染** 如病毒性、细菌性、真菌性脑炎及脑膜炎。颅内感染引起的头痛主要是由于病原体感染,颅内压增高,刺激了脑膜和脑神经。适当应用甘露醇脱水剂,头痛症状会逐渐缓解。由于毒素感染刺激脑膜,也可能出现肌紧张性头痛,或者病原体引起头部血管扩张,造成血管性头痛。

2. **颅脑外伤** 如脑外伤,外伤性血肿(硬膜外、硬膜下、脑内、后颅窝等)。同其他原因所致的头痛相比,颅脑外伤引起的头痛是由于头部及其附近组织受到伤害性刺激。外伤早期头痛往往使患者比较烦躁,可以给予适当镇静或镇痛治疗。远期头痛归类为脑外伤后综合征,要做心理方面的疏导,部分可以用药物对症治疗。

3. **颅内占位性病变**　如颅内原发性或继发性肿瘤。颅内占位性病变引起的头痛,在初期主要是由于病变邻近痛敏结构被牵拉、移位或感觉神经直接受压;在后期是由于脑脊液循环通路被阻塞,颅内压增高,使远离病灶的痛敏结构被牵拉、扭曲和移位。

4. **颅内血管异常**　如血管破裂、血管栓塞、动静脉畸形等。出血性脑血管病如先天性动脉瘤、动静脉畸形破裂后出血、出血周围严重水肿或阻塞性脑积水,导致颅内压升高,脑膜、血管和神经被刺激和拉动,出现颅内压升高相关的头痛。一些脑出血在浅表,靠近大脑皮质,出血可以突破大脑皮质进入蛛网膜下腔刺激脑膜神经,引起严重头痛。缺血性脑血管病产生的头痛可能是由颅内供血不足,颅外血管代偿性扩张所致,具有血管性头痛特点。

5. **脱髓鞘病变**　如急性播散性脑脊髓炎、多发性硬化症等。脱髓鞘疾病中出现头痛的比例不高,但脱髓鞘患者也有头痛发作,由病变神经的刺激性作用造成疼痛。另外,脱髓鞘的同时伴有淋巴细胞、浆细胞、多形核白细胞的浸润,形成严重的炎性反应,刺激脑膜,甚至引起颅内压力增高,导致头痛。

头痛是儿科最常见的症状之一,儿内科疾病、儿外科疾病均可表现为头痛(图 8-1)。由于头痛的原因众多,疾病早期缺乏特异性症状,这就给头痛早期病因诊断带来一定困难,因此当患儿出现头痛症状后,要详尽地收集病史,仔细地体格检查,选择合适的辅助检查,最终根据头痛特点、伴随症状和体格检查及辅助检查做出正确的诊断,进行恰当的治疗,并根据治疗效果调整治疗方案。

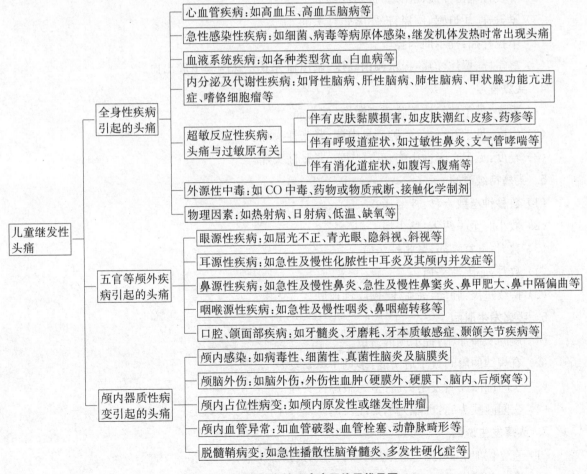

图 8-1　儿童继发性头痛病因的思维导图

二、头痛的诊断步骤

（一）病史采集

1. 头痛起病速度

（1）急性：多见于脑血管病、颅内感染、青光眼等。

（2）亚急性：常见于颅内占位、高血压等。

（3）慢性：多是原发性头痛、药物依赖性头痛、鼻窦炎等。

2. 头痛部位

（1）全头部痛：多见于紧张性头痛、低颅压头痛、感染。

（2）偏头部痛：可见于偏头痛，五官科疾病（鼻窦炎、中耳炎等），颞动脉炎，紧张性头痛。

（3）前头痛：可见于丛集性头痛、鼻窦炎、三叉神经痛、小脑幕上肿瘤。

（4）后头、颈部痛：可见于蛛网膜下腔出血、颈源性头痛、高血压、枕神经痛、后颅窝肿瘤、紧张性头痛。

（5）头顶部痛：常为非特异性头痛。

3. 头痛性质

（1）搏动性头痛或跳痛：常见于高血压、急性发热性疾病、脑肿瘤及非器质性头痛的偏头痛。

（2）阵发性电击样短促剧痛：提示神经痛。

（3）紧箍样、压迫感、闷痛：提示紧张性头痛。

（4）牵拉样痛：提示肌肉痉挛。

（5）霹雳样、爆炸样痛：提示颅内高压，脑出血尤其是蛛网膜下腔出血。

4. 头痛程度

（1）重度：见于神经痛等脑膜刺激痛、偏头痛。

（2）中度：见于五官疾病、肿瘤早中期、紧张性头痛。

（3）轻度：见于心因性头痛、五官疾病、紧张性头痛。

5. 头痛持续时间

（1）数秒钟至数十秒：神经痛。

（2）数小时至一两天：偏头痛。

（3）数天：五官疾病、紧张性头痛。

（4）数月：心因性头痛。

（5）持续进展：肿瘤、高血压、硬膜性血肿。

6. 头痛发生时间

（1）晨间头痛加剧：提示颅内占位。

（2）有规律的晨间或午后头痛：多见于鼻窦炎。

（3）长时间阅读后发生头痛：多为眼源性头痛。

（4）夜间睡眠头痛：可能为丛集性头痛。

7. 头痛发生诱因

（1）直立位加重：可见于低颅压头痛、颈肌紧张性头痛。

（2）直立位减轻：可见于丛集性头痛。

（3）头部活动、咳嗽加重：可见于脑肿瘤或颅内高压。

（4）压迫血管可减轻：可见于血管性头痛。

（5）头颈部活动加重：可见于颈源性头痛。

（6）长期服用止痛药，骤然停药可出现反跳性头痛：提示药物成瘾性头痛。

8. 头痛伴随症状

（1）剧烈呕吐：多为颅内高压导致，特点是突发头痛、呕吐，吐后头痛缓解，可见于偏头痛。

（2）发热：常见于脑膜炎等颅内感染性疾病。

（3）眩晕：常见于后颅窝病变、偏头痛。

（4）眼部症状：常见于青光眼引起的头痛、颅内肿瘤及有先兆偏头痛等。

（5）精神症状：额叶肿瘤、神经梅毒等常有精神症状。额叶肿瘤主要表现为头痛，还可表现为记忆力障碍和人格改变。神经梅毒的精神症状多表现为人格改变及行为异常，如记忆力渐减，远事记忆尚能部分保留，而近事及即刻记忆损害最为显著，分析判断、定向及自知力减退。

（6）慢性头痛突然加剧伴意识障碍：常为并发脑疝。

9. 头痛既往病史

（1）既往史：既往有无反复头痛病史，既往发作头痛需警惕偏头痛；既往有头痛，慢性进展性加重，需警惕颅内占位引起的颅内高压；既往反复鼻塞、流脓涕，需警惕鼻炎、鼻窦炎引起的头痛。

（2）用药情况：询问是否长期使用药物。癫痫患儿长期服用奥卡西平抗癫痫治疗，出现头痛时，需警惕奥卡西平引起的低钠血症。应关注药物的不良反应，注意有无相关药物不良反应所致的头痛。

（3）睡眠情况：询问头痛与睡眠的关系。每次头痛都和缺少睡眠相关，休息后可以缓解，多提示原发性头痛。

（4）精神状况：除了头痛，还伴有记忆力障碍和人格改变等精神症状，需警惕额叶肿瘤、神经梅毒等可能。

（5）外伤史：询问有无外伤，了解有无外伤后导致的头痛，如颅骨骨折、颅内出血等，尤其要注意一些迟发型颅内出血的病史采集，这类头痛可以在外伤后数天出现，早期头颅 CT 有时不能发现颅内出血，需及时复查头颅 CT。

（二）体格检查

1. 一般体格检查　应着重检查体温、血压、脉搏、皮肤色泽，以及位于头部的重要器官（如眼、耳、鼻、口腔）和周围组织（如甲状腺、头颈部浅表淋巴结），检查心、肺、腹各内脏系统是否有病变等，因为头痛往往可以由上述器官的病变所诱发。例如，青光眼可引起眼源性头痛，鼻窦炎可引起鼻源性头痛，高血压可引起高血压性头痛等。

2. 神经系统查体　神经系统检查对头痛患者是最重要的一项检查，每一个患者都要接受检查。医生根据人体解剖学特点，按从上到下的顺序，对脑神经、躯体感觉功能、躯体运动功能、反射功能、锥体外系和自主神经等逐一进行检查。经上述系统检查后，如果发现具有病理意义的体征，则考虑器质性头痛。对于高颅压性头痛患者，常能发现视力下降、眼底视盘水肿和视网膜出血。无阳性体征者多为功能性头痛，如偏头痛等。有部分头痛患者还需要进行神经心理测验，因为有些头痛可由精神心理因素引起，如癔症性头痛、神经衰弱性头痛等。

（三）辅助检查

1. 常规检查　最常见的就是血、尿、粪三大常规检查，以及生化、免疫学检查。血常规检查能对不同感染所致的头痛做出比较简单、直观的判断,如白细胞计数、中性粒细胞比例升高,提示有细菌感染可能;白细胞计数不高或下降,淋巴细胞比例升高,提示有病毒感染可能;血红蛋白下降,提示有贫血或失血可能。常规的生化检查如血糖检查,能明确诊断低血糖所致的头痛。

2. X线检查　头颅X线片对慢性高颅压性头痛及颅骨病变引起的头痛诊断价值较大。例如,慢性高颅压性头痛,X线片可见颅骨血管压迹变浅,颅骨变薄;肿瘤、脑寄生虫感染等,X线片可见颅骨吸收、增生或颅内钙化点等;X线片也可以帮助诊断鼻源性和耳源性疾病引起的头痛,其费用少,且实用。

3. 头颅CT及磁共振成像(MRI)　头颅CT是诊断头痛一项很重要的手段,它可以区别功能性头痛和器质性头痛。对于高度怀疑器质性头痛的患者,即使普通CT扫描结果正常,也不能排除微小病变的可能,必要时行增强CT扫描。MRI能更清晰、更精确地做出定性定位诊断,早期发现很小的病灶。因此,头颅CT是诊断头痛常用的检查方法,MRI是诊断头痛更准确的手段。

4. 颅内超声检查　通过超声测定脑中线回声,以判断脑部的中线结构有无移位,来诊断颅内一侧有无占位性病变。颅内超声能对脑出血、颅内肿瘤、外伤性颅内血肿、脑积水所致的头痛提供诊断性帮助。

5. 脑脊液检查　对于临床高度怀疑蛛网膜下腔出血,但头颅CT阴性的患者及颅内感染患者,可进行腰椎穿刺,以明确诊断。腰椎穿刺的目的是取脑脊液做检查,对区分器质性头痛和功能性头痛有重要价值,如脑脊液细胞成分改变可以判断有无脑出血、肿瘤、炎症、结核、隐球菌及寄生虫感染等,还可鉴别高颅压性头痛和低颅压性头痛。脑脊液检查是诊断头痛的重要检查之一。

6. 脑电图检查　功能性头痛,脑电图通常不出现异常,极少数可表现异常;器质性头痛,脑电图有一定参考意义,尤其是脑肿瘤、脑血管病、脑外伤、颅内炎症等,在局部显示出异常脑电波。

7. 肌电图检查　肌电图记录神经和肌肉的电活动,借以判定神经和肌肉的功能状态。对于三叉神经痛、肌紧张收缩性头痛及颈椎神经根病变引起的头痛,有一定的临床价值。

8. 神经系统放射性核素检查　此种方法对颅内肿瘤的诊断符合率达80%左右,对于颅内占位性病变所致的头痛,此法有独特的价值。

第二节　儿童脑炎的临床特点

临床工作中,经常有家长带患儿就诊时问:"医生,我们孩子头痛还有发热,是不是脑炎?"脑炎可以表现为头痛、发热,但是头痛、发热不一定都是脑炎。如果头痛、发热的同时,伴随喷射性呕吐,或者精神萎靡、嗜睡,甚至有严重精神症状,查体有一些神经系统阳性体征,则需要警惕脑炎。头痛可以是引起发热的感染性疾病全身症状之一,如果热退,头痛缓解,精神很好,则一般不考虑脑炎,更多的还是呼吸道、消化道等感染导致发热继发的头痛。通常所谓的脑炎,更多是指病毒性脑炎(viral encephalitis,VE),本节针对病毒性脑炎进行讲解说明。

一、病毒性脑炎概述

病毒性脑炎是指由多种病毒引起的颅内炎症。若炎症过程主要在脑膜,则临床主要表现为病毒性脑膜炎。若炎症主要累及脑实质,则以病毒性脑炎为临床特征。由于解剖上脑膜及脑组织邻近,若脑膜和脑实质同时受累,则此时称为病毒性脑膜脑炎。各年龄组均可发病,尤其在儿童发病更为常见,夏秋季多见。由于致病病原体与宿主的免疫反应过程不同,病情轻重不一,临床表现各异,大多数患儿预后良好,但也有少数患儿起病急骤,进展迅速,易造成不同程度的神经系统后遗症,甚至短期内死亡。

目前能够导致 VE 的病毒种类多种多样,全球各国病原体分布情况不同,据统计国内外报道约130 种病毒可引起脑炎。其中,主要的病原体有肠道病毒、疱疹病毒、虫媒病毒、副黏病毒、弹状病毒及腺病毒等几大种类,还有新发现的西尼罗病毒、博尔纳病毒、雪靴野兔病毒、版纳病毒等。在我国儿童患者中,最常见的是肠道病毒,主要包括脊髓灰质炎病毒、柯萨奇病毒、埃可病毒及新型肠道病毒;其次是疱疹病毒(在重症脑炎中占首位),虫媒病毒(危害最大,传播最广)和其他病毒等。

VE 的典型神经病理改变包括软脑膜炎,血管周围白细胞浸润,以及小胶质细胞增殖形成小胶质细胞结节。这些病变的部位和严重程度取决于宿主和致病因子的特征,不同病例及不同病毒的感染差异很大。在急性期,病理改变可能比较轻微,或仅表现为脑水肿;而在重症或慢性脑炎则可能出现严重的病理改变,如神经元死亡、组织坏死、胶质增生和囊性脑软化。有的脑炎患者可见明显水肿、静脉周围脱髓鞘及单核细胞炎症,但相关神经元和轴突却相对完好。此种改变是由于病毒感染激发机体免疫应答,产生感染后脑脊髓炎。少数病例可发生蛛网膜炎或室管膜炎,使脑脊液循环通路受阻或引起脑脊液吸收障碍,形成梗阻性或交通性脑积水。

病毒大多通过皮肤、黏膜、胃肠道、呼吸道感染人体,进入淋巴系统繁殖,然后经血流(虫媒病毒直接进入血流)形成病毒血症,再扩散至远处器官特别是网状内皮系统,产生全身症状如发热、寒战、腹痛、腹泻、皮疹或关节疼痛等。若病毒在定居脏器内进一步繁殖,入侵脑或脑膜组织,则出现中枢神经系统症状。少数如狂犬病毒通过神经通路侵犯中枢神经系统。病毒在神经细胞内繁殖可引起相应细胞功能受损,并刺激机体的免疫反应。局部组织对病毒感染的炎症性反应包括淋巴细胞和巨噬细胞增多,若呈急性经过则会出现中性粒细胞增加。细胞因子如白细胞介素(IL)-1、IL-2、肿瘤坏死因子(TNF)和干扰素等也参与了机体和病毒的相互作用,并与感染的临床表现和严重并发症有关。病情轻重取决于脑实质受累的相对程度。一般来说,病毒性脑炎的临床经过较病毒性脑膜炎严重,重症脑炎更易发生急性期死亡或后遗症。

临床上,大多数患儿因弥漫性大脑病变而主要表现为发热、头痛、反复惊厥发作、不同程度的意识障碍和颅内压增高症状。患儿可有嗜睡、昏睡、昏迷、深度昏迷,甚至去皮质状态等不同程度的意识改变。若出现呼吸节律不规则或瞳孔不等大,要考虑颅内高压并发脑疝的可能性。有的患儿病变主要累及额叶皮质运动区,临床以反复惊厥发作为主要表现,伴或不伴发热。多数为全身性或局灶性强直-阵挛发作,少数表现为肌阵挛或强直性发作,皆可出现癫痫持续状态。若脑部病变主要累及额叶底部、边缘系统,患者则主要表现为精神情绪异常,如躁狂、幻觉、失语,以及定向力、计算力和记忆力障碍等,伴发热或无热。多种病毒可引起此类表现,但由单纯疱疹病毒引起者最严重,该类脑炎的神经细胞内易见含病毒抗原颗粒的包涵体,此时称为急性包涵体脑炎,常合并惊厥和昏迷,病死率高。

二、病毒性脑炎的诊断步骤

(一) 病史采集

1. 现病史 询问患儿发病前有无呼吸系统或消化系统症状,如发热、流涕、鼻塞、咽痛、咳嗽、呕吐、腹泻、胸痛、肌痛等。收集病毒感染的全身症状。

询问患儿有无头痛、意识障碍、精神行为异常、抽搐、步态不稳、言语不清、吞咽困难、肢体瘫痪等。收集病毒感染中枢导致的中枢神经系统症状。

2. 既往史　询问有无麻疹、水痘、风疹、流行性腮腺炎、结核病患者接触史,帮助判断有无相关疾病接触史,有助于病原学判断。询问有无抽搐、颅内肿瘤、颅脑外伤史等,有助于鉴别诊断。

3. 个人史　询问出生时有无窒息史,喂养史中应注意是否母乳喂养、添加辅食情况、有无服用维生素 D 制剂。预防接种史中注意麻疹、风疹、流行性腮腺炎疫苗的接种,有助于了解患儿有无因未接种相关病毒疫苗,存在该类病毒易感体质。

4. 家族史　家族中有无癫痫、遗传性疾病史,有助于鉴别诊断。

(二) 体格检查

1. 全身情况及生命体征　注意体温、心率、呼吸、血压、精神反应情况、意识状态、行为变化。有无发热、皮疹、口疹、角膜疱疹、腮腺肿大等,寻找病毒感染非特异性体征。

2. 神经系统检查　注意有无颈抵抗、脑膜刺激征阳性、前囟饱满或隆起、脑神经病变,检查是否伴失明、失聪、失语、肢体瘫痪、肌力下降。检查各种深浅反射、瞳孔大小与对光反射。轻症脑炎患儿一般意识清楚,部分嗜睡;重症脑炎患儿意识模糊、谵妄,甚至昏迷。注意有些患儿精神异常表现为烦躁、兴奋、胡言乱语、哭笑无常,这类患儿需警惕自身免疫性脑炎。

(三) 辅助检查

1. 实验室检查　血常规示白细胞计数和中性粒细胞比例正常。血生化检查,注意患儿肝肾功能改变,脑炎患者易发生抗利尿激素异常分泌综合征,血容量正常的患者也应限制液体量,检测电解质。血清病原学检查,可进行柯萨奇病毒、风疹病毒、埃可病毒、EB 病毒等 IgM 抗体测定。值得注意的是,有些脑炎患儿病程初期血清病毒抗体可能不高,但恢复期血清病毒抗体滴度较早期上升 4 倍及以上有诊断意义。

2. 脑脊液检查　脑脊液典型改变为压力增加,外观清亮。白细胞计数正常或轻度增高,可达 $(50\sim100)\times10^6/L$,以淋巴细胞增多为主,但在发病早期(48 小时以内)可以中性粒细胞为主。蛋白质水平一般在正常范围或轻度升高,但一般不超过 $0.5\sim1.0$ g/L,糖和氯化物一般正常,脑脊液培养及涂片无异常。临床治疗中,脑脊液生化中蛋白质偏高时间较长,要结合临床,注意与感染后脱髓鞘病变鉴别。

脑脊液病原学检查主要有以下 4 种办法:

(1) 病毒的分离与培养。

(2) 病毒抗原抗体检测:脑脊液中某种病毒的 IgM 抗体阳性,或者急性期和恢复期(间隔 14 天以上)IgG 抗体滴度有 4 倍及以上升高,一般可以确定诊断。

(3) 聚合酶链反应(PCR)等检测病毒基因:病毒核酸的 PCR 检测是早期快速诊断方法,敏感度高达 98%,特异度 94%。

(4) 高通量测序技术:基于二代测序平台,可精准检测血清或脑脊液中未知病毒或其他病原体,对于疑难危重病毒性脑炎具有较好的辅助诊断作用。对于有精神异常表现的患儿,在行脑脊液检查时,需完善相关抗体检查,包括神经元表面抗体及胞浆抗体,除外自身免疫性脑炎。

3. 脑电图检查　急性期异常率可高达 80%～90%,脑电波出现背景异常,表现为弥漫性慢波。当炎症加重或伴有颅内压升高,脑实质开始出现炎性水肿时,脑电波产生弥漫性活动,也可表现为局限性或阵发性高波幅慢波,主要在额、顶区,为 θ 或 δ 波。若病情进一步加重,可出现广泛性平坦或爆发性抑制性脑电波。脑电图对预后判断有提示价值。一般脑电图恢复迟于临床表现,一般脑电图恢复需 2~4 周,重症脑电图恢复需数月至半年以上。复查脑电图时要考虑这些因素。

4. **影像学检查** 头颅 CT 检查方便快捷,可初步排除颅内占位、颅内出血、脑疝等外科疾病,为腰椎穿刺排除禁忌证,临床上往往首选。病毒性脑炎早期头颅 CT 可表现为弥漫性低密度,晚期为萎缩性改变,但由于分辨率低,临床上怀疑病毒性脑炎患儿都会行头颅 MRI。MRI 有较高的软组织分辨率,可准确进行空间定位,敏感度较高,对早期微小病灶或多发病灶具有较高检出率,有助于早期诊断、病灶定位及评估预后。

(四)诊断要点

1. **临床表现** 轻者仅有头痛、呕吐表现而无阳性体征;重者可伴有发热、惊厥、昏迷、脑膜刺激征阳性、局限性神经系统体征。

2. **脑脊液检查** 可见蛋白质、糖正常,细胞数正常或稍增多,脑脊液涂片、培养均无细菌发现。脑脊液细胞学检查病初 1~2 天可有中性粒细胞,之后以淋巴细胞为主。

3. **排除其他诊断** 排除化脓性脑膜炎、结核性脑膜炎等中枢神经系统疾病。

4. **抗体检测** 血清特异性病毒抗体 IgM 阳性或 IgG 恢复期时 4 倍及以上增高。脑脊液中分离出病毒,或检测到病毒特异性抗原或抗体,或检出病毒核酸。

5. **脑电图改变** 脑电图有明显弥漫性慢波改变。

具有上述第 1~3 项,伴或不伴第 5 项,可临床诊断为本病,若同时具有第 4 项可做病原学确诊。

(五)鉴别诊断

1. **颅内其他病原体感染** 需与化脓性、结核性、真菌性脑膜炎相鉴别,主要根据临床表现、脑脊液外观、脑脊液常规、脑脊液生化及病原学等检查。并发硬膜下积液常提示化脓性脑膜炎,有开放性结核患者接触史、有结核感染症状或结核菌素(PPD)试验阳性应考虑结核性脑膜炎。

2. **急性播散性脑脊髓炎** 一组与自身免疫障碍有关的神经系统脱髓鞘疾病,多发生在非中枢神经系统感染后 1~3 周,脑脊液可有免疫球蛋白升高,寡克隆区带及髓鞘碱性蛋白阳性,MRI 常见多发性不对称白质异常信号。

3. **Reye 综合征** 急性起病,表现为急性弥漫性脑水肿,伴肝功能异常,无明显黄疸表现,脑脊液无明显异常,起病 3~5 天后不再进展,婴幼儿可出现血糖降低。

(六)治疗

1. **对症支持治疗** 密切监测生命体征,维持水、电解质稳定和合理的营养供给。对于高热者,可采用物理降温及药物降温的方法来维持体温的稳定。对于发生惊厥者,可采用地西泮、苯巴比妥、咪达唑仑等药物控制惊厥的发作,国内外部分学者将咪达唑仑作为临床上治疗小儿惊厥发作的一线药物。对于颅内高压者,高渗性脱水药甘露醇是首选药物,一般选用 20% 甘露醇。

2. **抗病毒治疗** 阿昔洛韦是治疗疱疹病毒感染的首选药物,常规用法为 10 mg/(kg·d),每天 3 次,疗程为 14~21 天,不同年龄段有区别。更昔洛韦具有抗 EB 病毒(EBV)、巨细胞病毒(CMV)、单纯疱疹病毒(HSV)、水痘-带状疱疹病毒(VZV)等活性,其中对 CMV、EBV 的活性抑制是阿昔洛韦的 10~20 倍,与阿昔洛韦相比疗效更显著,用法为 5 mg/(kg·d),间隔 12 小时重复用药 1 次,疗程为 14~21 天。膦甲酸钠主要作用是抗 CMV 和抗 HSV,也适用于对阿昔洛韦耐药的 HSV 株,用法为 0.18 mg/(kg·d),分 3 次静脉注射,疗程为 14 天。

3. **激素的应用** 对于轻中度病毒性脑炎应慎用糖皮质激素,对于重症或伴有顽固性颅内高压患者早期短疗程应用激素可减少炎症等并发症的发生。临床上地塞米松应用广泛,剂量为每次 0.25~0.50 mg/kg,连用 2~3 天后逐渐减量,一般连用 5 天,或甲泼尼龙每次 1~2 mg/kg,间隔 12 小时可重复用药 1 次。对于急性重症脑炎急性期可遵循短期大剂量冲击疗法,达到保护脑细胞、缩短病程的目的。

4. 丙种球蛋白的应用 一般采用静脉注射免疫球蛋白(IVIg) 400 mg/(kg·d),连用 5 天,或大剂量使用,每天 1~2 g/kg,1~2 次用药即可。应用 IVIg 应尽量早期、足量、足够疗程使用。

5. 其他治疗 对恢复期患儿或有后遗症者,可进行康复治疗。根据具体情况及时进行主动或被动功能锻炼、针灸、按摩、高压氧治疗等,对改善预后有很好的作用。

(七) 医患沟通

向家长交代病毒性脑炎的病情,使其主动配合,正确对待疾病,主动配合各项治疗和护理。有些家长过分担心患儿的痛苦,拒绝进行腰椎穿刺,从而造成诊断与治疗的困难。若劝说无效,应在病程记录中记录,必要时嘱家长在病程记录上签名。对于恢复期可能有神经系统后遗症的患儿,应事先告知家长,使其有心理准备,避免医疗纠纷。对于发生神经系统后遗症的患儿,应交代家长出院后门诊随访,并进行智力训练和瘫痪肢体功能训练。对于有继发性癫痫的患儿,应指导正规服用抗癫痫药物。

(八) 病历记录

在病史中记录排除流行性脑脊髓膜炎、化脓性脑膜炎、结核性脑膜炎、隐球菌性脑膜炎的病史,记录有无前驱疾病、近期免疫接种、昆虫或动物叮咬、家庭和社会接触者中疾病情况。在病程中记录脑脊液检查的确诊依据,记录每天病情变化,药物剂量、应用方法及近期疗效。临床方面需重点记录患儿生命体征及意识水平等,早期识别重症脑炎患儿。对于危重患儿,及时记录抢救经过和患者对治疗的反应。在出院小结中记录出院后门诊随访内容及时间。

第三节 临床实战演练

病例 患儿男,14 岁。主诉:头痛伴发热 5 天,精神萎靡 1 天。

一、询问病史

(一) 问诊主要内容及目的

【思维提示】 体温升高时,机体中的代谢产物增加,血流加快,脑部血管充血,引起头痛。这种头痛通常在热退之后会减轻或消失。然而,头痛也可以是其他疾病的伴发症状或继发症状,或者是疾病早期的非特异性症状。病史询问过程中要获取尽可能多的信息,鉴别是原发性头痛还是继发性头痛,是颅脑疾病造成的还是其他疾病的伴发症状,是急性起病还是长期间歇发作,是感染性疾病还是非感染性疾病,是外科疾病还是内科疾病。因此,问诊的主要目的是寻找更多的临床诊断依据,以及可以排除一些疾病的信息要点,如头痛的性质、部位、持续时间、程度、先兆症状和其他伴随症状、诱发加重或减轻的因素。

1. **头痛起病速度** 是急性还是慢性。
2. **头痛部位** 是全头部痛、偏头部痛,还是前头痛。
3. **头痛性质** 呈搏动性头痛、阵发性电击样痛、闷痛、爆炸样痛等哪种头痛。

4. **头痛程度** 是轻度、中度，还是重度头痛。

5. **头痛伴随症状** 有无呕吐、发热、眩晕、眼部症状、精神症状、意识障碍。

6. **其他** 头痛持续时间，头痛发生时间，头痛发生诱因，既往有无疾病史及治疗史。

（二）问诊结果

患儿为 14 岁青春期男性，5 天前无明显诱因下突然头痛，持续性钝痛，全头痛，初可忍受，后呈进行性加重，难以忍受，伴随发热，中到高热，热退后精神反应差。患儿同时伴有呕吐，呕吐物为胃内容物，不含胆汁，非喷射性，呕吐后头痛稍好转。无抽搐，无肢体活动障碍，无咳嗽、气喘，无腹痛、腹泻，食欲差，发病以来在当地治疗未见缓解，遂来我院就诊。

既往体健，无头痛、鼻窦炎、中耳炎病史，否认家族性遗传病史。

【思维提示】 患儿为青春期男性，急性起病，头痛为主要表现，呈进行性加重，伴有发热和呕吐，病程中精神萎靡，既往体健，无慢性头痛、鼻窦炎、中耳炎病史。出现头痛、发热和呕吐三联征高度提示头痛源于感染，病程中精神持续萎靡，提示颅内感染可能性大。

二、体格检查

（一）检查重点

1. **一般情况** 观察生命体征（体温、呼吸次数及节律、血压），精神状态，意识水平。眼压是否增高，鼻腔有无脓性分泌物，鼻窦区有无压痛，外耳道有无流脓或乳突压痛，颈部淋巴结是否肿大，双肺呼吸音如何，心脏有无杂音，腹部有无包块、触痛。

2. **神经系统查体** 进行意识水平检查、脑神经检查、脑膜刺激征检查，观察感觉有无异常、肌力及肌张力情况、病理反射情况。

【思维提示】 首先观察患儿的生命体征（体温、呼吸、血压、脉搏）和面容，患儿发热、呼吸急促、感染面容，提示急性感染中毒表现。评估患儿精神状态、意识水平，来判断有无脑功能异常。注意有无鼻腔脓性分泌物、鼻窦区有无压痛、外耳道有无流脓或乳突压痛，来判断有无面部附属器官感染的可能。进一步进行神经系统查体，检查脑神经、深浅反射、肌力及肌张力情况、脑膜刺激征、病理反射情况。

（二）检查结果

体温 38.6 ℃，神志恍惚，嗜睡，双侧瞳孔等大等圆，对光反应存在，咽部充血，肌力、肌张力正常，双侧膝反射正常，脑膜刺激征阳性，左侧巴氏征阳性，右侧巴氏征阴性。患儿发热、咽部充血提示存在急性感染，需要进一步结合血常规等感染指标判断细菌性感染还是病毒性感染等。患儿神志恍惚、嗜睡提示中枢受损，脑膜刺激征阳性提示脑膜受累，左侧巴氏征阳性提示病理征阳性、上运动神经元受损，即脑实质受累可能，需进一步完善头颅 MRI 了解颅脑受损情况。

三、初步诊断

根据病史和体格检查结果，首先考虑中枢神经系统感染，病毒性脑炎可能性大。

四、进一步的检查

进一步的检查包括：① 血、尿、粪常规；② 肝肾功能、电解质、病毒血清学 IgM 抗体等；③ 头颅影像学检查，如头颅 CT、头颅 MRI；④ 脑脊液检查；⑤ 脑电图检查。

【思维提示】 常规检查：血、尿、粪常规应作为常规检查，不可缺少，最简单的检查经常能提供意外的信息。血液检查：血常规及 C 反应蛋白(CRP)、降钙素原(PCT)等检查初步判断细菌性感染还是病毒性感染，若为细菌性感染还需进一步行血培养等寻找病原；若为病毒性感染则需完善血清病原学检查，包括血清柯萨奇病毒、风疹病毒、埃可病毒、EB 病毒等 IgM 抗体测定。同时完善血生化检查，注意患儿肝肾功能改变，脑炎患者易发生抗利尿激素异常分泌综合征，注意电解质变化。头颅影像学检查：头颅 CT 检查方便快捷，可初步排除颅内占位、颅内出血、脑疝等危急疾病，为腰椎穿刺排除禁忌证，临床上往往首选。由于 CT 分辨率低，头颅 MRI 有较高的软组织分辨率，可准确进行空间定位，敏感度较高，对早期微小病灶或多发病灶具有较高检出率，因此头颅 MRI 也是必不可少的检查。当怀疑血管病变，可加做磁共振血管成像(MRA)、磁共振静脉成像(MRV)，对鉴别中枢神经系统血管炎也有意义。脑脊液检查：需要通过腰椎穿刺取脑脊液送检，该项检查对脑炎诊断至关重要。在排除相关禁忌证后，征得家长同意下均需要行该项检查。脑脊液检查包括脑脊液常规、生化、细胞形态学、培养、病毒 DNA、病毒抗体等检查。对于有精神异常表现的患儿，在行脑脊液检查时，需完善相关抗体包括神经元表面抗体及胞浆抗体，除外自身免疫性脑炎。脑电图检查：病毒性脑炎的脑电波出现背景异常，表现为弥漫性慢波，且阳性率高，因此早期条件允许均应行脑电图检查。

检查结果：血、尿、粪常规未见明显异常。CRP、PCT、体液免疫、淋巴细胞免疫分析未见异常。血清电解质中钠 110 mmol/L。血清病原学检查中柯萨奇病毒、风疹病毒、埃可病毒、EB 病毒等 IgM 抗体均为阴性。脑脊液常规示有核细胞计数 $47 \times 10^6/L$，脑脊液形态外观清亮，脑脊液生化未见异常。头颅 CT 未见异常；头颅 MRI 示脑干、两侧基底节区、侧脑室旁及半卵圆中心多发异常信号；MRA、MRV 未见异常。脑电图示背景改变，弥漫性慢波。

五、诊断及诊断思维

患儿为青春期男性，起病急，病程短。以头痛、发热为主要表现，伴有呕吐，病程中精神反应差，无走路不稳、饮水呛咳、呼吸困难、感觉异常、排尿排便障碍、抽搐等。体格检查：神志恍惚，嗜睡，脑膜刺激征阳性，左侧巴氏征阳性。辅助检查：脑脊液常规示有核细胞计数 $47 \times 10^6/L$，脑脊液生化未见异常；头颅 MRI 示脑干、两侧基底节区、侧脑室旁及半卵圆中心多发异常信号；脑电图示背景改变，弥漫性慢波。因此，诊断为病毒性脑炎。

六、治疗方案及理由

(一) 对因治疗

病毒性脑炎急性期治疗主要是消除病因，阻止病毒在体内复制和扩散，因此给予阿昔洛韦抗病毒治疗，疗程 2~3 周。

(二) 抗炎治疗

尽快控制炎症和免疫反应对脑组织的损害，给予小剂量地塞米松抗炎治疗。

(三) 降颅压治疗

患儿头痛、呕吐颅内高压症状明显，给予甘露醇降颅压治疗。

(四) 对症治疗

患儿电解质检查结果提示明显低钠血症，给予纠正电解质紊乱等对症治疗。

七、治疗效果

经过 48 小时治疗,患儿意识状态进一步下降,并出现抽搐,进入昏迷,呼吸节律不规整。

【思维提示】 患儿病毒性脑炎脑组织受损严重,意识水平进行性下降直至昏迷,同时又抽搐,提示病情加重,且呼吸节律不规整,需进一步转入儿童重症监护室(PICU)治疗,必要时给予呼吸机辅助通气。

病情加重的原因分析:患儿病情进展快,出现抽搐,呼吸节律不规整,意识障碍进展快进入昏迷,脑电图示背景改变,弥漫性慢波,均提示脑功能受损改变。脑脊液细胞数增高不明显提示脑膜受损轻,而头颅 MRI 示脑干、两侧基底节区、侧脑室旁及半卵圆中心多发异常信号,提示病毒直接损害脑组织导致脑功能异常,出现呼吸节律不规整等表现。同时,也不能除外病毒感染神经细胞后破坏神经元,并刺激机体的免疫反应,导致细胞因子如 IL-1、IL-2、TNF 和干扰素等产生增多,参与机体和病毒的相互作用,进而使病情进一步加重。

八、调整治疗方案及疗效

患儿转入 PICU 进一步治疗,给予呼吸机辅助通气。大剂量激素及静脉注射丙种球蛋白冲击治疗,继续阿昔洛韦抗病毒治疗,加用甘油果糖联合甘露醇降颅压治疗及对症支持治疗,复查头颅 MRI 提示病灶较前明显减少。1 周后患儿自主呼吸逐渐恢复,顺利撤机,意识转清,继续巩固治疗,后续行康复训练。从治疗效果回顾性分析,本例病毒性脑炎的脑功能受损一方面由于病毒的直接侵犯,另一方面病毒感染后继发的免疫反应在本次病程中也起到一定作用,这也可能是大剂量丙种球蛋白及激素治疗后病情改善的原因。另外,患儿复查头颅 MRI 提示病灶较前明显减少,也提示免疫治疗有效。

九、最终诊断

病毒性脑炎,中枢型呼吸衰竭,低钠血症。

(张 刚)

第九章 头围增大

第一节 头围大的诊断思维

头围是指经眉弓上方突出部,绕经枕后隆突1周的长度。头围增长与脑和颅骨的生长相关,颅内容物增加、脑搏动使头颅增大;颅骨骨缝的存在保证颅骨向骨缝两侧生长,同时随年龄增大颅骨厚度增加。头围采用软尺测量。小儿取立位、坐位或仰卧位,将软尺0点固定于头部一侧眉弓上缘,软尺紧贴头皮(头发过多将其拨开)绕枕后隆突最高点及另一侧眉弓上缘回至0点即为头围长度。婴儿出生时平均头围34 cm,6个月时42 cm,1岁时46 cm(同胸围),2岁时48 cm,5岁时50 cm,15岁时接近成人为54~58 cm。

一、头围增大的病因

(一)脑积水

脑积水可以发生于儿童各个年龄段,是由于脑脊液循环发生障碍,脑室系统扩大,颅内压升高的一类疾病。

(二)佝偻病等骨软骨发育异常

佝偻病即维生素D缺乏性佝偻病,是由于儿童体内维生素D不足,钙、磷代谢紊乱,产生的一种以骨骼病变为特征的全身、慢性、营养性疾病。

(三)黏多糖贮积症

黏多糖贮积症是由于人体细胞溶酶体内降解黏多糖的水解酶发生突变、活性丧失,黏多糖不能被降解代谢,最终贮积在体内而发生的疾病。患儿典型表现为头大,舟状头,前额突出,眉毛浓密;眼睛突出,眼睑肿胀;鼻梁低平,鼻孔上翻;嘴唇大而厚;舌大,易突出口外;牙龈增生,牙齿细小且间距宽;皮肤厚,汗毛多,头发浓密粗糙,发际线低。

(四)其他原因

其他原因造成的脑内容物增加及颅内压增高等。

头围大是儿科常见的症状之一,头围增大的原因较多,因此当患儿有头围异常增大时,要详尽地收集病史,仔细地体格检查,合理安排实验室检查和特殊检查,并密切观察症状和体征变化(图9-1)。根据年龄、母亲孕期宫内B超情况、既往史、伴随症状和体征,以及动态观察做出正确诊断,进行恰当治疗,并根据治疗效果调整治疗方案。

二、头围增大的诊断步骤

(一)病史采集

1. 发病年龄

(1)婴儿期:头围增大见于先天性脑积水、早产儿出血后脑积水、颅内感染后脑积水、黏多糖贮积症、佝偻病等。

（2）幼儿期及年长儿期：头围增大见于肿瘤性脑积水、一些特异性感染引起的脑积水等。

2. 伴随症状

（1）伴有呕吐：多考虑颅内压增高，如各种原因引起的脑积水。

（2）伴有易激惹、多汗：应考虑佝偻病。

3. 头围增大的动态变化　1周内头围增加超过2 cm，应高度怀疑进展性脑积水。

4. 患儿母亲孕期检查情况　孕期检查宫内B超胎儿有无脑室扩大，关注孕期血液检查特别是宫内感染相关检查情况等。

5. 既往史　既往有无严重颅脑外伤、中枢神经系统感染及其他特殊疾病病史。

（二）体格检查

1. 头围测量　必不可少，同时关注头型有无异常。

2. 前囟　前囟闭合有无延迟、前囟大小及前囟张力情况。

3. 颅内压增高的其他表现　有无双眼下视（日落征）表现，头皮有无静脉怒张情况。

4. 针对性全身查体　若怀疑脊膜膨出伴发脑积水，检查腰背皮肤有无异常隆起、包块、色素沉着及毛发等。

（三）辅助检查

1. CT和磁共振成像（MRI）　可详细了解颅内影像情况如脑室大小、有无异常信号及占位、硬膜下腔情况、颅缝闭合情况等。

2. 眼底检查　有助于判断有无颅内压增高。

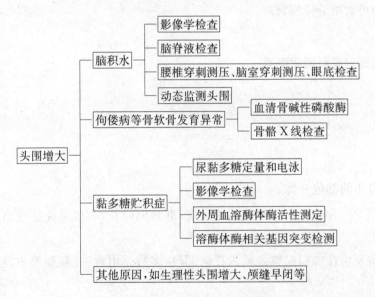

图9-1　头围增大诊断的思维导图

第二节　脑积水的临床特点

脑积水可以发生于儿童各个年龄段，是由于脑脊液循环发生障碍，脑室系统扩大，颅内压升高的一类疾病。

脑脊液（cerebrospinal fluid,CSF）是存在于脑室及蛛网膜下腔的无色透明液体,比重为 1.005,总量为 130～150 mL。脑脊液包围并支持整个脑及脊髓,有效地使脑的重量作用减少至 1/6,外伤时对大脑有一定的保护作用。在清除代谢产物及炎性渗出物方面,脑脊液起着身体其他部位淋巴液所起的作用。脑脊液是颅腔内固有内容物之一,产生的部位主要是侧脑室、第三脑室及第四脑室的脉络丛。脑脊液大部分是血浆的一种超滤液,但也有脉络丛主动分泌的成分。在血液与脑脊液之间,在脑脊液与脑之间存在机械性和渗透性屏障,分别称为血液-脑脊液屏障和脑脊液-脑屏障。脑脊液的分泌压主要取决于平均动脉压与颅内压之间的压力差。脑脊液的吸收主要通过蛛网膜粒,脑脊液按一定的流速单向进入静脉窦内,吸收的速度取决于颅内压与静脉压之间的压力差。分泌与吸收是处于相对的平衡状况,可以看出颅内压是调节平衡的关键。脑脊液的流动具有一定的方向性。两个侧脑室脉络丛最丰富,产生的脑脊液最多,这些脑脊液经室间孔流入第三脑室,再经中脑导水管流入第四脑室。各脑室脉络丛产生的脑脊液都汇至第四脑室,并经第四脑室的正中孔和外侧孔流入脑和脊髓的蛛网膜下腔。最后经矢状窦旁的蛛网膜粒脑脊液回渗到上矢状窦,从而回流至静脉系统。脑脊液的回流（或吸收）主要取决于颅内压与静脉压之间的压力差,以及血液-脑脊液屏障间的有效胶体渗透压。脑和脊髓的血管、神经周围间隙和室管膜也参与脑脊液的吸收。

脑积水发生的根本原因是脑脊液循环障碍。

一、脑积水的病因

根据脑脊液循环的特点,脑积水病因大致有三类。

（一）脑脊液产生增多

例如脑室内脉络丛乳头状瘤可大量分泌脑脊液。

（二）脑脊液吸收减少

例如中枢神经系统感染导致蛛网膜粒吸收障碍。

（三）脑脊液循环通路堵塞

例如各类颅内肿瘤或囊肿等。

二、脑积水的分类

（一）按照脑脊液循环障碍发生的部位分类

1. 交通性脑积水　梗阻部位发生在脑脊液循环的最终位置,即蛛网膜粒,主要是炎症或出血等导致蛛网膜粒吸收脑脊液障碍。

2. 梗阻性脑积水　梗阻部位发生在蛛网膜粒之前的任何部位,多数是由囊肿、肿瘤等占位性疾病导致。

（二）按照病因分类

1. 先天性脑积水　常见于脑脊液通路上的各类畸形,如先天性中脑导水管狭窄或隔膜、先天性小脑扁桃体下疝或 Dandy-Walker 综合征导致四脑室流出道梗阻等。

2. 后天性脑积水　常见于颅内感染、出血、肿瘤等疾病。

两种分类方法互有交集,如肿瘤导致的脑积水是后天性脑积水,也是梗阻性脑积水。

临床诊断时首先应明确是否存在脑积水,区别脑积水及脑室扩大。慢性脑积水特别是婴儿脑积水由于患儿骨缝未闭,往往表现以头围增大为主;急性脑积水及幼儿、较大儿童脑积水往往表现以头痛、呕吐为首发症状。一部分患儿影像学检查显示脑室饱满、脑室增大,应动态观察,特别注意有无脑室进行性增大、头围增速异常。

其次明确引起脑积水的原因对指导治疗非常重要,根据主诉针对性地询问病史往往能少走弯路,例如遇到婴儿头围异常增大的病例,应关注母亲孕期 B 超有无发现胎儿脑室扩大,有无早产、难产及产时窒息;较大儿童不明原因脑积水,应关注既往有无脑炎、严重脑外伤,有无行走不稳,有无腰背部异常皮肤表现。带着思考去追问病史、查体及安排辅助检查往往更有效。

第三节　临床实战演练

病例　患儿男,6 个月。主诉:发现头围大 2 个月。

一、询问病史

(一) 问诊主要内容及目的

【思维提示】　医生首先应大致观察患儿,根据家长主诉得到一个大致印象及对患儿疾病的初步考虑,据此询问病史。因此,问诊的主要目的是寻找更多的临床诊断依据,以及可以排除一些疾病的信息要点。

1. 发病时间　发现头围异常增大的时间。

2. 母亲孕期 B 超　有无异常。

3. 生后有无量过头围　了解具体数值。

4. 围生期是否顺利　有无早产、难产、围生期缺氧、颅内出血、生后呼吸机使用史等。

5. 既往史　有无抽搐史,有无颅内感染及颅内出血史,有无严重头外伤史,有无蒙被缺氧史等。

6. 伴随症状　有无呕吐、纳差,有无异常激惹表现,近期精神反应有无异常,运动发育有无落后等。

(二) 问诊结果

患儿为 6 个月男婴,孕 38 周剖宫产,顺产娩出困难改急诊剖宫产,生后 1 分钟 Apgar 评分 7 分,有生后抢救吸氧史,生后有新生儿肺炎住院治疗史,否认生后呼吸机使用史及抽搐史,生后 B 超有颅内出血,具体不详。否认产前宫内 B 超及宫内感染检测异常。出生头围不详,生后 1 个月体检头围 38 cm,3 月时头围 41 cm,否认颅内感染、脑炎病史及严重头外伤病史。食纳可,无明显异常呕吐,夜间睡眠可,运动发育稍落后,6 个月独坐不稳。6 个月体检头围 45 cm,遂来我院就诊。无食物、药物过敏史。既往体健,否认家族性遗传病史。

【思维提示】　患儿母亲孕期宫内 B 超无脑室扩大提示,不考虑先天性脑积水。患儿为足月儿,生后 1 分钟 Apgar 评分 7 分,有难产后改剖宫产病史,生后抢救史提及存在新生儿肺炎,都提示有围生期窒息存在,且生后 1 个月、3 个月、6 个月头围均超过正常同龄婴儿头围平均值加 2 个标准差,考虑脑积水可能。生后头颅 B 超有颅内出血,具体不详,考虑出血后脑积水可能。

二、体格检查

（一）检查重点

1. 一般情况　精神、反应状态，生长发育。

2. 外科查体　测量头围，观察头型，有无枕秃，有无面容异常，检查囟门大小、张力，双眼有无下视，头皮静脉有无怒张，检查四肢肌力、肌张力，检查病理反射。

【思维提示】　首先观察患儿一般情况，有无危急重症可能。观察就诊家属情况，了解与患儿的关系，从而了解其提供病史的可信度。根据家属主诉及大致观察患儿外观有个初步印象，据此询问病史。根据病史及大致可能的诊断，安排相应的体格检查，婴儿并非必须卧床检查，可以由患儿母亲怀抱检查减少患儿不配合可能。针对体格检查情况，往往会补充追问病史，以及其在外院就诊情况及检查结果，而不是就诊第一时间去翻阅外院病历造成固定思维。

（二）检查结果

生长发育良好，精神反应尚可。头围 45 cm，头型均匀增大，无明显枕秃，面容正常，无明显双眼下视，头皮静脉有怒张。四肢肌力、肌张力正常，无颈强直，病理反射未引出。腰背未及明显皮损。

三、初步诊断

考虑初步诊断为脑积水，原因待查。

四、进一步的检查

头颅 CT 或头颅 MRI。入院后行侧脑室穿刺测压及脑脊液常规、生化、培养检查。入院常规检查：血、尿、粪常规，血生化，凝血功能，胸部 X 线，心电图。

【思维提示】　头颅 CT、头颅 MRI 各有其优势。头颅 CT 优势为可以观察颅骨情况，了解有无颅缝早闭，且头颅 CT 仅需要患儿十几秒平卧就可以，一般当天能够完成检查，缺点为有一定辐射，影像不如 MRI 清晰。头颅 MRI 优势为观察脑组织更清晰，且可做视频观察脑脊液流动情况，缺点为一般要求患儿安静平卧十几分钟，较难配合，预约检查周期较长。

检查结果：头颅 CT 提示侧脑室、第三脑室、第四脑室均明显增大，侧脑室额角、枕角周围见异常低密度信号，颅缝无异常早闭。侧脑室穿刺肉眼见压力较高，脑脊液呈透明清亮微黄色，颅内压 250 mmH$_2$O；脑脊液常规显示细胞数 4 个/高倍视野，淋巴细胞为主，见含铁血红素沉着；脑脊液生化显示脑脊液糖、氯化物、蛋白质均在正常范围；脑脊液培养未见细菌生长。

五、诊断及诊断思维

脑积水的诊断首先应明确有无脑积水，其中的关键点为脑室系统扩大、颅内压升高，两点缺一不可。确认存在脑积水后，可以根据患儿年龄、病史（包括孕母病史）、体格检查、影像学检查、脑室穿刺后的检查等明确脑积水的原因。明确原因是为了最终治疗，这也就是需要学习脑积水分类的原因所在。脑室穿刺检查必不可少，通过穿刺测压能直接获得实际颅内压，脑脊液外观性状及脑脊液常规、生化、培养能帮助我们明确脑积水的成因，并指导我们判断手术指征，以及选择手术时机和手术方法。该患儿最终诊断明确脑积水存在,考虑脑积水为出血后脑积水,无合并感染。脑积水的诊断思路见图9-2。

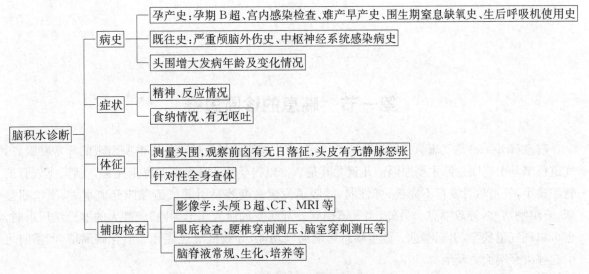

图9-2　脑积水诊断的思维导图

六、治疗方案及理由

选择为该患儿行脑室腹腔分流术。选用美敦力抗感染调压分流管,选择初始压力1.5。

理由:从患儿病史、查体、相应检查得知患儿诊断脑积水明确,考虑出血后脑积水,3岁以内患儿头颅生长较快,多数主张行脑室腹腔分流术而非第三脑室底造瘘术。

七、治疗效果

手术顺利,术后1个月复查头颅CT提示硬膜下少量出血。

【思维提示】　脑积水的治疗需要长期随访,手术后定期随访、相关疾病的教育十分必要。分流术后复诊发现硬膜下出血多考虑颅脑不对称,引流过多、颅内压偏低或伴头外伤所致。

八、调整治疗方案及疗效

分流管皮下泵测压显示1.5,予以调整到2.0,嘱咐家属防止外伤,避免头部剧烈晃动。1周后复查头颅CT显示硬膜下出血明显减少。

(高　喆)

第十章 喘息

第一节 喘息的诊断思维

喘息(wheeze)是气流急速通过狭窄的气道,产生湍流状气流振动气道壁所出现的异常呼吸音,气道狭窄是引起喘息的主要原因。儿童尤其是 3 岁以内婴幼儿呼吸道发育未完善,气管、支气管的管腔狭小,气道软骨发育不完善、弹性弱,呼吸道发生病变容易引起气道黏膜充血水肿、平滑肌痉挛、分泌物堵塞,导致喘息。另外,当气道受到外部病变如血管畸形、肿瘤或肿大的淋巴结压迫时,也可出现气道狭窄,引起喘息。严重喘息影响通气功能,导致低氧血症和二氧化碳潴留,严重时可引起呼吸衰竭而危及生命。

引起儿童喘息的病因很多,除了常见的支气管哮喘,呼吸道感染(如毛细支气管炎、喘息性支气管炎、有喘息症状的支气管肺炎),气道异物及胃食管反流等也会引起儿童喘息。另外,一些少见的原因如心脏疾病(心力衰竭、先天性心脏病),气管支气管软化,支气管肺发育不良,囊性纤维化,先天性血管发育异常(血管环),免疫缺陷,原发性纤毛不动综合征,闭塞性细支气管炎,肿瘤压迫(纵隔内肿瘤、肺部肿瘤)及支气管淋巴结结核等也会引起儿童喘息。

由于引起儿童喘息的原因众多,给诊断带来一定的困难,因此要了解引起儿童喘息的疾病特点。当患儿出现喘息症状后,应详尽地收集病史,仔细地体格检查,合理安排实验室检查和特殊检查,并密切观察症状和体征的变化,根据不同疾病的临床症状和体征,做出正确的诊断。

一、引起喘息性疾病的常见原因

除支气管哮喘外,引起儿童喘息的主要原因有感染性因素、非感染性因素和先天性发育畸形等情况。

(一)感染性因素

感染是引起儿童喘息的重要原因之一,尤其是在婴幼儿期。由于气道发育未完善,儿童感染后容易引起喘息。感染引起喘息的病原主要是病毒、支原体、衣原体等,细菌感染引起喘息较少,主要见于结核及百日咳。其中,呼吸道合胞病毒引起的毛细支气管炎是引起婴幼儿喘息的常见原因。该病主要发生于既往健康、首次发生喘息的 2 岁以下婴幼儿,发病高峰年龄为 1 岁以下,尤其以 2~6 月龄为多。临床主要表现为流涕、咳嗽、阵发性喘息、气促、胸壁吸气性凹陷(三四征)、肺部听诊呼气相延长、可闻及喘鸣音和细湿啰音。

(二)非感染性因素

1. **异物吸入** 有异物吸入史,喘息常在有呛咳病史后出现,可出现急性或慢性的喘息。部分患儿尤其是婴幼儿异物吸入病史常不典型,容易误诊。对于反复喘息、治疗效果欠佳的婴幼儿,均要注意排除气管异物。

2. **胃食管反流(gastroesophageal reflux,GER)** GER 是指胃内容物反流入食管,甚至口咽部,在新生儿及婴幼儿中多见。大约 60% 的健康婴幼儿可出现 GER,大部分可随着年龄的增长而缓解。消化道症状可表现为呕吐、反刍、溢奶等。消化道外症状可表现为激惹、体重下降、拒食、呼吸暂停、喘息、咳嗽、反复肺炎等,有时仅表现为呼吸道症状,以夜间阵发性咳喘及进食后咳喘加剧为主要特征。GER 可能与迷走神经反射及微量吸入有关。由于 GER 相关呼吸道症状与原发呼吸道感染难以区分,因此临床常误诊或漏诊。

3. **闭塞性细支气管炎**(bronchiolitis obliterans,BO)　BO 是一种由小气道狭窄引起的以进行性呼吸困难及气流受阻为主要表现的慢性气流阻塞综合征。其特征是喘息持续存在,支气管舒张剂对其无效。对于儿童,呼吸道严重感染是导致 BO 最常见的病因。其组织学特征是细支气管腔内肉芽组织增生或支气管周围纤维化造成细支气管腔受压狭窄,使气道梗阻。临床以腺病毒感染最为常见,麻疹病毒、肺炎支原体感染也可导致 BO。另外,异体造血干细胞移植、异体器官移植、吸入性损伤、自身免疫性疾病、药物不良反应等也与 BO 发病有关。BO 为不可逆的病理改变,早期诊断尤为重要。

4. **先天性发育畸形**　婴幼儿早期喘息的少见原因,当患儿反复喘息不愈时,要注意有无先天性发育畸形导致气道狭窄。

(1) 血管压迫:双主动脉弓、头臂干压迫、异常锁骨下静脉、肺动脉吊带等,由于血管走向异常,压迫气道引起喘息。

(2) 喉软化:患儿通常表现为高调的吸气相喘鸣,哭闹和仰卧时明显,很少影响喂养,症状通常是在出生后 4~6 周出现,在 18~24 个月自行缓解。

(3) 气管软化症(tracheobronchomalacia,TBM):TBM 是由气管壁和支撑气道的软骨软化导致的气道塌陷狭窄,是 6 个月以内小儿反复喘息并且迁延不愈的气道发育异常。此病的喘息特点主要为呼气相、高调、中心性的喘鸣,这是发现 TBM 的重要诊断线索。诊断标准为支气管镜下呼气时管腔塌陷至少 50%。

(4) 其他:包括支气管狭窄、食管气管瘘、心脏及血管扩张等。另外,一些罕见病如先天性免疫缺陷、囊性纤维化、原发性纤毛不动综合征也要注意鉴别诊断。一些常见的儿童喘息性疾病的临床特点见图 10-1。由于疾病的临床特点各有不同,临床医生需要详细询问病史。

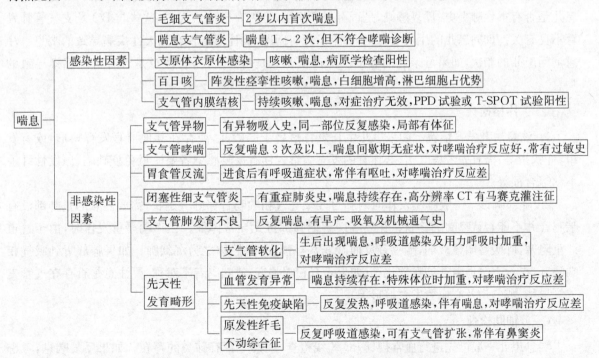

图 10-1　引起儿童喘息的常见病因及临床特点的思维导图

注:PPD 试验为结核菌素试验,T-SPOT 试验为结核杆菌感染 T 细胞斑点试验。

二、喘息性疾病的诊断步骤

(一)病史采集

病史采集在疾病的诊断中尤其重要。许多疾病通过详细的病史采集就可以得出相应的初步诊断。儿童喘息性疾病的病史采集重点要注意以下几点：

1. 喘息的特点　2岁以内首次发作的喘息，如果患儿一般情况好，通常考虑毛细支气管炎。需关注患儿有无发作诱因、平素身体状况、父母过敏情况、使用支气管舒张剂和（或）糖皮质激素后的治疗效果等。如果患儿使用支气管舒张剂有效，又有个人过敏史及家族过敏史，要注意首次哮喘发作的可能。哮喘有反复发作的特点，如果喘息反复发作3次及以上，发作间歇期正常，要考虑哮喘的诊断。

2. 喘息症状是否持续　如果患儿喘息症状持续，无明显间歇期，或虽然有间歇期，但在患儿活动量大或在特殊体位时容易出现喘息，则要注意闭塞性细支气管炎、支气管肺发育不良、先天性气道或心血管发育异常。需询问患儿是否有重症肺炎史、机械通气史及早产病史，查体注意有无其他器官畸形，或杵状指存在，同时进行相关的辅助检查如胸部高分辨率CT加气道重塑、支气管镜检查等以明确诊断。

3. 喘息发生的年龄　发作年龄越小，先天性及感染性疾病可能越大。正常出生后不久就出现喘息，喘息反复不愈，要考虑TBM，支气管肺发育不良，气管压迫（血管环、先天性心脏病、肿瘤），同时要注意胃食管反流、囊性纤维化、免疫缺陷、原发性纤毛不动综合征。随着发作年龄的增大，过敏性疾病（哮喘）、气管异物、支气管淋巴结结核的可能性也相应增大。

4. 个人史和家族史　是否有过敏性鼻炎、湿疹、荨麻疹等过敏性疾病史，家族中是否有类似病史，如父母是否有过敏性鼻炎、哮喘及皮炎等病史，这对哮喘诊断有很好的辅助作用。要注意询问患儿是否有重症肺炎史、反复感染，是否有早产病史，是否有机械通气史，这些与BO及支气管肺发育不良有关。询问患儿的生长发育史，如果发育有问题，要注意是否有先天性疾病导致的喘息。注意询问患儿的胎次，如果母亲之前有多次流产史尤其是自然流产，要注意是否有宫内感染导致的喘息。

(二)体格检查

1. 注意患儿发育情况　如果患儿生长发育落后于同龄儿，或存在其他器官发育畸形，或有发绀、杵状指等，需首先考虑气道、心血管的发育畸形。伴有反复感染者要注意免疫缺陷、原发性纤毛不动综合征等。

2. 肺部听诊　一般哮喘发作时两肺可闻及呼气相喘鸣音伴呼气延长，需要注意的是肺部没有喘鸣音并不能否认哮喘的诊断。在哮喘缓解期肺部可无异常体征。在哮喘严重发作时，由于气道严重阻塞，呼吸音明显减弱，喘鸣音反而减弱甚至消失，我们称之为沉默肺。如果肺部听到吸气相喘鸣音，提示上气道阻塞如喉软化等；如果是双相喘鸣音，或喘鸣音不对称，要注意是否存在气管支气管异物，或气道及心血管发育畸形等。

(三)辅助检查

喘息患儿一般可先进行血常规、胸部X线检查，观察是否有肺炎的存在。如果反复喘息，考虑有哮喘的可能，需要做以下辅助检查：

1. 过敏原检测　吸入性变应原致敏是儿童发展为持续性哮喘的主要危险因素，儿童早期食物致敏可增加吸入性变应原致敏的危险性,吸入性变应原的早期致敏(≤3 岁)是预测发生持续性哮喘的高危因素。因此,对于所有反复喘息、怀疑哮喘的儿童,均推荐进行过敏原检测,以了解患儿的过敏状态,协助哮喘诊断。

2. **肺通气功能检查**　肺通气功能检查是诊断哮喘和评估哮喘病情严重程度、控制水平的重要依据。对于所有适龄儿童在哮喘诊断及开始控制治疗前,应进行肺通气功能检查并定期随访。

3. **气道炎症指标检测**　嗜酸性粒细胞性气道炎症可通过诱导痰嗜酸性粒细胞分类计数和呼出气一氧化氮(FeNO)水平等无创检查方法进行评估。FeNO 水平高低与过敏状态密切相关,哮喘与非哮喘儿童 FeNO 水平有一定程度重叠,因此 FeNO 是非特异性的哮喘诊断指标。目前有研究显示,反复喘息或咳嗽的学龄前儿童,上呼吸道感染后 FeNO 水平持续升高 4 周以上,可作为学龄期哮喘发作的预测指标。

4. **胸部影像学检查**　在没有相关临床指征的情况下,不建议进行常规胸部影像学检查。反复喘息或咳嗽儿童,当怀疑哮喘以外其他疾病时,如气道异物,结构性异常(血管环、先天性气道狭窄等),慢性感染(结核),以及其他有影像学检查指征的疾病,依据临床线索所提示的疾病选择进行胸部 X 线或 CT 检查。

5. **心脏 B 超**　怀疑心血管发育畸形可以查心脏 B 超。

6. **支气管镜检查**　反复喘息或咳嗽儿童,经规范哮喘治疗无效,怀疑其他疾病,或哮喘合并其他疾病,如气道异物,气道局灶性病变(气道内膜结核、气道内肿物)和先天性结构异常(先天性气道狭窄、食管气管瘘)等,应考虑予以支气管镜检查以进一步明确诊断。

第二节　儿童支气管哮喘的临床特点

支气管哮喘(简称哮喘)是儿童期最常见的喘息性疾病,既往认为哮喘是可逆性气道阻塞性疾病,但现有研究发现哮喘是慢性气道炎症性疾病。疾病早期气道很少有器质性改变,病变是可逆的。到了疾病中期,气道黏膜水肿,管腔常含黏液栓,阻塞气道的末端,导致肺泡萎缩或扩张,病变不易可逆。到了疾病晚期,反复喘息、气道炎症使基底膜和平滑肌增生、肥厚,产生气道重塑,导致肺功能出现不可逆的损伤,最终会影响孩子的生长发育。临床需要从有喘息症状的患儿中发现支气管哮喘患儿,给予早期诊断和规范化治疗,改善哮喘患儿的预后。

一、支气管哮喘的诊断

尽管目前有明确的哮喘诊断标准,临床仍存在诊断不足和过度诊断的情况,原因在于支气管哮喘是一种以慢性气道炎症和气道高反应性为特征的异质性疾病。所谓异质性就是由不同原因导致相同的临床表现,即不同的发病原因如过敏或感染导致患者出现相同的临床表现,如反复发作的喘息、咳嗽、气促、胸闷等。目前哮喘的诊断主要是以临床表现为依据。我国儿童支气管哮喘的诊断标准:① 反复发作的喘息、咳嗽、气促、胸闷,常在夜间和(或)凌晨发作或加剧。② 发作时在双肺可闻及呼气相喘鸣音,伴呼气延长。③ 抗哮喘治疗后症状好转或自行缓解。④ 除外其他疾病引起的喘息。肺功能检查不是哮喘诊断必要的条件,但若患儿临床表现不典型,既往无反复喘息或就诊时肺部未闻及喘鸣音,可以做肺功能检查来辅助诊断。具备以下 1 项条件就可以诊断为哮喘:① 支气管舒张试验阳性,即吸入速效 β_2 受体激动剂(如沙丁胺醇)后 15 分钟,第一秒用力呼气量(FEV_1)增加≥12%。② 哮喘治疗后,肺通气功能改善,即给予吸入性糖皮质激素和(或)抗白三烯药物治疗 4～8 周后,FEV$_1$ 增加≥12％。③ 连续监测 2 周最大呼气流量(PEF),日间变异率≥13％。④ 支气管激发试验或运动激发试验阳性。

儿童尤其是婴幼儿并不能很好地配合肺功能检查,哮喘诊断主要依靠临床表现即反复发作性喘息,反复喘息次数我国没有标准确定,国外许多儿童哮喘诊断标准如加拿大学龄前儿童哮喘诊断标准为患儿有反复喘息史 3 次及以上。因此,哮喘诊断标准很简单,反复喘息 3 次及以上,发作时两肺听到喘鸣音伴呼气延长,支气管舒张剂治疗有效并除外其他疾病就可以诊断为哮喘。但儿童尤其是 3 岁以内婴幼儿由于呼吸道发育未完善,许多疾病都可引起喘息,因此诊断哮喘前一定要做好鉴别诊断。

二、支气管哮喘诊断的思路(图 10-2)

由于哮喘诊断主要基于临床表现,因此临床诊断时首先要详细询问病史。如果有反复喘息 3 次及以上,发作间歇期无症状,发作时两肺听到喘鸣音伴呼气延长;或喘息 1～2 次,支气管舒张试验阳性,在除外其他疾病后可以初步诊断哮喘。有个人过敏史或家族过敏史有助于哮喘的诊断。哮喘诊断时除外其他疾病比较困难,可以先给予哮喘治疗 2～4 周,如果病情缓解可以诊断哮喘,如果治疗效果欠佳,要做进一步的检查,除外其他疾病。

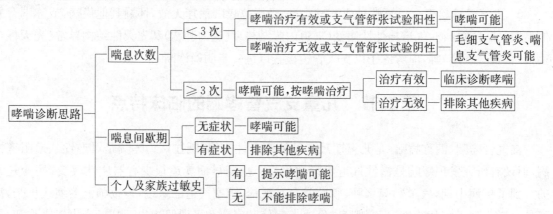

图 10-2 儿童支气管哮喘诊断的思维导图

三、支气管哮喘的治疗

哮喘的治疗原则为长期持续规范和个体化治疗。哮喘的治疗目标有两个,一是有效控制哮喘的喘息症状,二是预防喘息的反复发作,保护好肺功能,防止不可逆的气流受限。

哮喘的临床过程分为急性发作期、慢性持续期和临床缓解期。不同时期哮喘的临床表现和疾病严重程度有所不同,治疗方案也有区别。

急性发作期是指喘息症状突然加重,其治疗是以快速缓解症状为目标,治疗重点为抗炎平喘,快速缓解缺氧等临床症状。治疗时首先给予吸氧,吸入速效 β$_2$ 受体激动剂、抗胆碱能药,以及大剂量吸入型糖皮质激素;严重者要口服或静脉用糖皮质激素,静脉用硫酸镁或氨茶碱等抗炎平喘;如果经上治疗后症状仍不缓解,需入重症监护室(ICU),予机械通气等处理。

慢性持续期指患者虽然没有哮喘急性发作,但在近 3 个月内仍有不同程度的喘息、咳嗽、胸闷、气促等症状。慢性持续期的治疗主要是控制气道炎症,降低气道高反应性,预防复发。主要治疗药物是吸入型糖皮质激素(inhaled corticosteroid, ICS)、白三烯调节剂(leukotriene receptor antagonist,LTRA)、ICS/长效 β_2 受体激动剂(ICS/long acting β_2 – agonists,LABA)等。其中 ICS 是哮喘长期控制的首选药物,也是目前最有效的抗炎药物,其优点是通过吸入药物直接作用于气道黏膜,局部抗炎作用强,不良反应少。根据哮喘的控制程度选择吸入激素剂量,初期治疗时也可以先强化治疗,2～4 周后重新评估,如果疗效良好,维持 2 级治疗,即低剂量 ICS 或孟鲁司特钠口服治疗 2～3 个月;如果未达预期疗效,升级至 3 级中剂量 ICS 治疗。小于 6 岁患儿 3 级治疗可以 ICS 加倍或低剂量 ICS 加孟鲁司特钠,大于等于 6 岁患儿优选低剂量 ICS 加 LABA。如果哮喘控制,维持 3 个月后降级治疗,如果未控制,升级至 4 级治疗。4 级治疗主要是在 3 级治疗的基础上增加 ICS 至中高剂量或小剂量口服糖皮质激素。如果效果好,维持 2～3 个月后降级,如果效果不好,要转专科医院或多学科联合门诊就诊。6 岁以上孩子可以升级至 5 级治疗,考虑加用附加治疗包括抗 IgE 单抗或抗 IL – 4R 单抗治疗。临床每 3 个月评估病情,以决定是升级治疗,还是维持治疗或降级治疗。如果治疗没有效果,需要重新评估诊断是否有误。

临床缓解期指经过治疗或未经治疗临床症状、体征消失,肺功能恢复到急性发作前水平,并维持 3 个月以上。达到哮喘缓解期后可以降级治疗,一般每 3 个月降级 1 次,直至降至最低 ICS,维持 3～6 个月,没有临床症状,肺功能正常,可以考虑停药观察。停药后要定期随访,复查肺功能,如果病情有反复,根据病情评估再给予治疗。

第三节　临床实战演练

病例　患儿女,2 岁 9 个月。主诉:咳嗽 7 天伴喘息 3 天。

一、询问病史

(一)问诊主要内容及目的

【思维提示】　咳嗽、喘息是常见症状,可以是多种原因引起的。详细询问病史对疾病的诊断和鉴别诊断非常重要。患儿虽然以"咳嗽 7 天伴喘息 3 天"来就诊,但病史询问应远不止 7 天。首先要询问此次咳嗽、喘息有无诱因。咳嗽、喘息的症状是否有晨起、夜间及运动后加重的特点,咳嗽、喘息是首次起病还是既往有类似疾病史,是伴有发热、咳痰、乏力、纳减等感染性疾病表现,还是无热、干咳的非感染性疾病症状。如果既往有反复咳嗽、喘息发作,需询问既往喘息时医生的诊断是什么,喘息发作过几次,既往有无行胸部 X 线检查。发作时对症治疗效果如何,两次发作期间的间歇期有无症状。如果间歇期运动后有喘息,提示气道本身有狭窄,感染只是加重了喘息。需要询问既往有无食物过敏、鼻炎及湿疹史,有无家族过敏史。体格检查时除仔细听诊肺部有无喘鸣音、湿啰音外,还要注意患儿生长发育情况,如果患儿生长发育落后于同龄儿,或存在其他器官发育畸形,或有发绀、杵状指等,要考虑有无气道、心血管发育畸形。伴有反复感染者要注意免疫缺陷、原发性纤毛不动综合征等。

(二)问诊结果

患儿 7 天前受凉后出现咳嗽。咳嗽为连声干咳,活动及夜间为主,无发热、乏力、纳减等不适,否认异物吸入史。口服止咳药后症状未缓解。3 天前咳嗽加重,伴有喘息、气促,睡眠不安,于外院行雾化吸入沙丁胺醇等药物治疗稍有好转,但喘息仍明显,来我院治疗。既往有湿疹、过敏性鼻炎史,有肺炎史 3～4 次,查看病历获知每次肺炎均伴有喘息,胸部 X 线片均未见明显浸润影,无发热,雾化吸入支气管舒张剂和糖皮质激素后症状好转。肺炎痊愈后无症状,未再吸入激素治疗,否认食物过敏史、异物吸入史,无严重肺炎史、结核接触史、外伤史,其母亲有过敏性鼻炎。

二、体格检查

(一)检查重点

观察孩子一般情况,生长发育,精神状态,有无缺氧表现及三凹征。肺部听诊重点听两肺喘鸣音是否存在,有无湿啰音,呼吸音高低及是否对称。

【思维提示】 查体的顺序应先观察孩子的一般情况,如果消瘦营养不良,提示有慢性基础疾病的存在,要注意有无先天性发育异常、闭塞性细支气管炎等疾病。再观察患儿有无喘息、缺氧等需要马上处理的情况。听诊时注意两肺喘鸣音是否存在,有无湿啰音,呼吸音高低及是否对称。如果喘鸣音不对称,要注意有无气管异物,以及气道局限性狭窄的存在。如果呼吸音几乎听不到,患儿缺氧症状明显,要注意有无沉默肺或气胸的可能,需要马上处理。

(二)检查结果

入院时查体:体温 36 ℃,脉搏 103 次/分,呼吸 42 次/分,血压 88/60 mmHg,发育可,神志清晰,稍烦躁,口唇无发绀,轻度三凹征,咽部充血,两肺满布喘鸣音,呼气相延长。心音强,心律齐,各瓣膜听诊区未闻及杂音。腹平软,肝脾肋下及边,神经系统及四肢未见异常。

患儿既往有反复肺炎伴喘息史,胸部 X 线检查无明显肺部浸润影,支气管舒张剂治疗有效。患儿有湿疹及过敏性鼻炎史,母亲有过敏性鼻炎。体检示两肺满布喘鸣音伴呼气延长,无异物吸入史,无发育异常,既往无特殊病史,初步诊断考虑支气管哮喘急性发作期。

三、辅助检查

一般需要做如下辅助检查:血氧饱和度检测、血常规、肺功能检查、过敏原检查和胸部 X 线检查。

【思维提示】 患儿喘息明显,血氧饱和度检测可以发现是否有缺氧存在。血常规是常规检查,能简单区分是否有细菌感染,是否有嗜酸性粒细胞增高。肺功能检查能观察患儿肺功能的状态,提供气道阻塞程度的客观指标,为哮喘诊断提供客观依据。由于 6 岁以下儿童配合度差,肺通气功能检查可靠性不高,故可暂时不查,有条件可进行潮气肺功能检查。由于过敏是引起哮喘最主要的原因之一,因此每个考虑哮喘诊断的患儿均需要行过敏原检查,过敏原阳性强烈提示哮喘的可能。胸部 X 线检查不是所有哮喘患儿都要做的,当需要除外其他疾病时,就要进行检查。

检查结果:经皮血氧饱和度(SpO_2)93%,血常规示白细胞计数 $10.4×10^9$/L,中性粒细胞比例60.8%,嗜酸性粒细胞比例8.9%,C反应蛋白 12 mg/L。吸入性过敏原检查:屋尘螨+++,粉尘螨+++,狗毛+。血清总 IgE 230 IU/mL。胸部 X 线片示两肺纹理增多,肺透亮度增高。潮气肺功能检查:达峰时间比(TPTEF/TE)18%,达峰容量比(VPEF/VE)19%,提示小气道阻塞。

四、诊断及诊断思维

患儿 2 岁 9 个月,女孩。因咳嗽 7 天,加重伴喘息 3 天入院。患儿近 1 年以来有肺炎史 3~4次,每次均伴有喘息,不发热。既往胸部 X 线检查未见明显异常。雾化吸入有效,提示支气管舒张剂治疗有效,考虑患儿的肺炎实际上是哮喘发作。近 7 天咳嗽,加重伴喘息 3 天。咳嗽为连续性干咳,活动后及夜间为主,否认异物吸入史。既往有反复喘息 3 次以上,有湿疹及过敏性鼻炎史,其母亲有过敏性鼻炎。

体格检查:神志清晰,稍烦躁,说话时有气短,口唇无发绀。有轻度三凹征,咽部充血。两肺满布喘鸣音,呼气相延长。辅助检查:血常规示嗜酸性粒细胞升高,吸入性过敏原阳性,血清总 IgE 升高。TPTEF/TE 18%,VPEF/VE 19%,提示小气道阻塞。入院后哮喘治疗有效,胸部 X 线片基本正常,故诊断支气管哮喘急性发作期。

五、治疗方案及理由

(一)治疗方案

入院后针对哮喘急性发作在第一时间给予吸氧,雾化吸入速效支气管舒张剂和口服糖皮质激素治疗。用药后病情明显缓解,哮喘治疗有效。哮喘急性发作缓解后,进入哮喘持续期,需要继续给予规范治疗。患儿临床症状缓解后给予丙酸氟替卡松 125 μg,1 p,bid 吸入;氯雷他定 5 mg,qd 口服;孟鲁司特钠 4 mg,qd 口服;特布他林 1 p,prn 吸入。半个月后门诊追访。

(二)治疗理由

哮喘急性发作时需要给予速效 β_2 受体激动剂舒张气道,同时给予糖皮质激素消除气道炎症。当临床症状控制后,需要给予长期治疗,给予丙酸氟替卡松。患儿有螨虫过敏、过敏性鼻炎,给予氯雷他定和孟鲁司特钠口服。哮喘是容易复发的慢性气道炎症性疾病,需要长期规范治疗并定期随访。

六、治疗效果

患儿半个月后门诊随访,咳嗽、喘息明显好转,两肺喘鸣音消失,继续给予丙酸氟替卡松吸入治疗,嘱 2~3 个月后门诊随访。

七、病情反复

1 个月后,患儿再次因咳嗽 7 天,伴喘息 1 天门诊就诊。询问病史获知患儿用药后一般情况好,家长停用氯雷他定和孟鲁司特钠口服,单用丙酸氟替卡松吸入。7 天前患儿出现鼻塞,流涕,咳嗽加重,1 天前出现喘息。查体:一般情况可,咽稍红,咽后壁可见黄白色分泌物,两肺呼吸音粗,可闻及痰鸣音,心腹无特殊。血常规正常,胸部 X 线片正常,潮气肺功能检查示 TPTEF/TE 25%,VPEF/VE 24%,提示小气道阻塞较前好转。考虑患儿此次复发是由于家长自行停用抗过敏药氯雷他定和孟鲁司特钠,当遇上过敏原或呼吸道感染时,患儿出现过敏性鼻炎症状,流涕、鼻塞,鼻腔分泌物向后倒流引起咳嗽、喘息。鼻炎常是诱发哮喘复发的重要原因。因此,对伴有过敏性鼻炎的哮喘患儿在治疗哮喘时一定要重视对伴发疾病鼻炎的治疗,以减少哮喘发作。治疗上我们加用氯雷他定和孟鲁司特钠口服,糠酸莫米松喷鼻治疗过敏性鼻炎,潮气肺功能检查结果较前好转,丙酸氟替卡松继续原剂量用药。用药后半个月复诊,患儿一般情况好,治疗有效,已无鼻炎、咳嗽及喘息症状。嘱半个月后耳鼻喉科复查,若无鼻炎症状可以将糠酸莫米松减量,2~3 个月后哮喘门诊复查,无症状可以给予降级治疗,门诊定期随访。

八、总结

儿童喘息原因很多,常会被误诊为哮喘,对临床上治疗效果欠佳的喘息患儿,一定要注意除外其他疾病,但临床上还存在将哮喘误诊为肺炎或支气管炎的情况。因此,对于喘息患儿一定要详细询问病史,对于反复肺炎患儿,要查看原始病历,看是否有肺部喘鸣音的存在。哮喘诊断比较简单,但要重视随访,长期管理。哮喘治疗大多有效,对于治疗效果欠佳或治疗期间反复发作的患儿,要注意是否诊断有误或伴有其他疾病,尤其要注意是否伴有过敏性鼻炎及鼻窦炎。鼻炎、鼻窦炎是引起哮喘复发的重要原因,鼻炎和哮喘发病机制相近,临床相互影响,需要同时进行治疗。

(赵德育)

第十一章 咳嗽

第一节 咳嗽的诊断思维

咳嗽是儿科常见的临床症状,其发生的基本原理:刺激物进入呼吸道刺激咳嗽感受器,产生的冲动经传入神经(主要为迷走神经)传导至延髓第四脑室下部咳嗽中枢后,再通过传出神经(喉下神经、膈神经、脊神经)传到呼吸肌、肋间肌、膈肌、声带而完成咳嗽动作。刺激物有物理性刺激物(冷气、水分等),化学性刺激物(各种感染、烟雾、刺激性气体等)和机械性刺激物(各种粉尘)等。

一、咳嗽的病因

引起咳嗽的病因较为复杂,大致可分为感染性因素和非感染性因素。

（一）**感染性因素**

此为小儿咳嗽最多见的原因。小儿呼吸道较成人短且较狭窄,黏膜柔嫩,血管丰富,软骨柔软,因缺乏弹力组织而支撑作用差,因黏液腺分泌不足而气道较干燥,因纤毛运动较差而清除能力差,故婴幼儿容易发生呼吸道感染。感染性因素主要包括各种类型的上、下呼吸道感染性疾病,如鼻窦炎、喉炎、气管支气管炎、肺炎等。

（二）**非感染性因素**

1. **超敏反应性疾病** 支气管哮喘(包括咳嗽变异性哮喘)、嗜酸性粒细胞性肺泡炎,以及其他因素引起的气道高反应性如感染后咳嗽等。

2. **异物及其他吸入** 鱼刺、果壳等异物误吸,其他如污水、乳类、油脂类等吸入肺内会引起吸入性肺炎,以及吸入浓烟、石棉、硅尘等。

3. **先天性发育畸形** 气管软化症、气管狭窄、先天性食管气管瘘、支气管巨大症、支气管源性囊肿、先天性食管闭塞、先天性肺段隔离症、膈疝等。

4. **外压性因素** 腺样体肥大、甲状腺肿、肺门及其他淋巴结肿大、纵隔肿瘤和囊肿、双主动脉弓、肺动脉吊带等。

5. **消化系统疾病** 消化道反流引起的胃食管反流性咳嗽等。

6. **循环系统疾病** 充血性心力衰竭、肺水肿、肺栓塞及二尖瓣狭窄引起心房肥大等。

7. **免疫性和肿瘤性疾病** 肺含铁血黄素沉着症、肺泡微结石症、肺泡蛋白沉积症、胰腺囊性纤维变性、白血病或网状内皮细胞增多症的肺部浸润、肺出血-肾炎综合征、移植后闭塞性细支气管炎、红斑狼疮及类风湿关节炎等,往往还伴有其他系统损伤表现。

8. **神经心理因素** 抽动症、心因性咳嗽等。

9. **药物性因素** 卡托普利等。

二、咳嗽的诊断步骤

(一) 病史采集

1. 现病史 ① 咳嗽的诱因:接触咳嗽患者、冷空气刺激、接触变应原、异物吸入等。② 病程长短:急性咳嗽(<4 周)还是慢性咳嗽(≥4 周)。③ 咳嗽性质:干咳还是湿咳。若为湿咳,痰液性状如何。④ 咳嗽特点:单声咳还是连声咳,有无声音嘶哑,是否呈犬吠样,是否为痉挛性咳嗽,咳嗽末有无鸡啼样喉鸣等。⑤ 伴随症状:有无发热、流涕、咽痛、胸闷、气促、呼吸困难或长期低热盗汗等。

询问患儿病程中的一般情况,包括精神状态、食欲、睡眠、大小便情况等,对判断病情严重程度有帮助。查阅已完成的检查,尤其注意血常规、C 反应蛋白(CRP)、呼吸道影像学结果等。询问本次病程中治疗情况,包括药物的名称、剂量、频次、给药途径、治疗效果等。

综合以上病史资料,咳嗽病程<4 周,伴有发热,常提示感染性疾病:咳嗽、发热伴咽痛、吞咽困难、吸气性喘鸣等,考虑会厌炎;咳嗽、发热伴声嘶、犬吠样咳嗽,考虑急性喉炎;咳嗽、发热伴咽痛、鼻塞、流涕,无流行病学史,考虑普通感冒;咳嗽、发热、咽痛、卡他症状、头痛、肌肉酸痛,有流行病学史,考虑流行性感冒;咳嗽、发热伴有气促,考虑下呼吸道感染;小婴儿痉挛性咳嗽,咳毕鸡鸣样回声,根据流行病学史,考虑百日咳或类百日咳综合征。另外,湿咳亦首先考虑感染性疾病。咳嗽有黄脓痰,伴鼻塞脓涕,考虑急性鼻窦炎;咳嗽有黄脓痰,无鼻部症状,需结合影像学检查,考虑迁延性细菌性支气管炎(protracted bacterial bronchitis, PBB),原发性纤毛不动综合征等;咳嗽有黄脓痰,伴有发热、咯血等,考虑支气管扩张伴感染。咳嗽病程≥4 周,易反复,常为非感染性疾病:咳嗽时间长,季节性发作明显,考虑支气管哮喘、上气道咳嗽综合征等过敏性疾病;患儿在进食后和晚夜间出现咳嗽,大龄儿童可诉反酸或胸骨后烧灼感,考虑胃食管反流;突发呛咳、气促、呼吸困难,首先考虑支气管异物;患儿出现间歇性连声干咳,精神刺激后加重,专注及睡眠时症状消失,考虑心因性咳嗽;患儿在日间出现干咳,同时伴频繁眨眼、口角歪斜、喉部异响且不能自制,入睡后症状消失,考虑抽动症。另外,对于既往有明确免疫性或血液肿瘤疾病史的患儿,首先考虑此类疾病的肺部表现。

2. 既往史 注意有无慢性咳嗽史,有无喘息史,有无明确食物药物等过敏史,便于判断是否为过敏因素引起。有重症肺炎病史或有移植病史,需考虑闭塞性支气管炎或闭塞性细支气管炎可能。咳嗽伴有低热、乏力,有结核病接触史,根据相关辅助检查,需考虑各种类型结核。有手术史或气道内肿瘤,需考虑正常结构改变造成气道压迫引起咳嗽可能等。

3. 个人史 ① 出生史:如果有早产、机械通气史或长期吸氧史等,需警惕新生儿支气管肺发育不良可能;孕产史:需警惕先天性宫内感染可能。② 生长发育、营养状况:如果存在生长发育迟滞、营养不良,需警惕遗传代谢性疾病、免疫缺陷病可能。③ 预防接种情况:有无脱漏,可协助诊断结核、百日咳等疾病。

4. 家族史 家族中有无遗传代谢病史,特别注意询问有无变应性疾病。

(二) 体格检查

1. 一般情况 可获得丰富的信息:体温、呼吸、脉搏、体重、血压。体温升高,往往提示感染;呼吸增快,常提示肺炎或气道梗阻。

2. 营养发育情况、面色和精神状态 营养不良提示存在基础疾病可能;面色发绀、发灰提示存在低氧血症,往往是病情危重的标志;突发呻吟、烦躁不安、拒食、萎靡等症状亦提示病情恶化。

3. 皮肤黏膜 查看有无皮疹,并初步判断属于感染性还是过敏性。

4. 浅表淋巴结 查看部位、有无肿大、有无触痛、是否粘连和活动度如何,对判断急性感染、结核、肿瘤等有鉴别意义。

5. **头面部**　主要检查鼻、咽喉。观察有无腺样体面容,腺样体面容可提示腺样体肥大(当腺样体肥大时,由于鼻塞影响呼吸而靠张口呼吸,长期经口呼吸,气流冲击硬腭会使硬腭变形、高拱,久而久之,面部发育会变形,出现上唇短厚翘起、下颌骨下垂、鼻唇沟消失、硬腭高拱、牙齿排列不整齐、上切牙突出、咬合不良、鼻中隔偏曲等,面部肌肉不易活动,缺乏表情,称之为腺样体面容)。注意鼻窦部有无压痛,对判断鼻窦炎等有提示作用。查看扁桃体有无充血、肿大,有无分泌物,对判断急性呼吸道感染有帮助。

6. **颈部**　注意有无包块对气管等形成压迫。

7. **胸部**　观察肋间隙是否对称,对判断气胸有帮助。双肺呼吸音是否对称,节律是否规整,有无啰音,呼气相还是吸气相、双相等,根据不同情况考虑不同疾病。通过心音、心率、心律、有无杂音,判断有无先天性心脏病、心力衰竭等。叩诊有助于判断有无胸腔积液、肺实变或肺不张。

8. **腹部**　注意肝脾有无增大、质地如何,如果短时间出现肝脾大,有助于判断心功能情况。还要注意肠鸣音情况,对诊断重症感染后中毒性肠麻痹有帮助。

9. **四肢**　主要检查四肢末梢有无杵状指(趾),可判断急慢性缺氧。

10. **神经系统**　主要注意精神状态,有无眼球颤动、凝视、球结膜水肿、对光反射迟钝或消失,肌力、肌张力如何等,对协助诊断感染后中毒性脑病或先天性神经系统疾病有帮助。

(三) 辅助检查

1. **非特异性检查**　血常规、CRP、降钙素原(PCT)等非特异性检查在早期可简单帮助判断是否为感染性疾病及病原类型。

2. **特异性检查**　常用方法:细菌培养、抗原抗体检测、分子生物学检测。主要检查血清、胸腔积液、痰液、肺泡灌洗液,这对肺炎的病原学诊断至关重要。目前宏基因二代测序(next-generation sequencing,NGS)对难治性肺炎的病原明确有很大的提示作用,结核菌素(PPD)试验、结核杆菌感染 T 细胞斑点(T-SPOT)试验对诊断肺结核的特异性很高。

3. **肺功能检查**　有助于判断支气管哮喘及其他变应性疾病。

4. **呼出气一氧化氮(FeNO)、过敏原检测**　有助于判断是否为特应性体质。

5. **24 小时食管 pH 检测**　有助于诊断胃食管反流等。

6. **可曲式支气管镜检查**　有助于判断先天性支气管肺疾病,如软化、狭窄、发育畸形等,也可以用来取得肺泡灌洗液标本。

7. **影像学检查**　因患儿处于生长发育期,影像学检查对患儿都有一定的辐射伤害,故应尽量通过认真细致的体格检查来获取信息,确实需要运用影像学检查来帮助诊断或评估病情的,也要优先选择辐射剂量少的项目。

(1) 胸部 X 线:一般状况良好的门诊患儿可不进行胸部 X 线检查,对改善预后无明显影响。当病情严重或考虑有并发症或临床表现不典型时,需早期行胸部 X 线检查。

(2) CT:不推荐常规胸部 CT 检查,有以下情况时建议行低剂量胸部 CT 检查:临床表现与胸部 X 线不一致;怀疑气道和肺部畸形、有严重并发症等情况时;疗效不佳,需要除外其他疾病如间质性肺疾病、肺炎等。

(3) 增强 CT:当临床疑诊血管畸形、肺部畸形、肿瘤或评价严重并发症等时,建议直接进行胸部增强 CT 扫描。

小儿咳嗽的诊断思路见图 11-1。

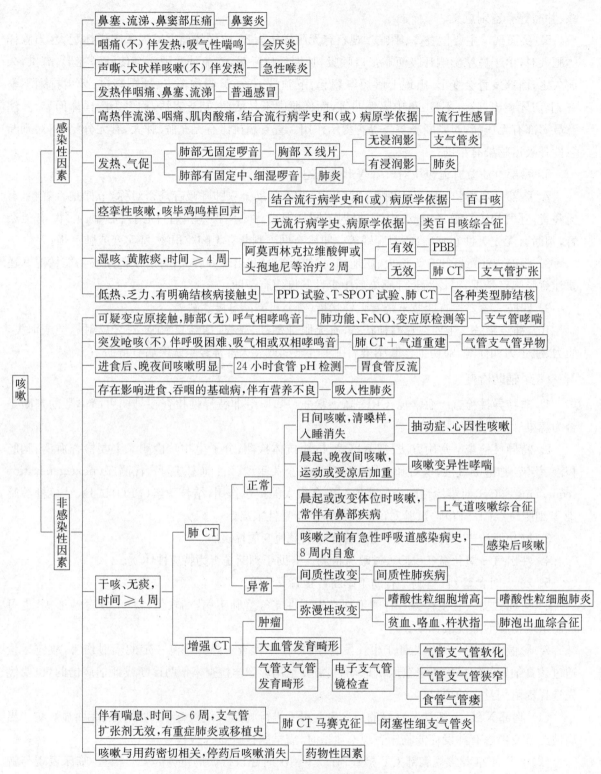

图 11-1 小儿咳嗽诊断的思维导图

第二节 小儿肺炎的临床特点

呼吸道感染是引起儿童咳嗽最常见的原因,而肺炎是最严重的呼吸道感染。肺炎是我国 5 岁以下儿童死亡的主要原因之一,其中绝大多数肺炎为社区获得性肺炎(community acquired pneumonia,CAP)。因此,本节重点介绍CAP,尤其是重症CAP的识别。

一、CAP 的定义

CAP 是指在医院外发生的感染性肺炎,包括在医院外感染具有明确潜伏期的病原体而在入院后发病的肺炎。CAP 为肺实质和(或)肺间质部位的急性感染,机体出现不同程度缺氧和感染症状,通常有发热、咳嗽、呼吸增快、肺部湿啰音等表现,并有胸部 X 线片的异常改变。CAP 不包括吸入性、过敏性等非感染性肺炎。

二、CAP 的诊断和鉴别诊断

根据临床症状(咳嗽、发热、气促)及体征(肺部固定中、细湿啰音)和(或)胸部影像学检查结果可确诊,三者有其二即可。

鉴别诊断方面主要是与非感染性疾病相鉴别,如支气管哮喘、支气管异物等,同时结合流行病学史,注意与肺结核鉴别。

典型 CAP 诊断并不困难,但需要进一步关注引起 CAP 可能的病原体,大致判断病情轻重,是否有并发症,及早识别出危重症是减低病死率的前提之一。① 肺内并发症:胸腔积液、脓胸、气胸、肺脓肿、坏死性肺炎、支气管胸膜瘘、急性呼吸窘迫综合征、呼吸衰竭等。② 肺外并发症:脓毒症,脓毒症休克,迁延性病灶(心包炎、心内膜炎、脑膜炎、脑脓肿、脓毒性关节炎、骨髓炎等),中毒性脑病,溶血尿毒综合征等。若反复发作或病情进展迅猛,还需注意是否存在其他病因,如有基础疾病史(包括先天性心脏病、支气管肺发育不良、呼吸道畸形、遗传代谢性疾病、脑发育不良、神经-肌肉疾病、免疫缺陷、贫血、中度以上营养不良、感染史、严重过敏或哮喘史、早产史、住院史、慢性肝肾疾病史等)。3 月龄以内患儿 CAP 需提高警惕。另外,CAP 经积极治疗而无好转或好转后再次加重,病程超过 1 周,也需考虑重症可能。

(一)呼吸系统发育过程

胚胎第 4 周支气管和肺开始发育,至第 7 周时形成支气管芽和由血管丛演变的原始肺循环血管。胚胎在第 6~7 周时,如果气管发育障碍就会出现气管狭窄、食管气管瘘等先天性异常。进入假腺样期后,即第 7~16 周,此期为横膈膜结构发育期,如果没有完成融合,易形成横膈疝,造成腹腔脏器进入胸腔,会导致同一侧(多为左侧)肺组织受到压迫而发育障碍或发育不良。这个时期也是肺泡发育的关键时期,肺泡发育水平是胎儿出生后能否适应生存的关键。在此期如果肺泡分化发育出现障碍,会导致导管期(16~26 周)肺发育低下,其特点是生后患儿肺重量占体重的 1% 以下,肺泡数量明显减少,上皮细胞呈现立方状,肺泡间隔增宽。这样的组织学特征常见于胎龄小于 32 周的早产儿肺,尤其是胎龄小于 28 周,出生体重低于 1000 g 的超低出生体重儿。肺表面活性物质是肺成熟最重要的生物学标志。在导管期后期和囊泡期前期(24~26 周),支气管分支已经达到 20 级以上,伴随肺泡结构和丰富毛细血管的出现,肺表面活性物质开始合成,使得在此阶段出生的早产儿具备了生存的基本条件,在此阶段前出生的早产儿不易存活。出生后至 2 岁左右,肺泡结构和肺血管继续发育。肺泡壁变薄,肺泡隔中的双层毛细血管融合成单层,肺泡内新的肺泡隔不断出现,使得肺泡数量增加,肺中小动脉血管可以出现平滑肌的中层结构。早产儿或足月新生儿,如果出生后由机械通气和高氧治疗造成支气管和肺泡结构发育障碍,则为支气管肺发育不良。婴儿反复肺炎、营养不足，也会出现肺结构发育上的停滞和异常。在 2~10 岁，气道、肺泡及血管发育基本同步。此阶段以肺泡容积增加为主，与之后呼吸系统的功能息息相关，特别是个体所处环境、运动能力、营养和大气条件影响，会使肺在适应性、疾病损害发生和代偿功能上表现出差异。

（二）呼吸系统解剖结构

呼吸系统解剖结构以环状软骨下缘为界，分为上、下呼吸道。上呼吸道包括鼻、鼻窦、咽、咽鼓管、会厌及喉，下呼吸道包括气管、支气管、毛细支气管、呼吸性细支气管、肺泡管及肺泡。其中，任一部位出现感染，均可引起咳嗽。小儿肺组织肺泡数量较少且面积小，弹力纤维发育较差，血管丰富，间质发育旺盛，致肺含血量多而含气量少，易于感染，感染易致黏液阻塞，引起肺部炎症、肺气肿和肺不张等。此外，婴幼儿胸廓较短，呈桶状，胸腔小而肺脏相对较大，呼吸肌发育差，当出现肺部感染时，不能充分进行通气、换气，易致缺氧及 CO_2 潴留。

（三）呼吸系统免疫

小儿呼吸道的非特异性和特异性免疫功能均较差。例如咳嗽反射及纤毛运动功能差，难以有效清除吸入的尘埃和异物颗粒。肺泡吞噬细胞功能不足，婴幼儿辅助性 T 细胞功能暂时性低下，使分泌型 IgA、IgG，尤其是 IgG_2 亚类含量低微。此外，乳铁蛋白、溶菌酶、干扰素及补体等的数量和活性不足，故小儿易患呼吸道感染。

由此可见，呼吸系统的解剖、生理、免疫学特点决定了小儿易患呼吸道感染性疾病。

（四）正常呼吸系统气体交换

肺是呼吸系统的主要器官，起到通气、换气的作用（图 11-2）。

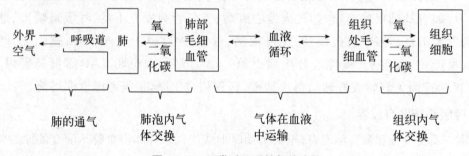

图 11-2 正常呼吸系统气体交换

（五）肺炎病理生理过程

由图 11-3 可见低氧血症是重症肺炎根本的病理生理学改变，早期识别对患儿的治疗及预后非常关键。

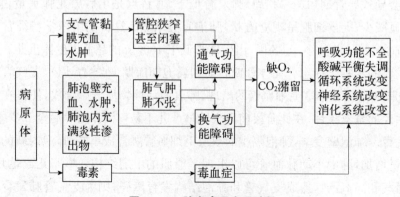

图 11-3 肺炎病理生理过程

（六）重症 CAP 的判断

WHO 对重症 CAP 给出了快速评估标准,可在门诊接诊患儿时用作参考。出现下胸壁吸气性凹陷、鼻翼扇动或呻吟症状之一者,为重症肺炎;出现中心性发绀,严重呼吸窘迫,拒食或脱水征,意识障碍(嗜睡、昏迷、惊厥)症状之一者,为极重度肺炎。

我国根据自身实际情况,制定了一系列标准(表 11-1)。

表 11-1 儿童 CAP 严重程度评估

评估项目	轻度 CAP	重度 CAP
一般情况	好	差
意识障碍	无	有
低氧血症	无	• 发绀 • 呼吸增快,呼吸频率(RR)≥70 次/分(婴儿),RR≥50 次/分(1 岁以上) • 辅助呼吸(呻吟、鼻翼扇动、三凹征) • 间歇性呼吸暂停 • 血氧饱和度＜92%
发热	未达重度标准	• 超高热 • 持续高热超过 5 天
脱水征/拒食	无	有
胸部 X 线或胸部 CT	未达重度标准	一侧肺≥2/3 浸润、多叶肺浸润、胸腔积液、气胸、肺不张、肺坏死、肺脓肿
肺外并发症	无	有
标准	上述所有情况都存在	出现以上任何一种情况

注:炎性指标可以作为评估严重度的参考。

三、CAP 的治疗

（一）治疗原则

1. 轻症肺炎 门诊或居家经验性治疗,可不进行病原学检查。

2. 重症肺炎 建议住院输液,在使用抗菌药物前应尽早完善病原学检查以指导目标治疗。

（二）用药原则

CAP 的初始治疗基本都是经验性的。根据患儿年龄、发病季节、流行病学、临床体征、影像学特点、有无并发症、实验室检查等分析可能的病原体(表 11-2),重点是及早经验性识别潜在的重症细菌性肺炎、重症难治性肺炎支原体肺炎、腺病毒性肺炎及流感病毒性肺炎等,实施针对性经验治疗,以降低病死率和减少后遗症。

表 11-2 常见病原体引起 CAP 的特点

病原体	好发年龄	临床表现	体征	胸部 X 线片	血常规＋CRP
呼吸道合胞病毒（respiratory syncytial virus, RSV）	<2 岁,尤其 2～6 个月	咳嗽、喘息,中毒症状轻	呼气相哮鸣音、细湿啰音	肺充气过度	白细胞（WBC）不多,CRP 正常
腺病毒（adenovirus, ADV）	6 个月～2 岁	高热、喘憋,中毒症状重	出现晚,可有实变体征	改变较早,片状阴影	可正常,重症者 WBC 可增多
流感病毒（influenza virus）	<2 岁	发热、咳嗽、流涕,婴幼儿可伴有喘息	可有呼吸音降低、细小湿啰音或哮鸣音	点片影或大片影,呈支气管肺炎或大叶性肺炎表现,少数肺间质病变	WBC 正常或轻度增多,重症者 WBC 减少,淋巴细胞明显减少
肺炎链球菌（Streptococcus pneumoniae, SP）	<5 岁	高热、咳嗽、有痰	细湿啰音、肺实变体征	大叶性肺炎、小叶性肺炎	WBC 增多,CRP 升高
金黄色葡萄球菌（Staphylococcus aureus, SA）	新生儿、婴幼儿	高热,中毒症状重,进展迅速	细湿啰音、皮肤红疹	变化快、表现多、恢复慢	WBC 明显增多,CRP 明显升高
肺炎支原体（Mycoplasmal pneumoniae, MP）	>5 岁	发热、刺激性干咳、其他系统损伤	早期不明显	变化明显且表现各异	WBC 正常,CRP 可升高
沙眼衣原体（Chlamydia trachomatis, CT）	1～3 个月	无热或低热,呼吸增快,阵发性不连续咳嗽	偶及干、湿啰音,甚至捻发音和哮鸣音	双侧间质性或小片状浸润	WBC 正常,CRP 不高
肺炎衣原体（Chlamydia pneumoniae, CP）	>5 岁	大部分轻症,发热、咳嗽	多不明显	多为单侧下叶浸润,也可广泛单侧或双侧浸润	WBC 及 CRP 正常

　　轻症 CAP 根据初步判断病原体,门诊或居家经验性予以阿莫西林,第二、三代头孢菌素类抗生素或大环内酯类抗生素口服。

　　重症 CAP 以革兰氏阳性菌群感染为主,若存在致命并发症,如脓毒症、脓毒症休克等,推荐糖肽类抗生素、利奈唑胺。不除外革兰氏阴性杆菌时,可联合碳青霉烯类抗生素、头孢哌酮/舒巴坦、第四代头孢菌素类抗生素等。无致命并发症、肺部大叶实变,有发展为坏死性肺炎倾向,伴有或不伴有胸腔积液者,多见于革兰氏阳性球菌感染,也见于肺炎支原体感染,考虑细菌性肺炎可能性大时,可选择抗肺炎链球菌的头孢曲松或头孢噻肟。对于有肺炎支原体感染可能性及有此类表现的重症患儿,可联合大环内酯类抗生素。若当地流行病学提示侵袭性肺炎链球菌对青霉素耐药高于 20%,存在对头孢曲松或头孢噻肟耐药菌株,或可疑耐甲氧西林金黄色葡萄球菌(methicillin-resistant *Staphylococcus aureus*,MRSA)肺炎,则推荐万古霉素、替考拉宁、利奈唑胺。怀疑革兰氏阴性细菌感染,推荐第四代头孢菌素类抗生素、厄他培南(不覆盖铜绿假单胞菌)、头孢哌酮/舒巴坦等加酶抑制剂等,病情进展较快者,可应用亚胺培南、美罗培南等。怀疑甲氧西林敏感金黄色葡萄球菌(methicillin-sensitive *Staphylococcus aureus*,MSSA)肺炎,推荐苯唑西林或氯唑西林或第一、二代头孢菌素类抗生素,必要时使用万古霉素。若考虑重症肺炎支原体肺炎可能性大,则不推荐使用糖肽类抗生素、利奈唑胺及碳青霉烯类抗生素。对可疑流感病毒性肺炎患儿,不必等待检查结果,应 48 小时内予以抗流感病毒治疗。腺病毒性肺炎目前无明显特效药物,重症患儿可应用糖皮质激素及丙种球蛋白治疗。

(三) 呼吸支持

保持呼吸道通畅,改善低氧血症是 CAP 治疗的重点,小婴儿可清理呼吸道,咳嗽乏力致分泌物不能排出影响通气时,可行气管插管或切开。同时,根据患儿的不同需求,可予以相应的氧疗,包括鼻导管、面罩、头罩吸氧,无创通气,有创通气,甚至体外膜氧合(ECMO)。

(四) 其他治疗

1. **糖皮质激素** 国内外对于糖皮质激素在 CAP 的使用一直存在争论,根据我国《儿童社区获得性肺炎诊疗规范》(2019 年版),推荐使用情况如下:① 肺炎伴过强炎性反应造成免疫损伤,加重病情,如重症难治性肺炎支原体肺炎、A 组链球菌肺炎、重症腺病毒性肺炎等。② 伴有脓毒症、脓毒症休克、中毒性脑病、急性呼吸窘迫综合征。③ 伴有哮喘或明显喘息。但应基于患儿病情变化,个体化选择应用时机、剂量及疗程。

2. **丙种球蛋白** CAP 患儿无常规使用丙种球蛋白的指征,下列情况可以考虑应用:① 细菌性肺炎合并脓毒症,尤其是重症社区获得性耐甲氧西林金黄色葡萄球菌(CA-MRSA)肺炎。② 肺炎支原体(MP)肺炎伴多形性渗出性红斑、脑炎等肺外病变。③ 免疫缺陷病有丙种球蛋白减少或缺乏。④ 重症腺病毒性肺炎等。

3. **可曲式支气管镜** CAP 患儿不推荐常规应用,推荐用于以下情况:① 经常规治疗仍不见好转的肺炎,需要除外气管软化和狭窄、异物阻塞、肺泡出血等,并留取肺泡灌洗液进行病原学分析。② 炎性分泌物致气道梗阻,如流感病毒性肺炎、腺病毒性肺炎、难治性 MP 肺炎等发生气道阻塞,影响预后者,需及时清除。

(五) 并发症的处理原则

1. **脓毒症、脓毒症休克、中毒性脑病、脑膜炎等** 按相应的疾病处理。

2. **脓胸和气胸** 中大量胸腔积液和气胸应进行胸腔闭式引流。如果脓胸合并肺实变,尤其是坏死性肺炎,不建议过早应用胸腔镜清创。

3. **肺切除** 坏死性肺炎合并脓气胸者,肺部病变大多能恢复正常,除外合并畸形或出现内科难以治疗的并发症如支气管胸膜瘘、张力性气胸等,一般应避免行肺叶切除手术。

（六）疗效评估

重症 CAP 患儿初始治疗后 1～2 小时应做病情和疗效评估。重点观察体温、全身状况及缺氧征象等是否改善。所有患儿治疗后 48～72 小时应做病情和疗效评估。若症状无改善或一度改善又恶化,应考虑如下问题:① 与病原体有关,如革兰氏阳性球菌引起的坏死性肺炎难以治疗,病程本身很长,重症腺病毒性肺炎和一些难治性 MP 肺炎病程也较长。② 抗生素未能覆盖致病菌。③ 抗生素剂量不足或存在影响抗生素疗效的因素。④ 过强的免疫炎症反应。⑤ 细菌耐药。⑥ 并存气道疾病加重喘息、呼吸困难等。⑦ 存在基础疾病,如遗传代谢性疾病、免疫缺陷病等。⑧ 出现并发症。⑨ 药物热。⑩ 其他疾病,如间质性肺疾病、肺泡出血综合征等。

（七）疗程推荐

门诊患儿疗程一般为 5～7 天。非侵袭性肺炎链球菌(SP)肺炎总疗程 7～10 天,MSSA 肺炎总疗程 14 天左右,侵袭性或坏死性 SP 肺炎、坏死性 MSSA 肺炎伴脓胸、MRSA 肺炎伴脓胸总疗程可延长至 21～28 天,甚至更长。革兰氏阴性肠杆菌肺炎总疗程 14 天左右。一般 MP 肺炎总疗程 10～14 天,难治性 MP 肺炎尤其是肺大叶实变者,疗程适当延长。

CAP 的诊疗流程见图 11-4。

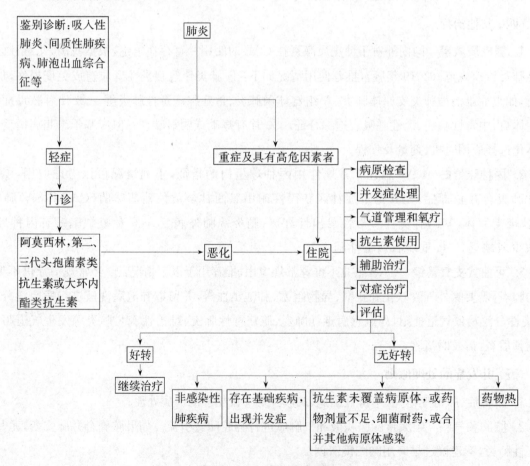

图 11-4　CAP 的诊疗流程

第三节 临床实战演练

病例 患儿男,6岁1个月。主诉:咳嗽伴发热1周。

一、询问病史

(一)问诊主要内容及目的

1. **咳嗽诱因** 有无受凉感冒史,有无类似症状患者密切接触史,有无异物呛入或误吸史,有无特殊饮食史,有无剧烈运动史等。

2. **咳嗽性质** 单声咳还是连声咳,有无进行性加重或逐渐减轻,干咳还是湿咳,咳嗽有无相对固定时间点或段,咳嗽有无特征性的表现如声嘶、鸡鸣样回声等。

3. **发热诱因** 之前有无受凉,有无接触发热人群,发热的热型、热峰、热程,对退热药物的反应如何,发热时有无伴随症状如寒战、抽搐、皮疹、关节疼痛等,热退有无大汗淋漓,精神萎靡等。

4. **咳嗽和发热的关系** 两者出现的顺序,病程中转归情况。

5. **伴随症状** 有无喘息或呼吸急促,有无头痛、呕吐,有无咯血、呕血,有无心慌、胸闷,有无腹痛、腹泻,有无皮下出血,有无四肢关节疼痛等。

6. **一般情况** 精神食欲,大小便情况,体重有无明显下降等。虽然是日常表现,但对提示病情轻重有一定意义。

7. **发病以来的治疗情况** 用药史,临床症状的转归情况。

8. **既往史** 有无类似疾病史,有无重症肺炎病史,有无气管插管病史,有无药物及食物过敏史,有无结核等传染性疾病接触史,有无手术史及重大外伤史。

9. **个人史** 有无早产史,生长发育情况,预防接种史。

10. **家族史** 家族中有无表现为咳嗽的遗传性或过敏性疾病等。

【思维提示】 咳嗽、发热是临床的常见症状,最常见的病因是呼吸道感染,也可以是其他疾病的伴发或继发症状,抑或是其他疾病早期的非特异性症状。病史询问过程中判断是感染性还是非感染性,了解是急性起病还是反复发作,有没有其他伴随症状等,问诊的主要目的是寻找更多临床诊断依据及鉴别诊断的信息要点,如咳嗽诱因,咳嗽类型和性质,发热的热型、热峰,有无伴随症状,既往有无类似病史等。

(二)问诊结果

患儿于入院前1周因接触感冒的同学后出现咳嗽,呈阵发性连声咳,较为剧烈,刺激性干咳,无明显呼吸困难,伴发热,呈不规则热,热峰39.8 ℃,口服退热药物可降至正常,热退时精神良好,6~7小时后复升。居家自行口服头孢克洛及咳嗽药物3天,咳嗽进行性加重,自觉有少许痰液,不易咳出,热峰无明显下降。至当地医院,查血常规未见异常,诊断支气管炎,予以头孢曲松治疗3天,咳嗽无明显减轻,热亦未退,胸部X线片提示右上肺片絮状密度增高影,诊断右上肺炎,治疗未调整。来我院前1天,患儿出现皮疹,为多形性、充血性皮疹,部分融合,遂转入我院。本次病程中,患儿食欲一般,无明显呕吐、腹泻、头痛、乏力等,既往体质好,否认结核等传染病接触史,否认早产史,无抢救史,否认明确过敏史,预防接种按序进行,否认家族遗传代谢病史。

【思维提示】 患儿有明确上呼吸道感染患者接触史,因此首先考虑呼吸道感染。咳嗽为刺激性干咳,热峰高,根据患儿年龄,需警惕病毒及支原体等非典型病原体感染可能。居家自行服用对症药物,咳嗽进行性加重,热不退,且易复升,说明目前用药可能不对症。患儿病程中有皮疹,考虑疾病本身引起或药物过敏可能。胸部 X 线片提示肺部感染,患儿发热时间长达 1 周,因此需按重症肺炎收入院治疗。

二、体格检查

(一)检查重点

1. **一般情况** 检测体温、呼吸频率、脉搏、血压、血氧饱和度,检查生长发育、精神状态,有无脱水,是否急性面容。

2. **查体** 有无鼻翼扇动,口唇颜色,咽部有无充血、分泌物,有无颈静脉怒张。肺部查体:胸廓是否对称,听诊呼吸音是否对称,有无啰音,叩诊有无鼓音或实音,如果患儿配合可测试有无胸膜摩擦音等。心脏听诊心音、心率、心律情况,有无杂音。肝脾是否增大。神经系统检查有无阳性体征。

【思维提示】 查体的顺序:应先观察患儿的一般情况,尤其注意患儿精神状态、面色,测量体温、呼吸频率。如果体温正常,呼吸频率明显增快,甚至出现呼吸困难,那么此时需结合肺部呼吸音听诊情况。固定中、细湿啰音提示存在肺炎,呼气相哮鸣音提示存在小气道痉挛,吸气相或双相哮鸣音提示存在气道梗阻。如果伴有皮疹,需鉴别是疾病本身伴发皮疹还是传染性疾病引起或过敏性皮疹等。同时,还需重点强调神经系统、循环系统、消化系统等查体,以明确是否存在肺外并发症。

(二)检查结果

神志清晰,精神一般,呼吸急促,呼吸 42 次/分,经皮血氧饱和度(SpO_2)93%,轻度吸气性凹陷,躯干部可见淡红色充血性皮疹,部分融合成片。咽充血,扁桃体 I 度红肿。颈软,右上肺呼吸音减低,未闻及啰音。心音有力,心率 102 次/分,心律齐,未闻及明显杂音。腹软,未触及包块,肝脾肋下未及。四肢活动可,神经系统检查阴性。

【思维提示】 患儿神志清晰,精神一般,但有明显呼吸急促,有吸气性凹陷,虽暂无缺氧表现,但需考虑病情加重,出现低氧血症的可能。躯干部有皮疹,提示可能为肺外并发症。肺部听诊右肺呼吸音低,但未闻及明显啰音,提示肺不张、胸腔积液、肺脓肿可能。其他系统查体暂未发现明显异常。

三、初步诊断

重症社区获得性肺炎。

① 临床症状:感染后出现咳嗽伴有发热,咳嗽为阵发性刺激性干咳,不规则热,热峰高,持续时间 1 周。② 体征:呼吸急促,有轻度吸气性凹陷,双侧呼吸音不对称,右肺呼吸音减低,皮肤黏膜出现皮疹。③ 影像学结果提示片絮状密度增高影。根据诊断标准,可以确诊 CAP。再根据患儿有高热,热程超过 5 天(高危因素),吸气性凹陷,躯干部有皮疹(肺外并发症),因此诊断重症 CAP。

四、辅助检查

(一)入院后进一步检查

进一步检查包括:① 血、尿、粪常规。② 肝肾功能、电解质等检查。③ 病原学相关检查,如血培养、痰培养、呼吸道病原学抗体及聚合酶链反应(PCR)检查、PPD试验、凝血功能、抗链球菌溶血素"O"(ASO)检测、红细胞沉降率(ESR)检测、PCT检测。④ 肺部CT＋气道重建。

【思维提示】 血、尿、粪常规应作为常规检查,可以初步判断感染性或非感染性疾病,对病原也有一定提示作用,还可以判断有无血液系统损害。肝肾功能检查可明确相关脏器是否受累,电解质检查主要监测高热是否造成患儿电解质紊乱。病原学检查主要为了明确类型,指导治疗。本例患儿肺部啰音不明显,且有呼吸音不对称体征,外院胸部X线片提示大叶性肺炎表现,因此需完善肺部CT,协助明确病变部位及累及范围等重要信息。

(二) 检查结果

血常规示 WBC 6.6×10^9/L,中性粒细胞比例(N)68.2%,淋巴细胞比例(L)13.3%,血红蛋白(Hb)126 g/L,CRP 21 mg/L,尿常规、粪常规、肝肾功能、电解质无特殊异常。痰培养阴性,支原体抗体 IgM 1:160,MP DNA 5.2×10^6 copies/L,PPD试验阴性。D-二聚体在正常范围,ESR 39 mm/h,PCT阴性。肺CT示右上肺大片状密度增高影,支气管充气征消失,叶尖裂上移,考虑存在肺不张。

【思维提示】 病原学明确为MP感染,肺部CT提示存在肺不张,符合重症CAP的诊断。

五、诊断及诊断思维

重症肺炎支原体肺炎,右上叶肺不张。

【思维提示】 学龄期儿童,因"咳嗽伴发热1周"入院。咳嗽为阵发性连声咳,刺激性干咳,不规则发热,热峰高,使用头孢菌素类抗生素后,咳嗽进行性加重,体温仍有波动。查体:神志清晰,无发绀,呼吸急促,轻度吸气三凹征,躯干部红色充血性皮疹,部分融合成片。咽充血,扁桃体Ⅰ度红肿。右上肺呼吸音减低,无啰音。病原学MP阳性。肺CT:右上肺大片状密度增高影,支气管充气征消失,叶尖裂上移,考虑存在肺不张。根据临床症状和影像学检查结果,诊断为CAP;患儿发热超过5天,吸气性凹陷,有皮疹,影像学提示肺不张,存在肺外并发症,考虑重症CAP、右上叶肺不张;病原学明确为MP,因此入院诊断为重症肺炎支原体肺炎、右上叶肺不张。

六、治疗方案及理由

(一) 呼吸支持

患儿 SpO_2 93%,临床上呼吸急促,有轻度吸气性凹陷,予以鼻导管吸氧。

(二) 抗病原微生物

入院后根据患儿年龄及临床症状、体征,经验性使用大环内酯类抗生素红霉素,足量使用,虽CRP高,但血象基本正常,且患儿精神状态良好,无明显中毒症状,PCT阴性,可暂不予以联合用药。之后病原学结果亦支持初始治疗方案。

(三) 一般治疗

根据患儿具体情况,注意退热祛痰等,维持水、电解质稳定及酸碱平衡,做好皮肤护理。

七、治疗效果

经48小时治疗后,患儿体温仍有波动,热峰较前有所下降,38.5 ℃,咳嗽仍较剧烈,有少许黄脓痰,精神状态良好,皮疹未有明显增多。复查血常规示 WBC 8.13×10^9/L,N 58.1%,L 20%,

Hb 111 g/L,血小板计数(PLT) 113×10^9/L,CRP 17 mg/L;PCT 阴性。72 小时后,患儿体温仍有波动,咳嗽无明显减轻,并在查体时发现右下肺呼吸音减低,叩诊浊音。查胸部 B 超提示胸腔存在少许积液。

八、调整治疗方案及疗效

患儿病程已有 10 天,经常规治疗后热峰有所下降,但临床症状、体征未减轻,并在短期内出现胸腔积液,有加重趋势,考虑存在免疫炎症反应,有糖皮质激素使用指征。常采用的糖皮质激素为甲泼尼龙 1～2 mg/(kg·d)或琥珀酸氢化可的松 5～10 mg/(kg·d)或地塞米松 0.2～0.4 mg/(kg·d),本例采用甲泼尼龙 2 mg/(kg·d)×3 d。之后患儿体温平稳,咳嗽有所减轻,右下肺呼吸音逐渐清晰,皮疹消退。复查胸部 B 超提示右下胸腔积液吸收。7 天后复查胸部 X 线片提示右上叶仍有不张,予以电子支气管镜探查,发现右肺上叶痰栓堵塞,予以清理后通畅,听诊双肺呼吸音对称,予出院。最终诊断:重症肺炎支原体肺炎、右上肺不张、右侧胸腔积液。1 周后门诊复查胸部 X 线片提示肺炎吸收。

【思维提示】 患儿为学龄期儿童,刺激性干咳,伴有高热,中毒症状不重,头孢菌素类抗生素治疗无效,因此首先考虑 MP 感染,予足量红霉素使用,之后病原学结果证实 MP 感染。然而,治疗 72 小时后,患儿症状未有明显改善,复查炎症指标未明显加重,但出现胸腔积液,因此考虑加用糖皮质激素。患儿症状很快改善,但体征改善不明显,予以支气管镜探查发现右上叶开口痰栓堵塞,予以清理。术毕恢复良好,予出院。1 周后门诊复查提示肺炎吸收。

参考文献

[1] 王卫平.儿科学[M].北京:人民卫生出版社,2018.
[2] 中华人民共和国国家健康委员会,国家中医药局.儿童社区获得性肺炎诊疗规范(2019 年版)[J].中华临床感染病杂志,2019,12(1):6-13.
[3] 中华医学会儿科学分会临床药理学组,国家儿童健康与疾病临床医学研究中心,中华医学会儿科学分会呼吸学组.中国儿童咳嗽诊断与治疗临床实践指南(2021 版)[J].中华儿科杂志,2021,59(9):720-729.

(唐 珩)

第十二章 咯血

第一节 咯血的诊断思维

咯血(hemoptysis)是指喉及喉以下呼吸道任何部位(气管、支气管或肺组织)出血经口腔排出的一种临床症状,可表现为痰中带有血丝、痰血相兼或咯鲜血,是儿科急症,发生率约为0.2%。由于儿童咳嗽反射弱或将血液吞咽而不咯出,因此这一症状往往容易被忽视。很多儿童仅表现为贫血、咳嗽,只有在大量咯血或反复发作时才被发现。目前对于儿童咯血量的界定尚无统一标准,一般认为24小时内咯血>8 mL/kg或200 mL为大咯血。大咯血是儿科危重症之一,可以引起窒息、失血性休克,若不及时救治会危及患儿生命。因此,早期发现咯血相关症状、早期诊断至关重要。

肺脏有肺动静脉和支气管动静脉双重循环系统。肺动脉供应肺部99%的血液,主要用于气体交换;支气管动脉则是肺组织的营养血管,主要发自胸主动脉,其数目以及起始部位不恒定,解剖变异多见。大多数咯血的来源是支气管动脉,占全部咯血患者的90%,来源于肺动脉的占5%,其他极少来源于肺静脉和支气管静脉。肺动脉和支气管动脉之间存在复杂的毛细血管吻合,当肺循环受到损害时,支气管动脉代偿性扩张,支气管动脉-肺动脉吻合支血流增多,血管壁变薄,受到外界因素(如精神紧张、咳嗽及劳累等)刺激后,病变区压力迅速增高,支气管动脉或支气管动脉-肺动脉吻合支容易破裂而引起咯血。同时,在支气管扩张、慢性支气管炎、肺结核、霉菌性肺疾病和肺脓肿等慢性炎症性疾病及肿瘤性疾病中,血管生长因子的释放促进新血管形成和肺血管重塑,这些新生血管易碎,容易发生破裂,造成咯血。

一、咯血的病因

儿童咯血病因多样,明确咯血的病因是合理治疗的前提。根据不同系统疾病,可以分为以下几种(图12-1)。

(一) 呼吸系统疾病

1. **感染性疾病** 急性下呼吸道感染,包括肺脓肿、肺炎、气管支气管炎等,是儿童咯血常见原因,约占所有病例的40%。常有发热、咳嗽、咳痰、胸痛等伴随表现,咯血是支气管黏膜、肺实质处于高度充血状态,毛细血管通透性增加、破裂所致。病原体包括细菌、病毒、真菌、支原体、寄生虫等。这些患儿通常为少量咯血,多具有自限性。

2. **支气管异物** 主要发生于3岁以下儿童,有进食呛咳史或异物吸入史。临床常表现为咳嗽、喘鸣、呼吸困难等,部分患儿有咯血。对于金属等不透X线异物,胸部X线片或CT可明确异物部位、大小等;而对于透X线异物,可通过肺气肿、纵隔摆动、肺部感染等征象推断,通过支气管镜检查可进一步明确诊断并治疗。

3. **支气管扩张** 可继发于感染、纤毛运动异常、肺囊性纤维化等,患者的常见症状包括慢性咳嗽、咳大量脓痰和反复咯血,可伴有喘鸣和杵状指。幼年可有麻疹、百日咳或流感后肺炎病史。CT典型表现为轨道征、戒指征或葡萄征。

4. 先天性肺结构畸形　包括肺发育不全、先天性肺气道畸形、先天性大叶性肺气肿、肺隔离症等,临床表现多以肺部感染、气促、呼吸困难、咯血等为主。胸部X线片及CT可表现为局部透亮度增高、囊状影或实变影等,胸部CT血管造影(CTA)发现异常体循环供血可以确诊为肺隔离症。

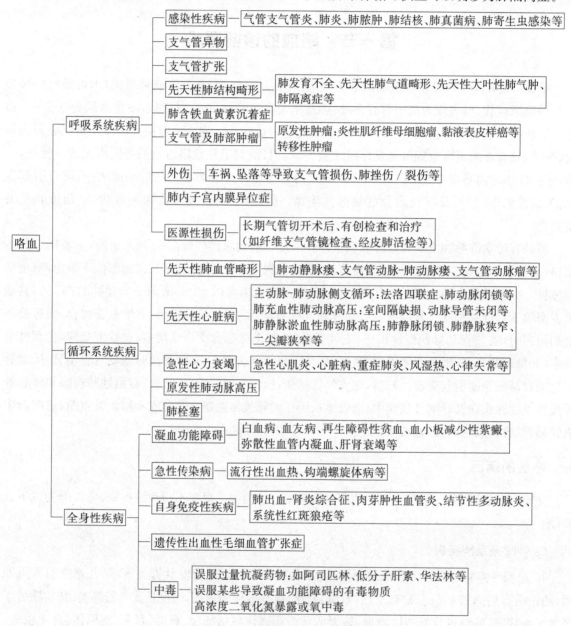

图 12-1　儿童咯血病因的思维导图

5. 肺含铁血黄素沉着症　病变特征为弥漫性肺泡出血,血红蛋白分解后以含铁血黄素形式沉着在肺泡间质,最后导致肺纤维化。典型表现包括咯血、胸部影像学异常和贫血三联征。胸部X线片及CT急性期可见磨玻璃样或云雾状阴影,多累及双侧;慢性期双肺可见点网状或粟粒状密度增高影,同时可出现肺纤维化、肺气肿等征象。在痰液、胃液或支气管肺泡灌洗液中找到含铁血黄素是诊断的主要依据。

6. **支气管及肺部肿瘤** 可以为原发性肿瘤和转移瘤,较少见。原发性肿瘤常见的有黏液表皮样癌、炎性肌纤维母细胞瘤等,病初可出现咳嗽、喘息、咯血等症状,胸部 X 线片显示肺部有较固定的圆形、卵圆形或分叶状阴影,也可因气道阻塞表现为局部肺不张、肺气肿等。转移瘤通常伴有原发部位症状。痰液找肿瘤细胞、肺 CT 或磁共振成像(MRI)、正电子发射计算机断层显像(PET-CT)、淋巴结或肺活检等检查有助于诊断。

7. **外伤** 车祸、坠落等导致支气管损伤、肺挫伤/裂伤等均可导致咯血。一般有明确外伤史,多合并其他组织、脏器损伤。胸部 X 线片或 CT 可明确诊断。

8. **肺内子宫内膜异位症** 亦称替代性月经,特征为反复咯血并与月经周期同步,临床罕见,对于青春期咯血女童需警惕该病。通过长期观察,并除外其他咯血原因后可做出诊断。

9. **医源性损伤** 咯血是长期气管切开术常见并发症,医源性有创检查和治疗(如纤维支气管镜检查、经皮肺活检等)损伤支气管黏膜毛细血管或肺组织均可导致咯血。

(二)循环系统疾病

1. **先天性肺血管畸形** 引起儿童大咯血的主要病因之一,包括肺动静脉瘘、支气管动脉-肺动脉瘘、支气管动脉瘤等。多为中、大量咯血,通常以突发性咯血为首发症状,贫血程度也与咯血量一致,部分患儿可因大量咯血出现呼吸困难、窒息、失血性休克等,属于临床危重症。诊断主要依靠胸部 CTA 及数字减影血管造影(DSA)。

2. **先天性心脏病** 多由法洛四联症、肺动脉闭锁等发绀型心脏病并发主动脉-肺动脉侧支循环血管扩张、扭曲破裂进入支气管引起,可大量咯血;也可由先天性心脏病所致的充血性肺动脉高压(如室间隔缺损、动脉导管未闭),甚至艾森门格综合征,肺静脉淤血性肺动脉高压(如肺静脉闭锁、完全性肺静脉异位引流术后肺静脉狭窄、二尖瓣狭窄)等引起。通过超声心动图或心脏大血管造影可明确诊断。

3. **急性心力衰竭** 急性心肌炎、心肌病、重症肺炎、风湿热、心律失常等都会导致儿童出现急性心力衰竭,发病急促,往往以全心衰为主,可因肺水肿、肺淤血导致咯血。根据典型临床症状与体征结合既往病史可明确诊断。

4. **原发性肺动脉高压** 较少见,为肺小动脉原发增生性病变所致的闭塞性肺动脉高压。病程长,常表现为呼吸困难、疲乏、胸痛、咯血等。咯血多来自肺毛细血管前微血管瘤破裂,咯血量通常不多,偶可出现大量咯血,危及生命。主要依靠超声心动图、右心导管测压明确诊断。

5. **肺栓塞** 在儿童少见,临床易被忽略。主要症状为咳嗽、咯血,多数有胸痛、发热,继发于重症感染。D-二聚体增高具有提示作用,超声心动图及胸部增强 CT 发现肺血管充盈缺损可协助诊断。

(三)全身性疾病

1. **凝血功能障碍** 咯血可作为全身性凝血功能障碍的伴发症状,常见疾病有白血病、血友病、再生障碍性贫血、血小板减少性紫癜、弥散性血管内凝血和肝肾衰竭等。可以根据病史、查体,结合血小板计数、凝血酶原时间、凝血酶时间、纤维蛋白原水平、骨髓穿刺等检查结果明确诊断。

2. **急性传染病** 如流行性出血热、钩端螺旋体病等全身性传染病,肺部受累时合并咯血。一般依据临床特点结合流行病学资料综合诊断,不典型病例需经特异性血清学诊断方法确诊。

3. **自身免疫性疾病** 如肺出血-肾炎综合征、肉芽肿性血管炎、结节性多动脉炎、系统性红斑狼疮等,临床表现复杂,常为咯血伴长期发热、关节损害、皮肤黏膜损害、多脏器受累等。自身抗体、类风湿因子、抗中性粒细胞胞质抗体等免疫指标检测有助于该类疾病的诊断。

4. 遗传性出血性毛细血管扩张症 为常染色体显性遗传病,是一种以皮肤黏膜多部位的毛细血管扩张性损害引起鼻出血和其他部位出血为特征的疾病,40%以上的患儿并发肺动静脉畸形,可由肺动静脉畸形破裂、支气管毛细血管扩张,以及肺血栓栓塞性疾病造成咯血。主要依靠阳性家族史、临床表现、查体、血管造影及基因检查协助诊断。

5. 中毒 误服过量抗凝药物,如阿司匹林、低分子肝素、华法林或某些导致凝血功能障碍的有毒物质,咯血可表现为全身出血的一部分。此外,一些环境暴露,如暴露于高浓度二氧化氮或氧气,造成支气管黏膜损伤、肺水肿等,也会导致咯血发生。

二、咯血的诊断步骤

(一)病史采集

1. 是否有特定诱因 是否有外伤、感染、异物吸入、特殊药物服用史等。

2. 判断咯血性质 首先需明确是咯血还是呕血,除外鼻腔、牙龈和上消化道出血。

3. 询问咯血量、次数和时间 初步判定咯血量,需要注意的是儿童通常会将痰液或出血咽下,因此不建议单依靠咯血量来评判,需结合患儿精神状态、是否有贫血貌及血红蛋白量综合判断。

4. 询问咯血颜色和性状 肺结核、支气管扩张和肺脓肿时咯血呈鲜红色,肺栓塞时咯血通常为暗红色,急性左心衰竭肺水肿时咯浆液性粉红色泡沫样血痰,肺炎链球菌肺炎、肺吸虫病、肺泡出血时咯铁锈色血痰,克雷伯杆菌肺炎时则见砖红色胶冻样痰。

5. 发病年龄

(1)新生儿期:凝血功能障碍、脓毒症、先天性心脏病、先天性肺血管畸形、感染等造成咯血。

(2)婴幼儿期:感染、先天性心脏病、先天性肺血管畸形、支气管/肺肿瘤、外伤等造成咯血。

(3)学龄前期及学龄期:支气管异物、感染、先天性肺血管畸形、先天性心脏病、先天性肺结构畸形、自身免疫性疾病等造成咯血。

(4)青少年期:支气管扩张、自身免疫性疾病、先天性肺血管畸形、支气管/肺肿瘤等造成咯血。

6. 发病情况

(1)急性发作/偶发:见于肺炎、先天性肺血管畸形、创伤、心力衰竭、中毒等。

(2)亚急性发作/反复发作:见于肺内空洞性疾病(肺结核、肺脓肿),肺含铁血黄素沉着症,支气管扩张,肺内子宫内膜异位症等。

7. 伴随症状

(1)伴有发热、咳嗽:需考虑肺部、支气管感染性疾病、肿瘤等。

(2)伴有发绀、喘息、呼吸困难:多提示先天性心脏病、原发性肺动脉高压、急性心力衰竭等。

(3)伴有胸痛:需警惕肺栓塞、创伤、支气管异物、肿瘤、原发性肺动脉高压等。

(4)反复下呼吸道感染,咯脓痰:需考虑支气管扩张、肺脓肿、先天性肺结构畸形等。

(5)青春期女童月经期间咯血,月经停止后可自行缓解:需考虑肺内子宫内膜异位症。

(6)伴有体重减轻、食欲不振、消瘦:提示肺结核、肺部恶性肿瘤等。

8. 既往史 胎儿期超声提示肺部占位或新生儿期反复出现肺部感染、气促、呼吸困难、咯血等,需考虑先天性肺结构畸形,如先天性囊性腺瘤样畸形、支气管源性囊肿、先天性大叶性肺气肿、肺隔离症等。来自流行区,有生食螃蟹或蝲蛄病史等,需考虑肺部寄生虫感染等。有慢性肺病的症状(如长期咳嗽、喘息或喘鸣),需考虑气管、支气管内膜结核、支气管扩张、肺结核、变应性支气管肺曲霉病等。有出血倾向,需考虑凝血功能障碍、中毒等。有家族咯血病史,需考虑遗传性出血性毛细血管扩张症。询问既往有无手术史,如先天性心脏病、先天性肺血管畸形等。

(二) 体格检查(重点体征)

1. 生命体征　检测血压、心率、呼吸频率、体温等。

2. 皮肤黏膜　苍白、发绀多见于先天性心脏病等循环系统疾病,有瘀点、瘀斑多见于血液病、流行性出血热、肺出血型钩端螺旋体病、风湿性疾病等。

3. 头颈部　检查口腔和鼻腔,排除潜在出血源。

4. 肺部啰音　湿性啰音见于肺炎、肺结核、支气管扩张、急性左心衰竭等,局限性哮鸣音见于肿瘤、支气管异物引起的支气管狭窄或不完全阻塞。

5. 胸膜摩擦音　见于累及胸膜的病变,如肺炎、肺脓肿等。

6. 心脏体征　心律失常,心脏或血管杂音、震颤等见于先天性心脏病、肺动静脉畸形等循环系统疾病。

7. 杵状指(趾)　见于支气管扩张、慢性肺脓肿、先天性心脏病等。

(三) 辅助检查

1. 血常规　红细胞计数和血红蛋白测定有助于判断出血的程度。外周血白细胞计数或中性粒细胞比例增高,伴或不伴核左移,提示感染性疾病或合并感染。若发现有幼稚细胞,则应考虑白血病的可能。嗜酸性粒细胞增多提示过敏性疾病或寄生虫病的可能。血小板计数有助于出血性疾病的诊断。

2. 尿常规、粪常规　可以明确有无血尿及大便隐血。

3. 凝血功能　凝血时间、凝血酶原时间和活化部分凝血活酶时间等异常均须考虑凝血功能障碍,D-二聚体检查可协助肺栓塞的诊断。

4. 血生化　可辅助肝功能损害导致凝血功能异常的诊断。

5. 病原学检查　怀疑感染性疾病,痰细菌、真菌培养及病毒核酸检测可协助明确病原体。结核菌素(PPD)试验和结核杆菌感染 T 细胞斑点(T-SPOT)试验有助于结核病的诊断。痰寄生虫卵检测和血寄生虫抗体检测有助于肺吸虫、肺包虫等寄生虫感染的诊断。G 试验、GM 试验有助于肺真菌感染的诊断。

6. 胸部 X 线检查　咯血的常规检查,可协助判断病灶的范围和出血部位。一些异常征象如肺不张、局灶性或间质浸润、占位、胸腔积液和心影增大等可辅助诊断,但在咯血患儿中,大约 1/3 的胸部 X 线片可能正常。

7. CT 检查　不仅有助于发现出血部位,而且对一些疾病可明确诊断,如支气管腔的占位性病变或异物等。必要时可行 CTA 检查,其可清晰显示支气管动脉、非支气管动脉、体循环动脉供血以及肺动脉疾病等影像,可辅助鉴别肺血管畸形。

8. 超声心动图　可明确心脏及大血管结构有无异常,同时可以评估肺动脉压力及肺血管阻力,可辅助诊断肺动脉高压病因引起的咯血,必要时可进一步行右心导管检查明确。

9. 支气管镜检查　可获取肺泡灌洗液、占位组织活检标本等,进行病原学、组织学分析可明确咯血的病因,同时可发现出血部位,清理堵塞气管、支气管的血凝块,进行局部止血药物和 4 ℃生理盐水灌洗止血,具有诊断和治疗的双重意义。

10. DSA 选择性支气管动脉造影、肺动脉造影是诊断血管病变的金标准,可同时对异常支气管动脉进行栓塞治疗,达到止血的目的。

第二节 肺隔离症的临床特点

肺隔离症(pulmonary sequestration,PS),又称支气管肺隔离症(bronchopulmonary sequestration,BPS),是一种较少见的、以血管异常为特征的肺支气管胚胎发育缺陷,有一部分肺组织与正常肺组织的支气管树和肺动脉不相连,血液供应直接来自主动脉的异常分支,PS 占所有先天性肺部畸形的 0.15%~6.40%。临床表现缺乏特异性,尤其是合并感染时,与其他呼吸道疾病鉴别较困难。根据有无独立脏层胸膜,通常将 PS 分为叶内型和叶外型两种。

肺隔离症是原始前肠的先天发育畸形,其具体发病机制还存在争议,包括血管牵引学说、副肺芽学说、血管发育不全及感染继发学说等。目前最广泛被接受的是 Pryce 提出的血管牵引学说,即胚胎在着床发育初期,前肠及肺芽周围有许多毛细血管与主动脉附着,当胚胎肺组织与前肠分离时,这些连接的血管逐步退化,如果血管吸收不全,残存的血管成为主动脉的异常分支血管牵引一部分胚胎肺组织,导致肺隔离症。胚胎肺组织在脱离时受到牵引,形成叶内型肺隔离症,在脱离之后受到牵引,则形成叶外型肺隔离症。

叶内型肺隔离症病变组织位于正常肺组织内,且被正常肺组织的脏层胸膜包绕,一般与正常支气管树不连续,但可通过 Kohn 孔和(或)病理性支气管与正常肺相通,无呼吸功能,无炭末或有极少量炭末沉着,约占肺隔离症总病例数的 75%,男女发病率相近。发病位置以双下肺为主,60% 发生于左侧,以后基底段最多见。其动脉血供最常来源于胸主动脉(73%)和腹主动脉及其分支,如腹腔干、脾动脉(21%)及肋间动脉,偶有右冠状动脉、锁骨下动脉等。静脉多回流至肺静脉(95%),少数回流入体循环。组织学上,肺隔离症的肺实质显示淋巴细胞浸润和纤维化,可见假复层纤毛上皮的囊性间隙和肺气肿样肺泡,偶有管壁内软骨板。叶内型肺隔离症较少合并其他先天畸形。

叶外型肺隔离症有独立的脏层胸膜包绕,与正常的肺组织分离,与正常的支气管不相通,约占肺隔离症总病例数的 25%,男女发病比例为(3 ~ 4):1,好发于左侧胸腔,偶见发生于腹腔或心包内。其动脉血供约 80% 来源于胸主动脉及腹主动脉,15% 来源于锁骨下动脉、头臂动脉、脾动脉、肋间动脉等,5% 来源于肺动脉。静脉回流主要回流至体循环(奇静脉、半奇静脉或下腔静脉,约 75%),少数回流至肺静脉(约 25%)。组织学上,肺隔离症的肺组织呈无规律的异常排列,气管数量很少,实质组织常发育不成熟,很少有炎性浸润。超过 60% 的叶外型肺隔离症患儿合并其他先天畸形,最常见的为先天性膈疝,其他包括肺发育不良、先天性囊性腺瘤样畸形、先天性肺气肿、支气管囊肿、心包囊肿、椎体异常、先天性巨结肠、肺静脉异位引流等。

绝大多数患有肺隔离症的胎儿无明显症状,病变巨大时可造成静脉回流障碍,进一步导致胎儿大量胸腔积液和致命性水肿的发生,偶有压迫食道导致羊水过多。产前超声检查中,肺隔离症表现为肺部边界清晰、回声致密的均一性包块,彩色多普勒超声可探查到来自主动脉或体循环动脉分支供应的胎儿病变肺组织,部分小的病变会自然消退,甚至消失。

少数病变巨大伴肺发育不全、大量胸腔积液的新生儿常表现为严重的呼吸功能不全、喂养困难,大部分新生儿没有症状或症状轻微。叶内型肺隔离症患儿多在 10 岁前发生局部肺段复发性肺炎,表现为发热、咳嗽、咳痰,常伴咯血,偶有发生大量咯血导致窒息,甚至死亡,少数患儿出现充血性心力衰竭和胸腔内出血。叶外型肺隔离症患儿的病变组织与正常支气管不相通,常无明显症状,临床不易发现,通常在体检时发现,少数患儿可出现类似叶内型肺隔离症的症状,偶有出现扭转梗死。

肺隔离症胸部 X 线片常见肺下叶后基底段有不规则三角形、多边形或椭圆形阴影,边界尚清晰,若并发囊性病变或继发感染,则表现为密度不均匀团块,其内可见气液平,经抗感染治疗后可缩小,但不消失。血管造影是诊断肺隔离症的金标准,可明确异常血管的位置及数量,因其属于有创性检查,故目前不列为常规检查。叶内型肺隔离症 CT 表现为密度均匀肿块,呈圆形、卵圆形,少数呈三角形、多角形,边界清晰,密度均匀;继发感染或囊性病变则表现为密度不均匀,可见气液平,肿块周围可见肺气肿或支气管扩张征象。叶外型肺隔离症 CT 表现为密度均匀肿块,边缘清晰,很少发生囊性病变。CTA 可以同时准确地描绘出异常动脉起源及静脉系统回流异常。

虽然肺隔离症可长期无明显症状,但当出现以下情形时应高度怀疑肺隔离症:① 产前超声提示胎儿肺部包块,同时胎儿有羊水过多、胸腔积液或水肿的情况。② 新生儿期反复呼吸困难,喂养困难。③ 儿童局部肺段复发性肺炎、咯血。可结合胎儿超声、胸部 X 线片、CTA 等辅助检查来协助诊断。

第三节　临床实战演练

病例　患儿女,5 岁 6 个月。主诉:咳嗽、咳血 3 天。

一、询问病史

(一)问诊主要内容及目的

【思维提示】　咯血是儿童呼吸系统急症中较常见的症状之一,临床上能否及时、准确地判断咯血的病因,采取正确的治疗方式对患儿的预后至关重要。咯血不仅是呼吸系统疾病常见症状之一,还可以是循环系统疾病、全身性疾病临床表现的一部分,不能惯性思维只想到呼吸系统疾病。每种合并咯血的疾病具有各自的特点,在询问病史的过程中要根据咯血不同病因的特点有针对地去采集病史。

1. 咯血诱因　近期有无创伤,有无异物误吸史,有无呼吸系统、循环系统等疾病。

2. 咯血性质　咯血是吐出、呕出,还是咳出。

3. 咯血量　咯血次数及咯血时间。

4. 咯血颜色和性状　颜色是鲜红色,还是暗红色;性状是稠厚、胶冻样,还是泡沫样。

5. 发病情况　发病急缓如何,是否反复发作,发病以来就诊情况如何。

6. 伴随症状　有无发热、咳嗽、咳痰,有无发绀、喘息、呼吸困难,有无胸痛,有无消瘦,有无明显出血倾向。

7. 既往史、个人史、家族史　包括围生期情况,有无相关病史,有无特殊药物的使用史,喂养、生长发育情况,是否来自流行区,有无特定疾病的家族史。

(二)问诊结果

患儿为 5 岁 6 个月女孩,无明显诱因下出现阵发性咳嗽,有痰,量不多,伴咯血,呈鲜红色血液,咯血量每次不等,5~10 mL,每天6~7次。病程中患儿精神状态可,无发热,气稍促,稍喘息,无呼吸困难,无鼻出血、呕血,大小便外观无明显异常,无胸痛、乏力、盗汗、消瘦。近期正常饮食,未服用特殊药物。发病以来在当地医院以支气管肺炎诊断,予以抗感染、止血等治疗,具体用药不详,无明显好转。

患儿既往有多次肺炎,咳嗽时常痰中带血,当地医院抗感染、止血治疗后好转。查看当地就诊资料,行两次胸部X线检查,报告均提示左下肺炎。否认肝炎、结核、伤寒等传染病接触史,否认食物、药物过敏史,无手术外伤史,无输血史。

胎儿期未按期产检,有羊水过多史,出生后正常喂养,生长发育与同龄儿相当。月经未初潮,父母体健,非近亲结婚。无生食螃蟹或蝲蛄等习惯,无家族性咯血病史。

【思维提示】 咯血是儿童危重症,必须第一时间关注患儿有无呼吸困难、窒息,有无失血性休克的症状,如果有,需第一时间抢救生命。该例患儿神志清晰,没有呼吸困难等症状,病情尚稳定,但儿童病情变化快,仍需时刻关注其病情变化。患儿咯血,无其他系统出血症状,无其他全身表现,无特殊药物摄入史及相关家族史,故而全身性疾病不首先考虑。患儿5岁6个月,平素体健,不伴胸痛,故复杂性先天性心脏病、肺栓塞等疾病暂不考虑。患儿无盗汗、乏力、低热、消瘦等症状,故结核可能性不大。患儿无异物吸入史、无创伤史、不来自流行区、未行月经等,暂不考虑相应咯血病因。患儿有多次咳嗽、咯血病史,此次咳嗽、咯血伴咳痰,血为鲜红色,考虑为呼吸系统疾病的可能性最大。患儿病程中无发热,咳嗽、咳痰不多,无明显中毒症状,肺脓肿可能性不大。患儿既往反复"肺炎"病史,两次胸部X线片提示为左下肺炎,位置相对固定,故局部支气管扩张、先天畸形不能除外。

二、体格检查

(一) 检查重点

1. 一般情况　检查神志及精神状态,测量体温、心率、呼吸频率、血压,检查有无中毒症状。

2. 外科查体　全身皮肤黏膜有无出血点,口咽、鼻腔是否有出血,有无二尖瓣面容等特殊面容,唇色、结膜、指趾有无贫血征象,有无淋巴结肿大。肺部听诊呼吸音是否改变,有无啰音、血管杂音。心脏听诊有无病理性杂音,心律是否整齐。肝脾大小如何。有无眼睑、下肢水肿,有无杵状指(趾)。

【思维提示】 查体应先关注患儿生命体征及一般情况,儿童咳嗽反应弱,咯血易吞咽,因而咯血量往往不能准确反映出血量。精神反应不佳、心率快、气促明显、血压偏低,要警惕存在失血性休克;营养不良、贫血貌提示病程较长;皮肤黏膜出血点提示存在出血倾向;观察口咽、鼻腔情况,除外声门上出血;发绀、特殊面容、有心脏病理性杂音等可能提示循环系统病因;肺部听诊局部呼吸音低、有啰音提示肺部出血的部位,局部有哮鸣音提示支气管可能存在梗阻,血管杂音提示可能存在动静脉畸形;杵状指(趾)多见于支气管扩张、慢性肺脓肿、发绀型心脏病等。

(二) 检查结果

1. 一般情况　体温36.8℃,心率85次/分,呼吸30次/分,血压106/67 mmHg,体重30 kg,较前无明显降低。神志清晰,精神反应好,生长发育正常,轻度贫血貌。

2. 外科查体　全身皮肤黏膜无出血点,口鼻无出血,无特殊面容,淋巴结无肿大。两肺呼吸音粗,左下肺呼吸音减低,可及湿性啰音。心音有力,未及病理性杂音,心律齐。腹软,肝脾肋下未及。四肢无水肿,未及杵状指(趾)。

三、初步诊断

根据临床表现初步考虑为咯血待查:支气管肺炎? 先天性肺结构畸形? 其他?

四、进一步的检查

进一步的检查包括:① 血、尿、粪常规;② 凝血功能、血生化;③ 胸部 CTA;④ 超声心动图。

【思维提示】 红细胞计数与血红蛋白测定有助于判断出血程度;外周血白细胞计数或中性粒细胞比例有助于判断感染情况;嗜酸性粒细胞增多提示寄生虫病的可能;血小板计数、凝血功能、肝功能异常等则须考虑血液系统疾病;PPD 试验、T－SPOT 试验有助于结核病的诊断;尿常规提示血尿,有助于肺出血-肾炎综合征、肉芽肿性血管炎的诊断;若怀疑自身免疫性疾病,可进行自身抗体检查;肺母细胞瘤等恶性肿瘤可行肿瘤标志物等检查。患儿既往多次胸部 X 线检查未能进一步诊断,且不能除外先天性肺结构畸形、血管畸形等可能,故选择 CTA 可以进一步明确诊断;超声心动图可以判断患儿是否存在心脏及血管结构畸形,是否存在肺动脉高压;必要时可行纤维支气管镜检查以快速、准确明确出血部位,还可以清理堵塞气管、支气管的血凝块,进行局部止血药物和 4 ℃生理盐水灌洗止血。因此,在患儿病情允许的情况下,行纤维支气管镜检查具有诊断和治疗的双重意义。

检查结果:C 反应蛋白 24 mg/L,白细胞计数 12.11×10⁹/L,中性粒细胞比例 82.4%,血红蛋白104 g/L。粪常规示隐血阳性。尿常规、凝血功能、肝功能等无异常。胸部 CTA:双肺纹理增多,左肺下叶可见密度不均匀团块,其间可见数个大小不等囊性透亮影,较大者内可见气液平,有一异常血管发自腹主动脉腹腔干,穿过膈肌供应病变区。超声心动图:心内结构及心功能未见明显异常。

五、诊断及诊断思维

患儿 5 岁 6 个月,无明显诱因下出现阵发性咳嗽,有痰,量不多,伴咯血,呈鲜红色血液,气稍促,稍喘息。患儿既往有多次"肺炎"病史,两次胸部 X 线检查均提示左下肺炎,有羊水过多史。查体:一般情况尚可,轻度贫血貌,呼吸稍促,两肺呼吸音粗,左下肺呼吸音减低,可及湿性啰音。C 反应蛋白 24 mg/L,白细胞计数 12.11×10⁹/L,中性粒细胞比例 82.4%,血红蛋白 104 g/L,提示感染、轻度贫血。大便外观未及异常,粪常规隐血阳性,考虑患儿吞咽部分血液。胸部 CTA:双肺纹理增多,左肺下叶可见密度不均匀团块,其间可见数个大小不等囊性透亮影,较大者内可见气液平,有一异常血管发自腹主动脉腹腔干,穿过膈肌供应病变区,这是叶内型肺隔离症的典型表现。

六、治疗方案及理由

(一) 休息

平卧或向患侧卧位。

(二) 止血对症

应用止血药物。

(三) 抗感染治疗

必要时行痰细菌培养及根据药敏检查结果调整抗生素。

理由：平卧或向患侧卧位，将肺出血局限在患肺，避免血液进入健侧肺部阻塞支气管，而加重喘闷，甚至窒息；应用止血药物减少肺部出血；患儿合并感染，故使用抗生素抗感染治疗。患儿肺隔离症诊断明确，需同时做好术前准备，待感染控制后行手术治疗。做好病情告知和医患沟通。

七、治疗效果

治疗 3 天后患儿复查：C 反应蛋白 11 mg/L，白细胞计数 10.68×10^9/L，中性粒细胞比例 69.2%，但咯血无明显改善。

【思维提示】 患儿目前感染症状较前好转，可进行手术治疗。

八、进一步的治疗方案及疗效

患儿系叶内型肺隔离症，左下肺病变范围较大，故行左下肺叶切除术，术后病理符合临床诊断。患儿恢复顺利，复查无特殊，予以出院，定期随诊。

九、最终诊断

左下肺叶内型肺隔离症伴感染，轻度贫血。

参考文献

[1] PRYCE D M. Lower accessory pulmonary artery with intralobar sequestration of lung: a report of seven cases[J]. J Pathol Bacteriol, 1946, 58(3): 457 - 467.

[2] COOKE C R. Bronchopulmonary sequestration[J]. Respir Care, 2006, 51(6): 661 - 664.

[3] SINGH A, MANDELIA A, VERMA P, et al. Giant feeding artery from abdominal aorta in intralobar pulmonary sequestration[J]. J Indian Assoc Pediatr Surg, 2022, 27(2): 270 - 272.

[4] WANI S A, MUFTI G N, BHAT N A, et al. Pulmonary sequestration: early diagnosis and management[J]. Case Rep Pediatr, 2015: 454860.

[5] CORBETT H J, HUMPHREY G M. Pulmonary sequestration[J]. Paediatr Respir Rev, 2004, 5(1): 59 - 68.

（笪　敏）

第十三章 心脏杂音

第一节 心脏杂音的诊断思维

心脏杂音是儿科常见的就诊主诉,大多数先天性心脏病(congenital heart disease,CHD,简称先心病)患儿多因这一主诉就诊,且多数患儿家长认为只要存在心脏杂音就一定存在先天性心血管疾病,因而心脏杂音可能会对家长及患儿心理造成明显影响,进而影响家庭生活质量。因此,明确引起心脏杂音的常见原因具有重要的临床意义和社会意义。

心脏杂音是由于心血管结构异常或血流动力学改变,血液在心脏或大血管内引起湍流而产生的声音,是一组历时较长、频率及振幅均不同的振动。根据心动周期中的时期,心脏杂音分为收缩期杂音、舒张期杂音和连续性杂音。根据杂音响度,心脏杂音又分为 6 级:1 级,最弱,在安静环境下仔细听才可听见;2 级,弱,但较易听见;3 级,较响亮,但无震颤;4 级,响亮,伴有震颤;5 级,很响亮,向四周传导,但听诊器离开胸壁听不到;6 级,非常响亮,听诊器距离胸壁一定距离也可听见。

心脏杂音往往提示有心血管疾病,但也可见于正常人,因此临床上把心脏杂音分为生理性杂音和病理性杂音两类。生理性杂音的特点是音响轻而柔和,一般为 3 级以下的收缩期杂音,它主要是由心肌收缩力增强、血流速度增快等原因导致,这种杂音较常见于肺动脉瓣听诊区,人群中以青少年及儿童为主。在二尖瓣区听到这种杂音,常见于运动之后、发热和贫血等情况。老年人由于瓣膜退化,也可听到杂音。病理性杂音种类繁多,比如瓣口狭窄、瓣膜关闭不全、异常通道、心腔内悬浮物、心血管腔扩大等使血流形成湍流或旋涡所致。收缩期杂音的特点是声音响亮,常在 3 级以上,调高而粗糙,多见于室间隔缺损、肺动脉瓣狭窄、法洛四联症、主动脉瓣狭窄、主动脉缩窄、梗阻性心肌病等。舒张期杂音的特点是柔和,隆隆样舒张期杂音是主动脉瓣关闭不全的主要杂音,而吹风样舒张期杂音往往是二尖瓣狭窄的表现。连续性杂音常见于先天性心脏病,如动脉导管未闭、冠状动脉-右心瘘、主肺动脉窗等。

虽然心脏杂音对心血管疾病的诊断具有重要意义,但并非诊断必要条件。换言之,有杂音不一定有心脏病,如生理性杂音。同样,有心脏病也可无杂音,主要原因包括:① 没有高速湍流血流(如左心发育不良综合征、单纯大动脉转位、肺静脉异位引流、肺动脉闭锁、心肌病等);② 心室收缩功能减弱,缺少足够收缩力产生高速血流(如合并左心功能不全的二尖瓣狭窄);③ 肺动脉压力高,进而限制分流量和分流速度(如合并重度肺动脉高压的室间隔缺损)。

此外,心脏杂音听诊的结果还取决于临床医生的经验、听诊时间、听诊次数和听诊环境。因此,对于心脏杂音患儿,需结合心脏超声、心脏大血管 CT 等检查明确其是否存在心血管疾病,进而尽早给予相关处理。心脏杂音的诊断思路见图 13-1。

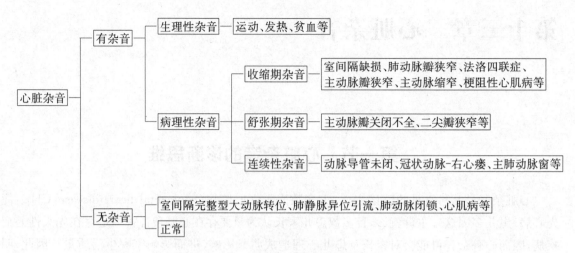

图 13-1 心脏杂音诊断的思维导图

临床上,一旦发现有心脏杂音,在诊断环节,采集临床资料时,下列症状体征等必须引起重视:

一、临床症状

(一)注意生长发育障碍相关问题

观察有无多汗、拒乳等喂养困难现象,有无哭闹或活动后气促、心悸等,平素有无蹲踞等临床表现,以及有无生长发育障碍等。

(二)注意缺氧发作相关情况

缺氧发作多在清晨、排便或活动后出现,表现为面色苍白、四肢无力、阵发性晕厥,甚至有抽搐等症状。

(三)注意有无反复性肺部感染病史

上呼吸道感染很容易引发肺部感染,且先心病患儿感染持续时间往往比正常儿童为长,且容易反复感染。

二、体格检查

(一)注意面容和精神状态

如部分先心病合并唐氏综合征患儿有特殊面容,查体时要注意有无口唇发绀、杵状指等特征性体征。

(二)注意患儿呼吸状况

危重先心病患儿多有气促、呼吸困难,部分合并吸气三凹征。

(三)注意心脏杂音特点

重点听诊心脏杂音的性质、强度、位置等。

(四)注意有无合并其他系统畸形

先心病常合并漏斗胸、消化道闭锁、肺气道畸形等。

三、辅助检查

（一）注意血、尿、粪三大常规以及生化指标等的变化

部分发绀型先心病患儿血红蛋白可明显升高。

（二）重点关注心脏超声结果

心脏超声对心脏杂音疾病诊断至关重要，已成为目前心脏杂音疾病诊断的首选手段，灵敏度及准确性较高，漏诊较少。对于心脏的位置、形态、大小、各个瓣膜发育情况、瓣膜活动情况、房室间隔连续性、大血管位置形态及其相互之间连接方式等都可以进行较为准确的评估。

（三）注意胸部 X 线片的异常

可了解心影位置、大小，肺充血情况等。

（四）注意心电图的改变

可了解患儿心脏电生理情况，是否合并心律失常等情况。

（五）重视心脏大血管 CT 和磁共振成像

心脏大血管 CT 和磁共振成像对于大血管直径测量、血管走行、相对解剖位置关系以及连接方式等评估具有明显优势，其中大血管 CT 对于了解复杂心脏病冠状动脉的起源、走行、分布有重要的临床意义。

第二节　先天性心脏病的临床特点

先天性心脏病（先心病）发病率在我国为 7‰～9‰，我国每年有 10 万～15 万先心病患儿出生。先心病出生后若不及时治疗，20％～60％将在 1 年内自然死亡，其中 30％在新生儿期死亡，死亡原因多为重症或复杂心血管畸形及其并发症。因此，对于重症或复杂心血管畸形，应在婴儿期甚至新生儿期给予干预，从而挽救患儿生命，这已成为近年来小儿心脏外科发展的趋势。

当前，先心病的诊断已经提早到孕期，即大部分胎儿都可以得到较为明确的诊断。近 5 年来，我国从提高出生缺陷矫治水平、降低新生儿整体死亡率等角度出发，开展了全国范围的先心病筛查，先心病筛查已逐步普及到老少边穷地区，筛查方法主要是结合心脏听诊和血氧饱和度监测，疑似者直接行进一步检查。得益于多普勒超声心动图技术的广泛应用，目前先心病的临床漏诊率已极低。

先心病根据临床表现可分为非发绀型和发绀型。常见的室间隔缺损、房间隔缺损、动脉导管未闭等左向右分流的先心病均为非发绀型，而发绀型心脏病包括法洛四联症、右心室双出口、大动脉转位、肺动脉闭锁等，其中又以法洛四联症最具代表性。心脏杂音高度提示为先天性心脏病，但诊断时不应完全拘泥于杂音，患儿的整体状态也需多加考虑，比如缺损较小的室间隔缺损、房间隔缺损患儿，杂音可不明显，学龄前可无明显症状，多于体检时发现。

先心病的治疗包括内科介入治疗和外科手术治疗，随着技术的发展和理念的更新，出生缺陷的早期筛查和规范化管理、治疗的微创化和低龄化代表了先心病未来诊治的方向。先心病的介入治疗始于 1966 年 Rashkind 首先报告应用球囊导管进行房间隔造口术（BAS），后发展缓慢，直至 1997 年 Amplatz 发明镍钛合金双面伞封堵装置，极大地推动了先心病介入治疗的发展进程。20 多年来，随着新的介入材料、技术和治疗理念出现，先心病介入治疗的数量迅速增长，介入治疗的病种、范围及操作技术逐渐突破，目前介入治疗已成为先心病主要治疗方法之一。先心病介入治疗在我国已有40年发展历程，经历了从学习改进到自主创新的沧桑变化，介入治疗体系从无到有，逐渐达到世界领先规模和水平，尤其是近几年来我国自主研发的可降解生物材料封堵器的诞生和临床初步应用，使先心病的介入治疗进入新的阶段，真正做到了"介入无痕"，代表了未来先心病介入治疗的方向。

小儿先心病外科治疗的总趋势是小年龄化，尽早通过手术矫正畸形，争取在继发性病变发生或加重之前予以矫正，以求达到良好的近、远期疗效。对于婴幼儿时期有明显症状的患儿，应加以重视，比如明显发绀、气促，乃至吸气三凹征、生长发育落后、反复肺部感染等，患儿往往存在较严重的心脏病，需及早诊断并行干预。约半数以上先心病需要在新生儿期到生后6个月内得到矫正。先心病类型是决定手术时机的主要条件，但要根据国情、院情决定手术时机，对技术水平高、设备好的医院，先心病的手术年龄可相对较早、体重可相对较轻。手术过早，患儿年龄过小，体重轻，手术难度大；而手术太晚，先心病已经对机体带来严重危害，即使手术成功，也将引起终身损害。因此，不论何种类型的先心病都要从以上诸方面衡量利弊，然后决定最合适的手术时机。

先心病外科治疗近30年来已经取得了飞速发展，治疗指征越来越广，最大程度地突破了对年龄、体重、血管条件及心脏解剖结构的限制，体外循环时间与死亡率逐渐已不构成正相关，长时间体外循环、复杂手术的手术技巧、解剖矫正满意度、术后长期生存率都得到了长足的发展，安全性更高。当然，不可否认，先心病外科技术仍然存在着一些难以克服的问题，如植入器械的长期影响、复杂手术后患儿的长期生活质量等。10多年来，我国小儿心脏外科发展较快，复杂先心病手术率明显上升，大约占发病患儿的20%，死亡率也明显下降，常见先心病手术死亡率为1%～2%。新生儿心脏外科手术比例明显上升，主要小儿心脏中心已达10%左右。10多年来，小儿先心病外科专业已在全国三级儿童医院中得到普及，几乎达到100%。

随着经济发展和生活质量的提高，在保障安全性和取得良好治疗效果的前提下，当前先心病治疗已经从减少手术创伤、提高生存率逐步过渡到强调手术的美容效果、长期疗效及能完全融入社会等更高的要求。因此，治疗方案应全面考虑患儿心脏解剖条件、家庭期望、伦理道德、社会负担、心理健康等多方面因素，从而切实落实先心病全生命周期关照的理念。

第三节　临床实战演练

病例　患儿男，2岁。主诉：体检发现心脏杂音1周。

一、询问病史

（一）问诊主要内容及目的

【思维提示】　心脏杂音是儿科常见的就诊主诉，多数患儿家长认为存在心脏杂音则存在先天性心血管疾病，从而让患儿及其家长产生恐惧。心音是医生通过听诊器听到心脏搏动的声音。心脏的收缩舒张、瓣膜的开合，可以让医生听到正常的第一心音、第二心音。然而，当血液经过狭窄而有压力差的通道，或血流加速甚至逆流时，就会听到不正常的心音。因此，心脏杂音代表心脏的一种状况,并非一种疾病。同时,在心脏杂音的基础上,还应注意患儿是否有其他心脏病的表现,比如有无口唇发绀,有无昏厥、心悸、胸闷,心率及呼吸速率如何,心脏搏动强弱,心音变化,有无肝脾大等,以及有无其他心脏病的病史,当然家族史也很重要。问诊的主要内容:

1. 心脏杂音　杂音发现的时间。

2. 伴随症状　有无口唇发绀,有无呼吸困难、缺氧窒息发作,有无心悸、乏力、胸闷,有无食欲变差或拒食,是否易多汗,是否易患上呼吸道感染,大小便情况。

3. 平时情况　喂养情况如何,生长发育情况如何。

4. 就诊情况　发病以来有无就诊过,情况如何。

5. 孕产期情况　母亲孕期有无感染病史,孕产期有无异常发现。

6. 疾病史　有无长期发热及感染性心内膜炎病史,有无风湿热病史,有无胸部外伤史。

7. 家族史　有无家族性遗传病史。

（二）问诊结果

患儿男,2 岁,因"体检发现心脏杂音 1 周"来就医,患儿生后 6 个月左右出现口唇发绀,哭闹或活动后加剧并伴有气喘,安静后减轻,行走后时常有蹲踞现象,平素食欲可,不易感冒,未患过肺炎,无缺氧抽搐及晕厥史,体重、身高较同龄儿童稍差。无食物、药物过敏史。母亲孕期健康。既往体健,否认家族性遗传病史。

【思维提示】　患儿出生 6 个月出现口唇发绀,平素行走时常有蹲踞现象,生长发育较同龄儿童稍差,无既往疾病史,因此首先考虑发绀型先天性心脏病。蹲踞现象表现为儿童行走一段距离后下蹲,双下肢屈曲,双膝贴胸,蹲踞可使含氧较低的回心血液减少,同时股动脉因蹲踞而弯曲,导致下肢动脉血流阻力增高,而躯干上部血流增加,使心脏和中枢神经系统缺氧状况改善。蹲踞是法洛四联症患儿的特征性姿态。目前高度怀疑为先天性心脏病,法洛四联症。

二、体格检查

（一）检查重点

一般情况:生长发育,精神状态,皮肤黏膜,呼吸,心率,有无心前区隆起,心尖搏动位置,有无心脏震颤,心脏大小,心脏听诊(杂音出现的时期、性质、传导方向、强度与体位、呼吸及运动的关系),肝脏大小及四肢情况。

（二）检查结果

神志清晰,反应可,营养中等,口唇及四肢末端青紫明显,可见杵状指。呼吸平稳,双肺呼吸音清。心前区无明显隆起,心尖搏动在锁骨中线第 5 肋间外 1 cm,心前区未及明显震颤,心界向左扩大,心率 120 次/分,心律齐,心音有力,胸骨左缘第 2~4 肋间可听及 3 级粗糙的收缩期喷射样杂音,肺动脉瓣区第二心音减弱。腹软,肝脾未及增大,神经系统无异常,四肢活动可。

【思维提示】　发绀是法洛四联症患儿的主要症状,大多数在生后 3~6 个月出现,这与漏斗部狭窄的进行性加重有关。组织缺氧导致末梢结缔组织增生,出现杵状指。法洛四联症听诊的特征为肺动脉低压导致肺动脉瓣区第二心音减弱,甚至消失,右心室流出道狭窄导致收缩期喷射样杂音,杂音的高低及长短可以反映肺动脉狭窄的严重程度,杂音愈响,则肺动脉狭窄愈严重,反之亦然,但极重度狭窄时不一定有很响的杂音,甚至没有杂音。

三、初步诊断

根据病史及体格检查,初步诊断考虑为先天性心脏病,法洛四联症。

四、进一步的检查

超声心动图检查提示右心室肥厚,右房室扩大,右心室流出道狭窄,肺动脉瓣环狭窄,左右肺动脉略窄,室间隔膜周至肌部可见 18 mm 回声中断,房间隔连续,主动脉骑跨 55%,左肺动脉直径 7 mm,右肺动脉直径 7 mm,膈肌孔处腹主动脉直径 9 mm,主动脉弓未见异常,肺动脉跨瓣压差为 70 mmHg。考虑诊断为先天性心脏病,法洛四联症。

【思维提示】 目前超声心动图检查是诊断法洛四联症的首选检查,由于无创、方便、准确等优点已经广泛应用于临床。超声心动图可以观察到肺动脉狭窄的部位和严重程度、两侧肺动脉的发育情况、室间隔缺损的大小和类型、主动脉骑跨率、可能合并的畸形,以及左心室容量和功能等。

五、诊断及诊断思维

患儿 2 岁,体检发现心脏杂音,6 个月大出现口唇发绀,行走时常有蹲踞现象,生长发育较同龄儿童稍差。查体:口唇及四肢末端青紫明显,心律齐,心音有力,胸骨左缘第 2~4 肋间可听及 3 级粗糙的收缩期喷射样杂音,肺动脉瓣区第二心音减弱,可见杵状指。发绀、心脏杂音、蹲踞、杵状指等符合诊断法洛四联症的几个要素,因此临床诊断为法洛四联症。超声心动图进一步验证临床诊断,是确诊法洛四联症的首选方法。

六、治疗方案及理由

该患儿法洛四联症诊断明确,收入院完善相关检查,决定下一步治疗方案。

(一)常规检查的特点

1. 实验室检查 法洛四联症患儿通常有红细胞增多症,但合并贫血的患儿血红蛋白可能并不增多,多见于婴幼儿。患儿血小板计数减少,凝血酶原时间延长,尿蛋白可阳性。

2. 心电图检查 心电图表现为电轴右偏,右心室肥厚。

3. X 线检查 胸部后前位显示靴形心和肺部血管纹理细小,这是本病的典型特征。

(二)患儿入院后出现缺氧发作的处理

法洛四联症患儿出现缺氧发作的临床表现为阵发性呼吸困难,呼吸急促,发绀加重,甚至出现晕厥、抽搐、死亡,多在喂奶及哭闹后出现。此时应尽量使患儿安静,静脉补液避免脱水,补充碳酸氢钠纠正酸中毒等,立即予以膝胸体位,吸氧,必要时还可以给予普萘洛尔口服。严重者可尽早气管插管机械辅助通气。

(三)法洛四联症的手术治疗原则

对外科手术矫治法洛四联症解剖畸形没有争议,但在选择手术的最佳年龄,有症状的婴幼儿及新生儿是行一期矫治手术还是行姑息手术后再行矫治手术,以及法洛四联症伴有肺动脉闭锁或多发体肺侧支血管的处理上仍有不同意见。决定根治手术与否,主要取决于左右肺动脉发育、左心室发育情况。一是要肺动脉发育较好,二是左心室容量大小足够大。左心室容量大小通常应用超声心动图测得左心室舒张末期容量,并用左心室舒张末期容量指数来代表左心室发育情况(一般认为左心室舒张末期容量指数≥30 mL/m² 可行一期矫治手术）。左右肺动脉发育情况的评估目前通常用 McGoon 比值，即心包外两侧肺动脉直径之和除以膈肌平面降主动脉直径，单纯法洛四联症一期矫治手术的 McGoon 比值要大于 1.2，另一参考指标为肺动脉指数，即左右肺动脉截面积之和除以体表面积。肺动脉指数≥150 mm²/m²，可考虑一期矫治手术。

该患儿诊断明确，左心室及肺动脉发育良好（McGoon 比值为 1.55，左心室舒张末期容量指数为 33 mL/m²），术前检查无禁忌证，可择期行法洛四联症一期矫治手术。

（四）手术后常见并发症

常见并发症包括：低心排血量综合征、急性左心衰竭（灌注肺）、心律失常、室间隔残余分流、右心室流出道残余狭窄。

（五）随访

出院继续使用强心、利尿药 3～6 个月。适当限制活动半年，避免剧烈活动，避免感冒。出院后定期复查超声心动图、心电图、胸部 X 线及血常规等，动态观察患儿心功能的变化情况。

（莫绪明）

第十四章　青紫

第一节　青紫的诊断思维

青紫（cyanosis，也称发绀）是指皮肤、黏膜呈青紫色的病理现象，多见于皮肤及黏膜较薄、毛细血管丰富的部位，比如口唇、鼻尖、两颊及指（趾）甲等处。发生青紫的原因主要有两方面：一是低氧血症，各种疾病引起低氧血症，动脉血氧分压和血氧饱和度下降，造成还原血红蛋白增加到 5 g/dL 及以上时，皮肤黏膜出现青紫，这是最常见的原因；二是血液中异常血红蛋白衍生物的增加，当血液中高铁血红蛋白或硫化血红蛋白异常增加时，血红蛋白携带氧的能力下降，也可出现青紫。临床上，正确区分青紫、低氧血症和缺氧三者之间关系，对寻找青紫的病因非常重要。

低氧血症（hypoxemia）是指血液中含氧不足，主要表现为血氧分压与血氧饱和度下降。缺氧（hypoxia）是指组织水平上供氧不足或氧利用障碍，通常表现为无氧代谢引起的代谢性酸中毒。青紫、低氧血症和缺氧相互关联，但各自独立存在。例如，患有发绀型先天性心脏病的患儿可能会出现低氧血症和发绀，但只要心排血量或血红蛋白增加至可充分代偿，患儿不会出现缺氧。对于一些心功能不全或严重贫血的患儿，即使血氧饱和度正常，但由于血液中氧输送量减少，也有可能出现组织缺氧。此外，一些异常血红蛋白或高铁血红蛋白血症患者也可以出现临床青紫，但血氧饱和度和氧含量正常。

根据青紫发生的部位，可以分为中心性青紫、周围性青紫和混合性青紫，其中以中心性青紫最为常见。中心性青紫表现为全身性，除四肢及颜面外，也累及躯干和黏膜的皮肤，多由心、肺疾病引起呼吸衰竭、通气/换气功能障碍、肺氧合作用不足导致的血氧饱和度降低所致。周围性青紫是由周围循环血流障碍所致，多出现于肢体的末端和下垂部位。周围性青紫发生部位的皮肤温度较低，若给予按摩和保暖，循环好转后青紫可以消退。混合性青紫是指中心性青紫与周围性青紫并存。

一、青紫的病因

青紫的病因包括：① 肺静脉低氧（pulmonary venous desaturation）、血氧饱和度不足，各种疾病导致肺通气/换气障碍、肺内异常分流等，造成肺静脉低氧、血氧饱和度不足。② 心源性右向左分流（extrapulmonary right to left shunting）导致的低氧血症，主要包括发绀型先天性心脏病和严重的肺动脉高压。③ 异常血红蛋白衍生物增多导致血红蛋白对氧的亲和力降低，主要包括高铁血红蛋白血症和硫化血红蛋白血症。

二、引起青紫的疾病

（一）肺静脉低氧、血氧饱和度不足

1. 肺通气不足　主要包括中枢神经系统疾病（如中枢神经系统感染/脑炎、麻醉药物等导致的呼吸抑制），神经肌肉病变导致的呼吸肌无力（如重症肌无力、肌营养不良、糖原贮积症Ⅱ型等合并严重的呼吸肌无力），气道梗阻类疾病（如气管异物、食管气管瘘、腺样体肥大、哮喘、胸腔积液和胸腔占位对肺组织的压迫等）。

2. 肺换气不足　主要包括肺实质及肺间质病变，如肺炎、肺水肿、急性呼吸窘迫综合征（ARDS）、支气管肺发育不良等疾病。

3. 肺内右向左分流　主要指肺动静脉瘘，包括局限性肺动静脉瘘和弥漫性肺动静脉瘘。其中，弥漫性肺动静脉瘘又分为原发性和继发性，门-体静脉分流继发的肝肺综合征可表现为继发性弥漫性肺动静脉瘘，出现肺毛细血管水平的右向左分流，临床表现青紫，但吸氧能改善。

（二）心源性右向左分流

1. 肺血减少型先天性心脏病　包括三尖瓣闭锁、肺动脉瓣闭锁、法洛四联症、肺动脉瓣狭窄、完全性肺静脉异位引流、Ebstein畸形等。

2. 肺血正常或增多型先天性心脏病　包括左心发育不良、大动脉转位、永存动脉干、完全性房室通道、单心室等。

3. 原发性肺动脉高压　遗传或其他原因导致的原发性肺动脉高压晚期出现右心功能不全，肺血相应减少，影响气体交换，导致血液中氧含量减少而出现青紫。

4. 继发性肺动脉高压　未经治疗的左向右分流型先天性心脏病（如大型室间隔缺损、巨大动脉导管未闭）晚期合并重度肺动脉高压时出现艾森门格综合征，或其他疾病合并的重度肺动脉高压。

（三）异常血红蛋白衍生物增多

1. 高铁血红蛋白血症　由于遗传或各种化学物质、药物中毒，血红蛋白中二价铁被三价铁替代，使血红蛋白失去与氧结合的能力。当血中高铁血红蛋白异常增高时，可出现青紫。其特点是青紫出现急剧，抽出的静脉血呈深棕色，给予氧疗青紫不能改善，静脉注射亚甲蓝或大量维生素C，青紫可改善、消退，分光镜检查可证实血中存在高铁血红蛋白。继发性高铁血红蛋白血症一般急性发病，主要有两个原因：亚硝酸盐中毒（也称为肠源性青紫）、化学物质和药物中毒（含有芳香胺及硝基化合物的物质中毒，如磺胺、苯胺染料等）。遗传性高铁血红蛋白血症发病早，可有家族史，慢性发病，基因检测有助于确诊。

2. 硫化血红蛋白血症　由于硫化血红蛋白不能携带氧，当血液中硫化血红蛋白异常增高时，临床上出现青紫、头晕、头痛、气急等缺氧症状。本病多为继发性病变，血液呈蓝褐色。一般认为硫化血红蛋白血症患者存在便秘或服用含硫药物在肠内形成大量硫化氢的先决条件，分光镜检查可证明有硫化血红蛋白的存在，吸氧不能改善症状。

综上所述，青紫病因总结见图14-1。

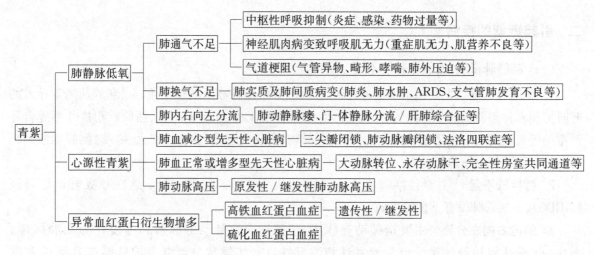

图 14-1 青紫病因的思维导图

第二节 青紫的临床特点

青紫是一种重要的临床表现,正确的评价对确定病因有重要意义。

一、青紫的诊断

详细的病史采集和体格检查,有利于寻找病因。

(一)仔细收集病史

注意青紫出现的时间、发生部位、特征以及伴随症状。

(二)认真体格检查

注意青紫的分布、程度及伴随体征,在全面体格检查的基础上,重点检查心、肺、腹部及血管。中枢性通气不足表现为呼吸浅表或呼吸暂停。肺部病变可有相应体征。有氨臭样体味,需警惕门-体静脉分流。出现心脏搏动异常、第二心音亢进、病理性心脏杂音,需注意先天性心脏病、肺动脉高压等疾病。

(三)密切观察症状和体征的变化

注意吸纯氧试验、静脉注射亚甲蓝或大量维生素 C 后青紫的变化。

(四)根据需要,合理安排实验室检查及相关检查

检查包括血常规、动脉血气分析、血生化、凝血功能、血氨、胸部 X 线、心电图、腹部超声、心脏超声、右心声学造影、增强 CT、心导管检查等。血氨水平升高,可行腹部超声和增强 CT 了解有无 Abernethy 畸形等门静脉畸形。怀疑肺血管畸形,需行胸部增强 CT。怀疑肺血管水平右向左分流,可行右心声学造影,必要时需行心导管检查。怀疑遗传相关,可行血、尿遗传代谢性产物筛查和基因检测。

二、青紫的鉴别诊断

(一)发病年龄

1. 新生儿期　发生于新生儿期的青紫,可见于新生儿窒息、持续性肺动脉高压、发绀型先天性心脏病等。喂奶时发生的青紫,可见于先天性食管气管瘘、膈疝和鼻后孔闭锁等。

2. **婴儿期及之后** 婴儿期及之后发生的青紫,要考虑呼吸系统疾病、发绀型先天性心脏病、肺动静脉瘘等。

(二)起病情况

1. **突发青紫** 见于气管异物,食物、药物中毒引起的异常血红蛋白血症等。

2. **慢性持续性青紫** 见于慢性肺病、右向左分流型先天性心脏病和肺动静脉瘘等。

(三)伴随情况

1. **呼吸困难** 伴呼吸困难等呼吸道症状,多见于呼吸系统疾病,如肺炎、肺水肿、ARDS 等。

2. **心脏杂音等异常情况** 伴心脏杂音、心脏扩大、心脏超声异常、心功能不全的患儿,需考虑心血管疾病,如发绀型先天性心脏病、肺动脉高压等。

3. **肌力异常** 伴肌力低、乏力、中枢神经系统异常表现的患儿,需考虑神经-肌肉疾病,如重症肌无力、肌营养不良等。

4. **血氨异常** 伴血氨高,提示可能存在门-体静脉分流,需注意先天性门静脉畸形和肝硬化伴门静脉高压导致的肝肺综合征。

5. **家族史** 有家族史的患儿,要注意遗传性疾病可能,如遗传性高铁血红蛋白血症等。

6. **食物、药物中毒史** 有食物、药物中毒史的患儿,要注意继发性高铁血红蛋白血症、硫化血红蛋白血症、CO 中毒等。

7. **吸纯氧试验** 吸氧后青紫不改善的见于心源性、化学性青紫,吸氧后青紫能改善的要考虑肺源性青紫、肺动静脉瘘可能。

8. **杵状指(趾)** 患儿出现杵状指(趾),提示病程长,如发绀型先天性心脏病、肺动静脉瘘、慢性肺病等。

第三节 临床实战演练

病例 患儿女,10 岁 1 个月。主诉:口唇青紫 5 年余。

一、询问病史

(一)问诊主要内容及目的

问诊的主要目的是寻找更多的临床诊断依据,以及获得可以排除一些疾病的信息要点,如青紫发生时间,有无特殊食物或药物进食史,活动是否受限,有无乏力、气促、咯血、胸闷、胸痛、晕厥等伴随症状,既往史,家族史等。

(二)问诊结果

1. **现病史** 患儿 5 年余前被家人发觉其口唇稍青紫,当地医院多次就诊查血常规、血生化、心电图、心脏彩超、胸部 X 线等检查均无明显异常,未予特殊治疗。口唇青紫一直存在,近 2 年来逐渐出现活动受限,活动后易干咳、乏力、喜蹲踞,偶有胸前区、右肋下疼痛。此次因咳嗽来我院就诊,查体发现口唇青紫、轻度杵状指,血氧饱和度在 82%～94% 之间波动。患儿病程中时有头晕,无长期低热、头痛、呼吸困难、端坐呼吸、咯血、反复吐泻、腹痛及腹胀,食纳好,睡眠可,大小便正常。

2. **既往史** 2 月龄有一次支气管肺炎病史,10 月龄有一次急性胃肠炎、电解质紊乱病史,7 岁时有水痘病史,有湿疹史。否认肝炎、结核、伤寒等传染病接触史,否认药物、食物过敏史,否认手术、外伤及输血史。

3. 个人史　出生史：G3P2，足月剖宫产，否认出生窒息史，出生体重 2.8 kg，Apgar 评分不详。喂养史：母乳喂养，按时添加辅食，现普食。生长发育史：同正常同龄人。预防接种史：按计划接种。

4. 家族史　父母体健，非近亲结婚，有一同胞弟弟，6 岁，体健，否认家族性、遗传性疾病史。

二、体格检查

（一）检查重点

有无发育迟缓，口唇及皮肤青紫情况，有无皮疹及黄疸，皮肤有无氨臭味，有无呼吸困难，胸部有无畸形，肺部听诊情况，心界有无增大，有无心脏杂音，第二心音有无亢进，腹部有无包块，有无肝脾大，肢体运动情况，有无水肿，有无杵状指（趾），四肢血氧饱和度有无差异，吸入纯氧后青紫或血氧饱和度有无改善。

（二）检查结果

体温 36.8 ℃，脉搏 98 次/分，呼吸 24 次/分，血压 98/50 mmHg，体重 32.5 kg，经皮血氧饱和度（SpO_2）83%。生长发育良好，面色、口唇稍发绀，无皮疹。胸部无畸形，肺部和心脏听诊无异常，未及心脏杂音，第二心音不亢进。腹平软，无肝脾大。轻度杵状指（趾），四肢肌力正常，四肢血压无异常，四肢 SpO_2 无差异。吸氧后青紫可改善，SpO_2 可达 95%。

【思维提示】　患儿已 10 岁，青紫 5 年余，病初青紫较轻，后逐渐加重。通过问诊和体格检查，初步线索如下：① 否认慢性肺病史，无气促及呼吸困难，胸部 X 线片无异常，不支持肺炎、肺发育不良等肺实质及肺间质疾病。② 多次心脏彩超提示心脏结构无异常，吸氧后青紫改善，不支持先天性心脏病等心内右向左分流型疾病。③ 发育正常，无神经系统阳性体征，肌力正常，不支持神经-肌肉疾病。④ 病史长，否认特殊药物及食物中毒史，不支持继发性异常血红蛋白血症。⑤ 否认高海拔居住史，排除居住环境低氧所致青紫。⑥ 否认遗传性疾病家族史。

三、进一步的检查

（一）实验室检查

血、尿、粪三大常规，血生化，红细胞沉降率检测，甲状腺功能检查，凝血功能，血氨检测，血、尿代谢性疾病筛查，血气分析（pH、血乳酸）。

（二）其他辅助检查

心电图、腹部 B 超、心脏超声、胸部和腹部增强 CT、右心声学造影。

【思维提示】　血生化丙氨酸氨基转移酶（ALT）、天门冬氨酸氨基转移酶（AST）、乳酸脱氢酶（LDH）、肌酸激酶（CK）及血气分析异常（代谢性酸中毒、高血乳酸血症），需警惕遗传代谢性疾病；血氨高，需重点关注门-体静脉分流，通过腹部超声和增强 CT 了解有无门静脉畸形；胸部增强 CT 可以进一步评估有无肺实质、肺间质异常，有无肺动静脉瘘等畸形；右心声学造影可以进一步了解是否存在肺内动静脉水平的右向左分流。本例患儿吸氧后青紫能改善，需警惕肺动静脉瘘可能，重点关注血氨、腹部超声、胸部和腹部增强 CT 等结果。

（三）检查结果

1. 实验室检查　血氨 98 μmol/L（正常低于 50 μmol/L），其余实验室检查无异常。

2. 腹部 B 超　门静脉畸形。

3. 心脏超声　检查无异常。

4. 腹部增强 CT　脾静脉与肠系膜上静脉汇合后进入下腔静脉,门静脉未显示,考虑门静脉缺如,Abernethy 畸形 I 型。

5. 胸部增强 CT　未发现明确的局部肺动静脉畸形,但存在肺部弥漫性网格样改变。

【思维提示】　上述检查未发现先天性肺动静脉瘘证据,但结合患儿存在血氨高、先天性门-体静脉分流、胸部增强 CT 提示肺部弥漫性网格样改变,需警惕门-体静脉分流继发的肝肺综合征。肝肺综合征可以导致肺泡毛细血管水平的肺动静脉瘘(继发性肺动静脉瘘),需进一步行右心声学造影检查证实(正常情况下,右心声学造影时微泡颗粒不能通过肺泡毛细血管,故左房内不会出现微泡颗粒)。

6. 右心声学造影　静脉输入微泡造影剂后,检查发现患儿左房内出现微泡颗粒,提示存在肺泡毛细血管水平的右向左分流(最终结果阳性)。

四、诊断及诊断思维

该患儿的临床特征:10 岁女孩,口唇青紫 5 年余,病初轻微,近 2 年来逐渐加重,喜蹲踞、活动受限。轻度杵状指(趾),吸入纯氧后青紫改善。空腹血氨升高。腹部超声及增强 CT 提示门静脉缺如(脾静脉与肠系膜上静脉汇合后直接汇入下腔静脉)。胸部增强 CT 未发现局限性肺血管畸形,但存在肺部弥漫性网格样改变。心脏超声提示心脏结构正常,无卵圆孔未闭。右心声学造影显示左房内可见微泡颗粒,提示存在肺血管水平右向左分流。

最终分析:患儿血氨增高,提示存在门-体静脉分流,腹部超声及增强 CT 证实门静脉缺如(Abernethy 畸形 I 型)。患儿胸部增强 CT 未发现异常血管畸形,排除局限性肺动静脉瘘可能。患儿心脏结构正常,无卵圆孔未闭,排除心内分流。本例患儿右心声学造影时左房内出现微泡颗粒,提示存在肺内右向左分流,结合 CT 结果,考虑存在弥漫性肺动静脉瘘,符合 Abernethy 畸形合并肝肺综合征的病理改变。

五、最终诊断

先天性门静脉畸形(Abernethy 畸形 I 型),肝肺综合征,弥漫性肺动静脉瘘(继发性)。

Abernethy 畸形,又称为先天性门静脉发育畸形,是由于胚胎期脐静脉和卵黄静脉先天性发育异常,门静脉与腔静脉之间形成异常分流通道,1793 年由 John Abernethy 首次报道而命名。正常情况下门静脉系统血流全部经门静脉入肝(即肝向性血流),在肝脏进行代谢后经肝窦回流入肝静脉,然后再回流至下腔静脉。在先天性门-体静脉分流时,由于肝脏缺乏门静脉的血流灌注或灌注不足,胃肠道吸收的物质未经肝脏代谢直接进入体循环,可引起一系列的病理生理改变(肝性脑病、肝肺综合征、肺动脉高压、肝脏肿瘤、肾病综合征等严重并发症)。正常情况下肺泡壁和毛细血管内径为 8~10 μm,仅允许红细胞单行通过,氧合充分。门-体静脉分流导致胃肠道内血氨等各种有害代谢产物未经肝脏代谢直接进入体循环,造成肺毛细血管扩张和肺泡膜损害,允许多个红细胞并行通过,氧合不充分,造成通气/血流比值下降,导致继发性弥漫性肺动静脉瘘,出现临床青紫,而吸氧改善了通气/血流比值,所以青紫能改善。

六、治疗方案

Abernethy 畸形的治疗原则:阻断门静脉与体循环之间的异常交通,恢复门静脉流向肝脏。治疗方法主要有介入封堵或结扎分流、分流管道的环缩术,对门静脉缺如畸形严重、肝内门静脉发育极差者,需考虑肝移植,但对于病程长、已出现不可逆转临床合并症的门静脉严重畸形患儿,肝移植的远期预后仍需慎重评估。

为制订治疗方案,需进一步明确患儿门静脉畸形的具体分型,因此本例患儿需进行心导管检查。术中行左/右肺动脉造影显示双肺呈磨玻璃样、弥漫性改变,未见局限性肺动静脉瘘征象;脾动脉造影提示脾静脉与肠系膜上静脉汇合后形成共干,没有进入肝脏,而是汇入下腔静脉,进入右心房,提示存在门静脉缺如,符合 Abernethy 畸形 Ib 型。为了解是否存在门静脉分支,我们进行了下腔静脉堵闭试验:球囊堵闭下腔静脉,再行下腔静脉造影,肠系膜上静脉与脾静脉汇合成巨大总干后回流到下腔静脉,仅见细小门静脉分支进入肝脏。本例患儿为 Abernethy 畸形 Ib 型,肝内门静脉发育极差,病程长,已出现严重肺部损伤并发症,远期预后不佳,患儿无法进行介入封堵治疗,后于外科接受了门-体静脉分流部分结扎术+Rex 术,术后居家间歇吸氧,青紫和活动量略有改善,目前处于密切随访中。

(杨世伟)

第十五章　腹泻

第一节　腹泻的诊断思维

腹泻是指排便次数增多，大便重量增加或性状改变。健康儿童每天排便不超过 3 次、大便重量 5～10 g/（kg·d）。如果儿童每天大便超过 3 次（婴幼儿排便次数较健康时明显增加），大便重量>10 g/（kg·d），伴随大便呈稀水样或混合血性黏液，即为腹泻，可以伴有或不伴有腹痛、呕吐、腹胀、发热。病程在 2 周之内为急性腹泻病，2 周至 2 个月为迁延性腹泻病，2 个月以上为慢性腹泻病。

粪便由有形成分和液体组成，脱落的肠道上皮细胞、肠道细菌、食物残渣及其降解产物组成粪便的有形成分。粪便中的液体来自摄入的水和机体自身分泌的消化液，80%～90% 在小肠吸收（小肠最大吸收量为 12 L/d），10% 在结肠吸收（结肠最大吸收量为 5～6 L/d），最终约 1% 随粪便排出。影响粪便重量的主要因素是水分，如果小肠出现吸收障碍，进入结肠的内容物增加，超出结肠的最大吸收量，则大便中水分增多，出现稀便、水样便；如果结肠出现吸收障碍，同样会出现腹泻，大便呈稀便、黏液脓血便。

腹泻的本质是食物的消化、吸收障碍。消化功能涉及多个因素，如消化酶、小肠绒毛面积、肠道转运蛋白、肠内适宜浓度梯度、食物和小肠的接触时间等。当这些因素发生了病理改变，造成肠道的吸收能力下降或肠腔中形成难以吸收的物质时，腹泻就会发生。

一、腹泻的病理生理

（一）消化障碍

食物被胃、肝胆、胰腺分泌的消化酶作用后降解成低聚糖、寡肽和脂肪胶粒等，在小肠上段与消化液混合后呈等渗状态。如果消化酶产生、分泌障碍，或无法建立适宜的浓度，造成消化障碍性腹泻。急性消化不良与饮食、感染有关，如小婴儿喂养不当或暴饮暴食、儿童急性胃炎、胰腺或肝胆的急性炎症，我们通过病史询问就可以做出诊断。慢性消化不良以脂肪消化不良多见，持续性脂肪泻、恶臭便，伴有消瘦、脂溶性维生素缺乏、肠道黏膜可无炎症表现，需要考虑下列疾病：

1. 胰腺炎　胰腺分泌障碍，临床表现为腹痛、消瘦，当胰腺功能丧失 90% 以上时出现脂肪泻，而脂溶性维生素缺乏较少见。检测血清中胰腺淀粉酶、脂肪酶可以证实胰腺炎，胰腺超声、CT 或磁共振成像可以发现胰腺炎或结构发育畸形。儿童非特异性胰腺炎反复发作时，需考虑遗传性胰腺炎，行相关基因检测。慢性消化不良伴反复肺部化脓性感染、支气管扩张时，要考虑先天性囊性纤维化。胰酶替代治疗能够改善消化不良症状。

2. 胆盐减少　胆汁淤积症造成胆盐合成、分泌减少，或胆盐在回肠末端重吸收障碍造成胆盐丢失增加，导致脂肪胶粒无法形成，临床出现脂溶性维生素缺乏，表现为骨质疏松、皮肤干燥、凝血酶原时间（PT）延长。因为脂酸和甘油单酯的吸收不依赖胆盐，所以脂肪吸收不良相对较轻。皮肤巩膜黄染,血生化中碱性磷酸酶(ALP)、γ-谷氨酰转移酶(GGT)、结合胆红素、胆固醇和血清胆汁酸升高是胆汁淤积症的证据。回肠末端切除 1 m 以上可造成胆盐肠肝循环障碍,*SLC10A2* 基因和 *SLC51B* 基因缺陷造成初级胆汁酸重吸收障碍,过多的脂酸刺激结肠出现分泌性腹泻、脂肪泻和脂溶性维生素缺乏。

3. 小肠细菌过度增生 小肠细菌增生导致糖类吸收不良,临床表现为腹泻、腹胀、腹部痉挛性疼痛。因小肠细菌过度分解胆盐和维生素 B_{12},故也会出现脂肪泻、脂溶性维生素缺乏和结肠分泌性腹泻。当出现糖类吸收不良、维生素 B_{12} 缺乏、慢性脂肪消化不良和结肠分泌性腹泻的特征时,可行氢呼气试验诊断小肠细菌过度增生。

消化障碍性腹泻多属于渗透性腹泻,进食减少或减少脂肪摄入能减轻症状。如果临床出现慢性脂肪泻,伴有消瘦、肾结石、胆结石、骨病,要考虑脂肪消化不良,重点排查胰腺炎、胆汁分泌或重吸收障碍方向的疾病。如果患儿具有发病早、病情重、生长迟缓等特征,要考虑先天性基因缺陷病,尽早开展筛查。

(二)营养素跨膜转运障碍

营养素的转运过程涉及小肠绒毛面积、分布在绒毛表面的消化酶、转运通道、转运蛋白和肠腔内适宜浓度梯度等多个因素,凡是造成肠道黏膜损伤的疾病,导致营养素进入小肠上皮细胞障碍,就会出现吸收不良性腹泻。

1. 单一物质跨膜转运障碍 单一物质跨膜转运障碍见于先天性遗传性疾病,涉及某个转运体障碍或消化酶缺乏,具有发病早、病情重、生长迟缓、病死率高的特点。

(1) 单糖:低聚糖需要分解成葡萄糖、半乳糖和果糖等单糖,单糖跨膜需要转运体的参与,如葡萄糖和半乳糖经 SGLT-1 转运体(*SLC5A1* 基因编码)、果糖经 GLU-5 转运体(*SLC2A5* 基因编码)进入小肠上皮。如果上述基因表达异常或糖酶缺乏,如原发性乳糖酶缺乏、先天性蔗糖酶-异麦芽糖酶缺乏、海藻糖酶缺乏,那么当摄入含有该成分的食物后会出现严重的腹泻,如先天性葡萄糖-半乳糖吸收不良、果糖吸收障碍,治疗方案是终身选择回避该类成分的替代性食物。

(2) 氨基酸和短肽:氨基酸通过 Na^+ 偶联转运体,短肽由氢联寡肽载体 PepT1 转运到上皮细胞,跨膜后进入门静脉。例如赖氨酸尿性蛋白不耐受(*SLC7A7* 基因突变),进食富含蛋白质饮食后会出现呕吐、腹泻、嗜睡,伴有肝脾大、蛋白尿,尤其是 24 小时尿中赖氨酸明显升高,治疗选择回避赖氨酸的特殊配方饮食。肠激酶分布在肠道上皮表面,参与激活胰蛋白酶,先天性肠肽酶(肠激酶)缺乏时,患儿喝奶后会出现腹泻,可选择要素饮食替代。

(3) 脂肪混合胶粒:胆盐有助于脂肪混合胶粒形成并进入小肠上皮细胞,在细胞内合成乳糜微粒后通过淋巴管、胸导管进入循环系统,胆盐则留在肠腔,在回肠末端被重吸收入门静脉。例如 *APOB* 基因突变致无 β 脂蛋白血症,表现为微粒体转运障碍、脂肪泻、棘红细胞增多和共济失调。*DGAT1* 基因突变致甘油脂酰基转移酶缺陷,可导致新生儿期出现严重腹泻、低白蛋白血症及高甘油三酯血症,可用低脂肪配方喂养。

(4) 电解质和锌:随着 Na^+ 和有机离子在小肠逐步吸收,Na^+ 在小肠中浓度稳定,而 Cl^- 浓度降低,HCO_3^- 和 K^+ 浓度增高;结肠进一步吸收 Na^+、水和短链脂肪酸,K^+、Ca^{2+}、Mg^+ 和短链脂肪酸浓度增加,结肠渗透压仍为等渗性。离子转运障碍有先天性失 Na^+ 性腹泻(*SLC9A3* 基因、*GUCY2C* 基因或 *SPINT2* 基因突变)、失 Cl^- 性腹泻(*SLC26A3* 基因突变)、肠毒素分泌性腹泻、肢端性皮炎(*SLC39A4* 基因突变)。

2. 混合性物质跨膜转运障碍　儿童常见急性、慢性腹泻病多属于混合性物质跨膜转运障碍,肠道黏膜存在炎症或非炎症性损伤,涉及渗透性、渗出性、分泌性多种机制。

(1)黏膜非炎症性病变:肠道微观或宏观结构性异常,如微绒毛包涵体病(*MYO5B* 基因和 *STX3* 基因突变)、簇绒性肠病(*EPCAM* 基因突变)、肠内分泌细胞发育不全(*NEUROG3* 基因突变)、肠切除或肠道改道手术后、肠重复畸形等。根据既往病史、消化道造影、消化道内镜检查、黏膜电镜或光镜病理和相关基因检测可以协助诊断。

(2)黏膜炎症性病变:肠黏膜广泛炎症,吸收面积减少,如感染(急性病毒性肠炎、急性细菌性肠炎、抗生素相关性腹泻、慢性隐匿性肠道感染),食物过敏(乳糜泻、嗜酸性粒细胞性胃肠炎、过敏性直肠结肠炎),肠道免疫缺陷(慢性肉芽肿病、选择性 IgA 缺乏、调节性 T 细胞缺陷),肠道免疫调节紊乱(炎症性肠病、白塞综合征、免疫性肠病),消化性溃疡,其他因素导致的肠炎(肿瘤浸润性肠炎、化疗药物相关性肠炎、放射性肠炎、缺血性肠炎)。

该类腹泻的粪便性状为水样、黏液状、脓血性,粪常规可见不同程度的红细胞、脓细胞和吞噬细胞,血常规示白细胞计数、红细胞沉降率等炎症指标升高,内镜下可见病变黏膜充血水肿、糜烂溃疡,病理见炎症细胞浸润特征、隐窝和绒毛结构异常。除肠道炎症外,该类腹泻常伴随皮肤、关节、肛周、内分泌腺异常等肠外表现。

(三)膜后营养素运输障碍

营养物质吸收后进入淋巴管和门静脉,如果膜后转运物质缺乏,或炎症、肿瘤、畸形导致淋巴管、毛细血管堵塞、损伤或通透性增加,则营养物质漏出,形成黏膜后腹泻。例如小肠淋巴管扩张症、淋巴管畸形,患儿表现为慢性腹泻、水肿、低蛋白血症,血常规中淋巴细胞计数减少,内镜下可见小肠黏膜下淋巴管扩张、增生,淋巴管畸形可以出现胸腔或腹腔乳糜性积液。充血性心肌病、门静脉高压等小肠淤血性疾病,临床除腹泻外,可以伴随心功能不全、肝脾大体征,心脏或血管超声检查揭示病变,内镜下可见黏膜皱襞增生肥厚、静脉迂曲显露。乳糜微粒潴留病因患者体内缺乏脂蛋白脂肪酶,表现为慢性腹泻、呕吐及生长发育迟缓,易发急性胰腺炎、动脉粥样硬化,血甘油三酯和乳糜微粒浓度升高,胆固醇低。

综上所述,腹泻的病理生理见图 15-1。

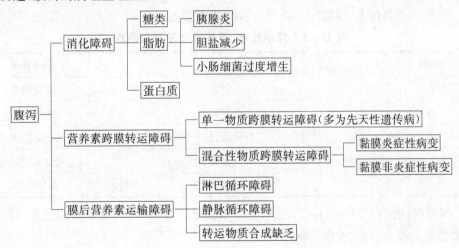

图 15-1　腹泻病理生理的思维导图

二、腹泻的诊断步骤

（一）病史采集

1. **发病诱因** 对于急性起病的患者，重点关注前驱病史、用药史、喂养史、不洁饮食史和疾病接触史。近期首次接触的食物可能会产生过敏或食物不耐受，询问停止摄入该类食物后腹泻能否自行缓解。如果有进食不洁饮食、半熟海鲜或餐后多人聚集性发病，需要考虑侵袭性肠道细菌感染或食物中毒，询问是否伴随肝肾损害和神经系统症状，如尿少、头晕、嗜睡、感觉异常等中毒症状。询问发病前是否有上呼吸道感染、肺炎、尿路感染等疾病，是否服用促进肠道分泌和动力的药物及抗生素。抗生素相关性腹泻，其致病菌常为条件致病菌或耐药菌，治疗不能凭经验性用药。询问有无暴饮暴食或摄入过量饮料，这可引起肠道动力异常和渗透性腹泻。

对于慢性腹泻，包含起病年龄、生长发育史、有无反复慢性感染的病史采集，面容、皮肤、毛发和多系统的体格检查，完整的营养评估，血生化、电解质、血代谢指标都会为医生揭示疾病方向。

2. **现病史** 关注年龄、发病季节、粪便特征、粪便性状、治疗经过、一般状况等。

（1）年龄：新生儿期起病往往意味着先天遗传性疾病。6月龄以下起病首先考虑食物过敏或不耐受、喂养不当，其次考虑肠道感染；6月龄以上首先考虑消化道感染、症状性腹泻、喂养不当，其次考虑食物过敏、消化不良。病程迁延合并生长迟缓要考虑先天性发育缺陷、免疫缺陷病。

（2）粪便性状和发病季节（表15-1）：

1）水样便：多发生在秋冬，对于6个月至2岁患儿，首先考虑轮状病毒感染引起的渗透性腹泻。如果患儿2岁以上，腹泻全年散发，特别是近期有幼儿园、小学聚集性发病，要考虑诺如病毒性肠炎。如果在夏秋高温季节出现水样便，要考虑致病性大肠埃希菌和产毒性大肠埃希菌，前者为渗透性腹泻，白天吃奶后容易排便，减少进食后腹泻次数也减少；后者为肠毒素导致的分泌性腹泻，粪便中水分明显增多，禁食试验阴性，容易出现脱水。

2）黏液脓血便：常发生在夏秋高温季，多由侵袭性大肠埃希菌、肠道沙门菌、痢疾杆菌、空肠弯曲菌感染造成的渗出性腹泻，可伴有发热、腹痛、惊厥和感染中毒症状。如果黏液脓血便发生在冬春，伴有发热、腹痛和颈部淋巴结肿大，要考虑耶尔森菌感染。

表15-1 粪便性状、发病季节及感染病原

粪便性状	发病季节	感染病原
水样便	秋冬	轮状病毒
	全年散发	诺如病毒
	夏秋高温季节	致病性或产毒性大肠埃希菌
黏液脓血便	夏秋	侵袭性大肠埃希菌
	冬春	耶尔森菌

（3）一般情况：通过了解每天排便频率、食欲和食量，可以初判病情轻重和营养风险。白天和夜晚排便次数有无差别，初判发病机制。

（4）粪便特征：

1）水样便：水分增加非常明显，没有特别味道，提示小肠吸收不良。

2）黏液脓血便：稀便中混有暗红色、有腥臭味的黏液，提示结肠炎症。

3）血便：暗红色、血腥味的粪便或黑色柏油便，提示消化道出血。

4）脂肪泻：粪便黏稠、恶臭、有油脂感，漂浮水面，提示脂肪消化不良。

（5）治疗经过和疗效分析：对于经过治疗但仍有腹泻的患者，要分析是疗程不足、药物剂量不够、选药不对还是机制判断错误。例如轮状病毒性肠炎，早期是病毒感染引起渗透性腹泻，1周后病毒感染自愈。部分孩子感染后出现继发性乳糖不耐受，摄入富含乳糖食物后出现稀便、腹胀、肠鸣，消化功能需要2~3周才能逐步恢复。故早期给予补液、止泻和肠道营养治疗，后期限制乳糖摄入，换成麦芽糖、蔗糖、葡萄糖配方，症状会很快改善。

（6）伴随症状：有无伴随发热、咳嗽、排尿异常，有无嗜睡、哭闹、乏力，有无腹痛、呕吐胆汁等表现，可以提示是否有肠道外原发病。

3. 既往史 对于病程为慢性、迁延者，尤其是生长迟缓者，需要重点关注既往手术史、基础疾病史、过敏史、生长发育史。

通过体格发育指标（身高、体重、生长曲线）评估肠道消化吸收功能，判断有无基础疾病和营养不良。错误的家庭营养观念、既往肠道手术史会增加本次疾病的营养风险，医生需要提供耐心、规范的营养指导，关注患儿后期营养状况。

（二）体格检查

尊重儿童心理，先观后查，对有重要价值的专科内容和阴性体征心中有数。

1. 观 与询问病史同步开始，按照由远到近、由上到下的顺序。

（1）外貌：有无矮小、消瘦、异常面容，观察面色、口唇、毛发，评估有无贫血或脂溶性维生素缺乏、黄疸、精神发育异常，这些线索可以提示神经发育障碍、先天性心脏病、胆汁淤积症、先天代谢性疾病。

（2）活跃度：观察患儿是自由活动还是被怀抱状态，活泼好动还是乏力懒动。有无烦躁哭闹、淡漠嗜睡。观察眼神是灵活还是萎靡。由此可以推断病情轻重，脱水程度，是否有电解质紊乱和酸碱平衡失调。

（3）皮肤黏膜：观察皮肤、皮下脂肪、口唇颜色及干湿度，可以判断营养状态、循环状态和脱水程度。有无下肢水肿、皮疹、关节红肿，可以反映有无低蛋白血症、血管炎、败血症。

（4）外阴：打开尿布裤观察有无外阴畸形、疝气嵌顿、异常包块，排除外科急症。肛周脓肿、肛周瘘口提示炎症性肠病或免疫缺陷症。

2. 查 按照自上而下的顺序检查，腹部触诊容易引发患儿恐惧，可以放在最后。

（1）前囟、前额：有无发热，前囟有无凹陷、膨隆，可以判断是否脱水及程度、是否有颅内压增高。

（2）心肺：左手持玩具，通过声、色、光吸引患儿注意力，右手完成心肺听诊。重点检查内容是心率、心音、心律、呼吸音有无异常，可快速读数6秒或10秒心率后转换成每分心率，判断有无心脏杂音、心音低钝、心律失常，判断有无容量不足代偿性心率增快和低钾血症，在患儿哭闹后深吸气时容易捕捉有无肺部湿性啰音。

（3）腹部：感知腹部平坦、膨隆、柔软和肌肉紧张度。患儿因恐惧哭闹时腹肌用力会增加触诊难度，可以在患儿安静或睡眠后行腹部触诊。有经验的医生会利用患儿哭闹后吸气的短暂瞬间进行深压触诊，排查有无包块和深压痛。如果患儿突然屏气并开始啼哭，说明碰到了触痛点。腹部膨隆反映肠腔积气或腹腔积液，结合听诊判断有无肠麻痹、机械性肠梗阻。腹腔积液伴有腹肌紧张、压痛提示腹膜炎,无痛性腹腔积液提示低蛋白血症可能。

(4) 末梢循环:感知手足温度判断有无循环不良,手足发凉提示重度脱水、低渗性脱水、休克早期。

(三) 辅助检查

1. 急性水样便　无须开展特殊检查,粪常规并不是治疗的必要前提。尤其当发现患儿处于中重度脱水状态时,立即补液治疗应优先于等待粪常规检查结果。

2. 合并重度脱水　开展血气分析和电解质急诊项目(钠、钾、氯)检查。

3. 黏液脓血便　伴有高热、脓毒血症、感染表现明显者,行血常规、粪常规、粪培养。

4. 病情重、精神差　对于怀疑外科疾病者,需要紧急行心电图、腹部 B 超检查,即使 B 超结果阴性,对于仍高度怀疑者也可请外科会诊或进一步行腹部 CT 检查。对于怀疑中枢神经系统感染者,尽早行脑脊液和头颅 CT 检查。

5. 慢性腹泻合并生长迟缓　建议收住病房,积极完善感染、营养、代谢、过敏、免疫等腹泻原因的检查,并进行营养支持。

第二节　儿童急性腹泻病的临床特点

急性腹泻病是儿科常见病,多与肠道感染、食物过敏、消化不良等因素有关,表现为不同程度的小肠和(或)结肠黏膜病变,造成混合性物质跨膜转运障碍。

一、腹泻病的机制和病因

(一) 渗透性腹泻

当食物消化不彻底时,如乳糖不能分解成半乳糖和葡萄糖、寡肽不能产生氨基酸和短肽、电解质的吸收通道和偶联转运体出现异常,中间消化产物和电解质滞留在肠腔,形成不利于吸收的渗透梯度,出现渗透性腹泻,这是小肠吸收不良发生的基础。

渗透性腹泻的大便为水样便,粪便渗透压间隙(OG)>135 mOsm/L,禁食或减少食物摄入能有效减少排便次数,该类腹泻容易并发脱水、电解质紊乱和酸中毒。渗透性腹泻的病因包括:小肠感染后绒毛受损、吸收面积减少,短肠综合征,消化酶缺乏,先天性肠转运体缺乏或过量摄入渗透性物质(如含山梨醇的饮料)。

(二) 分泌性腹泻

肠道除了吸收功能,也有分泌功能。当促分泌激素增加或细胞内信号传导异常时,消化液和 Cl^- 分泌增加,细胞间液反向进入肠腔并排出体外,出现分泌性腹泻,属于反向跨膜转运。

分泌性腹泻的大便为大量水样便,粪便 OG <50 mOsm/L,禁食试验无效,该类腹泻极易并发严重脱水、电解质紊乱和酸中毒。分泌性腹泻见于肠毒素性肠炎、促分泌腺细胞肿瘤、服用促分泌药物和食物后。

1. $Na^+ - H^+$、$Cl^- - HCO_3^-$ 交换异常　当肠上皮细胞内环磷酸腺苷或环磷酸鸟苷合成增加,Cl^- 分泌增加和 Na^+ 吸收减少,导致肠腔中 Na^+、Cl^- 和体液积聚,引起腹泻。例如霍乱弧菌、产毒性大肠埃希菌、耶尔森菌、空肠弯曲菌等分泌肠毒素的细菌感染可造成 $Na^+ - H^+$、$Cl^- - HCO_3^-$ 交换异常。

2. 促分泌激素增加 血管活性肠肽(VIP)可引起小肠和结肠分泌显著增加,出现严重的水泻、低钾、酸中毒。胰腺非 β 细胞瘤和甲状腺髓样癌分泌含 VIP 在内的多种激素,引起腹泻。

3. 药物、饮料 蒽醌类药物(番泻叶)、比沙可啶、咖啡、茶碱可促进肠液分泌。

(三)渗出性腹泻

侵袭性细菌感染导致肠道黏膜炎症,上皮细胞坏死、脱落,绒毛损伤,吸收面积减少,出现营养素转运障碍。炎症刺激隐窝细胞增生,新生隐窝细胞具有分泌 Cl^-、HCO_3^- 功能。黏膜血管损害和通透性增加,蛋白质、淋巴液、白细胞、红细胞、吞噬细胞渗出,出现脓血便。

渗出性腹泻的大便性状多样,可以是水样便、血水样便、黏液脓血便,其中黏液脓血便最具特征性,粪常规见明显增多的脓细胞、红细胞,常伴有发热、腹痛。渗出性腹泻见于各类肠道感染,如侵袭性细菌、寄生虫、原虫感染;也可以是非感染性炎症,如肠道免疫紊乱、食物过敏、黏膜缺血、血管炎、肿瘤浸润等。

(四)肠动力异常

胃、小肠激惹、蠕动增快,口-盲肠时间可以短至 0.5~2 小时,肠内容物快速到达结肠,食物和小肠的接触时间过短,通常也合并结肠蠕动亢进。该类腹泻见于肠易激综合征、甲状腺功能亢进症、药物或食物刺激。当肠道动力变慢、腹胀,食物在上消化道滞留后被细菌分解腐败、产胺,酸、气增加,可以继发性刺激肠道蠕动增强。

二、急性腹泻病的临床表现

(一)观察大便

1. 正常婴幼儿的粪便 婴幼儿肠道功能处于发育成熟的过程中,大便外观因年龄、喂养方式的差异而不同,健康婴儿的大便为金黄色糊状便、质地均匀,可混有黄色颗粒、奶瓣和酸味。婴儿的排便次数难以像成人一样明确规定,可以每天 3~5 次,甚至 7~8 次,也可以 3 天甚至 1 周以上才排出一次黏稠的粪便。

(1)粪便性状与食物有关:因母乳中富含低聚糖,特别是乳糖,肠腔中较多的碳水化合物被分解后产生二氧化碳、水、氢离子,故粪便有酸味、稀薄水多,肛周皮肤易发红,伴随肠鸣、腹胀和放屁多。当母乳中脂肪含量较高时,肠腔中多余的脂酸与钙离子、镁离子结合形成皂块,即为奶瓣。

(2)粪便颜色与胆汁有关:胆红素与胆绿素让粪便呈黄色和绿色,粪胆素原无色。粪便中胆红素为主时粪便呈橘黄色,胆绿素为主时粪便呈黄绿色或绿色,粪胆素原增加时粪便呈黄色。母乳喂养婴儿的粪便偏黄绿色,而人工喂养婴儿的粪便呈黄色。粪便中的矿物质随时间氧化让粪便颜色变深。

无论粪便有奶瓣还是呈绿色,抑或粪便水分增多、排气、腹胀,多属于婴儿早期短暂的喂养不耐受,如果婴儿健康生长就不用干预,避免无效甚至有害的治疗。

2. 介于生理和病理之间的粪便

(1)泡沫便:提示结肠中有过量的碳水化合物,见于糖类消化不良。如果婴儿是母乳喂养、营养状态良好,不予干预;如果婴儿急性腹泻病后出现泡沫便,属于继发性乳糖不耐受,给予饮食调整,减少乳糖摄入。

（2）食物残渣便：粪便中可见食物原形,如蔬菜碎、胡萝卜粒。如果成形的粪便中混有食物残渣,意味着口腔咀嚼不充分;如果在大量稀便中出现食物残渣,意味着胃肠排空过快。

（3）血丝便：在黄糊便或条状便的表面可见少量血性黏液,不伴腥臭,多与婴儿肛周皮肤破损、过敏性结肠炎、肛裂、结肠息肉有关,通过病史采集、直肠指检可以发现病因,症状持续者需要进行结肠镜检查。

（4）黏液便：当较硬的粪便通过肛门时可挤压肛窦腺分泌白色黏液,附着在粪便表面,提示粪便过于粗硬。随粪便排出暗红色、灰褐色血性脓液,且排泄次数增多、有排便不尽感,提示结肠黏膜炎症。

3. 病理性粪便

（1）水样便：见于渗透性腹泻和分泌性腹泻。

1）消化系统疾病：见于病毒性肠炎、致病性大肠埃希菌性肠炎、肠毒素性肠炎、喂养不当、乳糖不耐受、食物蛋白诱导性肠病等。感染性肠炎常常突发起病,结合年龄、发病季节、大便性状能够做出经验性判断,可以伴有低热、呕吐、乏力和轻度的上呼吸道感染症状,给予营养支持和对症治疗,通常不需要抗生素或抗病毒治疗,病程1周可自愈。非感染性肠炎与饮食有关,喂养史可以提示线索,若症状迁延反复需要调整或回避可疑的食物。

2）症状性腹泻内科疾病：消化系统外的感染,如尿路感染、上呼吸道感染、肺炎、心肌炎、中枢神经系统感染时常合并腹泻,大便通常呈水样便,很少出现黏液脓血便。除发热、血常规白细胞增高外,可以找到相应的原发病表现,如尿路感染时尿液浑浊、尿检异常;呼吸道感染可以出现咳嗽、呼吸急促、肺部听诊异常;中枢神经系统感染患儿出现精神差、嗜睡、前囟门隆起、脑脊液异常改变。

（2）黏液脓血便：提示肠道黏膜炎症,分为感染性和非感染性。

1）消化系统疾病：感染性肠炎见于各种肠道原发性、继发性、多重混合性感染;非感染性肠炎见于食物蛋白诱导性肠炎、乳糜泻、炎症性肠病、肠道肿瘤等。粪常规和血常规无法区别两者。感染性肠炎急性起病、降钙素原增高明显,多次粪便普通培养、特殊培养可检测出病原菌,给予营养支持、对症止泻治疗和经验性用药,肠道感染多可自愈,病程1～2周,很少超过1月。非感染性肠炎起病缓慢、病程迁延、降钙素原阴性,多次粪便普通培养、特殊培养无法检出致病原,需要通过内镜检查、黏膜病理、消化道影像和免疫抗体综合判断。

2）症状性腹泻外科疾病：急性阑尾炎、肠套叠,早期出现腹痛、黏液脓血便,腹部查体可以发现异常,如腹胀、拒按、哭闹加剧、肌紧张,腹部B超和请外科会诊是紧急且必要的。

（3）脂肪泻：见于脂肪消化不良,粪便有油脂感或附着坐便器很难冲刷干净或漂浮在水面,油脂在结肠分解发酵后产生恶臭气味,未消化的脂酸刺激结肠分泌增加,大便中水分增多。粪便检验见脂肪滴（粪便苏丹Ⅲ染色每低倍视野超过8滴）,肠道黏膜多无炎症表现,见胰腺外分泌功能障碍、胆汁分泌障碍。

腹泻病常多种机制并存,例如当侵袭性细菌感染造成小肠、结肠广泛炎症时,肠腔渗透压增加、分泌增多、炎性渗出是同时存在的,需要根据大便性状和排便特点,通过症状和机制的逻辑自洽,找出发挥主要作用的机制,给予精准治疗。

（二）评估病情和并发症

1. 脱水程度 根据口唇皮肤的干燥程度、口渴程度、尿量和尿色、精神状态、心音心率等指标判断脱水程度,由此推算累积丢失量和首个24小时补液总量。

2. **脱水性质**　失水和失钠程度是否一致、血浆渗透压是否发生变化决定脱水性质。生理状态肠腔是等渗的，腹泻时肠道等比例丢失水、钠，血钠为 $130\sim150$ mmol/L，细胞外液渗透压不变，补液用 1/2 张力液体。当机体处于慢性营养不良、电解质储备低下，或腹泻后补充无张或低张液体，出现低渗性脱水，血钠<130 mmol/L，液体重分布为细胞外流向细胞内，循环容量不足、休克，补液需要等张或 2/3 张力；如果血钠<120 mmol/L，则需补充 3‰氯化钠溶液。当腹泻伴有高热、大汗，机体失水多于失钠，血钠>150 mmol/L，出现高渗性脱水，患儿口渴明显、激惹、惊厥，补液需要 1/3 张力。

3. **电解质**　腹泻时肠道钾盐绝对性丢失导致机体缺钾，失代偿时出现低钾血症。低钾血症的临床表现为神经肌肉的兴奋性降低，通过观察患儿是否出现呼吸浅促、腹胀、肠鸣音减弱、腱反射减弱来判断。即使患儿没有出现低钾血症的表现，患儿细胞内的钾离子储备也是缺乏的，如果不能正常饮食，应在有尿的前提下经口或静脉补钾。

4. **酸碱失衡**　肠道的 $Cl^--HCO_3^-$ 交换使得肠腔中 HCO_3^- 浓度较高，腹泻时 HCO_3^- 丢失容易出现代谢性酸中毒。临床表现为精神萎靡、嗜睡、口唇樱桃红、食欲减退和呕吐，根据临床表现和血气分析诊断代谢性酸中毒。

5. **营养评估**　根据患儿身高、体重检查结果，血常规、血生化、维生素检验结果，判断有无消瘦、生长迟缓、低白蛋白血症、贫血等营养不良并发症。

急性腹泻病的诊疗思路见图 15-2。

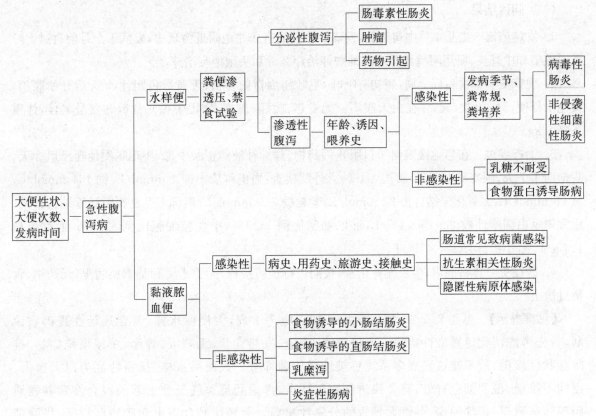

图 15-2　急性腹泻病诊疗的思维导图

第三节 临床实战演练

病例 患儿女,8.5岁。主诉:呕吐伴腹泻2周余。

一、询问病史

(一)问诊主要内容及目的

呕吐、腹泻症状首先考虑胃肠炎,根据年龄、发病季节、发病诱因和粪便特征推测肠道感染的病原菌。根据大便检验结果和排便规律进一步分析可能的腹泻病机制和病理生理。患儿病程2周不能自愈,关注是否有伴随症状和肠道外原发疾病。询问治疗经过和疗效寻找病程迁延的原因。根据既往史评估营养风险,评估有无排查先天性遗传性疾病、免疫缺陷病的必要性。

1. **发病诱因** 了解发病季节、疾病史、药物史、饮食史、旅行史、疾病接触史等。

2. **现病史** 关注粪便性状(水样便还是黏液脓血便)、腹泻频率、排便和进食的关系,有无胃肠外伴随症状、治疗经过和疗效、食欲和食量等。

3. **既往史** 询问肠道手术史、慢性基础疾病史、过敏史、营养发育指标和免疫接种史。

(二)问诊结果

1. **发病诱因** 患儿4月中旬起病,发病2个月前有居住地附近游玩史,发病1个月前有过上呼吸道感染和中耳炎,服用阿莫西林克拉维酸钾治疗2天和头孢他啶治疗2天。

2. **现病史** 本次病程2周,病初有呕吐,呕吐物为胃内容物、无黄绿色胆汁,2天后开始腹泻,黄色水样便,5~10次/天,多在白天腹泻。无发热、腹痛、皮疹,病程中患儿食欲和食量欠佳,体重下降5 kg。

3. **治疗经过** 在当地医院给予口服止泻药物、静脉补液纠正酸中毒,头孢哌酮他唑巴坦2天、头孢西丁7天、阿奇霉素2天,腹泻无好转。外院检查:血电解质中钾4 mmol/L、钠134 mmol/L、氯98 mmol/L,二氧化碳结合力22 mmol/L,葡萄糖3.9 mmol/L;腹部CT见腹腔肠管结构紊乱;血常规示白细胞计数22.16×10^9/L,淋巴细胞比例14.4%,中性粒细胞比例81.3%,血红蛋白124 g/L,血小板计数274×10^9/L。

4. **既往史** 体格健康,生长发育正常,按期进行预防接种,无手术史和基础疾病史,无药物、食物过敏史。

【思维提示】 患儿8.5岁,急性起病,呕吐、腹泻2周,大便稀水样,符合迁延性腹泻病诊断,首先考虑消化道感染性疾病。不伴腹痛、皮疹、发热症状,无呼吸、神经、泌尿系统症状,排除症状性腹泻,故不建议开展多系统感染性病原菌筛查。大便稀水样,排便特征为白天腹泻、夜间不排便,说明禁食有效,符合渗透性腹泻特点,考虑肠道黏膜炎症引起的混合性营养物质跨膜转运障碍,排除肿瘤、肠毒素导致的分泌性腹泻。无暴饮暴食病史和脂肪泻特征,排除消化功能障碍、慢性胰腺炎。患儿无传染病接触史和不洁饮食史,非脓血便,家人无聚集性腹泻发病,排除食物中毒和肠道传染性疾病(如痢疾、霍乱),入院后给予普通接触性隔离管理。既往体健,无手术史、食物过敏史,否认反复机会性感染病史,排除食物过敏性疾病、免疫缺陷病,不建议开展过敏原和免疫功能筛查,排除先天性单一营养物质跨膜转运障碍,不建议行基因筛查。提炼关键:水样便、混合性营养物质跨膜转运障碍、渗透性腹泻,血常规示白细胞计数 $22.16\times10^9/L$,中性粒细胞比例 81.3%,需要考虑如非侵袭性肠道细菌或病毒感染、侵袭性细菌感染、炎症性肠病、免疫性肠病等。疑点:① 病程 2 周,病情迁延的原因是什么?既往治疗方案给予补液、纠正酸中毒、止泻治疗,同时给予经验性抗感染,考虑腹泻迁延是否因为特殊病原菌的感染,如结核、隐孢子虫、蓝氏鞭毛虫,还是由于抗生素相关性腹泻,病原菌为真菌、难辨梭状芽孢杆菌、金黄色葡萄球菌。② 外院的腹部 CT 见肠管排列结构紊乱,血常规示白细胞增高,考虑有无肠外腹腔感染,如阑尾炎、腹腔包裹性脓肿。

二、体格检查

对于腹泻病程较长的患者,重点观察营养状况,皮下脂肪厚度,有无维生素、锌元素缺乏体征(如角膜浑浊、口周放射状干裂纹、毛发枯黄、皮肤干粗),这些可以提示营养不良程度、是否存在脂肪泻。对于急性肠炎合并发热的患者,要注意排除肠外感染,如是否有病毒疹。通过观察瞳孔大小和对光反射、仔细的肺部和心脏听诊、腹部触诊、外耳道和乳突检查,可以及时发现隐藏的原发病。同时,评估腹泻病情严重程度和并发症。

(一) 检查重点

患儿 8.5 岁,查体配合,检查重点在寻找病因、评估病情和鉴别诊断。

1. 一般状况　观察营养状况、反应、应答能力、皮肤弹性、皮疹和皮下脂肪。

2. 头颈部　检查瞳孔大小和对光反应、口腔黏膜、浅表淋巴结、甲状腺。

3. 躯干　进行心肺听诊和腹部视诊、触诊、叩诊、听诊。

4. 外阴、四肢　检查肌力和肌张力。

5. 其他体征　皮疹能预示肠道黏膜病变性质,如血管炎症、凝血功能异常和脂溶性维生素缺乏。外阴黏膜溃疡、肛周脓肿、口腔黏膜溃疡,提示自身免疫紊乱。淋巴结肿大、腹部压痛和包块,提示肿瘤和腹腔感染。

(二) 检查结果

体重 21 kg,消瘦卧床状态,神志清晰,精神萎靡,呼吸平稳。皮肤干燥弹性欠佳,皮下脂肪少,全身皮肤无黄染、皮疹及出血点,浅表淋巴结未及肿大。双瞳等大等圆,直径 3 mm,对光反应灵敏,口腔黏膜未见红肿、糜烂、溃疡。双肺呼吸音粗,甲状腺无肿大,心肺听诊无异常,心音有力,心律齐。腹部胀气,无压痛,未触及包块,肝脾肋下未及,无移动性浊音,肠鸣音正常。外阴外观无异常,四肢瘦长、活动可,生理反射存在。

【思维提示】　患儿胃肠炎合并营养不良,水样便 5~10 次/天,每次量大。虽然外院积极治疗后目前没有脱水和电解质紊乱,但存在营养风险,需要根据 24 小时肠道丢失液量计算补液,维持水、电解质稳定。鉴别诊断方面无异常发现,排除腹腔感染、甲状腺功能亢进症、消化系统外感染。目前没有炎症性肠病的肠外症状和肛周病变,无皮疹和淋巴结肿大,消化道免疫紊乱不支持。根据既往史、急性起病特征和发病诱因分析,不支持食物过敏,药物、胃酸、缺血、毒素等因素引起的肠道黏膜损害。

三、初步诊断

迁延性腹泻病伴营养不良。

四、进一步的检查

(一) 营养评估

1. **体格** 消瘦型,体质指数 11.3 kg/m²,体脂 3.1%,上肢严重不均衡,腰臀比 0.86,内脏脂肪等级为 3,基础代谢率 810 kcal/d。

2. **血气分析** pH 7.45,动脉血二氧化碳分压($PaCO_2$)33.0 mmHg,动脉血氧分压(PaO_2)70 mmHg,标准剩余碱(SBE)-0.7 mmol/L,HCO_3^- 22.3 mmol/L,阴离子间隙 18.0 mmol/L。

3. **血生化** 钾 4 mmol/L、钠 134 mmol/L、氯 98 mmol/L、葡萄糖 3.9 mmol/L,肝功能、胆汁酸在正常范围,白蛋白 25.9 g/L。

(二) 肠道病原学检查

1. **粪常规** 4 次,水样便无定形,未见脓细胞、红细胞,隐血弱阳性。

2. **普通粪便培养** 2 次,未培养出沙门菌、志贺菌及真菌,未分离出致病性大肠埃希菌,艰难梭菌培养阴性。

3. **粪便菌群比例** 革兰氏阳性球菌 20%,革兰氏阳性杆菌 14%,革兰氏阴性球菌 65%,球菌:杆菌=85:14(正常 1:10),真菌及真菌孢子 1%。

4. **血培养** 未培养出真菌及细菌。

5. **中段尿培养** 未见细菌生长。

(三) 辅助检查

1. **禁食试验** 试验前大便出量 2000 mL/d,禁食 24 小时后大便出量 700 mL/d。

2. **内镜检查** 食管、胃、十二指肠球部黏膜充血伴白色炎性渗出,十二指肠降部以下和全结肠见黏膜充血、血管纹理模糊,大量黄色脓苔附着。

【思维提示】 ① 患儿大便呈稀水样,无泡沫,排气增多,粪常规未见脂肪滴、淀粉样颗粒,排除糖类和脂肪消化不良。② 虽然白蛋白 25.9 g/L,但胃镜和结肠镜检查黏膜未见淋巴管扩张征象,白蛋白降低与消化道黏膜广泛病变有关,排除膜后营养素运输障碍。③ 根据内镜下黏膜炎症表现和粪便菌群比例检查结果,考虑抗生素相关性腹泻。④ 如何确定致病菌?患儿粪便培养未见常见的致病菌,如致病性大肠埃希菌、沙门菌、痢疾杆菌。健康的肠微生态系统由多种细菌组成,其中以厌氧的革兰氏阴性杆菌为主,约占 90%,如双歧杆菌、类杆菌。其他如白色念珠菌、难辨梭状芽孢杆菌、金黄色葡萄球菌、克雷伯杆菌作为条件致病菌存在于健康者肠道中,当条件致病菌成为优势细菌生长时,健康的粪便细菌比例被破坏,提示肠道菌群失调。发病前 8 周内有多种抗生素使用,临床表现为腹胀、腹泻、水泻,白细胞增高、白蛋白下降,肠镜下见到典型的假膜形成,满足伪膜性肠炎诊断标准。虽然患儿粪便难辨梭状芽孢杆菌培养阴性,但考虑难辨梭状芽孢杆菌培养对收集标本、送检环节质量控制要求较高,有假阴性的可能,文献报道在镜下有伪膜性形成的明确诊断病例中细菌培养阳性或毒素检测阳性的概率为 55%。

五、修正诊断

迁延性腹泻病伴营养不良,伪膜性肠炎。

六、治疗方案及治疗效果

(一)治疗方案

1. 维持水、电解质稳定及酸碱平衡　继续静脉输液维持水、电解质稳定及酸碱平衡,静脉营养给予氨基酸、脂肪乳剂、维生素、微量元素支持机体营养,补充白蛋白、丙种球蛋白改善免疫和代谢状态。

2. 肠内营养　给予要素饮食、口服补液盐。

3. 抗生素治疗　口服甲硝唑 20 mg/(kg·d),1 周后口服万古霉素 40 mg/(kg·d)联合抗感染。

(二)治疗效果

1. 疗效评估　监测粪便出量,定期查血生化、血气分析调整治疗方案。治疗前大便 7 次/天,稀水样。甲硝唑治疗 1 周后,大便 7~10 次/天,稀水样。甲硝唑联合万古霉素联合治疗 1 周,大便 7~10 次/天,稀糊状,腹胀减轻,患儿精神、营养较前改善。

2. 疗效分析　患儿水样便减轻,腹胀改善,但大便仍 7~10 次/天。再次回顾分析病史,病程中大便稀水样,肉眼可见灰白色絮状物漂浮,既往粪便涂片检查见真菌 1%,结合内镜下食管和十二指肠黏膜见白色炎性渗出,考虑混合真菌感染。再次行大便培养和分型,见到白色念珠菌,符合真菌感染特征。

七、调整治疗方案及疗效

伪膜性肠炎疗程结束后,给予口服氟康唑 5 mg/(kg·d),2 天后患儿大便次数迅速减少,每天 1~2 次,糊状便。

八、随访

出院后给予双歧杆菌口服 1 个月,随访半年,未见腹泻病复发。

九、总结

对于迁延性腹泻病、慢性腹泻病患儿,收集的临床资料包括营养评估结果,腹泻特征,血尿粪常规、病原学检查、血气分析和血生化的检查结果,分析腹泻是由肠道黏膜炎症还是消化功能障碍引起的。根据发病年龄、喂养史和既往病史排查先天性遗传性疾病、免疫功能缺陷和过敏性疾病的可能性,开展胃肠镜和更精准的病原学检查,有助于明确腹泻的原因。迁延性腹泻病、慢性腹泻病的诊疗思路见图 15-3。

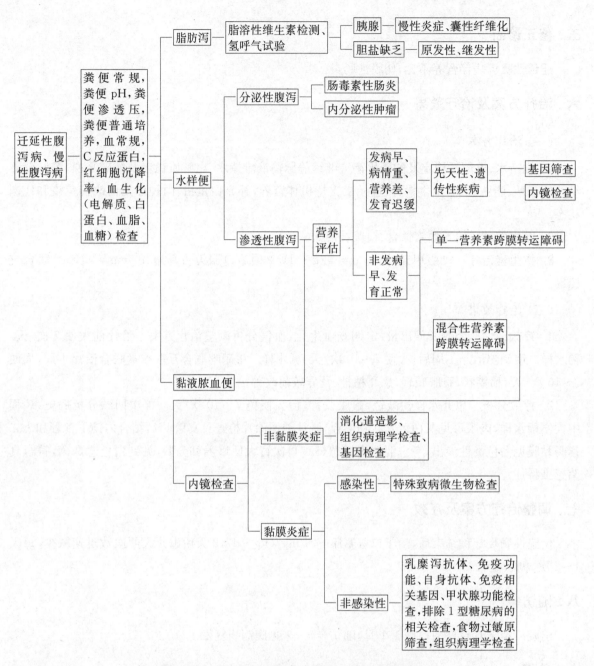

图 15-3　迁延性腹泻病、慢性腹泻病诊疗的思维导图

参考文献

[1] 戈德曼.西氏内科学:第 4 分册[M]. 王贤才,译. 21 版.西安:世界图书出版公司,2002.

(李　玫)

第十六章 呕吐

第一节 呕吐的诊断思维

呕吐是一种常见的临床症状,由于延髓呕吐中枢和化学感受器触发区受到刺激,发生反射性腹壁肌肉和膈肌收缩、幽门括约肌和食管下段括约肌松弛、舌根下收、声门关闭、后咽部开放,腹内压和胸内负压增大,食管、胃和肠道内容物受到强力挤压,经过食管和口腔排出体外。呕吐是一种复杂的反射性活动,机械和化学性刺激都有可能引起呕吐,这些刺激主要来自消化系统,对舌根、咽部、胃、肠、胆总管的刺激都是造成呕吐的原因。除了消化系统感受器,其他系统感受器受到刺激也有可能引发呕吐反射,这些刺激有可能作用于泌尿生殖系统器官、视觉、味觉、嗅觉、内耳前庭等位置。上述感受器受到的刺激经迷走神经、交感神经、舌咽神经等传入通路,将神经冲动传导至位于延髓的呕吐中枢。呕吐中枢是中枢神经系统控制呕吐反射的区域,位于延髓外侧网状结构的背外侧缘。呕吐中枢与其他植物性神经中枢有着比较密切的联系,呕吐中枢的兴奋会连带引起其他植物性神经中枢的兴奋,这也是呕吐之前发生多涎、多汗、呼吸加深加快等反应的原因。对呕吐中枢的直接刺激,如脑积水或肿瘤引起的颅内压升高,会引起呕吐中枢兴奋,造成呕吐反射。此外,呕吐中枢附近有一个连带的化学感受区,对这一化学感受区刺激也会引起呕吐中枢兴奋,造成呕吐反射。

呕吐按照发病机制分为反射性、中枢性、前庭障碍性、神经症性等类别。小儿由于胃肠功能发育不完善,中枢神经系统受到刺激后容易泛化,许多疾病都可能有呕吐的表现。

一、呕吐的原因

(一) 消化道梗阻

食管、胃或肠内容物下行受阻,而被迫逆行导致呕吐,如先天性消化道发育畸形,各种原因所致的器质性或功能性梗阻(如肠套叠、中毒性肠麻痹等)。

(二) 感染

感染病因包括:消化系统感染,如急慢性胃炎或肠炎、消化性溃疡、病毒性肝炎、胆囊炎、胰腺炎、阑尾炎、肠道寄生虫病,由于炎症对于胃肠的刺激,可呈反射性呕吐,常伴有腹痛、恶心、腹泻、腹胀;中枢神经系统感染;呼吸道感染,如咽喉炎、肺炎;泌尿系统感染;全身感染,如败血症;中耳炎等。

(三) 中枢神经系统疾病

中枢神经系统疾病产生颅内高压症状、脑膜刺激征,如颅内占位性病变、颅脑外伤、颅内出血以及癫痫,能引起中枢性喷射性呕吐,呕吐前并不恶心,但伴有头痛、嗜睡、昏迷、惊厥等其他神经系统症状。

(四) 水、电解质紊乱及酸碱平衡失调

如糖尿病酮症酸中毒、肾小管性酸中毒、低钠血症等。

（五）中毒

毒物对胃肠道局部刺激及毒物作用于中枢神经系统都可能导致呕吐。

（六）其他原因

如生理性呕吐、羊水咽下、喂养不当、幽门痉挛、药物不良反应、再发性呕吐、自主神经系统功能紊乱等。

呕吐是儿科最常见的症状之一,儿内科、儿外科疾病均可表现为呕吐(图 16 - 1)。呕吐的原因众多,而疾病早期缺乏特异性症状,这就给早期诊断带来一定的困难。因此,当患儿出现呕吐症状后,要详尽地收集病史,仔细地体格检查,合理安排实验室检查和特殊检查,并密切观察症状和体征的变化,根据年龄、既往病史、伴随症状和体征,做出正确诊断,进行恰当治疗,并根据效果调整治疗方案。

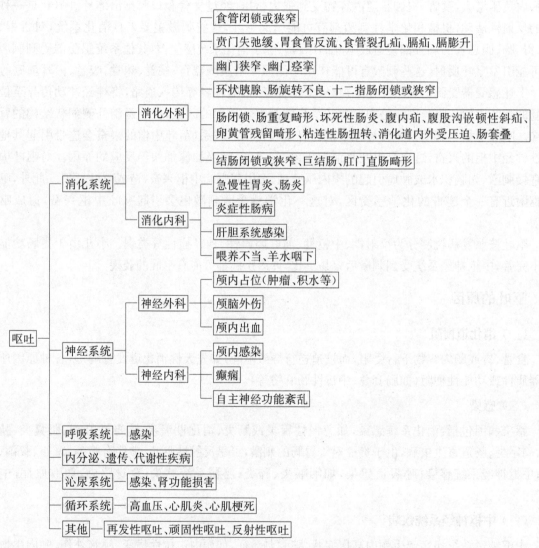

图 16 - 1　呕吐原因的思维导图

二、呕吐的诊断步骤

(一) 病史采集

1. 呕吐物的性状

(1) 呕吐物不含胆汁:多见于反射性或功能性呕吐,十二指肠乳头开口以上部位的梗阻或病变如食管闭锁或狭窄、幽门肥厚性狭窄、胃食管反流、贲门失弛缓等。

(2) 呕吐物含胆汁:多见于中高位肠梗阻,梗阻点位于十二指肠乳头开口以下部位,也见于低位肠梗阻的早期。

(3) 呕吐物含粪汁:多见于低位肠梗阻,提示呕吐较剧烈,胃内容物已经吐尽,也见于疾病危重期,远端肠道内容物反流进入胃。

(4) 呕吐物含血:提示上消化道出血、溃疡,食管胃底静脉曲张破裂或出血性疾病。

2. 发病年龄

(1) 新生儿期:以消化道畸形、羊水咽下、颅内出血或感染等多见。

(2) 婴幼儿期:以消化道畸形、肠梗阻、反射性呕吐、喂养不当、感染(颅内感染或其他感染)等多见。

(3) 儿童期:以肠梗阻,消化系统感染或溃疡,再发性呕吐,颅内病变(外伤、感染、占位)等多见。

3. 伴随症状

(1) 伴有腹胀、便血或无大便:多为肠梗阻。

(2) 伴有阵发性哭闹、腹痛:应注意肠套叠,若出现果酱样大便,更需警惕。

(3) 伴有腹泻:多提示胃肠炎。

(4) 伴有发热:需考虑感染性疾病。

(5) 伴有头痛、嗜睡、惊厥等症状:首先考虑颅内疾病。

4. 喷射性呕吐　多见于幽门肥厚性狭窄、颅内压增高等情况。

5. 呕吐持续时间　短期内出现、进行性加重,首先考虑消化道和中枢神经系统器质性疾病;长期间歇性发作、无进行性加重,多考虑内科功能性呕吐。

(二) 体格检查

1. 面容、精神状态、发育和营养情况　急性面容、神情痛苦、精神萎靡,提示病情紧急,需要尽快判断;发育和营养良好,以功能性疾病为主。

2. 有无脱水、发热　有脱水说明需要紧急判断和处理,有发热提示感染性疾病可能。

3. 注意腹部体征　注意有无腹胀、肠型、腹壁静脉显露,有无压痛、包块,有无移动性浊音,肠鸣音如何。新生儿、婴幼儿应去除衣物,仔细检查全身,避免遗漏患儿不能主诉的信息,特别要检查腹股沟排除腹股沟嵌顿性斜疝。

4. 有无腹胀　若患儿出现明显腹胀,多为以下几个原因:① 肠道不通畅,肠腔积气积液多,腹围加大;② 消化道穿孔,腹腔积聚大量游离气体和液体;③ 腹腔积液;④ 腹腔占位。

5. 直肠指检　切勿遗漏,能观察有无大便和排气,有无血便,新鲜便还是陈旧便,或是直肠壶腹空虚没有大便,有无爆破征,大便性状如何。

6. 疑有颅内病变者　应进行脑膜刺激征、病理反射及眼底检查。

(三) 辅助检查

1. 常规检查　血、尿、粪三大常规不可缺少。

2. 腹部 B 超　可了解肠管胀气、肠壁积气、腹内或腹膜后占位、腹腔积液等。

3. 腹部 X 线（新生儿、婴儿建议胸腹部立位片）　了解肺、气管、胸腔的形态，判断有无肠管积气，明确肠梗阻的位置、程度。

4. 消化道造影　了解消化道的形态、通畅情况、功能状态、梗阻点位置。

5. 血生化　了解肝肾功能、电解质及心肌酶谱、代谢产物。

6. CT 和磁共振成像　了解有无占位性病变、神经系统病变、消化道梗阻和坏死情况等。

第二节　小儿肠梗阻的临床特点

本节中所提及的小儿肠梗阻专指机械性肠梗阻。小儿肠梗阻有其特异性，与成人差别较大。成人肠梗阻以后天性为主，主要包括继发于腹腔手术的粘连性肠梗阻、肠道本身或肠道外占位压迫造成的肠梗阻。小儿肠梗阻分为先天性肠梗阻和后天性肠梗阻。引起小儿先天性肠梗阻的疾病主要包括十二指肠闭锁或狭窄、环状胰腺、肠旋转不良、小肠闭锁或狭窄、肠重复畸形、胎粪性腹膜炎、卵黄管残留畸形、结肠闭锁、先天性巨结肠、泄殖腔畸形、肛门直肠畸形等；引起小儿后天性肠梗阻的疾病主要包括新生儿坏死性小肠结肠炎、腹股沟嵌顿性斜疝、肠套叠、肠粘连、肠扭转等。

一、先天性肠梗阻

先天性肠梗阻多为先天性消化道发育畸形，是胎儿期宫内发育异常所导致。在胎儿 2～4 个月时，原肠迅速分化，分为前肠、中肠、后肠，原肠的前端为原口，末端为原肛。原口为外胚层头端的一组细胞，与内胚层的原肠头端毗邻，向内凹陷后发育形成口鼻腔、气管、食管的起始部分，内外胚层之间的隔膜要经过贯通作用才能与体外相通，经过分隔作用后将气管和食管分开，该处发育异常可发生喉裂、食管闭锁、食管气管瘘等。前肠主要发育为食管、贲门、胃、幽门、十二指肠第一段，为腹腔干动脉供血的肠管。前肠腹侧会生出肺芽，发育成支气管及肺，该处发育异常可能会发生食管闭锁伴食管气管瘘、幽门闭锁等。中肠发育为十二指肠乳头开口以下及空肠、回肠、盲肠、升结肠、横结肠的右 2/3，为肠系膜上动脉供血的肠管。中肠的头端有两处憩室即肝芽和胰芽，发育为主胰管、副胰管、胆囊管、胆囊、肝管和肝脏。中肠前半部细胞分裂过快而形成实变，以后再逐渐空化贯通，如果空化障碍则发生十二指肠、空肠闭锁。中肠在胚胎 4～6 周时发育快，超过腹腔容积致使部分肠管突出腹外形成生理性脐疝，到胚胎 10 周时，随着腹腔容积发育增大，肠旋转回缩到腹内，将十二指肠、升结肠、降结肠固定于后腹膜，空肠、回肠从左上腹屈氏韧带向右下腹呈扇形分布。小肠在胎儿期也可能发生肠套叠、肠扭转、血管栓塞等肠管血供异常，导致肠管坏死、穿孔。如果胎儿期肠管血供障碍，可能造成回肠闭锁或伴发胎粪性腹膜炎。总体来讲，中肠发育异常可发生十二指肠、空肠、回肠、结肠闭锁或狭窄，环状胰腺，肠旋转不良，胎粪性腹膜炎，卵黄管残留畸形，肠重复畸形等。后肠发育为横结肠左半、降结肠、乙状结肠和直肠，为肠系膜下动脉供血的肠管。后肠发育异常可能出现结肠闭锁、肠神经节细胞缺如的先天性巨结肠等。原肛是外胚层的尾端向内凹陷与后肠贯通形成的泄殖腔，由尿生殖膈将泄殖腔分隔成泌尿生殖系统和直肠肛门系统，该处发育异常可能出现一穴肛、肛门闭锁等肛门直肠畸形。

先天性肠梗阻多在出生后即出现症状,少部分可在婴儿期发病。中高位肠梗阻产前检查可有羊水过多、肠管扩张、双泡征或多泡征。生后不久出现呕吐,呕吐泡沫、胃管不能插入者多为食管闭锁;呕吐胃内容物不含胆汁,梗阻点在十二指肠乳头开口以上者多为幽门梗阻或环状胰腺;呕吐草绿色胆汁液体,说明梗阻部位离十二指肠乳头不远,多为十二指肠或空肠梗阻,如十二指肠闭锁、肠旋转不良、环状胰腺、空肠闭锁等。十二指肠梗阻产前可见羊水过多和双泡征,生后出现胆汁性呕吐,无明显腹胀,可有胎粪排出,影像学检查可见双泡征,上消化道造影可见十二指肠梗阻。小肠中远段或结肠梗阻产前检查可有羊水过多或肠管扩张,生后呕吐黄绿色含胆汁液体,腹胀较明显,无或有胎粪排出。先天性巨结肠患儿生后不久出现呕吐,早期呕吐物呈黄绿色,严重者可呕吐含粪便液体,常有胎粪排出困难,体征表现为腹胀,直肠指检有爆破征样排气排便。对于生后即出现呕吐的患儿一定要检查肛门,如果发现没有肛门或者肛门位置、大小不正常,则肛门直肠畸形诊断明确。

二、后天性肠梗阻

后天性肠梗阻中新生儿坏死性小肠结肠炎多见于早产、低体重儿。由于肠道发育不成熟,加上感染、缺血缺氧、不适当喂养、菌群失调等因素造成回肠、结肠的坏死性炎症改变,继发肠梗阻后则有呕吐、腹胀、便血等临床表现。血常规呈感染征象,腹部 B 超或 X 线检查可见肠壁积气、门静脉积气等,即可诊断。腹股沟嵌顿性斜疝也是小儿肠梗阻的常见原因,有呕吐、腹胀症状,查体触及腹股沟包块不可回纳即可诊断。肠套叠是由于某段肠管及其相应的肠系膜套入邻近肠腔内而引起的肠梗阻,是婴儿期最常见的急腹症之一,以 4~10 月龄的婴儿多见,2 岁以后逐渐减少。肠套叠首先表现为呕吐、阵发性哭闹,8~10 小时后可有果酱样血便,腹部查体可在右侧腹触及腊肠样包块,B超可以明确诊断。粘连性肠梗阻是指由于肠粘连或腹腔粘连索带引起的肠梗阻,多有腹腔感染史或腹腔手术史,突发呕吐、腹痛逐渐加剧继而出现腹胀,肛门停止排便排气,X 线摄片可见宽大的肠梗阻液平,下腹部或盆腔气体少。

三、小儿肠梗阻的临床表现

肠梗阻的症状首先是呕吐,呕吐发生时间、程度和消化道梗阻的程度及部位有很大关系:梗阻程度越重,呕吐出现越早;梗阻位置越高,发病时间越早。完全性、机械性梗阻呕吐出现早而重,不全性梗阻呕吐出现晚而轻,可表现为间歇性呕吐。

肠梗阻的症状其次是腹胀,能引起腹胀的多为中低位肠梗阻如肠闭锁、巨结肠、肛门闭锁,这些疾病造成肠液气体积聚而发生腹胀。若肠扭转则形成闭袢性肠梗阻;胎粪性腹膜炎引起肠梗阻+腹腔积液;坏死性小肠结肠炎造成肠管失动力,引起肠梗阻+腹腔积液+游离气体。腹股沟嵌顿性斜疝、肠套叠、巨结肠、肛门闭锁、肠粘连、肠重复畸形、卵黄管残留畸形等多是低位肠梗阻。无明显腹胀或仅上腹部饱满多为上消化道梗阻,全腹胀多为下消化道梗阻。腹胀和梗阻的程度、部位有很大关系:梗阻程度越重,腹胀出现越早、越重;梗阻位置越高,腹胀越不明显;梗阻位置越低,腹胀越严重;合并腹肌紧张提示肠坏死、腹膜炎。直肠指检可评估肛门发育情况,胎粪排出情况、大便性状及有无大便,对诊断有重要指导意义。

因此,对于小儿肠梗阻,从病史、体征可以获得重要信息来帮助诊断。病史采集要关注患儿年龄、起病时间、呕吐物性质和量、腹胀特点、排便情况;体格检查关注的重点是一般情况、腹部体征、直肠指检;辅助检查常用的有超声、胸腹立位片、消化道造影等。

小儿肠梗阻的临床特点总结见图 16-2。

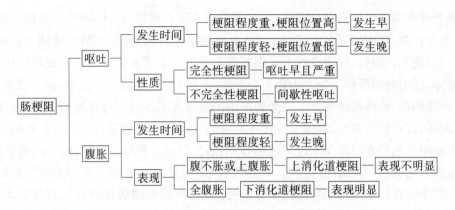

图 16-2　小儿肠梗阻临床特点的思维导图

第三节　临床实战演练

病例　患儿男,6个月。主诉:呕吐1天。

一、询问病史

(一)问诊主要内容及目的

【思维提示】　呕吐是一种常见症状,急性呕吐最常见的病因是急性感染,以急性胃肠炎占绝大多数,也可以是其他疾病的伴发或继发症状,或者是疾病早期的非特异性、反射性、功能性症状。呕吐可以由内科疾病所引起,也可以是外科疾病如肠梗阻所引起。病史询问过程中我们需要获取尽可能多的信息,首先鉴别是急性起病还是长期间歇发作,是感染性疾病还是非感染性疾病,是外科疾病还是内科疾病。因此,问诊的主要目的是寻找更多临床诊断依据以及可以排除一些疾病的信息要点,如呕吐诱因、呕吐物性状、症状变化、伴随症状、既往有无类似病史等。

1. **呕吐诱因**　有无呼吸道感染病史,有无不洁饮食史等,既往有无类似呕吐病史。

2. **呕吐物性状**　是否喷射性呕吐。

3. **症状变化**　症状有无加重。

4. **伴随症状**　有无腹痛、哭闹、发热、腹胀、腹泻,有无便血等大便性状改变,有无大便减少或停止大便,有无食欲变差或拒食,有无头痛等精神状态改变,有无咳嗽等呼吸道症状,小便情况如何。

5. **其他**　平时喂养情况如何,生长发育情况如何。孕产期有无异常发现。分娩及围生期情况。发病以来就诊经过,情况如何。既往有无疾病史及治疗史。

(二)问诊结果

患儿为6个月男婴,无明显诱因下突然出现呕吐,初期呕吐物为胃内容物即奶汁,不含胆汁,随着时间延长呕吐症状加重,吃奶后呕吐,不吃奶也吐,并且出现了黄色液体,非喷射性。患儿无发热、咳嗽、气喘、腹泻、血便,母乳喂养,病程初期有过一次跟平时一样的大便,以后未再排便,肛门有无排气未在意,间歇有哭闹,食欲差,比平时腹胀,精神状态比平时差,小便量偏少,颜色跟平时相似。发病以来在当地补液治疗,未见缓解,遂来我院就诊。

患儿生后 2 个月有过类似症状,后自行缓解。

患儿平时喂养正常,生长发育与同龄儿相当,无食物、药物过敏史。既往体健,否认家族性遗传病史。

【思维提示】　患儿出生 6 个月,突发呕吐,非喷射性,无发热、咳嗽、腹泻,无明显的腹痛表现,小便正常,没有异常摄入史,因此首先不考虑感染性疾病如急性胃肠炎、中枢神经系统感染、呼吸系统疾病造成的呕吐。患儿经过当地补液治疗症状不缓解,并且症状加重,呕吐物出现了含胆汁的黄色液体,伴有腹胀,外科梗阻性疾病需要考虑,特别是患儿年龄 6 个月,处于肠套叠的高危期。患儿一开始的呕吐可能为反射性呕吐,随着病情加重,呕吐物出现黄色液体,合并腹胀,要考虑中低位肠梗阻。

二、体格检查

(一) 检查重点

1. 一般情况　检查生长发育情况,精神状态,有无脱水,是否急性面容。

2. 外科查体　检查囟门大小、张力,有无脑膜刺激征,呼吸、心率。进行腹部检查:腹胀情况,腹围,腹软还是硬,有无包块,有无触痛,听诊肠鸣音如何,叩诊有无移动性浊音,有无压痛、反跳痛、腹肌紧张等腹膜刺激征表现。最后做直肠指检。

【思维提示】　查体的顺序:首先观察孩子的一般情况,如果消瘦营养不良,提示有慢性病,如果生长发育良好,提示急性起病。其次观察患儿目前情况,有没有因呕吐、摄入少造成脱水,有没有精神萎靡等中毒症状,如果反应差、囟门大、张力高,要警惕败血症,脑积水、脑肿瘤等颅内占位,以及中枢神经系统感染等情况。再次检查腹部体征,注意不必完全按照视触叩听的顺序,先从对患儿刺激小的动作开始。最后做压痛、反跳痛和直肠指检等容易激惹患儿的检查。腹胀说明肠腔积气积液、肠道通过受限;包块提示肠腔内外有压迫,这个年龄段多为肠套叠、肠重复畸形、肿瘤;肠鸣音亢进说明有肠梗阻;触痛、压痛、反跳痛要考虑婴儿阑尾炎、胆囊炎;有腹膜刺激征说明有腹膜炎,有可能已经发生肠坏死或消化道穿孔;直肠指检要看有无血便,陈旧性或新鲜大便,或者没有大便。

(二) 检查结果

患儿生长发育良好,精神稍差,轻度脱水貌,囟门大小、张力正常,腹胀明显,腹软,未扪及包块,无固定压痛反跳痛,肠鸣音 8 次/分。直肠指检示直肠壶腹部空虚,无狭窄,无包块,没有大便,仅有少许黏液。

三、初步诊断

首先考虑肠梗阻,原因待查。

四、进一步的检查

进一步的检查包括:① 血、尿、粪常规;② 肝肾功能、电解质等检查;③ 腹部 B 超;④ 胸腹部立位 X 线。

【思维提示】　三大常规检查应作为常规检查,不可缺少,最简单的检查经常能提供有效的信息。血生化检查,一要判断肝肾功能是否正常排除内科疾病,二要看有无电解质异常造成的功能性肠梗阻,三要看患儿现在的电解质状态以便对症治疗。腹部 B 超属于无创、可反复检查的项目,患儿6月龄,突发肠梗阻,需排除肠套叠、肠重复畸形以及腹腔占位,B超是最优的诊断方法。胸腹部立位X线可以获取肺部情况、肠管胀气、液平大小、梗阻点位置、完全性梗阻还是不全性梗阻等重要信息。

检查结果:血、尿、粪常规,血生化(肝肾功能、电解质)无特殊异常。腹部B超见肠管广泛胀气,未见明显包块。胸腹部立位X线片示双肺纹理清晰,膈肌完整,未见膈下游离气体,上中腹部肠管胀气明显,可见一处宽大液平,右下腹可见两处花生米大小的钙化灶,盆腔可见少许肠气影。

五、诊断及诊断思维

患儿6月龄,突发呕吐,进行性加重,呕吐物含胆汁液体,伴有腹胀,大便减少。查体发现腹胀明显,肠鸣音亢进,直肠指检无大便,摄片见上中腹部肠腔胀气,有宽大液平,盆腔气体少,符合呕吐、腹胀、肛门停止排便排气(婴儿症状、主诉难以准确获取)等诊断肠梗阻的几个要素,因此临床诊断急性肠梗阻。其原因考虑为胎儿期胎粪性腹膜炎,遗留肠管间粘连或异常索带,摄片见右下腹钙化斑块是胎粪性腹膜炎的证据。

六、治疗方案及理由

禁食、胃肠减压,让肠道得以休息,并减少胃肠内容物,减轻呕吐防止误吸。静脉补液,营养支持。抗感染,防治菌群移位。

【思维提示】 患儿2月龄时曾有类似症状,病情自行缓解,这次有没有再次自行缓解的可能?目前患儿虽有宽大液平,但盆腔仍有少许气体,还没达到完全性梗阻的程度。因此,可以试行保守治疗,6~8小时后重新进行腹围测量和体格检查,并复查腹部立位片,观察肠梗阻有无好转征象。在此期间做好凝血功能、传染病、血型等术前检测,并纠正患儿的脱水。做好病情告知、医患沟通,使患儿家属了解接下来可能出现的病情变化以及治疗方案,取得家长理解。

七、治疗效果

经过8小时的治疗,患儿胃肠减压引出粪汁样液体,腹胀加重,腹围增大,腹部触痛加重,肠鸣音亢进。直肠指检没有新鲜绿色大便,仅为黏液。复查腹部立位片示宽大液平增多、增宽,盆腔气体消失。

【思维提示】 说明经过禁食、胃肠减压、补液、抗感染治疗无效,患儿需要手术探查。

八、调整治疗方案及疗效

患儿紧急行剖腹探查术,术中见右下腹肠管间有粘连,粘连处确有两处钙化灶,粘连肠管间形成一根异常索带,有一段小肠钻入形成内疝造成机械性肠梗阻,切除索带,松解粘连,肠管血运良好,未坏死。术后3天患儿进食,恢复顺利。

九、最终诊断

急性肠梗阻,肠粘连,腹内疝,胎粪性腹膜炎。

十、总结

从这个病例可以看出，在能够观察并采集到准确症状和信息的情况下，一定要全面思考问题，病史询问要透彻，要随时评估收集来的信息的作用和价值，为疾病的正确诊断提供可靠依据。在疾病治疗过程中，要密切关注治疗效果，对治疗效果不满意或病情加重等情况，要对自己的思维重新梳理，寻找问题出在哪里，什么地方需要调整，并且要当机立断，给患者最好的治疗和结局。具备正确的诊疗思维，可以避免不必要的检查，比如本例患儿只用了 B 超和 X 线片，没有做 CT 检查，也得出正确的诊断，并预判到肠梗阻发生的原因。小儿消化道梗阻的诊断思路见图 16-3。

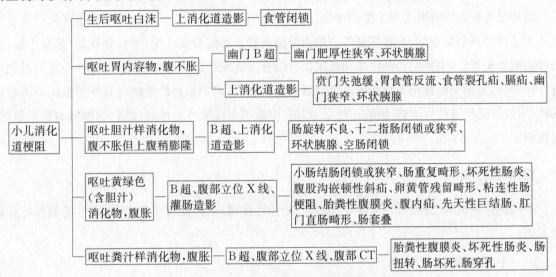

图 16-3　小儿消化道梗阻诊断的思维导图

（唐维兵）

第十七章　腹痛

第一节　腹痛的诊断思维

腹痛是指膈肌到盆腔之间发生的疼痛感觉,是临床常见症状之一。腹腔内脏器官受副交感神经及交感神经的双重支配,上腹部脏器主要由脊髓胸腰段神经分支支配,下腹部脏器(包括小肠、结肠和泌尿生殖器官)主要由脊髓腰段和骶尾部神经分支支配。近来研究发现,肠道神经支配及调节有其特殊性,是由中枢神经系统和肠道神经系统协同完成,将中枢神经系统与胃肠道系统联系起来的神经-内分泌网络被称为脑-肠轴。焦虑、抑郁、应激等不良事件也可通过脑-肠轴影响胃肠道,引起腹痛。

一、腹痛的分类

按病理生理机制,腹痛可分为内脏性腹痛、躯体性腹痛、牵涉性腹痛三类,其发生机制和特点各有不同。

(一)内脏性腹痛

内脏性腹痛是指腹腔内某个或临近的某些器官接收到痛觉信号,经交感神经传至脊髓所引起的疼痛。内脏感觉神经末梢广泛分布于空腔脏器黏膜、肌层和浆膜,肠系膜根部以外的肠系膜,实质脏器背膜以及小血管外膜。刺激作用于内脏的传入神经末梢,由传入纤维即交感神经纤维传导。其临床特点为疼痛严重程度与病情轻重不成正比。发生疼痛的部位与腹中线接近,疼痛点不明确,多为不适、痉挛、烧灼痛、钝痛,痛感模糊,可伴出汗、呕吐、恶心等自主神经兴奋症状。

(二)躯体性腹痛

躯体性腹痛是指源自腹壁和壁层腹膜的痛觉信号经体神经传至脊神经根,再反射到相应脊髓节段支配的皮肤所引起的疼痛。腹部脊神经由第 6 胸椎到第 1 腰椎节段的脊髓支配,其神经末梢感受器主要分布于腹部皮肤、腹壁肌层和壁层腹膜,肠系膜根部也有少量脊神经分布。当内脏病变累及壁层腹膜或肠系膜根部时,可产生躯体性腹痛。由于脊神经按节段分布,疼痛可准确体现在其传入纤维所支配的相应皮区。其临床特点为疼痛程度剧烈,定位准确,疼痛持久。体位变化、咳嗽可诱发疼痛加重,伴有局部腹肌紧张。

(三)牵涉性腹痛

牵涉性腹痛是指当深部组织和内脏病变时,疼痛可扩散到受同一或紧邻的脊髓节段支配的皮肤区,此处皮区的疼痛称为牵涉痛。牵涉性腹痛往往伴有继发性痛觉过敏、反射性肌肉痉挛、深压痛及自主神经功能亢进,其临床特点为疼痛剧烈,定位准确,有压痛、感觉过敏和腹肌紧张。

二、引起小儿腹痛的原因

按病因,小儿腹痛可分为功能性腹痛和器质性腹痛两大类。

(一)功能性腹痛(内科性腹痛)

功能性腹痛是指具有慢性或反复发作性的腹痛症状,但没有腹腔内脏器结构、代谢异常的临床综合征。主要是由腹内空腔脏器蠕动异常或管腔痉挛所引起的腹痛,如肠易激综合征、肠绞痛、便秘等。由于功能性腹痛大多为内科疾病,因此也称之为内科性腹痛。

(二)器质性腹痛(外科性腹痛)

器质性腹痛是由腹腔内器官解剖结构、代谢或其他异常变化所引起的,如急性阑尾炎、肠套叠、腹股沟嵌顿性斜疝等,此类疾病大多属于小儿急腹症的范畴。小儿急腹症以急性腹痛为主要首发症状,特点是起病急、变化多、进展快、病情重,需要早期诊断和及时治疗,这类疾病往往需要通过急诊手术才能挽救患儿生命。若腹痛为腹腔内脏器出血、梗阻、穿孔等引起,病情往往进展迅速,延误诊治将明显加重患儿病情,并引起诸多并发症,严重者会影响患儿生长发育,甚至造成不可逆性损伤或危及生命。由于器质性腹痛大多为外科疾病,因此也称之为外科性腹痛。

小儿腹痛发生原因见图17-1。

三、腹痛的诊断步骤

(一)病史采集

对腹痛患儿,应该注意其年龄,详细询问发病前有无相关诱因,发病时间,腹痛的部位、性状、起始时间、持续时间,有无缓解或加重因素,排便情况,伴随症状,以及既往有无类似病史,有无其他基础疾病,有无手术外伤病史等。对于大年龄儿童,可以直接向其询问病史,尤其是腹痛出现的时间、性状,有无明显诱因等;但对于小婴儿则只能从其父母或监护人那里尽量多地获取有效信息。

1. 发病年龄

(1)新生儿及婴幼儿:以急性肠套叠、腹股沟嵌顿性斜疝、巨结肠、胆总管囊肿、肠扭转、急性胃肠炎、尿路感染、婴儿肠绞痛多见。

(2)学龄前及学龄儿童:以急性阑尾炎、过敏性紫癜、腹部外伤、肠系膜淋巴结炎、胃肠炎、便秘、肺炎、功能性腹痛、尿路感染多见。

(3)青少年:以阑尾炎、卵巢扭转、睾丸扭转、胰腺炎、胆囊炎、便秘、胃肠炎、盆腔炎、痛经、炎症性肠病、异位妊娠多见。

2. 腹痛的性状

(1)阵发性疼痛或绞痛:多为胃肠道、胆道等空腔脏器的平滑肌痉挛所导致,常见于急性胃肠炎、肠绞痛等。

(2)持续性剧痛:多为腹腔内急性感染、空腔脏器穿孔所导致,常见于急性阑尾炎、肠穿孔、胆道穿孔、原发性腹膜炎等。

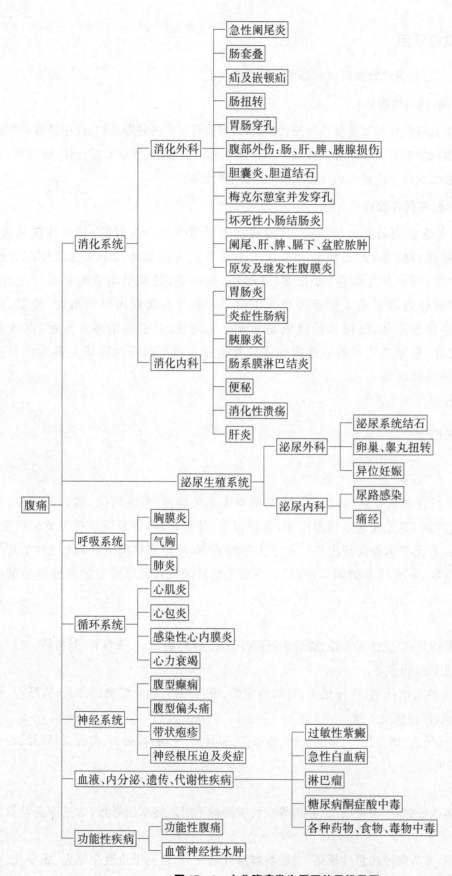

图 17-1　小儿腹痛发生原因的思维导图

（3）刺痛：多为浆膜间相互摩擦所引起，常见于胸膜炎等。

（4）扭痛：多为腹腔内脏器扭转所导致，常见于肠扭转、卵巢扭转、睾丸扭转、脾扭转等。

（5）持续性钝痛：多为空腔脏器的慢性梗阻或实质性脏器包膜受压所导致，如肠梗阻、膈下脓肿、脾脓肿、肝脓肿等。

（6）钻顶样疼痛：由蛔虫在胆道内运动所导致，常见于胆道蛔虫症，现已较少见到。

（7）烧灼样疼痛：由胃及十二指肠溃疡，消化液刺激局部浆膜所导致，常见于胃溃疡、十二指肠溃疡。

（8）串气样痛：由气体在肠道内运动时牵拉扩张肠腔所导致，常见于肠蠕动功能亢进或伴有不全性肠梗阻时。

3. 伴随症状

（1）伴有发热：需考虑腹腔内或其他部位感染。例如急性阑尾炎穿孔或消化道穿孔引起的弥漫性腹膜炎可伴有高热。大叶性肺炎可伴有发热，同时引起上腹部疼痛。

（2）伴有腹泻：多提示急性胃肠炎或盆腔脓肿，同时需排除细菌性痢疾、病毒性肠炎等。

（3）伴有血便：需考虑消化道溃疡、消化道出血，多见于梅克尔憩室、结肠息肉等情况。若出现果酱样大便，需考虑急性肠套叠；若表现为黑便，需考虑上消化道出血，如胃溃疡、十二指肠溃疡等。

（4）伴有呕吐：急性阑尾炎、急性胃肠炎、肠痉挛、卵巢扭转等均可引起反射性呕吐。若合并停止排气排便，则需考虑肠梗阻；若为喷射性呕吐，则需考虑中枢神经系统感染。

（二）体格检查

婴幼儿查体较为困难，需根据患儿面部表情变化、肢体反应、不同部位腹肌紧张度做出正确判断，尤其是短期内反复对比观察。必要时可在严密监视的情况下给予少许镇静剂，使患儿处于安静状况下进行检查。双侧腹股沟、睾丸、肛门检查和直肠指检也应作为急性腹痛患儿的常规体格检查项目，对于青春期大龄女童，有时需做妇科检查。具体需要注意以下要点：

1. 检查前充分排便、排尿 检查前应让小儿充分排便、排尿，排除便秘、尿潴留造成的假象。急诊外科经常可以见到因左下腹疼痛前来就诊的患儿，大部分原因是大便干结，形成粪块，阻塞在乙状结肠内造成患儿腹痛，使用开塞露通便等措施，患儿排出大便后腹痛即可迅速缓解。另外一种情况就是患儿长时间没有排尿，下腹部由于膀胱极度充盈，既可能造成腹肌紧张的假象，又有可能造成误诊。

2. 充分暴露患儿腹部 医生在查体时需要充分暴露患儿腹部，解开尿布，裤子脱至大腿中部。这样做可以充分暴露腹股沟，避免遗漏腹股沟及阴囊的嵌顿疝及睾丸扭转造成肠管坏死或睾丸坏死等严重并发症。

（1）检查时体位保持仰卧、屈髋、屈膝：这样可以充分放松患儿腹部，避免孩子出现腹肌紧张的假象。如果是母亲怀抱体位，则由于患儿脊柱前屈，易造成查体失真。

（2）检查顺序改为视诊、听诊、叩诊、触诊：应该以一种缓和的方式逐渐深入接触患儿腹部，使患儿易于接受和配合。检查者首先态度上应该和蔼可亲，与患儿在玩耍中进行观察和查体，手要保持干净温暖，注意患儿保暖，避免不良刺激，逐渐解除患儿的恐惧心理，使患儿配合医生检查。

（3）由于患儿剧烈哭闹等情形而不能配合查体时的处理方法：

1) 对比法：可以用双手同时按压患儿左右腹部或上下腹部，感觉患儿哪边腹肌更加紧张以及患儿对哪只手的按压会表现得更加痛苦。

2) 三次检查法：第一次在就诊时，做一次腹部查体，初步评估患儿病情的轻重缓急。第二次在常规检验结果返回后，根据检查结果再进行一次更加细致而有针对性的腹部查体。第三次在治疗后，比如患儿输液结束后再次进行查体检查，评估患儿在治疗后腹痛是加重还是缓解。如果加重，可能需要考虑住院治疗；如果症状有所缓解，则可以让患儿在门诊继续观察随访。

3) 镇静法：使用水合氯醛等镇静剂让患儿安静入睡，腹部充分放松，避免剧烈哭闹造成患儿腹肌紧张的假象。这种方法不建议常规使用，仅限用于对医生的查体异常抗拒又高度怀疑急腹症的患儿。同时，在使用时需要进行监测，避免患儿因镇静造成呼吸抑制及误吸。

（三）辅助检查

1. 血、尿、粪三大常规检查　血常规检查可以发现患儿是否为急性出血性疾病，是否有血液系统疾病，同时可反映骨髓的造血功能等。白细胞计数升高常提示炎症性病变。尿常规可发现是否有尿路感染迹象，是否有结石引起的尿红细胞增多。粪常规可发现有无红细胞、白细胞、寄生虫卵等，从而判断有无消化道出血、炎症、寄生虫等。

2. 血生化　可了解患儿肝肾功能、电解质、心肌酶谱、代谢产物。怀疑急性胰腺炎时应行血尿淀粉酶、脂肪酶检查；怀疑糖尿病酮症酸中毒时需查血糖；怀疑胆道疾病时应行肝功能检查，以判断有无胆道梗阻及肝功能损害；怀疑心肌炎时可查心肌酶谱、肌钙蛋白等。

3. 胸腹部 X 线检查（建议立位片）　可观察有无膈下游离气体、积液积气、液平面，以鉴别消化道穿孔、肠梗阻等。便秘患儿可显示结肠内容物多，结肠扩张积气。部分泌尿系结石患儿可发现阳性结石。

4. 消化道造影　了解消化道的形态、通畅情况、功能状态、有无梗阻，同时可发现有无消化道溃疡、充盈缺损等。

5. 腹部 B 超　这是最便捷的无创性影像学检查，可了解有无肝、脾、膈下脓肿，胆道结石，肠管胀气，肠壁积气，腹内或腹膜后占位，腹腔积液等。

6. CT 和磁共振成像　其检查费用和时间高于 B 超，但具有快速、准确等优点，这是诊断小儿急腹症的可靠方法，在肠梗阻的诊断方面也优于一般 X 线检查。

7. 腹腔穿刺　对怀疑有腹腔脏器穿孔或破裂、腹部闭合性外伤、炎症性腹腔积液、积脓等情况具有重要诊断意义。

8. 其他　^{99m}Tc 核素扫描对梅克尔憩室、肠重复畸形诊断有帮助，^{13}C 尿素呼气试验可诊断幽门螺杆菌感染，胃肠镜检查可直接观察消化道腔内病变，并且可取活组织做病理学检查。

第二节　小儿急腹症的临床特点

急腹症是指腹腔内、盆腔和腹膜后组织和脏器发生了急剧的病理变化，从而产生以腹痛为主要症状，同时伴有全身反应的临床综合征。小儿急腹症是小儿外科常见病及多发病，按照其病理改变和性质可分为以下几类:空腔脏器或实质性脏器损伤性急腹症、炎症性急腹症、空腔脏器穿孔性急腹症、梗阻性急腹症和外伤出血性急腹症。小儿外科急腹症具有病因复杂、病情发展迅速、病史采集困难和患儿体格检查不合作等诸多临床特点,这些特点使得小儿急腹症的临床确诊与及时治疗具有一定难度。

一、小儿急腹症的病理生理特点

(一)神经系统特点

小儿神经系统未发育成熟,大脑皮质对兴奋和抑制具有泛化倾向,有很多急腹症在临床上表现为相同的症状,故给诊断带来了困难。小儿体温中枢调节功能不稳定,在夏季更容易受外界环境影响,术前和术中可产生高热、惊厥、窒息。神经系统对刺激的耐受力较低,易发生紊乱,术后腹胀严重,持续时间长,可影响伤口愈合。

(二)循环系统特点

新生儿血容量为体重的 10%,全身总血量约为 300 mL,术中失血 60 mL 即占其血容量的 20%,临床可出现失血性休克,故手术要求操作仔细,减少出血。

(三)代谢特点

小儿体表面积相对较大,体液代谢旺盛,易受疾病和外界环境影响,产生水和电解质紊乱。急腹症患儿多不能进食,常伴有频繁呕吐、肠腔内积液、腹腔内渗液,使大量体液丢失和进入组织间隙,临床上很快出现脱水,术前应注意矫正。

二、小儿急腹症的临床表现

腹痛是急腹症的主要症状,但在诱因、出现时间、部位、性质、程度、演变过程等方面又有很多差异。在诊断时需要抓住病史特点,着重了解腹痛的起始情况、腹痛部位、性质和程度。最先发生腹痛的位点可能就是腹腔病变的原发部位,腹痛最明显的位置常是病变最严重的部位。若有腹膜刺激征,常提示该部位有腹膜炎。持续性剧烈钝痛往往定位准确,常提示该部位壁层腹膜受到炎症刺激,存在急性腹膜炎。持续性胀痛为脏层腹膜受扩张牵拉所致,常提示局部梗阻或占位性病变。阵发性绞痛为空腔脏器平滑肌阵发性痉挛所致,常提示消化道、胆道或输尿管梗阻。持续腹痛阵发性加剧,表示梗阻与炎症并存。腹痛的程度分为隐痛、中度痛和剧痛,常表示病情的轻、中、重,但也因个人耐受程度而有所差异。小儿由于器官发育未成熟,表达能力差,加上难以配合医生的诊疗,因此在腹痛临床表现上又有很多自己的特点,具体如下:

(一)小婴儿的临床表现

1. **身体异常**　比如手指脐部、身体屈曲、屈髋侧卧,这样可以在一定程度上缓解患儿的腹痛。

2. **哭闹异常**　比如患儿腹痛导致剧烈的阵发性或持续性哭闹。

3. **活动异常**　患儿会表现为拒绝活动,家长摇晃安抚患儿会导致越拍越哭、越摇越闹。

4. **精神异常**　 患儿会表现为精神越来越萎靡,反应越来越差,睡觉时也会辗转不安,睡不安稳。

5. **伴随症状**　患儿可能会表现为呕吐,早期是呕吐胃内容物,后期甚至会呕吐胆汁,也可能会出现不同程度的发热、腹泻、腹胀及停止排气排便。

（二）大龄儿童的临床表现

1. 行走缓慢，身体前屈，手扶腹部　患儿可以通过以上动作来缓解腹痛，有的患儿由于严重腹痛甚至不能走路而由家长背抱进入病房。

2. 惧怕震动，拒绝蹦跳　患儿躺在检查床上会惧怕床板的震动，同时拒绝医生对其要求蹦跳的指示，因为这样都会加重患儿的腹痛。

三、小儿急腹症的特点

（一）起病急、病情重且发展迅速、变化快

婴儿尤其新生儿，各器官发育未完善，患儿在发病初期腹痛表现无法辨别，后期出现顽固性腹胀和频繁呕吐。

（二）患儿不合作，诊断困难，易导致误诊

婴幼儿多无自述腹痛能力，更不能确切陈述腹痛的性质、部位及其演变过程，加之对医生的恐惧，更加难以配合诊疗。年长儿童常对腹痛性质、经过描述不确切，定位能力差。

（三）病因复杂、涉及学科广

小儿急腹症可能涉及普外科、消化内科、风湿免疫科等多个学科，因此正确诊断有赖于医生详询病史，耐心观察腹痛情况，仔细全面地进行检查，结合自身广阔的知识面，方能做出及时正确的诊断和处理。

四、如何快速识别小儿急腹症

首先要鉴别腹痛是需要手术的外科性腹痛还是不需要手术的内科性腹痛(图17-2)，两者区别如下：

外科性腹痛多为腹腔脏器局限性病变所造成，大多需要及时到医院就诊，常需要手术治疗。腹痛的特点为出现急骤，多为先出现腹痛后出现发热等伴随症状。患儿表现为腹部拒按拒碰。医生检查时患儿腹部大多有压痛、肌紧张等阳性体征。

内科性腹痛往往是由腹腔脏器泛化性病变所造成的，定位并不准确。腹痛常是一种伴随症状，多可自行缓解，大多数患儿都无须住院及手术治疗。腹痛的特点为出现非常缓慢，可以先出现发热等症状后出现腹痛。患儿表现为腹部喜按喜揉。医生检查患儿腹部大多无压痛、肌紧张等阳性体征。

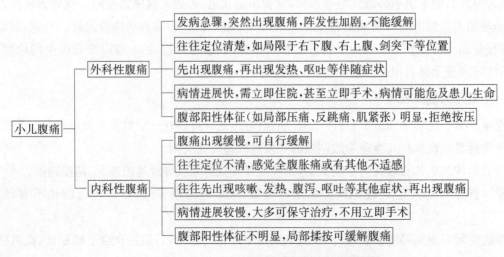

图 17-2　小儿急腹症临床特点的思维导图

五、小儿急腹症的处理原则

(一) 细心观察,不盲目诊断

诊疗时要注意严密观察,反复检查,边治疗边认真分析。必须尽早排除小儿急腹症,如果通过病史、体格检查、辅助检查综合判断不足以明确诊断,但也不能排除小儿急腹症,那么此时应预防性通知患儿禁食。

(二) 耐心沟通,随时调整治疗方案

当通过初步判断,临床考虑急腹症的概率较低时,需告知家属多次复查是一项安全替代额外检查的选择。当考虑急腹症的概率较高时,需要密切观察患儿病情变化,短时间内病情迅速加重者需尽快入院治疗,避免延误病情。

(三) 注意要点,不盲目用药

对仍不能确诊为小儿急腹症的患儿,观察中必要的处理是按具体病情,采取禁食,胃肠减压,监测生命体征,纠正水、电解质紊乱及酸碱平衡失调,防治休克等治疗措施。需把握以下原则:不可轻易使用镇静镇痛类药物;若不能排除肠坏死和肠穿孔,应禁用泻药和禁止灌肠。

六、常见小儿急腹症的诊疗要点

(一) 急性阑尾炎

小儿急性阑尾炎病情进展较为迅速,尤其是小婴儿,短时间内即可造成阑尾穿孔、腹膜炎,甚至引起脓毒症、感染性休克,导致患儿死亡。其典型的症状是转移性右下腹痛,起病时多为脐周或上腹部疼痛,后转移至右下腹,伴有恶心、呕吐及发热。一部分阑尾炎是由异位阑尾所造成的,这种情况下患儿的临床体征和我们常见的阑尾炎表现大有不同。例如回盲部后位或腹膜后位的阑尾炎可表现为腰大肌征阳性,盆位阑尾炎可表现为闭孔内肌征阳性,以上情况在查体时患儿均无典型的右下腹压痛表现,因此在诊断时一定要小心谨慎。单纯性阑尾炎腹腔感染轻,恢复快。化脓性阑尾炎则腹腔感染较重,恢复慢。如果延误到坏疽穿孔阶段,则患儿腹腔感染会非常严重,术后并发症明显增多,部分患儿会出现腹膜炎、肠梗阻及脓毒症表现,甚至危及患儿生命。因此,小儿急性阑尾炎早期诊断和治疗具有非常重要的意义。辅助检查主要采用 B 超,急性阑尾炎的 B 超表现是阑尾增粗,粪石嵌顿,远端管腔积脓。对腹腔胀气等特殊原因造成 B 超无法观测到阑尾的患者可以选择 CT,CT 上阑尾炎的表现与 B 超大致相同但更加直观且精细,同时便于影像学证据的留存,其缺点是具有一定的放射性。

小儿急性阑尾炎的诊断还可以利用阑尾炎炎症反应(appendicitis inflammatory response,AIR)评分系统,该系统将阑尾炎患儿分为低、中、高危组,并据此指导进一步治疗。对可疑阑尾炎患儿进行评分并分组后最终推算为阑尾炎阴性的病例,可暂予保守治疗;推算为阑尾炎阳性的病例则建议积极手术探查。

(二) 急性肠套叠

主要临床表现:① 腹痛或哭闹,患儿突然出现哭闹不安,面色苍白,手足乱动,异常痛苦,腹痛缓解期间可安静如常,如此反复发作。② 呕吐,患儿在腹痛、哭闹发作后出现呕吐,呕吐物初为奶块,后带胆汁。③ 血便,一般在起病后 6~12 小时内出现果酱样血便。④ 腹部包块,患儿安静时可于腹部触及腊肠样包块。在对急性肠套叠的患儿进行体格检查时直肠指检是一项非常重要的检查,有时患儿

无血便表现,但直肠指检可发现指套染血。若同时触摸到套叠肠管的头部说明套叠较深,时间较久,患儿病情较重。早期肠套叠一般情况良好,随病情加重,患儿出现腹胀、肠梗阻的表现,伴随水、电解质紊乱及酸碱平衡失调,此时患儿表现为尿少,精神差则为重症肠套叠。若临床上遇到这种情况,首要处理措施是快速补液,建议在 30 分钟内输注 20 mL/kg 生理盐水,必要时可重复使用以上方案。

这里特别要强调的是继发性肠套叠,如术中发现套叠部分肠壁、系膜或肠腔内存在质硬肿块,必须切除送病理检查以排除淋巴瘤等恶性疾病。若术中仅行肠套叠整复,则将严重延误患儿后续治疗。

(三)腹股沟嵌顿性斜疝

对婴儿不明原因哭闹、烦躁、呕吐、拒乳、腹胀、便血等均应高度警惕,切勿未经详细查体就轻易做出诊断。在体格检查时必须充分显露腹股沟区,发现腹股沟区包块而无法明确诊断者可行 B 超检查。腹股沟嵌顿性斜疝延误治疗可造成严重并发症,如睾丸、卵巢、肠管等坏死,容易造成患儿不可逆性损伤。在治疗方法的选择上,需严格把握手法复位的适应证和禁忌证。对于存在嵌顿时间不明、年龄小于 28 天、不能排除卵巢附件嵌顿坏死、已复位失败、腹股沟区及阴囊或大阴唇红肿明显、腹胀、腹壁红肿、血便等情况的患儿,严禁手法复位。

(四)肠梗阻

腹痛、腹胀、呕吐、停止排气排便是肠梗阻的四大症状。绞窄性肠梗阻时,患儿可有阵发性剧烈腹痛或哭闹,停止排气排便,此时应积极手术探查。低位肠梗阻时,患儿腹胀明显,高位或闭袢性肠梗阻时患儿不一定有明显腹胀,但存在剧烈呕吐、腹痛表现。早期肠梗阻肠鸣音亢进,肠坏死时可减弱或消失。完全性肠梗阻患儿直肠指检为白色黏液样物。典型肠梗阻患儿腹部立位 X 线片可见宽大液平,盆腔无气体充盈。存在肠扭转的患儿 B 超检查可见肠系膜血管的扭转,CT 可见肠扭转时的漩涡征或粗细交界。若肠扭转尤其是中肠扭转不早期处理,则会发展为大范围肠坏死、短肠综合征,而早期手术探查可挽救患儿生命。

(五)消化道出血

首先要区分是上消化道出血还是下消化道出血,解剖学上以屈氏韧带为标志区分上下消化道。临床表现上消化道出血多为呕血或黑便,而下消化道出血多为暗红色便,儿童多见下消化道出血。对于下消化道出血,少量鲜血便最常见于肛裂或直肠息肉出血,直肠指检可协助诊断,必要时行肠镜检查;大量血便最常见于梅克尔憩室,患儿情况稳定时建议先行 ^{99m}Tc 核素扫描。需根据病情变化及时调整治疗方案,若患儿生命体征稳定,保守治疗后出血能够暂停,则可先完善相关检查,明确诊断后再决定是否手术;若患儿出血不止,不能维持生命体征稳定,则应积极手术探查。

第三节　临床实战演练

病例　患儿女,6 岁 3 个月,因"腹痛 16 小时"入院。患儿直接来我院外科急诊就诊,给予门诊抗感染治疗 1 天后患儿腹痛未缓解,医生以"腹痛待查:阑尾炎?"将患儿收住入院。

一、询问病史

(一)问诊主要内容及目的

重点需要关注的内容包括:① 腹痛诱因,如有无呼吸道感染、不洁饮食史等;② 腹痛性状,如表现为钝痛还是绞痛;③ 是否为持续性腹痛;④ 症状有无加重;⑤ 伴随症状,如有无呕吐、哭闹、发

热、腹胀、腹泻、便血、停止排气排便,有无食欲、精神状态改变,有无呼吸道症状,小便情况如何;
⑥ 发病以来就诊经过;⑦ 既往有无癫痫等疾病史及治疗史。

(二) 问诊结果

16 小时前患儿无明显诱因下出现阵发性腹痛,为钝痛,可缓解,不伴发热、呕吐、腹泻。患儿精神状态良好,步态正常,检查合作。既往史、个人史、家族史无特殊。未于外院就诊。

【思维提示】 该患儿为无明显诱因下出现腹部钝痛,非持续性,无明显加重,无其他伴随症状,无精神状态改变等病情加重表现,既往无类似病史。这说明此刻患儿病情为非紧急的概率较大,急腹症表现不明显。

二、体格检查

(一) 检查重点

重点需要关注的内容包括:① 一般情况,如生长发育,精神状态,有无脱水,是否急性面容;② 外科查体,如呼吸、心率,视诊有无腹胀及肠型,听诊有无肠鸣音减弱或亢进,叩诊有无移动性浊音,触诊有无腹部包块,有无压痛、反跳痛及腹肌紧张等腹膜刺激征表现,最后做直肠指检。

(二) 检查结果

查体无脱水貌,呼吸 17 次/分、心率 83 次/分,视诊无腹胀及肠型,听诊无肠鸣音减弱或亢进,叩诊右下腹有叩击痛,触诊未及腹部包块,腹部无压痛、反跳痛及腹肌紧张等腹膜刺激征表现,直肠指检未及包块及质硬大便,指套未染血。

【思维提示】 该患儿生命体征平稳,精神状态良好,除了右下腹有叩击痛,没有其他阳性体征,同样说明急腹症表现不明显。

三、初步诊断

腹痛待查:急性阑尾炎? 急性胃肠炎? 梅克尔憩室?

四、进一步的检查

常用的辅助检查包括:① 血、尿、粪常规;② 血生化、电解质检查、血气分析;③ 腹部 B 超;④ 胸腹部立位 X 线等。三大常规检查应作为常规检查,不可缺少。血生化、电解质检查和血气分析可以让我们迅速掌握患儿的内环境,如是否需要快速补液、纠正酸中毒等。腹部 B 超属于无创、可反复检查项目,可快速识别如阑尾炎、肠套叠、腹股沟嵌顿性斜疝等常见小儿外科急腹症。胸腹部立位 X 线可以获取患者肺部情况、有无肠梗阻等重要信息。

本例患儿血常规示白细胞计数 16.3×10^9/L,C 反应蛋白 23 mg/L,血红蛋白 123 g/L。B 超提示右下腹可疑炎性改变,但未见阑尾增粗及粪石,急性阑尾炎不排除。

【思维提示】 该患儿白细胞计数和 C 反应蛋白高于正常值,说明存在炎症、感染表现;血红蛋白在正常值范围之内,说明此刻不存在腹腔内出血性病变。B 超提示右下腹可疑炎性改变,急性阑尾炎不排除,但并未见到阑尾增粗及粪石等典型急性阑尾炎表现。此时的状况是急腹症的表现不典型,但也不能完全排除。

五、诊断及诊断思维

本例中,我们提取出的主要信息如下:

（一）腹痛诱因

无明显诱因，就诊前未予治疗。

（二）腹痛性质

阵发性，钝痛，可缓解。

（三）伴随症状

不伴发热、呕吐、腹泻等。

（四）既往史、个人史、家族史

均无特殊。

（五）体格检查

右下腹叩击痛，但无典型右下腹压痛和腹膜炎体征。

（六）辅助检查

白细胞计数 $16.3×10^9/L$，C反应蛋白 23 mg/L，血红蛋白 123 g/L。B超提示右下腹可疑炎性改变，急性阑尾炎不排除。

【思维提示】 考虑什么病？患儿，6岁3个月，突发急性腹痛，但非持续性加重，可缓解。查体无典型右下腹压痛及腹膜炎体征，辅助检查为非特异性，诊断小儿急腹症的要素并不满足，但此时一定要注意不排除急腹症早期症状不典型的情况。

六、治疗方案及理由

在这种情况下如何拟定初步治疗方案呢？给予患儿禁食、静脉补液、抗感染治疗，同时完善术前检查是最稳妥的方式。理由：患儿突发急性腹痛，病情可自行缓解，无固定压痛点及腹膜炎体征，目前诊断小儿急腹症理由并不充分，但也不能完全排除。结合患儿血象高，有感染证据，可以试行抗感染保守治疗，但需动态观察患儿腹痛及其他伴随症状的变化。在此期间做好凝血功能、传染病、血型等术前检查，做好病情告知和医患沟通。若患儿病情平稳，腹痛症状消失，则继续保守治疗；若患儿病情加重，急腹症表现逐渐明显，则积极手术。

七、治疗效果

入院第2天患儿仍有腹痛，有加重趋势。再次查体发现右下腹偏脐侧有不典型压痛，复查B超提示梅克尔憩室可能。管床医生通知上级医生查看患儿后，两人一起与家属再次进行沟通，告知可考虑两种治疗方案：① 急诊腹腔镜探查，术中明确病变后针对患儿病因进行处理。② 虽然B超提示不排除梅克尔憩室，但也可能是假阳性，可考虑先行^{99m}Tc核素扫描进一步明确诊断后再行手术，但^{99m}Tc核素扫描也有假阳性和假阴性结果可能。家属商量后决定先检查，再考虑是否手术。

【思维提示】 经过20多个小时的治疗，患儿腹痛加重，且压痛点固定于右下腹偏脐侧，早期腹膜炎体征不能排除，复查B超有阳性发现。这说明经过禁食、补液、抗感染治疗后，治疗效果不佳，患儿急腹症的可能性明显增大，手术探查指征渐趋明确。此时做好医患沟通非常重要，需及时告知家属手术的可能性及利弊，同时要给患儿及家属充分的选择权。对于小儿急腹症的处理，当患儿病情出现变化时如何选择充分体现了一个合格儿科医生的诊疗水平。

八、调整治疗方案及疗效

入院第 3 天患儿出现血便,量较大,急查血常规提示血红蛋白降低,心电监护显示血压下降,心率增快。主管上级医生亲自与家属沟通,告知患儿目前病情发生变化,出现生命体征不稳定,需急诊手术探查。家属经反复考虑同意急诊手术并签署了手术同意书。在给予患儿输血纠正贫血后进行急诊腹腔镜探查,术中明确为梅克尔憩室并进行了憩室切除。术后患儿血便停止,腹痛缓解,恢复良好。

【思维提示】 患儿入院已 3 天,经过保守治疗及动态观察发现患儿病情明显加重,B 超等术前检查虽然不能明确诊断,但已经有提示作用,告知医生梅克尔憩室不能排除。此时评估患儿病情的结果是,目前治疗无法维持患儿生命体征稳定,急腹症的可能性明显增大,腹痛程度由隐痛变为剧痛,腹痛性质转变为持续性钝痛,腹膜炎体征渐趋明显。在这种情况下,虽然并未确诊但继续等待其他检查并不明智,高度怀疑急腹症时即使诊断不明也应积极手术探查,因为此时挽救患儿生命是最重要的任务。虽然患儿家属选择了保守治疗及等待进一步检查,但在患儿病情危重时医生应该起到主导作用,医生需明确告知家属不能继续等待,急诊手术的意义非常重大,同时需注意在术前准备时争分夺秒纠正休克、输血补液。

九、最终诊断

梅克尔憩室,消化道出血,低血容量性休克。

十、总结

从本例可以看出,急性腹痛患儿来就诊时,一定要耐心仔细地询问病史、查体,结合适当的辅助检查,首先尝试一元化解释患儿所有临床表现,且不要轻易下结论。当出现早期急腹症表现时切莫大意,尽早积极准备手术探查。同时,有效沟通是小儿急腹症诊疗的前提和保障。询问病史时态度要真诚,与患儿家属沟通时要学会换位思考,站在患者角度考虑问题,同时又要清晰准确表达自己的观点和意见。

快速准确地识别小儿急腹症的方法可以总结为:① 以对急腹症系统全面的总体认识为主导;② 以病史、体格检查和适当的辅助检查为依据;③ 以分类法和排除法为出发点;④ 警惕、排除危重型急腹症,如空腔脏器穿孔、腹腔内大出血、中肠扭转、重症胰腺炎、重症胆管炎等;⑤ 多考虑常见病,再分析其他少见急腹症,警惕小病发展为大病;⑥ 充分认识动态观察和留观随访的重要意义。

十一、诊断思维程序

小儿急腹症的临床诊断思路见图 17-3。

(一)对腹痛定性

初步判断患儿的病情是属于外科性腹痛还是内科性腹痛。在这个过程中我们首先尝试用一个诊断来解释患儿所出现的所有症状,确实无法解释的病例再考虑是否合并其他疾病。

(二)对腹痛定位

进一步判断引起患儿腹痛的病灶是在腹部还是其他部位。

(三)对腹痛定因

在这一步需要做到明确诊断,确定病因,制订治疗方案,比如是选择急诊手术还是先保守治疗观察患儿病情变化,同时需要做好医患沟通及术前准备。

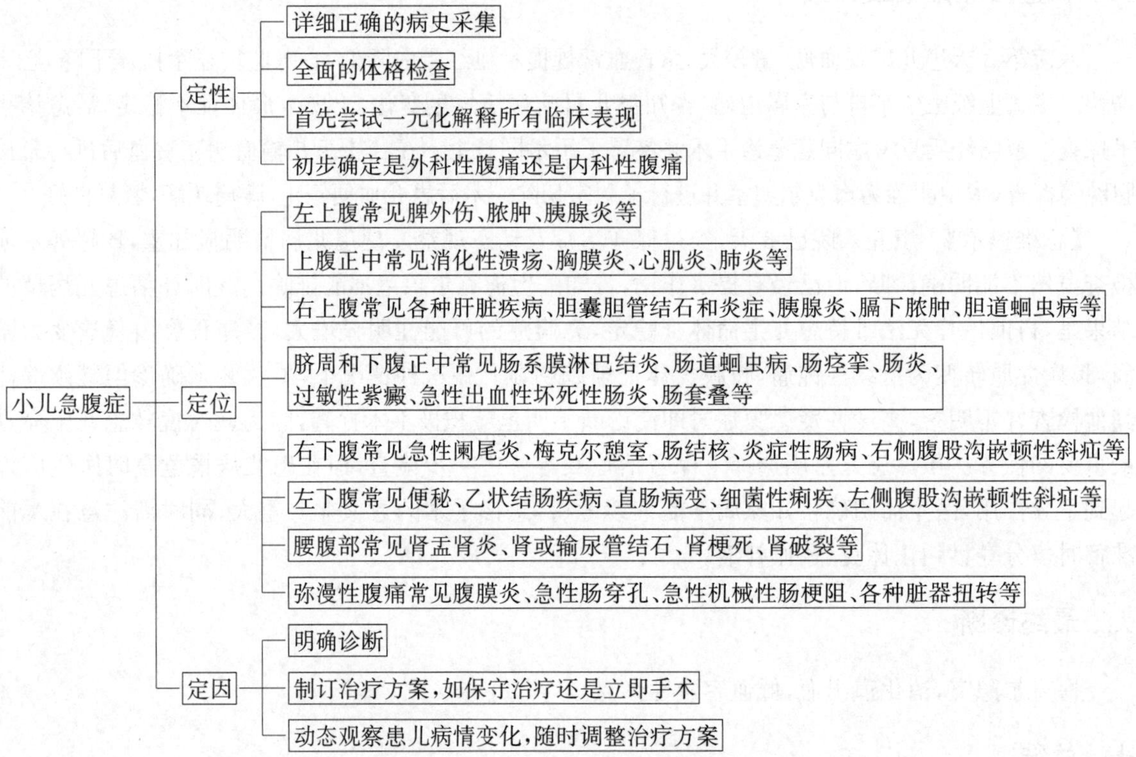

图 17-3　小儿急腹症诊断的思维导图

参考文献

[1] 李小兰,陈宗礼,吴泽湘,等.中医药治疗小儿肠系膜淋巴结炎相关性腹痛的研究进展[J].世界科学技术-中医药现代化,2020,22(1):134-139.

[2] 何英.分析腹痛首发表现的儿内科急危重症临床特点及治疗措施[J].中西医结合心血管病电子杂志,2019,7(6):56-57.

[3] 李於朋,蔺永明.100例小儿急性腹痛的病因分析及临床针对性治疗[J].临床医学研究与实践,2020,5(2):118-119.

[4] 钱超颖.新分类方法对诊断儿童急性发作性腹痛价值的初步探讨[D].苏州:苏州大学,2016.

[5] 柴栖晨,王静.全科医学临床诊疗思维研究——腹痛[J].中国全科医学,2021,24(17):2241-2244.

[6] GRUNDMANN R T, PETERSEN M, LIPPERT H, et al. The acute (surgical) abdomen—epidemiology,diagnosis and general principles of management[J]. Z Gastroenterol, 2010, 48(6): 696-706.

[7] RAYMOND M, MARSICOVETERE P, DESHANEY K. Diagnosing and managing acute abdominal pain in children[J]. JAAPA, 2022, 35(1): 16-20.

[8] LI J, HU F Y, ZHONG G. Clinical therapeutic effects of opioid analgesia for acute abdominal pain in children and young adults: a protocol for systematic review and meta-analysis [J]. Medicine (Baltimore), 2021, 100(31): e26402.

[9] COCA ROBINOT D, LIÉBANA DE ROJAS C, AGUIRRE PASCUAL E. Abdominal emergencies in pediatrics[J]. Radiologia, 2016, 58(Suppl 2): 80-91.

[10] KULIK D M, ULERYK E M, MAGUIRE J L. Does this child have appendicitis? A systematic review of clinical prediction rules for children with acute abdominal pain[J]. J Clin Epidemiol,2013, 66(1):95-104.

（黄　磊）

第十八章　黄疸

第一节　黄疸的诊断思维

黄疸是指血清总胆红素大于 34.2 μmol/L(2 mg/dL)时,皮肤、巩膜、黏膜、体液等呈现黄染,是肝胆系统疾病常见的症状和体征。正常小儿出生 1 个月后,血清总胆红素正常值为 1.7~17.1 μmol/L(0.1~1 mg/dL),其中结合胆红素<3.4 μmol/L(0.2 mg/dL),未结合胆红素<13.7 μmol/L(0.8 mg/dL),未结合胆红素约占总胆红素的 65% 以上。当总胆红素为 17.2~34.2 μmol/L 时,肉眼无法察觉黄疸,称为隐性或亚临床性黄疸。受多种因素影响,血清总胆红素水平与皮肤黏膜黄染的程度并不完全平行。

一、黄疸的发生机制

黄疸发生的原因众多,在胆红素代谢过程中,任何一个环节异常均可导致黄疸出现。胆红素代谢的正常生理过程如下:

(一)胆红素的来源

人体每天产生的胆红素中,80%~85% 由血液中衰老红细胞的血红蛋白分解而来,15%~20% 来自旁路胆红素,由骨髓内未成熟红细胞、其他组织中的血红素酶或细胞色素分解而来。血红蛋白先分解出血红素,然后氧化形成胆绿素,接着迅速被还原为未结合胆红素,又称间接胆红素。

(二)胆红素在血液循环中的运输

未结合胆红素为脂溶性,在血液循环中固定于血浆白蛋白上,称为胆红素-白蛋白复合体,两者结合稳定,不能透过半透膜或细胞膜,不经肾小球滤过。在血液中有机阴离子增多或 pH 下降时,未结合胆红素可从胆红素-白蛋白复合体上解离出来成为游离胆红素,而透过细胞膜及血脑屏障,引起胆红素脑病。

(三)肝细胞对胆红素的摄取、结合和排泄

肝窦面肝细胞膜上的特异性受体摄取血清中未结合胆红素,未结合胆红素通过肝细胞膜微绒毛进入肝细胞胞质。肝细胞膜上的特异性受体为 Y 蛋白和 Z 蛋白,可以结合包括胆红素在内的有机阴离子。Y 蛋白对胆红素结合力强,称为第一受体;Z 蛋白只有在体内胆红素过高时才与胆红素结合,称为第二受体。新生儿肝内 Y 蛋白和 Z 蛋白较少或缺乏,随年龄增长才逐渐达正常水平,故新生儿,尤其早产儿的未结合胆红素不能及时摄取入肝细胞,常出现暂时的高胆红素血症,称为新生儿生理性黄疸。未结合胆红素转送到细胞质内质网上后,经葡萄糖醛酸转移酶等一系列酶作用后形成结合胆红素(又称直接胆红素)。结合胆红素呈水溶性,可通过毛细血管壁转运和排泄到毛细胆管,成为胆汁的主要成分之一。

（四）胆红素的肠肝循环

胆汁进入肠道后,结合胆红素在肠道细菌等作用下被还原成胆素原,大部分(80%~90%)被氧化为粪胆素,粪胆素使粪便呈棕褐色,随粪便排出;小部分(10%~20%)被肠道重吸收进入门静脉,再次汇入肝脏,由肝脏转变为结合胆红素进入胆道,构成肠肝循环,进入门静脉后又有一小部分胆素原经肝静脉和下腔静脉入体循环经肾脏排出。

黄疸的发生机制主要有以下几种:① 胆红素产生过多,如溶血性疾病、骨髓未成熟红细胞破坏过多。② 肝细胞对胆红素的摄取、结合和排泄障碍,如肝细胞损害、酶活力降低或缺乏、肝内胆汁淤积症。③ 肝内外胆道梗阻,如胆道发育异常、局部压迫等。

二、黄疸的分类及病因

（一）根据增高的胆红素分类

根据增高的胆红素类型,黄疸分为未结合胆红素(间接胆红素)增高性黄疸、结合胆红素(直接胆红素)增高性黄疸。

（二）根据病因及病变部位

1. **肝前性黄疸** 由于红细胞内在缺陷或红细胞外异常,血红蛋白破坏导致未结合胆红素产生过多,超出了肝细胞的清除速度,从而引起黄疸。因溶血和贫血使肝功能减退,可有小部分结合胆红素反流入血液循环。肝前性黄疸主要表现为高未结合胆红素血症。该类黄疸的病因主要包括:溶血性黄疸、新生儿溶血病、遗传性球形红细胞增多症、珠蛋白生成障碍性贫血(地中海贫血)、免疫性溶血、药物性溶血等。

2. **肝细胞性黄疸** 由肝细胞对胆红素的摄取、结合、转运、排泄过程中任何一个或几个功能障碍而引起黄疸。该类黄疸的病因主要包括:① 摄取功能障碍,如先天性非溶血性未结合胆红素增高症(Gilbert 综合征轻型)、新生儿生理性黄疸。② 结合功能异常,如 Crigler-Najjar 综合征、Gilbert 综合征重型、Lucey-Driscoll 综合征、母乳性黄疸。③ 转运排泄障碍,如 Dubin-Johnson 综合征、Rotor 综合征,进行性家族性肝内胆汁淤积症(progressive familial intrahepatic cholestasis,PFIC)等。④ 混合因素,如各种药物性肝损、病毒性肝炎、各种感染中毒性肝炎、免疫性肝炎、肝细胞癌、Citrin 蛋白缺陷症、Alagille 综合征、α_1 抗胰蛋白酶缺乏症、半乳糖血症、酪氨酸血症、囊性纤维化等。其中,①②两种原因导致的黄疸以未结合胆红素增高为主,而其余大部分肝实质疾病常兼有未结合胆红素和结合胆红素同时增高。

3. **肝后性黄疸** 由于胆道阻塞,胆红素无法通畅排出而反流入血液循环,以结合胆红素增高为主。胆汁淤积可导致肝细胞功能受损,影响未结合胆红素在肝细胞内的转化,因此有未结合胆红素的增高。该类黄疸的病因主要包括:胆道闭锁、先天性胆总管囊肿、自发性胆总管穿孔、胆道结石、胆道蛔虫病或华支睾吸虫病、原发性胆汁性肝硬化等。

除了上述 3 种主要的原因外,内分泌疾病也会导致黄疸的发生,主要包括甲状腺功能减退症、全垂体功能减退症,多呈未结合胆红素和结合胆红素同时增高。

综上所述,黄疸的病因分析见图 18-1。

黄疸是儿童常见症状之一,病因众多,不同的疾病早期缺乏特征性症状,不同的疾病对应不同的治疗方案及预后,因此对黄疸患儿进行详尽的病史采集和仔细的体格检查是明确病因诊断的第一步。

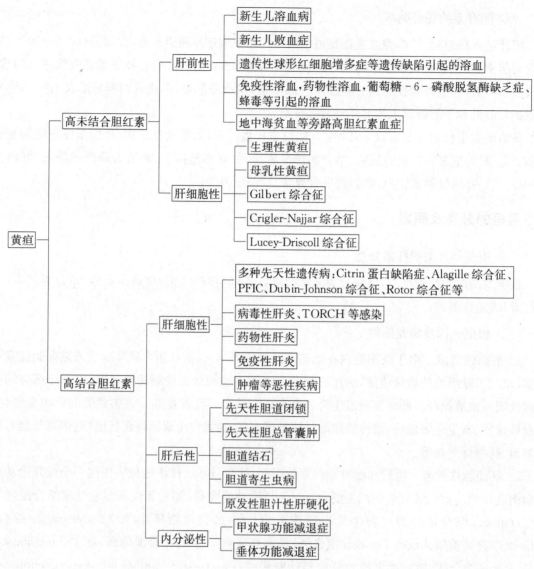

图 18－1 黄疸病因的思维导图

注:Citrin 蛋白缺陷症又称 Citrin 缺陷导致的新生儿肝内胆汁淤积症(neonatal intrahepatic cholestasis caused by citrin deficiency,NICCD)。TORCH:弓形虫(TOX)、柯萨奇病毒(O)、风疹病毒(RV)、巨细胞病毒(CMV)、单纯疱疹病毒(HSV)。

三、黄疸的诊断步骤

(一) 病史采集

1. **母亲病史** 儿童胆汁淤积症多起病于新生儿期,故病史的采集应追溯至母亲孕期。母亲孕期的一些异常表现可以为病因的明确提供线索。询问父母亲的血型,警惕新生儿溶血病。若母亲孕期有反复流产,需警惕妊娠期同种免疫性肝病及遗传性疾病。若母亲孕期胆汁淤积、瘙痒,则需考虑 PFIC、线粒体疾病可能。若母亲有妊娠期急性脂肪肝,则需考虑新生儿长链 3-羟酰辅酶 A 脱氢酶缺乏。若孕期产前超声异常,需关注胆总管囊肿、胆石症、综合征型胆汁淤积症的发生。注意母亲是否有孕期及哺乳期感染,如出现发热、皮疹症状,若乳母有乳腺炎,则患儿需警惕 TORCH、细菌等感染。若母亲有服药病史,则需排除患儿药物性肝损、药物性溶血的可能。

2. 患儿病史

（1）黄疸起病时间、累及范围、演变过程：有助于推断黄疸程度，判断是否为病理性黄疸。

（2）出生胎龄：早产儿是新生儿胆汁淤积症的危险因素。

（3）出生体重：若为小于胎龄儿，则新生儿胆汁淤积症、先天性感染风险增大。

（4）有发热、拒奶、皮疹等表现：需考虑败血症、尿路感染、白血病、巨细胞病毒（CMV）感染、人类免疫缺陷病毒（HIV）感染、梅毒等情况。

（5）合并呕吐：需考虑代谢性疾病、胆总管囊肿伴感染、自发性胆总管穿孔。

（6）合并腹痛：需考虑胆石症、胆道蛔虫病、急性化脓性胆管炎、肝脓肿、病毒性肝炎等。

（7）排便情况：若有胎粪延迟、排便困难，需警惕甲状腺功能减退症、垂体功能减退症、囊性纤维化；若有腹泻，则需警惕感染及代谢性疾病。

（8）大便颜色：若大便颜色变淡甚至发白，需考虑包括胆道闭锁等胆道梗阻及胆汁淤积症。

（9）尿液气味和颜色：茶色尿需警惕溶血可能，尿异味需警惕尿路感染、代谢性疾病。

（10）出血点等出血倾向：需警惕凝血功能异常、维生素 K_1 缺乏、肝功能衰竭。

（11）精神状态：若有激惹、嗜睡、精神差等，需警惕败血症、代谢性疾病、垂体功能减退症、脂溶性维生素缺乏引起的颅内出血。

（12）腹部外科手术：若有外科手术、坏死性小肠结肠炎等，需询问是否长期使用静脉营养，考虑静脉营养相关胆汁淤积症。

（13）追问新生儿筛查结果：警惕甲状腺功能减退症；追问听力筛查结果：警惕 CMV 感染、遗传性胆汁淤积症。

（14）喂养方式：纯母乳喂养需考虑母乳性黄疸可能，喂养后出现症状需警惕半乳糖血症、遗传性果糖不耐受等。

（15）生长发育：若生长发育落后，需警惕遗传代谢性疾病。

3. 家族史　若父母近亲结婚、父母或亲属有黄疸病史，需警惕遗传性胆汁淤积症、遗传性球形红细胞增多症等遗传缺陷引起的溶血。

（二）体格检查

1. 一般情况　一般情况不好可能表明重症感染、代谢性疾病或终末期肝硬化，胆道闭锁患儿通常一般情况良好。

2. 黄疸程度、累及范围　有助于评估病情轻重，辅助判断黄疸类型。

3. 特殊面容　圆胖脸提示可能为 Citrin 蛋白缺陷症，宽鼻梁、三角脸、深眼窝可能提示 Alagille 综合征。皮肤紫癜需警惕先天性感染、先天性狼疮、凝血功能异常。

4. 视力、听力受损　宫内感染、遗传性胆汁淤积症、视隔发育不良伴垂体功能减退症多见。

5. 心脏听诊　若有心脏杂音，需警惕 Alagille 综合征。

6. 腹部查体　评估有无腹水、腹壁静脉曲张、腹部包块、脐疝，评估肝脾大小、质地，有助于判断病情轻重和推断病因。伴肝大需考虑胆汁淤积症、感染、肿瘤，伴腹部包块需考虑胆总管囊肿、肿瘤，伴脾大需考虑感染、溶血、肿瘤、尼曼-皮克病，伴腹水需考虑自发性胆总管穿孔、重症肝炎、肝硬化失代偿、肿瘤等。

7. 关节挛缩、长骨发育异常　需警惕关节挛缩-肾功能不全-胆汁淤积综合征、先天性梅毒。

8. 神经系统　需注意有无激惹、抽搐、意识障碍等情况,警惕胆红素脑病、颅内出血、肝性脑病;若有小头畸形、肌张力下降,需考虑宫内感染、遗传代谢性疾病。

（三）辅助检查

儿童黄疸原因众多,相关的实验室检查也错综繁复。尤其是婴儿体循环量少,每次能承受的采血量有限,推荐分批次进行必要的辅助检查。

1. 血生化检查　确定是结合胆红素还是未结合胆红素增高。

2. 根据血生化检查结果进行路径选择　根据不同类型胆红素增高选择不同路径评估病情,首先评估常见、紧急、可治疗的疾病。

（1）未结合胆红素增高者的辅助检查:① 血常规＋网织红细胞计数、尿常规、粪常规。② 凝血功能。③ 母子血型抗体测定、Coombs 试验。④ 血或其他体液细菌培养。⑤ 必要时行相关基因检测。

（2）结合胆红素增高或双向增高者的辅助检查:① 腹部肝胆胰脾 B 超。② 血常规、凝血功能。③ 尿常规、尿培养、尿代谢筛查,必要时血或其他体液细菌培养。④ 根据新生儿筛查结果决定是否评估甲状腺功能。⑤ α_1 抗胰蛋白酶、血代谢筛查。

特别强调大便检查在婴幼儿黄疸病史及检查中的重要性,大便发白、颜色变淡提示胆道梗阻或胆汁淤积症。

3. 进一步病因评估

（1）胆汁酸、皮质醇检查。

（2）血氨、血乳酸、血 TORCH 检查,基因测序。

（3）心脏 B 超、脊柱 X 线、眼底检查、营养评估。

（4）磁共振胰胆管成像（MRCP）、腹部 CT。

4. 有创检查　胆道造影、肝穿刺病理活检、内镜逆行胰胆管造影（ERCP）等。

第二节　婴儿胆汁淤积症的临床特点

一、疾病概况

婴儿胆汁淤积症是一组常见且严重的婴儿期消化系统疾病,是由各种原因引起的胆汁合成、分泌和(或)排泄异常,导致肝细胞和胆管内胆汁淤积的一类肝胆疾病。该病临床上以黄疸、粪便颜色变淡、肝大或质地异常、营养物质吸收障碍为主要表现。虽然高胆红素血症与胆汁淤积症意义不同,但在胆汁淤积时,胆汁流和结合胆红素的排泄紧密相关,故通过循环中结合胆红素的水平来反映胆汁淤积的情况。

胆汁淤积症通常被界定为当总胆红素＜85.5 μmol/L(5 mg/dL)时结合胆红素占比＞20%,或总胆红素＞85.5 μmol/L 时结合胆红素＞17.1 μmol/L(1 mg/dL)。新近的指南强调,对所有 2 周龄以上的黄疸婴儿,要完善血清总胆红素和结合胆红素的测定,并对其中结合胆红素＞17.1 μmol/L 的患儿进行胆汁淤积症的相关评估。

儿童胆汁淤积症主要起病于婴儿期,在活产婴儿中的发病率约为 1/2500。婴儿胆汁淤积症的病因众多,包括胆道闭锁(25%～40%)、多种单基因缺陷导致的遗传性胆汁淤积症(约25%),其余还有感染、药物、静脉营养、内分泌等原因。不同病因的胆汁淤积症治疗方式及预后迥异,如胆道闭锁需在2月龄内行 Kasai 手术,败血症患儿需抗感染,甲状腺功能减退症患儿需尽早行甲状腺激素替代,Citrin 蛋白缺陷症患儿需予无乳糖配方喂养,故对胆汁淤积症患儿的早期识别、快速评估至关重要。

二、胆汁淤积症的病理生理学机制

肝胆系统及胆汁酸合成和代谢的多种途径、多个部位的功能异常,均可导致胆汁形成、流动的障碍,引起胆汁淤积。这些功能异常包括:肝细胞合成、能量代谢异常,胆汁的分泌异常,细胞间紧密连接的受损,胆管发育异常及胆汁流动的机械性梗阻。

1. 胆汁流生成减少的原因　胆汁流生成减少一般有以下几种原因:① 胆汁酸合成相关基因缺陷($AKR1D1$、$AMACR$、$CYP7B1$、$HSD3B7$、$CYP7A1$、$CYP27A1$)。② 胆汁酸结合转运基因缺陷($BAAT$、$SLC27A5$、$ABCB11$、$ABCB4$、$NR1H1$、$ATP8B1$、$ABCC2$、$SLC10A1$)。③ 紧密连接调控基因缺陷($CLDN1$、$TJP2$、$MYO5B$)。④ 胆管细胞分泌基因缺陷($CFTR$)。⑤ 毒素、药物、炎症等影响抑制上述这些途径。

2. 胆汁流无法正常驱动的原因　驱动胆汁流的主要动力为 $ABCB11$ 基因编码的小管胆盐输出泵(BSEP)。该基因的缺陷会导致胆汁流无法正常驱动而出现胆汁淤积。调节线粒体呼吸链功能的核基因缺陷($POLG$、$DGUOK$、$MPV17$),缺血再灌注损伤,窒息后线粒体功能障碍也会影响胆汁流的驱动。

3. 肝细胞代谢功能障碍的原因　肝细胞代谢功能障碍由一系列常染色体遗传缺陷导致,表现为肝脂肪变性和胆汁分泌减少(如酪氨酸血症1型、半乳糖血症、遗传性果糖不耐受)或内质网应激(如 $α_1$ 抗胰蛋白酶缺乏症)。

4. 胆管胚胎发生缺陷和胆管形态维持异常的原因　胆管胚胎发生缺陷和胆管形态维持异常由多种基因缺陷($JAG1$、$NOTCH2$、$DCDC2$、$ABCB4$、$PKHD1$),炎症(如 CMV 感染),免疫介导损伤,毒素,静脉营养引起。

5. 胆汁流动障碍的原因　胆汁流动障碍主要由胆汁解剖性梗阻等原因引起(胆道闭锁、胆总管囊肿、肿瘤、胆石症),也可由决定胆管细胞分泌的基因缺陷($CFTR$)引起。

三、胆汁淤积症的临床表现

胆汁淤积症的首要表现是黄疸,黄疸发生的时间、程度、演变过程有助于区分是否为病理性黄疸。其次需要关注大便颜色,如陶土样大便提示胆道梗阻的可能。其余发热、精神差等伴随症状有助于病因的判断。精神萎靡、意识障碍、皮肤出血点等提示病情重,肝衰竭可能。若发现除肝胆系统损害外其他如先天性心脏病、关节受累等,则提示可能为遗传性胆汁淤积症。胆汁淤积症临床特点见图18-2。

因此,对于胆汁淤积患儿,应从病史、体征着手,对病情、病因做出判断。体格检查的重点是一般情况、腹部查体、是否存在肝外合并受累,强调医生对大便颜色进行判断,而不只是依赖患者的主诉。辅助检查包括血生化、凝血功能、B超、胆汁酸检查、血尿代谢筛查等。

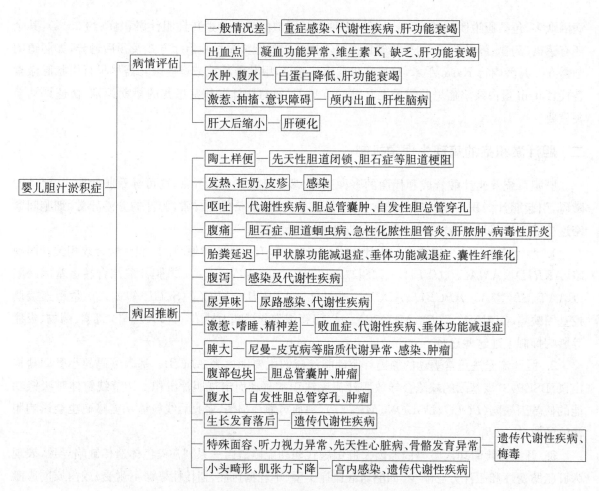

图 18-2　婴儿胆汁淤积症临床特点的思维导图

第三节　临床实战演练

病例　患儿男,2 个月 21 天。主诉:皮肤黄染 20 天。

一、询问病史

(一)问诊主要内容及目的

【思维提示】　黄疸是婴儿常见症状,病因众多。病史询问时,应从病情评估和病因推断两个方面尽可能多地获得线索,首先分析是生理性黄疸还是病理性黄疸,其次初步判定是外科疾病还是内科疾病。问诊的主要目的是寻找诊断及诊断依据,以及鉴别诊断证据,如黄疸起病时间、持续时间、演变过程,大便颜色,有无伴随症状,既往史及出生史有无特殊。

1. **黄疸诱因**　有无呼吸道、胃肠道感染等诱因,有无更换喂养方式。

2. **黄疸累及范围和演变过程**　黄疸是持续加重还是退而复现。

3. **大便颜色**　有无大便颜色变淡、陶土样便表现。

4. **伴随症状**　有无发热、拒奶、呕吐、哭闹、皮疹、腹胀腹泻、茶色尿、生长落后、抽搐惊厥等表现。

5. **母亲孕期情况**　有无基础疾病、服药,孕产期有无异常。

6. **出生史及生后喂养、发育情况**　生后新生儿筛查及听力筛查结果。

7. **家族史**　父母婚配情况、家庭成员健康状况。

8. **其他**　发病以来就诊经过如何,既往疾病史有无特殊。

(二) 问诊结果

患儿为 2 个月 21 天男婴,20 天前无明显诱因下出现皮肤黄染,逐渐加重,伴大便发白,无发热、拒奶、哭闹、腹胀腹泻、呕吐、皮疹、抽搐等表现。发病以来在外院就诊,予更换无乳糖配方乳喂养未见缓解,遂来我院就诊。病程中,一般情况好,精神可,食纳无特殊,大便量正常。

患儿既往无异常,出生史无特殊,新生儿期无延迟退黄,出生新生儿筛查、听力筛查无异常。生后混合喂养,生长发育同正常同龄儿。母亲孕期体健,孕产期检查均无特殊。父母非近亲婚配,否认家族性遗传性疾病史。

【思维提示】　患儿生后 2 个多月,突发黄疸、大便发白,无其他特殊伴随症状,既往史及家族史均无特殊。患儿黄疸发生于 2 个多月,排除生理性黄疸,明确为病理性黄疸。患儿混合喂养,黄疸病史 20 天,排除母乳性黄疸。患儿有明显的大便发白,无明显茶色尿,溶血性因素引起的高未结合胆红素血症导致的黄疸可能性不大。患儿出生筛查正常,甲状腺功能减退症可排除。黄疸及陶土样便,需首先考虑外科情况,如胆道闭锁、胆总管囊肿等先天性发育异常,但胆道闭锁一般生理性黄疸过后不退或退而复现,大便颜色逐渐变淡甚至白陶土色。部分肝内胆汁淤积症患儿也有大便发白,这些鉴别诊断有待下一步的线索补充。

二、体格检查

(一) 检查重点

1. **一般情况**　生长发育,精神状况,是否急性面容。

2. **查体**　皮肤、巩膜黄染情况,有无皮疹。囟门大小、张力。有无特殊面容。心肺听诊,有无心脏杂音。腹部检查,有无腹壁静脉曲张,有无局限性隆起凹陷,有无包块、压痛,肝脾大小、质地,有无移动性浊音等腹水征,胆囊触诊。四肢、关节、脊柱有无发育异常。肌力、肌张力情况。

【思维提示】　首先查看患儿整体情况,若有营养不良,可能出现了胆汁淤积症继发的吸收不良,遗传代谢病病因多见。观察患儿精神状态,若有精神萎靡、意识障碍,可能病情较重,出现了肝性脑病、代谢危象。若哭闹烦躁不安,急性痛苦面容,可能为外科急诊情况,如胆总管囊肿伴感染、自发性胆总管穿孔等。然后观察皮肤黏膜黄染程度,是仅皮肤黄染,还是已累及巩膜、四肢。观察皮肤有无皮疹或出血点,败血症、梅毒等感染因素引起的胆汁淤积症可能出现皮疹,而出血点、瘀斑则提示患儿可能出现凝血功能障碍,需警惕胆汁淤积症引起的脂溶性维生素严重缺乏,甚至病情已危重至肝功能衰竭。查看头围、囟门大小、囟门张力,判断是否存在小头畸形、颅内出血引起的颅压增高。观察是否存在特殊面容,注意心脏听诊有无杂音,小头畸形、特殊面容、心脏杂音提示患儿可能为遗传性胆汁淤积症。腹部查体也十分重要,观察有无腹壁静脉曲张来判断是否合并门静脉高压,注意有无包块以警惕胆总管囊肿、腹部肿瘤。触诊肝脾大小和质地,帮助判断肝损所处的阶段,如肝质地硬、脾大往往预示肝硬化终末期,一些遗传代谢性原因也往往合并肝脾大。阳性腹水征可能提示肝合成功能受损引起的低白蛋白血症,或恶性肿瘤等病因。小婴儿胆囊触诊困难,年长儿胆囊触诊可以帮助判断胆囊是否存在感染征象。四肢、关节、脊柱的发育异常往往提示综合征型遗传性胆汁淤积症。肌力、肌张力异常提示可能为遗传代谢性疾病。

(二)检查结果

患儿神志清晰,反应良好,生长发育正常,头围正常,全身皮肤轻度黄染,巩膜无明显黄染,无特殊面容,无皮疹,两肺呼吸音粗,未及啰音,心音有力,无病理性杂音。腹部膨软,未及胃肠型,质软,未触及异常包块,肝肋下未及,脾肋下 0.5 cm,质软,叩诊鼓音,肠鸣音未及亢进。脊柱、四肢、关节活动好,肌力、肌张力正常。

三、初步诊断

首先考虑婴儿胆汁淤积症,胆道梗阻可能性大。

四、进一步的检查

进一步的检查包括:血、尿、粪常规,血生化,凝血功能,腹部 B 超。

【思维提示】 年龄超过 14 天,因黄疸就诊的患儿需完善胆红素检查,以区分是结合胆红素增高为主还是未结合胆红素增高为主。血常规检查帮助初步判断是否存在细菌感染、贫血。尿常规帮助判断黄疸的性质。粪常规帮助客观判断大便颜色。凝血功能帮助判断患儿是否存在儿童胆汁淤积症的常见并发症凝血功能障碍。腹部 B 超方便、无创,为判断儿童是否存在胆道闭锁、胆总管囊肿、胆石症等胆道梗阻的首选检查。

检查结果:血常规、凝血功能、尿常规无特殊。粪常规:白色,无定形,脓细胞、红细胞未见。血生化:丙氨酸氨基转移酶(ALT)61 U/L,天门冬氨酸氨基转移酶(AST)73 U/L,碱性磷酸酶(ALP)540 U/L,γ-谷氨酰转移酶(GGT)496 U/L,总胆红素(TBIL)74.38 μmol/L,结合胆红素(DBIL)60.63 μmol/L,未结合胆红素(IBIL)13.75 μmol/L,白蛋白(ALB)44.8 g/L。血糖、肾功能、电解质在正常范围。腹部 B 超:肝大小正常,形态规则,光点均匀,血管纹理清晰;胆囊大小 62 mm×15 mm,壁毛糙、增厚,囊腔内充满不均质稍强回声;胆总管可显示部分较宽处内径约 6 mm,其远端见 7 mm×5 mm 稍强回声;肝内胆管可显示部分较宽处内径 4~5 mm。胆囊壁毛糙伴其内不均质稍强回声,胆总管扩张伴远端稍强回声,肝内胆管轻度扩张。

五、诊断及诊断思维

患儿 2 月龄起出现逐渐加重的黄疸伴大便发白,突发起病,无其他伴随症状及特殊病史。查体皮肤轻度黄疸,无其他阳性体征。辅助检查见胆红素增高以结合胆红素为主。故患儿诊断为婴儿胆汁淤积症,分析病因:患儿生后 2 个月内无黄染,2 个月后逐渐出现皮肤黄染,GGT、ALP 明显增高,B 超提示胆总管及胆囊结石,肝内胆管轻度扩张,考虑其胆汁淤积的原因为胆石症引起的胆道梗阻。

六、治疗方案及理由

术前准备,腹腔镜下胆囊切开取石、胆道冲洗。

【思维提示】 患儿为胆石症引起的胆道梗阻,婴儿期无疗效明确的药物手段达到排石退黄的效果,成人常用的 ERCP 取石手段对于小婴儿难度极大,暂无法应用于 2 月龄患儿,故选择创伤相对小的腹腔镜下胆囊切开取石、胆道冲洗。胆石症在婴儿期发病少,做好病情告知及医患沟通,取得家长理解。

七、治疗效果

术中打开胆囊底部,见胆囊内黏稠绿色胆汁,排尽泥沙样结石,触及胆总管远端结石,经腹逆行挤压十二指肠壶腹、胆总管及胆囊见有较多泥沙样结石排出,反复生理盐水冲洗胆道通畅后,行胆道造影见左右肝管、肝内胆管及胆总管显影且扩张,胆总管远端无充盈缺损。术后患儿恢复良好,血生化:ALT 70 U/L, AST 88 U/L, TBIL 31.57 μmol/L, DBIL 25.61 μmol/L。

术后症状缓解 3 个多月,患儿 6 月龄及 7 月龄时再次出现一过性黄疸、大便发白,经熊去氧胆酸和腺苷蛋氨酸治疗后症状改善。患儿 9 月龄时再次出现陶土样便及黄疸症状。

八、调整治疗方案及疗效

患儿胆石症反复,9 月龄已具备内镜下取石条件,接受了 ERCP 和胆道支架置入,术后 1 个月黄疸完全消退,持续随访至 1 岁 6 个月,未再出现黄疸及胆石症的反复。

九、最终诊断

婴儿胆汁淤积症,胆道梗阻,胆石症。然而,患儿为何反复胆石症形成,还需要进一步探索。

十、总结

总结该病例,小婴儿症状依靠监护人代述,病史询问需详尽,体格检查需细致,医生应对部分可核实的材料进行逐一核实(如大便颜色、出生筛查的结果)。坚实的理论指导是为患儿提供优良诊疗服务的前提,缜密的诊疗思维有助于对患儿进行有针对性的检查,节约医疗成本,减轻患儿痛苦。婴儿胆汁淤积症的诊疗思路见图 18-3。

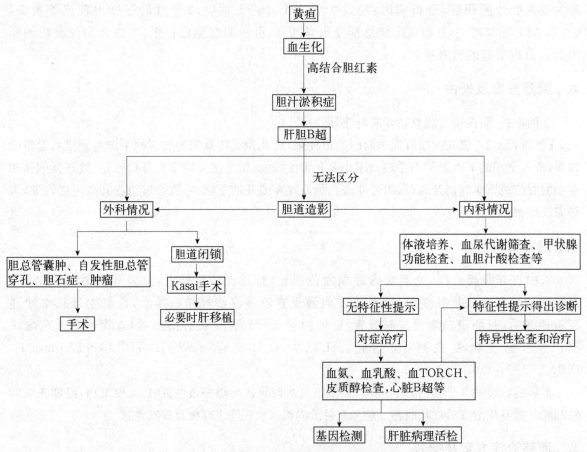

图 18-3　婴儿胆汁淤积症诊疗的思维导图

参考文献

[1] 江载芳,申昆玲,沈颖. 诸福棠实用儿科学[M]. 8 版. 北京:人民卫生出版社,2015.

[2] FAWAZ R,BAUMANN U,EKONG U,et al. Guideline for the evaluation of cholestatic jaundice in infants:joint recommendations of the North American Society for Pediatric Gastroenterology, Hepatology,and Nutrition and the European Society for Pediatric Gastroenterology,Hepatology,and Nutrition[J]. J Pediatr Gastroenterol Nutr,2017,64(1):154-168.

[3] FELDMAN A G,SOKOL R J. Neonatal cholestasis:emerging molecular diagnostics and potential novel therapeutics[J]. Nat Rev Gastroenterol Hepatol,2019,16(6):346-360.

（郑玉灿　唐维兵）

第十九章　腹部包块

第一节　腹部包块的诊断思维

　　腹部包块涉及的疾病较多,从良性疾病到恶性病变,从可以临床观察的血管瘤到"儿童癌中之王"神经母细胞瘤,都需要熟悉包块的各种临床症状,以清晰的诊断思路,让儿童腹部包块得到及时、精准的治疗。

　　腹部包块可以发生在儿童任何年龄段,难以早期诊断。例如,以触及腹部包块就诊的神经母细胞瘤,诊断相对容易;以其他症状就诊时,要从一般症状及检查中发现蛛丝马迹,联想到腹部包块或恶性肿瘤,其鉴别诊断的难度较大。需要详细询问病史,仔细地体格检查,选择合适的辅助检查,准确判断包块的性质,才能制订治疗方案。

一、腹部包块的诊断步骤

（一）病史采集

　　1. 腹部包块在不同年龄段有不同的疾病谱　婴幼儿腹部包块常见于神经母细胞瘤、肾母细胞瘤、肝母细胞瘤、畸胎瘤,学龄前儿童腹部包块常见于淋巴管瘤、肾积水、软组织肉瘤,学龄儿童腹部包块常见于卵巢肿瘤、淋巴瘤等。

　　2. 儿童腹部包块的病史非常重要　病史对疾病的良恶性有很好的提示意义。例如,因发热、贫血、肢体疼痛等症状就诊发现的腹部包块可能为恶性,因共济失调就诊发现的腹部包块可能是神经源性肿瘤,因性早熟等内分泌症状就诊发现的腹部包块可能来源于肾上腺或生殖系统肿瘤,因血尿检查发现的腹部包块可能为肾占位。

（二）体格检查

　　儿童腹部包块的体格检查需要注意以下几点:

　　1. 望诊非常重要　一些特殊的表现往往具有提示性。神经母细胞瘤椎管受累可能出现步态或肌力异常,眼周瘀斑可能为神经母细胞瘤眶周受累,巨舌-巨体综合征可能合并肝肾肿瘤,向心性肥胖需要排除肾上腺肿瘤。在腹壁的包块常可通过望诊发现,常见的有皮下肿物、硬纤维瘤、血管瘤、淋巴管瘤。

　　2. 不同部位腹部包块的查体有不同特点　腹壁体表包块:皮肤及皮下表浅包块,常见的有皮样囊肿、淋巴管瘤、血管瘤,触诊可有一定活动度,与深部组织无关。腹壁深部包块:通常为腹壁肌肉或韧带的包块,常见于硬纤维瘤、脐尿管囊肿,较容易触及肿瘤,质地硬,无活动度,触及肿瘤的部分边界,与深部组织关系紧密。网膜包块:常见的有网膜淋巴管瘤、网膜囊肿,腹壁放松时能触及可移动的肿瘤,大多为囊性,无痛(感染或出血时有压痛)。系膜包块:常见的有淋巴管瘤、淋巴瘤、畸胎瘤,有一定活动度,活动幅度较小,囊性或实质性,感染或出血时有触痛。肝脏包块:常见的恶性肿瘤有肝母细胞瘤,良性肿瘤有间叶错构瘤、局灶性结节性增生、血管瘤,较大的肝脏包块质地较硬,有不光滑感,肋弓覆盖的区域查体无法触及包块。后腹膜包块:常见的有神经母细胞瘤、肾母细胞瘤、胰腺肿瘤。神经母细胞瘤发现时往往肿瘤体积巨大,膨胀生长,较固定,中线及两侧均可能触及包块;肾母细胞瘤呈偏一侧巨大包块,位于中腹部,活动度较差,有出血时伴有压痛;胰腺肿瘤位于胰头、胰体或胰尾相应部位,张力较高,可能有钝性压痛。

(三)辅助检查

1. **肿瘤指标** 肿瘤的诊断离不开实验室检查指标,常见肿瘤指标有如下几种:

(1)甲胎蛋白(AFP):是最常使用的肿瘤指标,肝母细胞瘤、生殖细胞肿瘤、肝癌、未成熟畸胎瘤等肿瘤 AFP 含量均会增高。需要注意的是,婴幼儿期血清 AFP 含量正常值与月龄负相关(表 19-1),大概至 8 个月以上才与成人相仿。

表 19-1 年龄与 AFP 关系

年龄	病例数量	平均值±标准差/(ng・mL⁻¹)
未成熟儿	11	134 734±41 444
新生儿	55	48 406±34 718
出生至 2 周	16	33 113±32 503
2 周至 1 个月	12	9452±12 610
2 个月	40	323±278
3 个月	5	88±87
4 个月	31	74±56
5 个月	6	46.5±19.0
6 个月	9	12.5±9.8
7 个月	5	9.7±7.1
8 个月	3	8.5±5.5

(2)神经元特异性烯醇化酶(NSE):62%神经母细胞瘤患儿 NSE 血清浓度高于 30 ng/mL,升高值与疾病进展有关。异常 NSE 值大小或频率与疾病严重程度有明显的相关性,与无病生存期呈负相关性。

(3)人绒毛膜促性腺激素(HCG):增高见于生殖细胞肿瘤。

(4)香草扁桃酸/高香草酸(VMA/HVA):肾上腺素和去甲肾上腺素在体内主要通过儿茶酚甲基转移酶和单胺氧化酶的作用,产生 3-甲氧肾上腺素和 3-甲氧去甲肾上腺素,最终产物是 VMA,由尿排出,VMA 是内源性儿茶酚胺的主要代谢产物。VMA 增高见于嗜铬细胞瘤、交感神经母细胞瘤等。VMA/HVA≥1.5,提示患者预后较好。

(5)乳酸脱氢酶(LDH)、血清铁蛋白(SF):作为非特异性肿瘤标志物,对临床某些恶性肿瘤的诊断也具有一定参考价值。

2. **影像学检查** 常见的检查包括超声、CT、磁共振成像 MRI 和正电子发射计算机断层显像技术(PET-CT、PET-MRI)和骨扫描。其中,超声通常是首选检查,超声能了解肿瘤的关联器官、不同肿瘤成分的质地及血流是否丰富等;但是超声检查受操作者的影响较大,其他医生复习困难。CT 能较好地了解肿瘤的解剖关系,增强 CT 有更好的组织对比度,对重要的血管能很好地显示,能显示肿瘤的血流分布,是临床常用检查,但是 CT 有辐射,通常在手术前用于指导手术方案的设计。MRI 在肝脏的应用主要包括弥散成像、灌注成像、波谱显像三方面。目前弥散成像和灌注成像已被广泛应用于肿瘤的诊断、鉴别诊断和治疗后疗效评价。波谱显像从探测活体组织化合物浓度入手,为肿瘤更早期、更特异诊断和疗效监测方面提供了新方法。PET-CT、PET-MRI 骨扫描是功能显像和解剖显像的结合,能提示肿瘤的良恶性,进行治疗前分期评估和治疗后疗效评估。

　　腹部包块经过病史采集、体格检查、辅助检查后,可以分为三类:临床诊断明确的良性肿瘤、良恶性不能区分的肿瘤和临床诊断明确的恶性肿瘤。临床诊断明确的良性肿瘤以手术切除为主要治疗手段,术后病理得到确诊;良恶性不能区分的肿瘤需要活检或切除得到病理诊断,再根据病理诊断制订治疗方案;临床诊断明确的恶性肿瘤需根据指南进行治疗。

二、腹部包块的诊断和鉴别诊断思路(图 19-1～图 19～10)

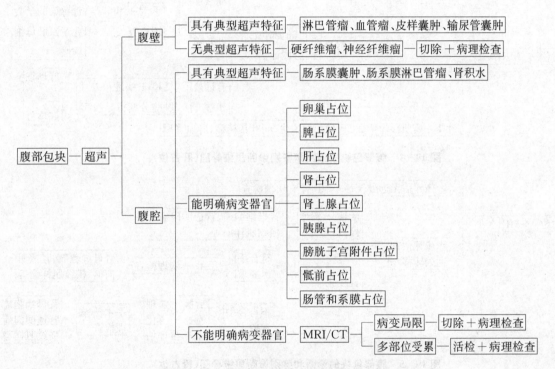

图 19-1　腹部包块的诊断和鉴别诊断思维导图

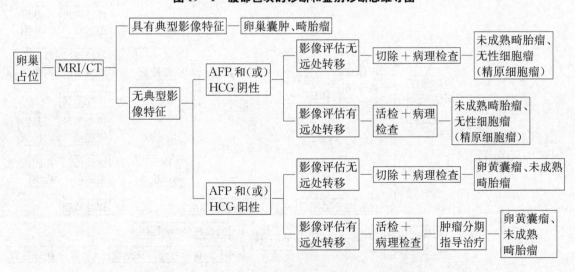

图 19-2　腹部包块的诊断和鉴别诊断思维导图(卵巢占位)

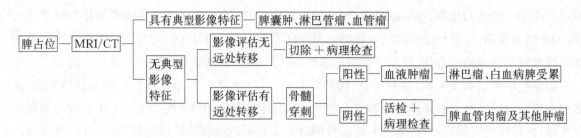

图 19-3　腹部包块的诊断和鉴别诊断思维导图（脾占位）

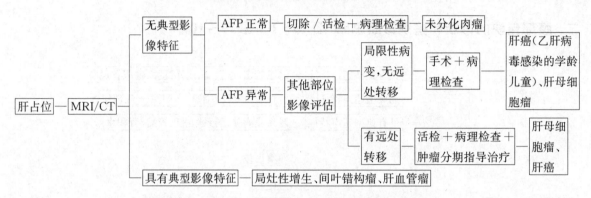

图 19-4　腹部包块的诊断和鉴别诊断思维导图（肝占位）

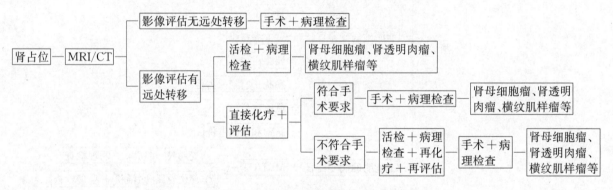

图 19-5　腹部包块的诊断和鉴别诊断思维导图（肾占位）

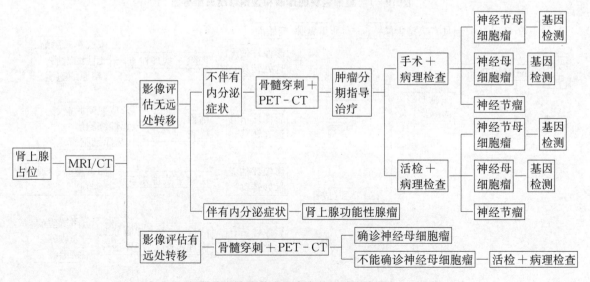

图 19-6　腹部包块的诊断和鉴别诊断思维导图（肾上腺占位）

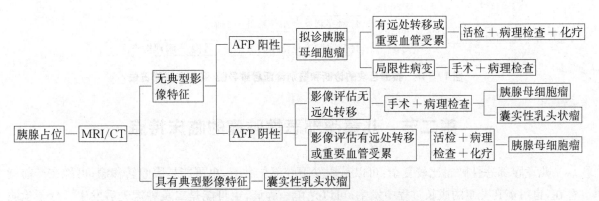

图 19 - 7　腹部包块的诊断和鉴别诊断思维导图(胰腺占位)

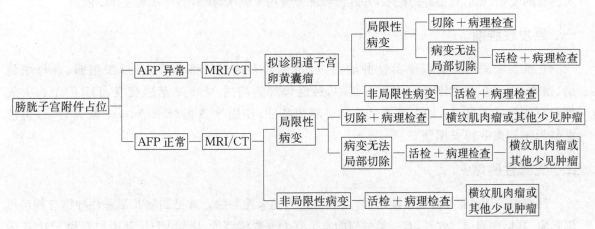

图 19 - 8　腹部包块的诊断和鉴别诊断思维导图(膀胱子宫附件占位)

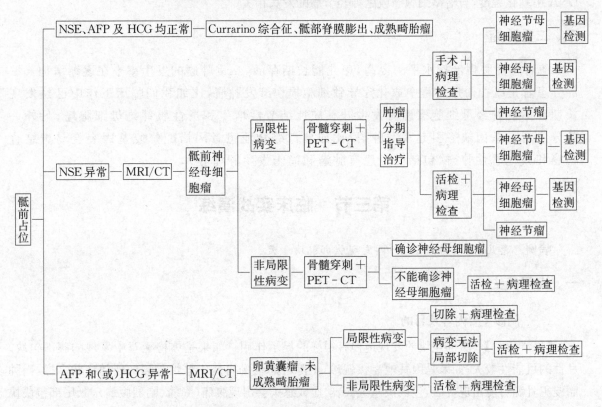

图 19 - 9　腹部包块的诊断和鉴别诊断思维导图(骶前占位)

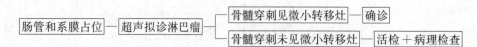

图 19 - 10　腹部包块的诊断和鉴别诊断思维导图（肠管和系膜占位）

第二节　儿童腹部恶性肿瘤的临床特点

儿童腹部恶性肿瘤比较复杂：可以是原发腹腔部位肿瘤，也可能是腹腔转移瘤；可能在产前就存在，也可能在儿童的成长过程中发生；可以是单一肿瘤，也可能是二重肿瘤先后发生。分子检测对肿瘤的发生、预后有很好的提示，并且已经部分应用于临床，作为治疗方案选择的依据。

一、原发性肿瘤

儿童腹腔恶性肿瘤以原发性肿瘤为主，常见的有神经母细胞瘤、肾母细胞瘤、肝母细胞瘤、横纹肌肉瘤、生殖细胞肿瘤等。其中，神经母细胞瘤的 N-myc 基因突变、11q 的杂合丢失提示可能预后不良，1p 缺失可能是肿瘤进展的特征；使用维 A 酸降低 N-myc 基因转录，可使神经母细胞瘤获得长期缓解。

二、先天性肿瘤

目前被发现的胎儿肿瘤逐渐增加，有人称之为先天性肿瘤。常见的胎儿期恶性肿瘤有神经母细胞瘤、肝母细胞瘤。此外，有一类肿瘤的发生有表观遗传背景，比如 VHL 基因突变和 SDHB 的DNA 甲基化程度，与嗜铬细胞瘤或副神经节瘤的发病相关。

三、二重肿瘤

随着恶性肿瘤治疗水平的提高，患儿能长期存活，二重肿瘤的发生率也在逐渐增加。一部分患者是既往治疗过程中放化疗导致细胞损伤继发肿瘤，比如我们临床工作中已经发现长期存活的神经母细胞瘤患者发生肝脏局灶结节性增生和炎性肌纤维母细胞瘤；另外一部分患者是基因缺陷引起多发肿瘤，比如林奇综合征患者因错配修复基因突变易患结直肠癌和其他恶性肿瘤（包括已经患有肿瘤和尚未发生肿瘤者）。

第三节　临床实战演练

病例　患儿男，11 个月。主诉：发现腹部包块 1 天。

一、询问病史

（一）问诊主要内容及目的

【思维提示】　腹部包块的发现过程有很好的提示作用。如果是体检无意中发现的腹部包块，良性的可能性较大；如果是因其他症状就诊，不除外恶性的可能。恶性肿瘤的伴随症状多样，当肿瘤侵犯骨髓可能出现贫血，包块快速生长、出血或感染会出现腹痛（隐痛、剧烈腹痛），骶尾部包块快速生长压迫直肠会出现便秘、压迫尿道出现尿潴留，肿瘤进展、破溃可能出现发热，骨转移会出现骨痛,肿瘤侵犯脊髓会出现肢体活动障碍,胆道横纹肌肉瘤或胰头肿瘤可能出现梗阻性黄疸,良恶性肿瘤快速增长可能出现腹围大,肾上腺腺瘤会出现肥胖、高血压,肾占位会出现血尿,神经内分泌肿瘤会出现高血压,恶性肿瘤颅内转移可能出现头痛,神经母细胞瘤侵犯眶周会出现眼周瘀斑。

(二)问诊结果

家长 1 周前发现患儿双侧下眼睑内侧稍青未予以重视,随后发现青变为瘀斑,同时发现患儿食欲不振,腹部逐渐膨隆。至当地医院就诊,查腹部 B 超,考虑肾母细胞瘤? 转诊我院。

【思维提示】 外院超声检查发现腹部包块,下一步通过体格检查发现有无特征性体征,给予诊断提示。

二、体格检查

1. 望诊 面色苍白,睑结膜苍白,双侧眶周瘀斑。
2. 触诊 腹部稍膨隆,左腹深部触及包块,活动度差,边界不清,不光滑,质地硬。

【思维提示】 腹部触诊提示腹部包块可能来自后腹膜,后腹膜肿块常见于神经母细胞瘤、肾母细胞瘤、畸胎瘤、肾积水。结合患儿双侧眶周瘀斑的体征,如果排除颅脑外伤的颅底骨折,这是神经母细胞瘤眶周转移的特征性体征。患儿有贫血貌,需要除外骨髓转移的可能。

三、辅助检查

辅助检查对肿瘤的诊断、鉴别诊断及分级治疗至关重要。

(一)实验室检查

AFP 15.060 ng/mL,癌胚抗原(CEA) 2.200 ng/mL,NSE 309.600 ng/mL,糖链抗原(CA199) 0.680 U/mL,骨髓流式细胞术监测神经母细胞瘤微小残留灶(MRD)0.07%(阳性)。

(二)其他辅助检查

双肾、输尿管、膀胱超声探查可见右肾 67 mm×26 mm,紧贴右肾下极探及约 125 mm×68 mm×87 mm 不均质实性包块,边界尚清晰,似见包膜,向肾外突出,包块与右肾下极及肾门分界不清,右肾中上极受压,集合系统分离 7 mm。左肾 60 mm×25 mm,形态规则,包膜完整,结构清晰,集合系统无分离。双侧输尿管未见扩张。B 超诊断:右肾区实质性占位(考虑来源于右肾可能,肾母细胞瘤?)。

全腹部 CT 平扫+增强胸部平扫示胸廓对称,两肺野透亮度不均匀,可见磨玻璃样改变,两肺纹理增多,两肺上叶可见条片状高密度影。心影未见明显异常,左上纵隔可见软组织密度包块影,其内可见少许斑点状钙化影,边界尚清,大小约 22 mm×17 mm×23 mm。胸腔内未见明显积液。左肩胛骨骨质破坏。肝肾间隙见一巨大软组织包块影,跨中线生长,边界尚清,范围约 116 mm×110 mm×121 mm,CT 值约 44 HU,内可见少许斑片状钙化影,增强扫描包块中度至明显不均匀强化,腹腔干受压稍左移,右肾动脉在包块内分叉走行汇入右肾门,右肾上极受累,肠系膜下动脉在包块内穿行。左肾未见明显异常。下腔静脉、右肾静脉受压、包绕、推移、变窄,未见明显充盈缺损,右肾静脉远端迂曲,有侧支形成。腹膜后可见直径约 21 mm 结节影伴钙化,明显强化。肝右叶明显受压,边界略欠清。CT 诊断:①肝肾间隙占位,考虑神经母细胞瘤伴腹膜后淋巴结转移可能,左上纵隔占位,淋巴结转移可能。②左肩胛骨骨质破坏,转移可能。③两肺野透亮度不均匀伴少许絮影。

头颅 MRI 示左侧眶骨骨质破坏。

【思维提示】 ① 儿童实体瘤的肿瘤指标不多,常用的有 AFP、HCG 和 NSE。NSE 高度异常时的指向性非常好,考虑神经源性肿瘤。骨髓穿刺＋MRD 结果阳性,提示骨髓有转移灶。② CT、MRI 检查能根据血供、特征性钙化等表现提示神经母细胞瘤,发现该患儿肩胛骨受累、胸腔有病灶、颅骨受累、多处远处转移。③ 神经母细胞瘤的诊断条件有两条:组织病理学检查;典型影像学改变同时伴有骨髓特征性肿瘤浸润。该患儿目前可以确诊神经母细胞瘤,并且国际神经母细胞瘤分期系统(International Neuroblastoma Staging System,INSS)为 4 期。④ 肿瘤的分子检测对肿瘤的鉴别及分期有重要意义。该患儿骨髓转移灶的 *N-myc* 检查结果阴性。⑤ 神经母细胞瘤患儿,年龄小于 12 个月,骨髓 *N-myc* 扩增阴性,INSS 分期 4 期,原发瘤跨过中线,根据美国儿童肿瘤协作组(Children's Oncology Group,COG)危险度分级为中危。治疗方案为按照中危组化疗,择期手术。

参考文献

[1] 张金哲. 现代小儿肿瘤外科学[M]. 2 版. 北京:科学出版社,2009.

[2] 中国抗癌协会小儿肿瘤专业委员会,中华医学会小儿外科学分会肿瘤外科学组. 儿童神经母细胞瘤诊疗专家共识[J]. 中华小儿外科杂志,2015,36(1):3-7.

(李　涛)

第二十章　血尿

第一节　血尿的诊断思维

血尿是指尿液中红细胞数超过正常,可分为镜下血尿和肉眼血尿,是儿童肾脏病常见的临床症状。取新鲜清洁中段尿(以晨尿为佳)10 mL,以 1500 转/分离心沉淀 5 分钟,弃上清液,将管底沉渣 0.2 mL 混匀后涂片镜检,高倍镜下红细胞>3 个/高倍视野,或尿沉渣红细胞计数>$8×10^6$/L(8000/mL)即为镜下血尿。肉眼见尿呈洗肉水色、红色或棕色,称为肉眼血尿。一般 1000 mL 尿中含 0.5~1.0 mL 血液,即可出现肉眼血尿,肉眼血尿的颜色与尿液的酸碱度有关,中性或弱碱性尿颜色鲜红或呈洗肉水样,酸性尿呈浓茶样或烟灰水样。正常人尿中红细胞仅为 0~2 个/高倍视野,不会出现肉眼血尿。

一、判断真性血尿,鉴别假性血尿

(一)判断真性血尿

尿色发红病因多种多样,评估尿色红的第一步为鉴别是否为真性血尿,只有排除假性血尿后才能确诊为血尿。目前常用尿液分析仪(试纸法)检测血尿,其原理是利用血红蛋白的氧化性与试纸的呈色反应来进行半定量分析,尿中存在游离血红蛋白、肌红蛋白和过氧化物酶等物质时可呈假阳性。健康儿童尿液分析可有隐血阳性,且尿隐血与镜检结果往往不一致,尿隐血仅为筛查试验,确诊血尿应以尿沉渣显微镜检查有无红细胞为准。

(二)鉴别假性血尿

假性血尿原因多种多样,常见于以下情况:① 摄入大量人造色素(如苯胺),食物(如红心火龙果、甜菜)或药物(如利福平、苯妥英钠)等引起红色尿;② 血红蛋白尿或肌红蛋白尿;③ 卟啉尿;④ 结晶尿,如新生儿尿内尿酸盐可使尿布呈红色;⑤ 尿路临近器官出血所致,如血便或月经血污染。其中①~④虽有尿色异常,但尿沉渣检查无红细胞可资鉴别。尿路临近器官出血污染所致,需要临床仔细查体以资鉴别。此外,还需注意尿检假阴性,当尿中存在还原物质(如维生素 C>50 mg/L),可抑制尿液成分检测的氧化还原反应,从而使尿液分析仪(试纸法)检测结果呈假阴性。

二、血尿的病因诊断

引起血尿的原因很多,各种致病因素引起的肾小球基底膜完整性受损或通透性增加、肾小球毛细血管腔内压增高、尿道黏膜损伤、全身凝血机制障碍等均可导致血尿。诊断血尿后,要明确为肾小球源性或非肾小球源性血尿,然后确定原发病因、明确诊断、指导治疗。

(一)鉴别肾小球源性和非肾小球源性血尿

对于肾小球源性血尿和非肾小球源性血尿的鉴别,主要可通过尿沉渣红细胞形态、尿色、管型尿等检验以助鉴别,但仍需结合临床表现等综合分析。

1. 尿沉渣红细胞形态学检查 尿沉渣若以异形红细胞为主,则提示为肾小球源性血尿(相差显微镜下异形红细胞高于30%)。尿沉渣以均一形红细胞为主则提示非肾小球源性血尿(相差显微镜下异形红细胞低于10%),多来源于肾盂、肾盏、输尿管、膀胱或尿道,常见于泌尿道感染、结石、结核、肿瘤、创伤等。

2. 尿蛋白检测 肾小球源性血尿常呈棕色、可乐样或茶色、葡萄酒色,尿试纸蛋白检测常≥++。非肾小球源性血尿常呈鲜红色、粉红色,可有血丝或血块,尿试纸蛋白检测一般<++。

3. 尿沉渣检查 见到红细胞管型和肾小管上皮细胞,表明血尿为肾小球源性,多提示肾小球病。

4. 其他 尿液里有血凝块或尿结晶,多提示为非肾小球源性血尿。

明确肾小球源性或非肾小球源性血尿后,可根据临床病史、体格检查及相关的实验室检查确定原发病因,明确诊断。

(二)肾小球源性血尿的诊断步骤

1. 临床资料分析 肾小球源性血尿的病因诊断应仔细询问血尿的伴随症状及体征,呼吸道或消化道等感染可加重血尿,可伴有蛋白尿、高血压、水肿,甚至肾功能不全。详尽的病史可为肾小球源性血尿的病因诊断提供线索。

(1)伴水肿、高血压、尿液中发现管型和蛋白:需考虑原发性或继发性肾小球疾病。

(2)近期有上呼吸道感染、皮肤感染、胃肠道感染史:需考虑急性链球菌感染后肾小球肾炎、IgA肾病等。

(3)发作性肉眼血尿:常见于IgA肾病、Alport综合征、薄基底膜肾病等。

(4)仔细询问血尿家族史:遗传性肾小球疾病包括Alport综合征、薄基底膜肾病,其他遗传性肾疾病还有常染色体显性或隐性多囊肾、不典型溶血尿毒综合征等。

(5)伴感觉异常、发作性肢体疼痛:需考虑Fabry病等。

(6)伴肺出血:需考虑肺出血-肾炎综合征、抗中性粒细胞胞质抗体(ANCA)相关性血管炎等。

(7)伴有皮疹、关节症状:需考虑紫癜性肾炎、狼疮性肾炎等。

2. 实验室检查 根据前面病史提供的线索,针对可能的病因选择相应的实验室检查,以进一步明确诊断。

(1)血抗链球菌溶血素"O"(ASO)升高伴有补体C3下降:需考虑急性链球菌感染后肾炎。

(2)伴血乙型肝炎表面抗原(HBsAg)(+)和(或)乙型肝炎e抗原(HBeAg)(+):需警惕乙型肝炎病毒相关性肾炎。

(3)血清补体持续性下降:需考虑狼疮性肾炎、C3肾小球肾炎、膜增生性肾小球肾炎等。

(4)自身抗体如抗核抗体(ANA)、抗双链DNA(dsDNA)抗体、ANCA等阳性:需考虑狼疮性肾炎、ANCA相关性血管炎等。

(5)血IgA增高:提示有IgA肾病、紫癜性肾炎等可能。

(6)尿蛋白成分分析:以中大分子尿蛋白为主,多见于肾小球疾病;以小分子尿蛋白为主,提示肾小管及肾间质疾病。

3. 肾活检 部分肾小球源性血尿患儿需行肾活检明确诊断和鉴别诊断。对发作性肉眼血尿,特别是伴有蛋白尿、肾功能下降、高血压、持续低补体血症,怀疑有系统性疾病,有家族史尤其是有肾功能不全家族史的患儿应行肾活检病理检查。肾活检对部分血尿的病因诊断具有极为重要的价值，如 IgA 肾病、薄基底膜肾病、Alport 综合征等。

（三）非肾小球源性血尿的诊断步骤

1. 尿三杯试验　第一杯红细胞增多为前尿道出血；第三杯红细胞增多为膀胱基底部、前列腺、后尿道或精囊出血；三杯均有出血，则为膀胱颈以上部位出血。上尿道出血多呈暗棕色尿，无膀胱刺激征，有时可见血块。尿中出现血块通常为非肾小球性疾病。

2. 临床资料分析　非肾小球源性血尿的病因诊断同样应仔细询问血尿的伴随症状及体征，详尽的病史可为非肾小球源性血尿的病因诊断提供线索。

（1）伴有尿频、尿急、尿痛：需考虑泌尿道感染，其次为肾结核。

（2）伴有低热、盗汗、消瘦：需考虑肾结核。

（3）伴有皮肤黏膜等其他部位出血：需考虑出血性疾病，如血友病等。

（4）伴有出血、溶血、循环障碍及血栓症状：需考虑弥散性血管内凝血（DIC）、溶血尿毒综合征等。

（5）伴有肾绞痛或活动后腰痛：需考虑肾结石。

（6）伴有外伤史：需考虑泌尿系统外伤。

（7）伴有肾区包块：需考虑肾肿瘤或肾静脉栓塞。

（8）近期使用肾毒性药物：需考虑急性间质性肾炎。

（9）无明显伴随症状，仅为镜下血尿：需考虑左肾静脉受压综合征、高钙尿症、肾小血管病等。

3. 实验室检查　根据前面病史提供的线索，针对可能的病因选择相应的实验室检查，以进一步明确诊断。

（1）尿白细胞阳性和（或）尿培养阳性：需考虑泌尿道感染。

（2）尿培养检出结核分枝杆菌：对诊断肾结核有重要价值。

（3）泌尿系统影像学检查：如超声检查、CT 检查、静脉肾盂造影（IVP）、二巯基丁二酸（DMSA）肾静态核素扫描等，有助于泌尿系统结石、肾囊肿、肾肿瘤、左肾静脉受压综合征、肾静脉血栓等的诊断。

（4）尿钙/尿肌酐（mg/mg）超过同龄儿正常值范围时：进一步行 24 小时尿钙测定以助高钙尿症诊断。

血尿诊断思路见图 20-1。

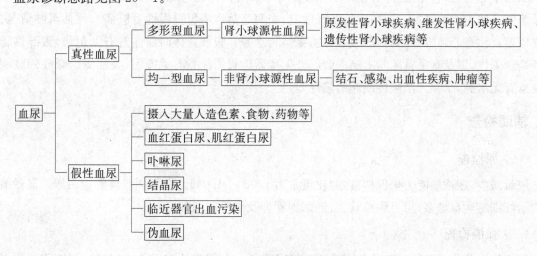

图 20-1　血尿诊断的思维导图

第二节　急性肾小球肾炎的临床特点

临床工作中,经常有患儿家长在就诊时问:"医生,我们尿检有问题,是不是肾炎?"肾小球肾炎可以出现尿检异常,但不是尿检异常就一定是肾小球肾炎。肾小球肾炎可根据病程长短分为急性和慢性,急性肾小球肾炎(acute glomerulonephritis, AGN)主要是指一组病因不一,临床急性起病,多有前驱感染,以血尿为主,伴有不同程度蛋白尿,可有水肿、少尿、高血压或肾功能不全等特点的肾小球疾病。急性肾小球肾炎可分为急性链球菌感染后肾小球肾炎(acute poststreptococcal glomerulonephritis, APSGN)和非链球菌感染后肾小球肾炎,本节主要介绍的是急性链球菌感染后肾小球肾炎的临床诊疗特点。

一、病史采集

(一) 现病史

询问有无发热、咽痛、皮肤感染等前驱感染史,有无外伤、剧烈活动等诱因;血尿颜色,如浓茶色、酱油色、鲜红色等;血尿出现时间与特点,如全程血尿或终末段血尿等;尿量有无减少,有无排尿困难,有无夜尿,有无尿频、尿急、尿痛等尿路刺激症状;有无眼睑、双下肢或全身水肿,有无皮疹,有无头晕、头痛、腰痛、腹痛、关节肿痛等不适;有无口鼻出血等其他部位出血。

(二) 既往史

询问有无类似发病史,有无肾脏病等。

(三) 个人史

询问出生史、生长发育史有无异常,询问疫苗接种史和手术外伤史。

(四) 家族史

询问家族中有无肾脏病、尿毒症等病史,有助于鉴别诊断。

二、体格检查

测量生命体征,包括血压、体重,需注意近期体重增长情况,如血压高需警惕肾炎,近期体重增长显著提示体内水钠潴留。评估生长发育情况,如明显落后需警惕慢性肾脏病。评估水肿情况、有无皮疹等。注意心肺听诊,如肺部湿啰音需警惕肺水肿。腹部查体时需注意有无包块,腹部移动性浊音是否阳性,以及有无肾区叩击痛。肛门外生殖器检查需注意有无畸形、炎症等。脊柱四肢检查需注意有无水肿,水肿为凹陷性或非凹陷性等。

三、辅助检查

(一) 尿检查

尿量减少,尿浓缩能力仍保持良好,比重常为 $1.020 \sim 1.032$。有不同程度的蛋白尿。显微镜检查均示红细胞明显增多,可见颗粒管型、红细胞管型及少量白细胞。

(二) 血液检查

红细胞计数及血红蛋白常因血液稀释而轻度降低。白细胞计数正常或增高。红细胞沉降率增快。血清抗链球菌多种酶的抗体效价常增高,可持续 3～6 个月或更久。咽峡炎后肾炎患者血清抗链球菌双磷酸吡啶核苷酸酶(anti-DPNase)增高最显著。抗链球菌脱氧核糖核酸酶 B(anti-DNAase B)及 ASO 亦大多增高。但脓皮病后肾炎血清 ASO、anti-DPNase 效价低,抗透明质酸酶(HAase)及 anti-DNAase B 则阳性率较高。80%～90%患者血清补体 C3 在发病 2～4 周内降低,至第 8 周约 94%的病例恢复正常。

(三) 肾功能检查

肾小球滤过率下降,内生肌酐清除率降低,但大部分患儿尿素氮、肌酐等保持正常或在少尿期暂时性轻度升高。严重少尿或无尿,呈急性肾功能不全时,可见显著氮质血症并伴代谢性酸中毒及电解质紊乱。肾小管功能改变轻微。

四、诊断要点

本病诊断一般不困难,根据病前有链球菌感染史,血清中抗链球菌抗体增高,或咽拭子、皮肤脓性渗出物中培养出致肾炎型链球菌;临床出现水肿、少尿、血尿、高血压任何一项或多项症状;尿检查发现血尿、蛋白尿及管型尿;血清补体下降等,可以确定诊断。

五、鉴别诊断

(一) 非链球菌感染后肾小球肾炎

可在肺炎球菌、葡萄球菌、伤寒杆菌等细菌感染后或流行性腮腺炎、流行性感冒、麻疹、水痘、传染性单核细胞增多症等病毒感染后发病。其中应特别注意与病毒性肾炎鉴别。此型肾炎常于急性病毒性上呼吸道感染早期(1～5 天内)发病,临床以血尿为主,其他肾炎症状较轻微或不出现;血清中抗链球菌抗体效价不升高,补体不降低;肾功能多正常,预后良好。

(二) IgA 肾病

以血尿为主要症状,表现为反复发作性肉眼或显微镜下血尿,伴或不伴蛋白尿,多在上呼吸道感染后 24～48 小时出现血尿,多无水肿、高血压,血清 C3 正常。确诊依赖肾活检免疫病理诊断。

(三) 乙型肝炎病毒相关性肾炎

此病系由乙型肝炎病毒抗原所形成的免疫复合物损伤肾小球或乙型肝炎病毒直接侵袭肾组织引起的肾小球肾炎。临床表现为蛋白尿、血尿或肾病综合征。血清乙型肝炎病毒标志物持续阳性,部分患者可有肝脏增大或肝功能异常。血清补体正常或降低。肾活检病理主要为膜性肾病。免疫荧光检查可在肾组织中检出乙型肝炎病毒抗原或其 DNA。此病病程较迁延反复,可发展为慢性肾功能不全。

(四) 急进性肾小球肾炎

起病与急性肾小球肾炎相似,但在病程 1～4 周(或 2～3 个月)时病情急剧恶化,持续少尿或无尿,水肿,高血压加剧,并出现进行性肾功能不全。预后不佳,病死率高。

(五) 慢性肾小球肾炎急性发作

此病既往肾炎病史不详,而在链球菌感染后急性发作时与急性肾小球肾炎鉴别较困难。对于在感染后潜伏期极短或无潜伏期即现肾炎症状,症状较迁延,生长发育较落后,贫血程度较重,氮质血症严重度与少尿程度不相符者,应警惕慢性肾小球肾炎急性发作的可能性。

（六）狼疮性肾炎

此病为全身性自身免疫性疾病,可出现多系统损害,如发热、皮疹、关节痛、日光过敏、贫血、血小板减少等,临床表现从蛋白尿、血尿到肾功能不全均可出现,补体 C3 显著下降,同时多伴有 C4 下降,可见多种自身抗体阳性,包括抗核抗体、抗 Smith 抗体、抗 dsDNA 抗体等。

（七）膜增生性肾小球肾炎

多见于青壮年,临床呈现慢性进展病程,约半数表现为肾病综合征,常伴有血尿,多数伴有血清补体下降。肾活检病理光镜下可见肾小球呈分叶状,有显著的系膜增生、插入,基底膜不规则增厚、呈双轨改变。

某些类型的肾小球肾炎亦可以急性肾小球肾炎起病,临床有时不易鉴别。若急性肾小球肾炎症状不典型,病程迁延,如肉眼血尿、高血压或氮质血症在病程 3 周后持续存在,血尿和(或)蛋白尿持续 6 个月以上,血清补体持续降低,则建议行肾组织穿刺活检病理检查,可有助于确定诊断,评估预后及指导治疗。

六、治疗

治疗上该病无特异性治疗,主要为缓解症状,包括一般治疗和对症治疗。

（一）一般治疗

急性期注意休息,待肉眼血尿消失、水肿消退、血压正常及循环充血症状消失后可下床做轻微活动。对有水肿、高血压者应限制水、盐的摄入。存在感染灶时应给予青霉素或其他敏感抗生素 10~14 天的治疗。

（二）对症治疗

若经控制水、盐摄入后仍有水肿、少尿,可用利尿剂。需警惕严重表现包括高血压及高血压脑病、严重循环充血及急性肾功能不全,做到及时发现,及时对症治疗。

大部分情况急性链球菌感染后肾小球肾炎预后良好,但需要定期监测尿、肾功能、补体等。若患儿持续肉眼血尿时间长,肾功能恶化或不能恢复,或 8 周后仍持续低补体,则需要进一步行肾活检以进一步明确病情、指导诊治。

第三节　临床实战演练

病例　患儿男,10 岁。主诉:发现肉眼血尿 2 天。

一、询问病史

（一）问诊主要内容及目的

【思维提示】　血尿是肾脏病患儿最常见的主诉,血尿的病因多种多样,需要临床鉴别。问诊的主要目的是寻找更多的临床诊断及鉴别诊断信息要点,如有无前驱感染等诱因、血尿出现时间、伴随症状等。病史询问过程中要获取尽可能多的信息,肾脏病患儿还需注重对家族史、药物食物史等详细询问。

1. **诱因**　有无发热、咽痛、皮肤感染等前驱感染史,有无外伤、剧烈活动等诱因。
2. **血尿特点**　血尿颜色,如浓茶色、酱油色、鲜红色等;血尿出现时间与特点,如全程血尿或终末段血尿等。

3. 伴随症状　尿量有无减少,有无排尿困难,有无夜尿,有无尿频、尿急、尿痛等尿路刺激症状;有无眼睑、双下肢或全身水肿,有无皮疹,有无头晕、头痛、腰痛、腹痛等不适;有无口鼻出血等其他部位出血。

4. 此次就诊治疗情况　包括相关的治疗和检查。

5. 既往史　是否为首次发作性肉眼血尿,有无类似发病史及其他疾病。

6. 家族史　有无肾脏病家族史。

7. 出生史、生长发育史　有无出生史、生长发育史异常,有无按时接种疫苗,有无手术外伤史。

8. 特殊药物、食物等使用史　有无特殊药物、食物等使用史。

（二）问诊结果

患儿2周前有发热、咽痛,至当地医院就诊,考虑急性化脓性扁桃体炎,予阿莫西林克拉维酸钾口服5天后好转。2天前患儿突然出现小便呈全程浓茶色,尿量较前减少。晨起眼睑水肿,偶有头痛,无腰痛、腹痛,无排尿困难,无口鼻出血,无皮疹,无视物模糊,无尿频、尿急、尿痛,食纳一般,大便外观正常。

患儿近日未进食红色食物,无长期服药史,无剧烈活动、外伤史,既往体健,无类似发作史。否认肝炎、结核等传染病史,否认食物、药物过敏史,否认重大手术外伤史,否认血制品使用史。患儿出生史、喂养史、生长发育史、预防接种史无异常。否认肾脏病家族史,父母尿检正常。

根据问诊结果,可以看出患儿2周前有急性化脓性扁桃体炎前驱感染史,现在出现肉眼血尿、尿量减少、眼睑水肿,可以初步考虑患儿出现急性肾小球肾炎的症状,但进一步诊断有待体格检查和实验室检查进一步明确。

二、体格检查

（一）检查重点

【思维提示】　问诊结果初步提示急性肾小球肾炎可能性大,此时体格检查首先需重点监测血压、近期体重增长情况,评估全身水肿情况;注意心肺听诊,如肺部可闻及湿啰音需警惕肺水肿;腹部查体需注意有无腹部移动性浊音,有无肾区叩击痛。

（二）检查结果

患儿血压150/110 mmHg。生长发育良好。全身未见皮疹,浅表淋巴结无肿大。双眼睑水肿。咽部充血,双侧扁桃体Ⅰ度肿大。心、肺听诊无异常。腹平软,未及包块,腹部移动性浊音阴性,肾区无叩击痛。肛门外生殖器外观未见异常。双下肢无水肿。

体检结果提示该患儿生长发育正常,血压高,双眼睑水肿,心肺腹检查无异常。

三、辅助检查

（一）初步检查

1. 血、尿、粪检查

【思维提示】　三大常规检查虽是最简单的检查,但可以为临床提供必要的线索,尤其是血尿患儿,首先需行三大常规检查。血常规需注意有无贫血、血小板减少,初步判断有无溶血性贫血、溶血尿毒综合征等引起尿色红的可能。尿沉渣检查可以协助诊断是否为红细胞尿,即是否为真性血尿,如果为真性血尿,还能通过镜检了解红细胞形态,判断为肾小球源性血尿还是非肾小球源性血尿。粪常规注意有无红细胞和隐血阳性,除外消化道出血可能。

检查结果:

(1)血常规:白细胞计数 6.38×10⁹/L,中性粒细胞比例 62%,血红蛋白 115 g/L,血小板 283×10⁹/L。

(2)尿沉渣检查:蛋白++,红细胞 2749.4/μl、多形型,白细胞 153.7/μl,亚硝酸盐阴性。

(3)大便常规:正常,未见红细胞。

2. 泌尿系 B 超 对于考虑肾脏病的患儿,泌尿系 B 超是最简单、无创的影像学检查,帮助观察双肾大小、形态和结构有无异常。

检查结果:泌尿系 B 超示双肾大小正常,双肾皮髓交界不清。

【思维提示】 该患儿尿检提示多形型红细胞尿伴蛋白尿,考虑为肾小球源性血尿;血常规检查无贫血和血小板减少。结合病史和体格检查,该患儿 2 周前有急性化脓性扁桃体炎前驱感染史,现在出现肉眼血尿、尿量减少、眼睑水肿,血压高,有肾小球源性血尿伴蛋白尿,无血小板减少和贫血,考虑为急性肾小球肾炎可能性大,且多为急性链球菌感染后肾小球肾炎。但我们需要进一步行 ASO 和补体检查协助诊断,同时需行自身抗体、乙肝病毒抗体、丙肝病毒抗体、梅毒抗体、艾滋病抗体检查等除外继发性肾炎。

(二)进一步检查

考虑为肾小球源性血尿,进一步需完善血生化、凝血功能、ASO、体液免疫、红细胞沉降率、自身抗体、ANCA、乙肝病毒抗体、丙肝病毒抗体、梅毒抗体、艾滋病抗体检查。如果肾功能快速恶化,必要时需完善抗基底膜(GBM)抗体检查。

检查结果:

(1)血生化:血尿素氮 6.9 mmol/L,血肌酐 61.2 μmol/L,丙氨酸氨基转移酶 8 U/L,肌酸激酶同工酶 19 U/L,钾 4.1 mmol/L,钠 138 mmol/L,钙 2.42 mmol/L,白蛋白 43.6 g/L。

(2)ASO:876 IU/mL。

(3)红细胞沉降率:36 mm/h。

(4)体液免疫检查:IgG 8.46 g/L,IgM 0.84 g/L,IgA 0.76 g/L,C3 0.329 g/L,C4 0.142 g/L。

(5)自身抗体全套:阴性。

(6)ANCA:阴性。

(7)乙肝病毒抗体、丙肝病毒抗体、梅毒抗体、艾滋病抗体:阴性。

(8)凝血功能:正常。

四、诊断及诊断思维

该患儿临床病史特点:① 患儿为 10 岁男孩,急性起病,否认有类似病史和肾脏病家族史。② 临床表现为前驱感染(急性化脓性扁桃体炎)2 周后出现眼睑水肿、肉眼血尿、尿量减少。③ 入院查体示血压增高,双眼睑水肿。④ 血常规示白细胞计数正常,无贫血和血小板减少;大便常规正常,未见红细胞;尿沉渣检查提示蛋白尿、多形型红细胞尿,但临床无发热、尿路刺激症状。结合目前病史和检查,提示患儿为真性血尿,且为肾小球源性血尿,同时 2 周前有急性化脓性扁桃体炎前驱感染史,现血压增高,高度疑诊急性链球菌感染后肾小球肾炎。为了进一步明确诊断和鉴别诊断,需完善血生化、凝血功能、体液免疫、ASO、红细胞沉降率、自身抗体、ANCA、乙肝病毒抗体、丙肝病毒抗体、梅毒抗体、艾滋病抗体检查。该患儿血补体 C3 显著下降,ASO 增高,红细胞沉降率增快,结合病史特点,考虑患儿诊断为急性链球菌感染后肾小球肾炎。需注意有无合并严重并发症,还需与 IgA 肾病、膜增生性肾小球肾炎、狼疮性肾炎、ANCA 相关性血管炎等相鉴别。IgA 肾病常表现为发作性肉眼血尿,多为上呼吸道感染 1~3 天后起病,部分患儿可合并蛋白尿,实验室检查示多形型血尿伴或不伴蛋白尿,部分患儿血 IgA 增高,C3 正常,与该患儿不符。患儿补体低,但自身抗体正常,不支持狼疮性肾炎。ANCA 阴性,不支持 ANCA 相关性血管炎。补体 C3 降低,临床为典型的链球菌感染后肾小球肾炎表现,但仍要动态观察补体 C3 的变化,若 8 周后 C3 仍未恢复正常,需警惕有无膜增生性肾小球肾炎、C3 肾小球肾炎等。

五、治疗方案

该患儿最终诊断为急性链球菌感染后肾小球肾炎。治疗上该病无特异性治疗,主要为缓解症状,包括一般治疗和对症治疗。

1. 一般治疗　患儿处于急性期,需注意休息,待肉眼血尿消失、水肿消退、血压正常及循环充血症状消失后可下床做轻微活动。患儿有水肿、高血压,应限制水、盐的摄入。

2. 对症治疗　患儿血压高、尿量少,可用利尿剂,但治疗过程中需警惕严重表现包括高血压及高血压脑病、严重循环充血及急性肾功能不全,做到及时发现,及时对症治疗。

大部分情况急性链球菌感染后肾小球肾炎预后良好,但需要定期监测尿、肾功能、补体等。若该患儿持续肉眼血尿时间长,肾功能恶化或不能恢复,或 8 周后仍持续低补体,则需要进一步行肾活检以进一步明确病情、指导诊治。

该患儿的诊疗流程见图 20-2。

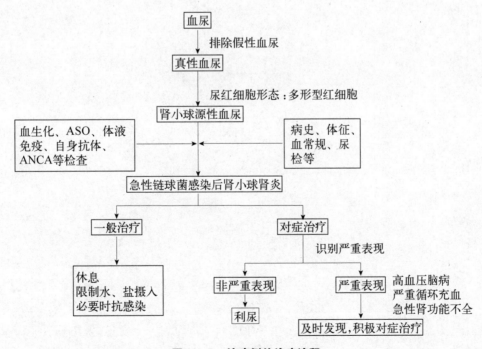

图 20-2　该病例的诊疗流程

参考文献

[1] 王海燕. 肾脏病学[M]. 3 版. 北京:人民卫生出版社,2008.

[2] 王卫平. 儿科学[M]. 9 版. 北京:人民卫生出版社,2018.

[3] 江载芳,申昆玲,沈颖. 诸福棠实用儿科学[M]. 8 版. 北京:人民卫生出版社,2015.

[4] 易著文,何庆南. 小儿临床肾脏病学[M]. 2 版. 北京:人民卫生出版社,2016.

[5] KDIGO. KDIGO 2012 clinical practice guideline for the evaluation and management of chronic kidney disease[J]. Kidney Int Suppl,2013,3(1):136 - 150.

（朱春华）

第二十一章 水肿

第一节 水肿的诊断思维

水肿(edema)是指人体组织间隙有过多液体聚积使组织肿胀,水肿可分为全身性和局部性。当液体在体内组织间隙弥漫性分布时呈全身性水肿,液体聚积在局部组织间隙时呈局部性水肿。发生于体腔内时称积液,如心包积液、胸腔积液、腹腔积液。正常情况下,毛细血管滤出与组织间液回收保持平衡,一旦毛细血管滤出高于组织间液回收,就会出现水肿。

一、水肿的病因及发病机制

(一)体内外液体交换失衡,细胞外液量增多

1. 肾小球滤过率(GFR)降低

(1)肾脏疾病。

(2)有效循环血量减少。

2. 肾小管对钠、水的重吸收增多

(1)肾小球滤过分数(FF)增高。

(2)心房钠尿肽减少。

(3)肾血流重分布。

(4)醛固酮和抗利尿激素(ADH)增多。

(二)血管内外液体交换失衡,组织间液生成增多或回收减少

1. 毛细血管壁通透性增高

(1)炎症。

(2)缺氧。

(3)酸中毒。

2. 毛细血管流体静压增高

(1)心功能不全。

(2)血栓形成或栓塞、肿瘤压迫。

(3)血容量增加。

3. 血浆胶体渗透压下降

(1)血清白蛋白合成减少。

(2)白蛋白丢失过多。

(3)白蛋白分解增加。

(4)血液稀释。

4. 淋巴回流受阻

（1）原发性淋巴水肿：包括先天性淋巴水肿、早发性淋巴水肿。

（2）继发性淋巴水肿：包括感染性、损伤性、恶性肿瘤性、全身性等继发性淋巴水肿。

水肿的发生可由上述一种或多种原因造成（图21-1）。在多数情况下，常是多个因素先后或同时引起水肿的发生和发展，而且几种因素又互为因果。因此，临床在处理水肿时，应了解各类型水肿的特点，针对其主要原因以达到治疗目的。

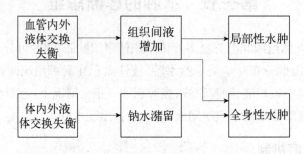

图 21-1 水肿机制

二、水肿的分类及常见疾病

（一）水肿的分类

1. 根据水肿波及范围分类 水肿根据波及范围可分为全身性水肿和局部性水肿。

2. 根据水肿有无凹陷分类 水肿根据有无凹陷可分为凹陷性水肿和非凹陷性水肿。凹陷性水肿是指由于组织间液生成大于回收，液体在体内组织间隙呈弥漫性分布，压之呈凹陷。非凹陷性水肿是指组织间液在皮下聚集，却没有超过胶体网状物的吸附能力，尽管组织肿胀明显，但受压后并无组织凹陷。

3. 根据水肿临床检查分度 水肿根据发生轻重程度可分为轻度、中度和重度水肿。轻度水肿仅见于眼睑、眶下软组织，胫骨前、踝部皮下组织，指压后可见组织轻度凹陷，体重可增加5%左右。中度水肿全身疏松组织均有可见性水肿，指压后可出现明显的或较深的组织凹陷，平复缓慢。重度水肿全身组织严重水肿，身体低垂部皮肤紧张发亮，甚至可有液体渗出，有时可伴有胸腔、腹腔、鞘膜腔积液。

4. 根据水肿发生原因分类 水肿根据发生原因可分为心源性水肿、肾性水肿、肝性水肿、炎性水肿、营养不良性水肿、淋巴性水肿、特发性水肿（原因不明）等。

（二）水肿的常见疾病

1. 全身性水肿 全身性水肿是指全身性组织间液增加。水肿一般最先出现在疏松组织或身体低垂部位，全身至少有两个不同的部位发生水肿。

（1）心源性水肿：右心功能不全的重要体征，但出现较迟。患儿常有心脏病史和体征，除水肿外还有其他充血性心力衰竭的体征，如颈静脉怒张、肝大、静脉压增加、肝颈静脉回流征阳性等。

（2）肾性水肿：肾脏疾病患儿若出现可见性水肿，肾性水肿的诊断即可成立。若为隐性或轻微水肿，则水肿可通过测量体重来确定，体重短时间内增加3 kg以上，可以肯定有水潴留。肾性水肿的特点：① 早期仅于晨起时眼睑水肿或颜面水肿，继而遍及全身，即水肿呈下行性。② 多伴有肾脏疾病的临床表现，如高血压、尿异常及肾功能减退。③ 可追溯到原发或继发性肾脏疾病史。

（3）肝性水肿：肝硬化的水肿主要表现为腹水，临床上还可见其他门静脉高压征象，如腹壁静脉怒张、脾大和痔疮等。常伴肝功能检查明显异常。腹水引起腹压升高，妨碍下肢静脉回流，可加重下肢水肿。

（4）营养不良性水肿：常由于慢性消耗性疾病或营养障碍性疾病引起，其主要原因为血浆蛋白降低、贫血、维生素 B_1 缺乏。有慢性疾病者，若有明显贫血，但无血浆蛋白降低，应考虑维生素 B_1 缺乏的可能。

（5）原发性醛固酮增多症：水肿不是该病的主要症状，仅少数患儿可能出现下肢及颜面部轻度水肿。临床上的特征是中等程度的高血压和低血钾，表现为肌无力、周期性瘫痪、烦渴、多尿等。在普食条件下，血钾低于正常，但每天尿钾仍在 25 mmol/L 以上，提示尿路失钾，为本病特征之一。

（6）特发性水肿：水肿可间歇发生，多为轻度，持续多年。多见于原有自主神经功能失调患儿，常在精神创伤、环境改变后起病。面部和下肢均可出现，但以下肢较常见，尤其是长时间保持直立体位时，下肢水肿明显加重。体型肥胖者较多见，对于有月经初潮的女性患儿需要考虑经前期水肿。本病除有不适感外，对身体无特殊影响。

2. 局部性水肿　局部性水肿是指局部组织间液增加，由于静脉或淋巴回流受阻或毛细血管渗透性增加。

（1）感染中毒性水肿：大多属炎症性，如血栓性静脉炎、丹毒、疖、痈、蜂窝织炎以及蛇或虫咬伤、蜂蜇伤、中毒等。诊断主要依据感染症状，局部检查有红、肿、热、痛。

（2）淋巴回流受阻：可引起淋巴管引流区域局限性水肿。常见于慢性淋巴管和淋巴结炎症、淋巴管周围受压及丝虫病等。局部检查除水肿外，可见皮肤如橘皮样，毛孔显著。慢性或反复发作可使局部皮肤增厚（象皮肿）及色素沉着。

（3）下肢静脉曲张：如果下肢中等大静脉的静脉瓣有缺陷，则小静脉血压会升高，减少下肢细胞外液的回收，引起下肢水肿。

（4）其他：① 物理性，如灼伤、冻伤等。大面积灼伤的水肿，可为全身性。② 超敏反应性，如血管神经性水肿、过敏性或接触性皮炎等。③ 神经营养障碍，如肢体瘫痪时。④ 肢体静脉血栓形成和血栓性静脉炎。⑤ 上腔静脉阻塞综合征，由于纵隔肿瘤、胸腔内动脉瘤或淋巴结肿大等引起上腔静脉回流障碍，表现为头、面、颈部及双上肢水肿。

三、水肿的诊断步骤

（一）病史采集

1. 水肿范围　是全身性水肿，还是局部性水肿。

2. 水肿开始的时间和部位　起病缓急如何，水肿位于颜面部、下肢还是腹部。

3. 水肿性质　是凹陷性水肿，还是非凹陷性水肿。

4. 水肿程度　是轻度、中度，还是重度水肿。

5. 水肿的伴随症状　有无头晕、头痛、眼花等高血压症状，有无喂养困难、多汗、易疲劳、生长发育迟缓等心功能不全表现，有无气促、胸痛伴呼吸困难、咳嗽、咯血、发绀等呼吸系统症状，有无少尿、血尿、夜尿等泌尿系统症状，有无肌无力、周期性瘫痪、烦渴、多尿等低血钾表现。

6. 其他　既往诊治的经过，家族成员中有无类似疾病者。

（二）体格检查

1. 生命体征　体重变化，血压是否正常。

2. 一般情况　面色是否苍白，颜面部水肿情况，眼睑水肿情况，毛发是否干枯萎黄，指甲有无白色横纹,皮下脂肪情况。

3. 循环系统　注意充血性心力衰竭的体征,如颈静脉怒张、肝大、静脉压增加、肝颈静脉回流征阳性等。

4. 呼吸系统　是否存在肺部啰音,胸腔积液及肺水肿体征。

5. 腹部　测量腹围,有无肝脾大、腹水、移动性浊音、液波震颤等,有无门静脉高压征象,如腹壁静脉怒张等。

6. 四肢　是否水肿(胫骨前、踝部手指按压后出现组织下陷,为凹陷性水肿;反之,为非凹陷性水肿),双侧是否对称。

7. 肛门及外生殖器　阴囊水肿、外阴水肿、痔等。

(三) 辅助检查

1. 心源性水肿　行心脏超声[测量射血分数(EF)],看是否存在心包积液等。

2. 肾性水肿　行尿常规,看是否有尿蛋白、隐血,是否存在感染,肾功能是否受损。

3. 肝性水肿　肝功能检查是否存在异常。

4. 肺部检查　肺部CT、胸腔积液超声。

5. 蛋白质营养不良性水肿　有无低白蛋白血症,血常规显示是否存在贫血,是否存在维生素B_1缺乏,是否存在电解质紊乱,如低钾血症等。

6. 淋巴回流受阻　淋巴管发射计算机断层显像(ECT)检查。

7. 静脉血栓形成　血管超声检查。

8. 内分泌疾病　必要时可进行尿醛固酮定量、血浆肾素活性、甲状腺功能检测。

综上所述,水肿的诊断思路见图21-2。

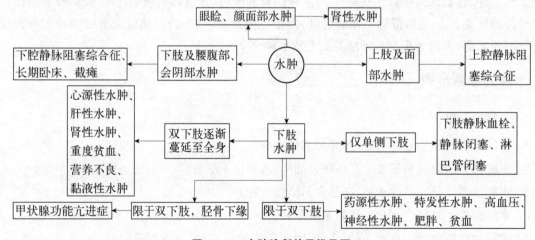

图 21-2　水肿诊断的思维导图

第二节　肾病综合征的临床特点

肾病综合征(nephrotic syndrome,NS)是一组由多种原因引起的肾小球基底膜通透性增高,血浆中大量蛋白从尿中丢失的临床综合征。临床有以下四大特点:① 大量蛋白尿;② 低白蛋白血症;③ 高脂血症;④ 明显水肿。其中①②为必备条件。发病年龄多为学龄前,3~5 岁为发病高峰。

NS 按病因分为原发性、继发性和先天性 3 种类型,本节主要叙述原发性肾病综合征(primary nephrotic syndrome,PNS),该病约占小儿时期 NS 总数的 90%。

一、PNS 发病机制、病理生理(图 21-3)

PNS 的肾脏损害使肾小球通透性增加导致蛋白尿,低白蛋白血症、水肿和高脂血症是继发的病理生理改变。蛋白尿是 PNS 最根本的变化,是肾小球毛细血管滤过屏障受损的结果。低白蛋白血症是 PNS 的临床、实验室检查特征,主要原因是尿中白蛋白丢失,但另外一些因素如肝脏白蛋白合成和白蛋白分解代谢率的改变也决定了血浆白蛋白失衡。水肿是 PNS 的主要临床表现,水肿形成的原因:低白蛋白血症降低血浆胶体渗透压,肾素-血管紧张素-醛固酮系统激活,导致钠、水潴留,血浆抗利尿激素升高。高脂血症是 NS 的实验室检查特征,血浆总胆固醇、甘油三酯、低密度脂蛋白胆固醇、极低密度脂蛋白胆固醇增高。

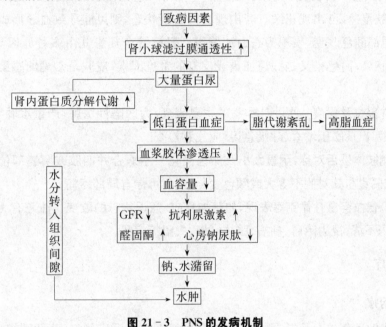

图 21-3　PNS 的发病机制

二、PNS 的诊断步骤

(一) 病史采集

1. **一般情况**　注意性别、起病年龄、起病快慢、感染等诱发因素、既往病史、药物中毒史、遗传病家族史。

2. **水肿**　可轻可重,呈可凹性,始自眼睑、颜面,渐及四肢、全身,严重者可出现浆膜腔积液,腹部及大腿内侧皮肤可出现紫纹。

3. **蛋白质营养不良**　PNS 患儿可由于大量蛋白尿、低白蛋白血症、水肿、长期口服激素等原因,出现蛋白质营养不良,表现为面色苍白,皮肤干燥,毛发干枯、萎黄,指(趾)甲出现白色横纹,精神萎靡,无力,食欲减退,可导致发育落后。

4. **血栓形成**　PNS 高凝状态可导致血栓形成,以肾静脉血栓最为常见。急性肾静脉血栓形成表现为骤然发作的肉眼血尿和腰痛,双侧可出现急性肾衰竭;慢性肾静脉血栓形成常表现为水肿加重、蛋白尿不缓解。其他部位的血管栓塞如股静脉、股动脉、肺动脉、肠系膜动脉等栓塞,可引起相应症状:① 皮肤突发紫斑伴有疼痛,紫斑可迅速扩大,局部皮温升高。② 两侧下肢疼痛呈不对称性,不随体位改变而变化,下肢疼痛伴足背动脉搏动消失。③ 阴囊水肿呈紫色。④ 腰背部不适,顽固性腹水。⑤ 不明原因的胸痛伴呼吸困难、咳嗽、咯血、冷汗、发绀,甚至突然出现晕厥。⑥ 脑血管栓塞时出现失语、偏瘫等症状。

5. 神经系统表现　PNS患儿可能由于高血压脑病、脑水肿、稀释性低钠血症、低镁血症等多种原因,出现神经系统表现,发生头痛、抽搐、视力障碍等症状。

(二)体格检查

1. 注意测量血压、体重、身高　肾炎型NS反复或持续存在高血压,若出现低血压应警惕低血容量性休克。肾病综合征常出现蛋白质营养不良,可有生长发育迟缓,应注意评估。

2. 检查皮肤颜色,有无紫斑、感染　患儿严重水肿、过度利尿,而入量不足时,容易出现低血容量性休克,皮肤湿冷,可出现花纹。若出现血液高凝状态,则可能导致血栓形成,皮肤部位栓塞即可引起皮肤局部颜色改变,表现为苍白或紫斑。肾病综合征患儿由多种原因导致机体抵抗力下降,容易继发感染,而感染又是病情加重或反复的常见因素,皮肤是常见的感染部位,应注意检查,及时发现。

3. 检查水肿部位及程度　水肿是本病的主要表现,为凹陷性水肿,严重水肿导致浆膜腔如腹膜腔、胸膜腔积液,出现腹围增大、呼吸急促,应注意检查。

4. 注意双侧肢体是否对称,阴囊大小及颜色变化　本病合并四肢或阴囊部位血管栓塞时,可出现栓塞肢体或阴囊与其对侧不等大或颜色变化,同时可伴有局部疼痛。

5. 注意有无低血容量性休克等表现,如精神反应、意识状态的改变　注意有无脑栓塞、高血压脑病表现,如意识不清、视力障碍、抽搐、肢体瘫痪、失语等症状。

三、PNS的治疗

(一)一般治疗

1. 休息　水肿显著或大量蛋白尿,或严重高血压者均需卧床休息,病情缓解后逐渐增加活动量,在校儿童肾病活动期应休学。

2. 饮食　显著水肿和严重高血压时应短期限制水钠摄入,病情缓解后不必继续限盐,以高生物效价的动物蛋白(乳、鱼、蛋、禽、牛肉等)为宜。

3. 防治感染　加强护理,预防感染的发生。若患儿出现呼吸道、消化道、泌尿道、皮肤、腹膜等感染表现,需给予积极处理。

4. 利尿　水肿较重伴尿少者可配合使用利尿剂。

(二)激素治疗

根据中华医学会儿科学分会肾脏学组制定的《儿童激素敏感、复发/依赖肾病综合征诊治循证指南(2016)》,初发NS的激素治疗可分以下2个阶段。

1. 诱导缓解阶段　足量泼尼松(或泼尼松龙)2 mg/(kg·d)(按身高的标准体重计算)或60 mg/(m²·d),最大剂量60 mg/d,先分次口服,尿蛋白转阴后改为晨顿服,共4~6周。

2. 巩固维持阶段　泼尼松2 mg/kg(按身高的标准体重计算),最大剂量60 mg/d,隔日晨顿服,维持4~6周,然后逐渐减量,总疗程9~12个月。

需注意激素治疗的不良反应,长期超生理剂量使用糖皮质激素可见以下不良反应:① 代谢紊乱,可出现明显库欣貌、肌肉萎缩无力、伤口愈合不良、蛋白质营养不良、高血糖、尿糖、水钠潴留、高血压、尿中失钾、高尿钙和骨质疏松。② 消化性溃疡和精神欣快感、兴奋、失眠,甚至呈精神病、癫痫发作等;还可发生白内障、无菌性股骨头坏死、高凝状态、生长停滞等。③ 易发生感染或诱发结核灶的活动。④ 急性肾上腺皮质功能不全、戒断综合征等。

(三) 免疫抑制剂治疗

对于激素依赖、激素耐药或出现激素严重不良反应者,可加用免疫抑制剂治疗。

1. 环磷酰胺(CTX)　① 口服疗法:2～3 mg/(kg·d),分 2～3 次,疗程 8 周。② 静脉冲击疗法:8～12 mg/(kg·d),每 2 周连用 2 天,总剂量≤168 mg/kg,或 500 mg/m²,每月 1 次,共 6 次。

不良反应:白细胞减少、秃发、肝功能损害、出血性膀胱炎等,少数可发生肺纤维化。需关注的是其远期性腺损害,病情需要者可小剂量、短疗程,间歇用药,避免青春期前和青春期用药。

2. 其他免疫抑制剂　可根据患者情况选用环孢素 A(CsA),他克莫司(FK506),霉酚酸酯(MMF),利妥昔单抗(RTX),长春新碱(VCR)。

(四) 免疫调节剂治疗

左旋咪唑一般作为激素辅助治疗用药,适用于常伴感染的频复发肾病综合征(FRNS)和激素依赖型肾病综合征(SDNS),剂量 2.5 mg/kg,隔日服用 12～24 个月。左旋咪唑在治疗期间和治疗后均可降低复发率,减少激素用量,在某些患儿可诱导长期缓解。

不良反应:可有胃肠不适、流感样症状、皮疹、中性粒细胞下降,停药即可恢复。

(五) 辅助治疗

血管紧张素转化酶抑制药(ACEI)和(或)血管紧张素 Ⅱ 受体阻断药(ARB)是重要的辅助治疗药物,不仅可以控制高血压,而且可以降低尿蛋白和维持肾功能。有高凝状态或静脉血栓形成的患者应尽早使用抗凝药物如普通肝素或低分子肝素。有高脂血症者重在调整饮食,10 岁以上儿童可考虑使用降脂药物如他汀类药物。有肾小管与间质病变的患儿可加用冬虫夏草制剂。缓解期中医药治疗可以有巩固疗效的作用。

四、PNS 的预后和转归

肾病综合征的预后和转归与其病理变化关系密切。微小病变型预后最好,局灶节段性肾小球硬化预后最差。PNS 的转归判定如下:

(一) 未缓解

晨尿蛋白≥+++。

(二) 部分缓解

晨尿蛋白阳性(≤++)和(或)水肿消失、血清白蛋白大于 25 g/L。

(三) 完全缓解

血生化及尿检查完全正常。

（四）临床治愈

完全缓解,停止治疗 3 年以上无复发。

肾病综合征的诊疗思路见图 21-4。

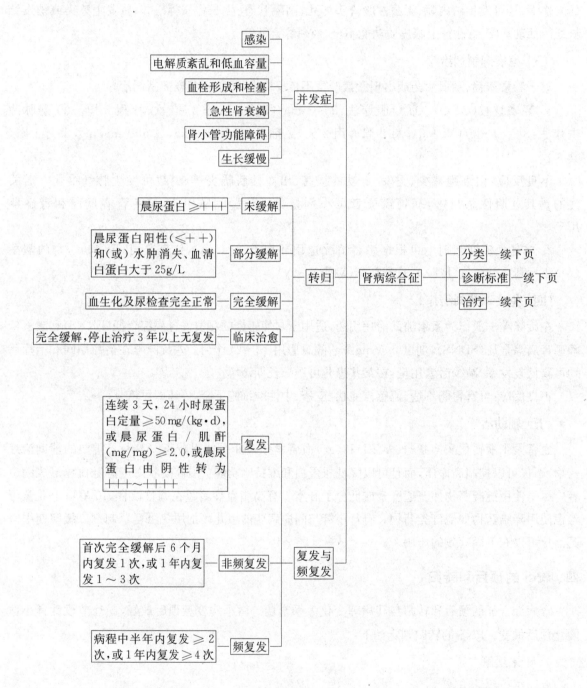

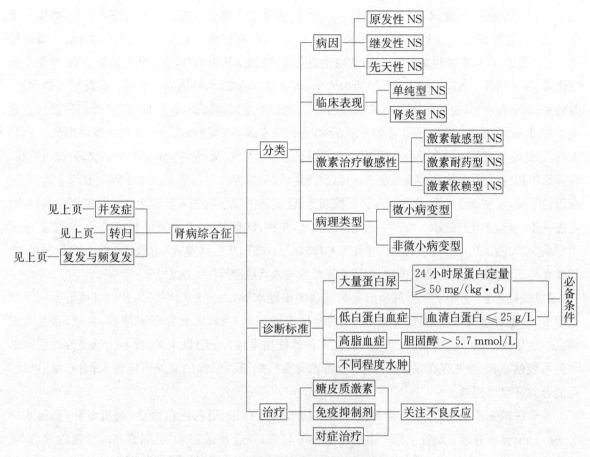

图 21 - 4 肾病综合征诊疗的思维导图

第三节 临床实战演练

病例 患儿男,12 岁。主诉:反复水肿 1 个月余,加重 9 天。

一、询问病史

(一) 问诊主要内容及目的

【思维提示】 水肿是组织间液容量增加的结果。病史询问过程中要获取尽可能多的信息,首先判定水肿为全身性水肿,还是局部性水肿;由水肿开始的部位判定是肾脏疾病还是其他系统疾病;判定肾脏疾病后需要进行鉴别是原发性、继发性还是先天性,是否有过敏性紫癜、系统性红斑狼疮、病毒性肝炎等疾病史。因此,问诊的主要目的是寻找更多的临床诊断依据,以及可以排除一些疾病的信息要点,如了解水肿的范围、部位、性质、程度、伴随症状、既往病史等。

(二) 问诊结果

患儿于入院 1 个月余前无明显诱因出现双眼睑水肿,晨重暮轻,偶有咳嗽,无发热,无头痛、恶心、呕吐,无尿频、尿急、尿痛,尿量减少,具体不详。患儿就诊当地县医院行尿常规示尿蛋白+++,尿隐血阴性,给予青霉素抗感染治疗 3 天,症状逐渐加重,眼睑水肿明显,双下肢及阴囊均出现水肿,尿量每天 300 mL 左右,体重由入院时 32 kg 增至 36 kg,咳嗽加重,呈阵发性连声咳,有痰咳不出,无气喘、气促、呼吸困难,建议转上级医院进一步诊治,遂就诊于地区医院。入院后完善检查,血浆白蛋白 19 g/L,总胆固醇 11.43 mmol/L,尿蛋白＋＋＋＋,诊断肾病综合征、支气管肺炎,给予泼尼松60 mg 口服治疗,贝那普利减轻蛋白尿,双嘧达莫抗凝,呋塞米利尿消肿,头孢曲松钠抗感染,并给予止咳化痰、雾化治疗。入院治疗 15 天,尿蛋白＋＋,咳嗽基本消失,水肿消退后出院。出院后规律用药:泼尼松、贝那普利、双嘧达莫、维生素 D、碳酸钙。3 周后当地门诊随访,尿蛋白＋,24 小时尿蛋白定量为少量蛋白尿,血浆白蛋白、总胆固醇恢复正常,考虑激素敏感型肾病综合征,嘱继续规律用药。于 10天前,患儿吃自家果园的杏子后出现腹泻,为黄色稀便,6～7 次/天,量中,伴有呕吐 1 次,为胃内容物,自行给予药物口服(具体药名及剂量不详)后腹泻症状好转,但次日起患儿再次出现颜面部水肿,自测尿蛋白阳性,水肿逐渐加重,再次于地区医院就诊,建议转上级医院进一步诊治并行肾脏穿刺活检,故为进一步治疗,于我院就诊。病程中患儿神志清晰,精神、饮食欠佳,近 3 天可见泡沫尿,尿色清,尿量明显减少,大便 1 次/天,黄色软便。患儿为 G1P1,足月顺产,出生体重 3 kg,否认出生窒息抢救史,生长发育同正常同龄儿童。既往体健,否认家族性肾病或其他遗传性疾病史。

【思维提示】 患儿于 1 个月余前无明显诱因出现水肿,由疏松组织眼睑开始继而遍及双下肢及阴囊,即水肿呈下行性,发展为全身性水肿,体重增加≥3 kg,同时伴有泡沫尿、少尿,患儿无尿频、尿急、尿痛。给予抗感染治疗 3 天,患儿水肿体征加重且为全身性水肿,提示由感染原因引起的水肿可能性不大;患儿存在尿蛋白＋＋＋,考虑肾脏疾病原因引起的水肿可能性大;有咳嗽、咳痰,可能合并呼吸道感染。

当地医院完善相关检查,符合肾病综合征的大量蛋白尿、低白蛋白血症、高脂血症、高度水肿"三高一低"诊断标准。治疗上给予泼尼松 60 mg 口服,符合足量要求,贝那普利减轻蛋白尿,双嘧达莫抗凝治疗,呋塞米利尿消肿。同时,针对患儿咳嗽、咳痰症状,结合体征、影像学检查,诊断支气管肺炎,加用肾毒性小的第三代头孢菌素类抗生素抗感染,止咳化痰治疗。患儿病情好转后出院,出院后规律服药。考虑可明确诊断肾病综合征,但需分型。

足量激素口服 3 周后患儿尿蛋白＋,24 小时尿蛋白定量为少量蛋白尿,病情好转,治疗有效,考虑激素敏感型肾病综合征。患儿吃自家果园的杏子之后出现腹泻,感染后出现颜面部水肿及尿蛋白阳性,当地医院建议转上级医院。患儿足量、规律用药,尿蛋白减少,临床表现明显好转后再次出现水肿、尿蛋白阳性,原因何在? 是否为激素耐药型肾病综合征? 存在影响激素疗效的因素? 存在潜伏感染灶?

病程中,患儿无头痛,提示颅内压不高;无腹痛,尿清亮,排除肾血管栓塞;无气促、胸痛及呼吸困难,排除肺水肿。既往身体健康,排除继发性疾病,应重点询问是否存在过敏性紫癜、病毒性肝炎、系统性红斑狼疮。无特殊家族疾病史及遗传病史,排除家族性疾病史。

重新梳理患儿病史,患儿奶奶患有肺结核,目前正在抗结核治疗中。因此,考虑患儿可能存在结核潜伏感染。

二、体格检查

(一)检查重点

【思维提示】 查体:应先观察患儿的一般情况,尤其注意患儿精神状态、面色,测量体温、呼吸频率、心率和血压;观察患儿水肿部位及程度,注意起始部位及发展趋势;检查皮肤是否有皮疹、瘀斑,排除紫癜性肾炎,是否有卡介苗接种后瘢痕;呼吸频率是否增快(气促),是否有呼吸困难,此时需结合肺部呼吸音听诊情况,评估是否存在肺部异常情况;心脏听诊判断是否存在心率、心律异常,心音是否异常;测量腹围,是否有移动性浊音、液波震颤等,是否有门静脉高压征象,如腹壁静脉怒张等;四肢是否水肿,双侧是否对称;外生殖器是否存在阴囊水肿;神经系统检查主要评估有无脑水肿、颅内高压的体征。同时,还需全面评估,以明确是否存在其他并发症。

（二）检查结果

体温 36.6 ℃,脉搏 92 次/分,呼吸 28 次/分,血压 114/70 mmHg,体重 37 kg,双眼睑中度水肿。咽部正常,无龋齿及口腔溃疡。肺部听诊双肺呼吸音粗,双肺未闻及干湿性啰音。心律齐,心音有力,未及杂音。腹部膨隆,腹壁水肿,肝脾肋下未及,移动性浊音(＋)。阴囊水肿。双下肢中度凹陷性水肿。

【思维提示】　根据病史和体格检查结果提示全身性水肿,无龋齿,无呼吸道感染。

三、辅助检查

（一）检查重点

1. 尿液分析　尿蛋白,尿红细胞,24 小时尿蛋白定量。

2. 血生化　血清蛋白、胆固醇、肾功能测定。

3. 体液免疫检查　补体、IgG、IgA、IgM、IgE。

4. 感染相关检查　血常规、炎症指标、病原学检测、尿培养、胸部 X 线,针对感染进行检测。

5. 电解质测定　钠、钾、钙等。

6. 凝血功能测定　是否存在高凝状态、血栓形成。

7. 系统性疾病的血清学检查　抗核抗体(ANA)、抗双链 DNA(dsDNA)抗体、抗 Smith 抗体等。

（二）检查结果

1. 血常规＋C 反应蛋白　白细胞计数 12.8×10^9/L,中性粒细胞比例 48％,淋巴细胞比例 40.60％,血红蛋白 147 g/L,血小板计数 254×10^9/L,C 反应蛋白＜8 mg/L。

2. 尿常规　尿蛋白＋＋＋,红细胞未见。

3. 肝功能　丙氨酸氨基转移酶(ALT)17 U/L,天门冬氨酸氨基转移酶(AST)36 U/L,血浆白蛋白 17 g/L;电解质:Na^+ 138.70 mmol/L,K^+ 5.05 mmol/L;肾功能:尿素氮(BUN)4.7 mmol/L,血肌酐(Cr) 28.4 μmol/L,血尿酸(UA)294 μmol/L;血脂测定:总胆固醇 12.08 mmol/L,甘油三酯 2.58 mmol/L,高密度脂蛋白胆固醇(HDL-C)1.30 mmol/L,低密度脂蛋白胆固醇(LDL-C)2.08 mmol/L。

4. 24 小时尿蛋白定量　1707.8 mg/d[53.37 mg/(kg·d)]。

5. 补体系列　C3 1.16 g/L,C4 0.29 g/L,IgG 1.77 g/L,IgA 1.91 g/L,IgM 1.18 g/L,IgE 147 IU/L。

6. 肺部 CT　两肺纹理增多,右肺上叶索条影。

7. 心电图　窦性心律不齐。

8. 泌尿系统和腹水超声检查　腹水 22 mm,双肾实质回声增强。

9. 狼疮系列　ANA,抗 dsDNA 抗体,抗 Smith 抗体均阴性。

10. 结核检查　结核菌素(PPD)试验(＋＋＋),结核菌涂片阴性。

11. 其他　凝血功能、炎症指标、病原学检测、尿培养、痰培养、乙肝抗体均正常。

四、诊断及诊断思维

肾病综合征的诊断思路见图 21-5。

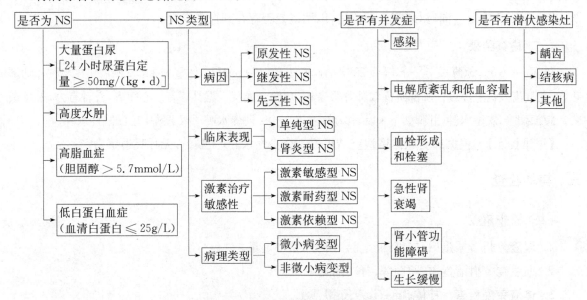

图 21-5 肾病综合征诊断的思维导图

【思维提示】 考虑的问题:该患儿诊断是否充分,原发性 NS 还是继发性 NS,单纯型 NS 还是肾炎型 NS;激素疗效判定是否足量,是否存在干扰激素疗效的因素;复发情况判定,是激素敏感型 NS、激素耐药型 NS 还是激素依赖型 NS;该患儿病情反复的原因是什么;该患儿是否需行肾活检。

(一) 该患儿诊断中存在的问题

1. 诊断是否充分 患儿主要表现为眼睑水肿 1 个月余,9 天前再次出现颜面部水肿,自测尿蛋白阳性,尿量明显减少,体格检查发现患儿重度水肿,实验室检查发现大量蛋白尿、低白蛋白血症、高脂血症,符合肾病综合征的临床特点。患儿无继发性疾病,除了大量蛋白尿、低白蛋白血症、高脂血症、高度水肿"三高一低"症状,并无血尿、高血压、氮质血症和反复低补体血症等异常,可初步诊断为原发性单纯型肾病综合征。该患儿有咳嗽、咳痰病史,患儿奶奶患有肺结核,目前正在抗结核治疗中,患儿肺 CT 提示右肺上叶索条影,PPD 试验(+++),结核菌涂片阴性,因此该患儿存在结核感染。

2. 激素疗效判定 患儿足量激素治疗,排除激素剂量不足,但存在干扰激素疗效的因素,病程中有感染(腹泻),病情反复。患儿存在结核感染,但首诊治疗时评估不全,未给予正规治疗,为影响患儿激素疗效的因素,可延长观察至 6~8 周判断激素疗效。患儿激素治疗时间短,且存在干扰激素疗效的因素,因此虽再次出现定性及定量水平大量蛋白尿,但不符合复发定义(尿蛋白由阴转为大量蛋白尿 3 天,无感染证据),暂不能判定为复发。

3. 病情反复的原因 该患儿吃自家果园的杏子后出现腹泻,随后再次出现颜面部水肿,尿蛋白阳性,尿量减少等,故该患儿消化道感染为病情反复因素之一。

(二) 诊断

该患儿诊断原发性单纯型肾病综合征明确,排除肾炎型肾病综合征。早期激素治疗反应良好,病程中存在影响激素疗效的因素,同时治疗过程中出现感染,因此不能判定为激素依赖或无反应。该患儿目前无肾活检指征。

五、治疗方案及理由

患儿入院后继续给予泼尼松 60 mg 口服,贝那普利减轻蛋白尿,双嘧达莫抗凝治疗,呋塞米利尿消肿,同时给予异烟肼＋利福平预防性治疗 3 个月停药,暂不行肾穿。

出院后:① 避免感染、过劳,预防接种疫苗。② 泼尼松 60 mg/d,分 3 次口服至尿蛋白转阴后改为晨顿服;同时服用异烟肼、利福平、双嘧达莫、钙剂、维生素 D。③ 每天自查尿蛋白,每 1～2 周复查尿常规 1 次,每月复查血常规、肝肾功能、凝血功能、血脂分析。④ 密切随访。

2 周后当地门诊随访,尿蛋白转阴,24 小时尿蛋白定量正常,血清白蛋白、总胆固醇恢复正常。

【思维提示】　明确诊断后判定为单纯型肾病综合征,给予以激素为主的综合治疗,包括一般治疗、对因治疗、对症治疗,同时进行并发症及合并症的治疗。确定治疗方案及疗程,密切随访评估疗效,以判定病情是否稳定及治疗是否有效,评估是否为频复发、激素依赖、激素耐药,同时监测激素治疗的不良反应。肾病综合征的治疗流程见图 21-6。

患儿经同时给予抗结核治疗 2 周后尿蛋白转阴,明确结核感染影响了激素疗效,仍考虑激素敏感型肾病综合征,足量激素口服 6 周后改为隔日口服 6 周,后逐渐减量停药。

六、最终诊断

原发性单纯型肾病综合征,激素敏感型肾病综合征,结核感染。

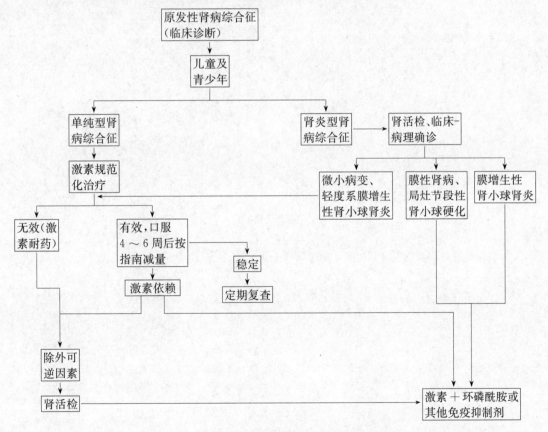

图 21-6　肾病综合征的治疗流程

参考文献

[1] 王建枝,钱睿哲.病理生理学[M].9 版.北京:人民卫生出版社,2018.

[2] 王卫平.儿科学[M].9 版.北京:人民卫生出版社,2018.

[3] 江载芳,申昆玲,沈颖.诸福棠实用儿科学[M].8 版.北京:人民卫生出版社,2015.

[4] 易著文,何庆南.小儿临床肾脏病学[M].2 版.北京:人民卫生出版社,2016.

[5] 廖清奎.儿科症状鉴别诊断学[M].3 版.北京:人民卫生出版社,2016.

[6] 中华医学会儿科学分会肾脏学组.儿童激素敏感、复发/依赖肾病综合征诊治循证指南(2016)[J].中华儿科杂志,2017,55(10):729-734.

[7] 中华医学会儿科学分会肾脏学组.激素耐药型肾病综合征诊治循证指南(2016)[J].中华儿科杂志,2017,55(11):805-809.

（朱洪涛）

第二十二章 泌尿系感染

第一节 泌尿系感染的诊断思维

泌尿系感染(urinary tract infection,UTI)是儿童最常见的细菌感染性疾病之一,虽然多数患儿在急性期经规范抗感染治疗后可以得到有效控制,但患儿在初患 UTI 后 6~12 个月的复发率高达 30%。在 UTI 患儿中存在相当比例的高危儿童,如 30% 的泌尿系畸形患儿以 UTI 为首发表现,85% 伴发热的 UTI 患儿存在肾实质损害。

一、儿童泌尿系感染的分类

(一)按照感染部位分类

儿童泌尿系感染分为上尿路感染和下尿路感染:上尿路感染主要是肾盂肾炎,表现为发热、腰痛等,其中婴幼儿可表现为纳差、生长落后、嗜睡、易激惹、呕吐或腹泻等;下尿路感染主要表现为尿痛、尿频、尿急、恶臭尿液、尿失禁、血尿和耻骨上区疼痛等。

(二)按照发作次数分类

儿童泌尿系感染分为初发性感染和复发性感染:第 1 次发病称为初发性泌尿系感染,2 次及以上泌尿系感染称为复发性泌尿系感染。

(三)按照泌尿系统结构和功能是否正常分类

儿童泌尿系感染分为简单型和复杂型泌尿系感染。

综上所述,泌尿系感染的分类可归纳为图 22-1。

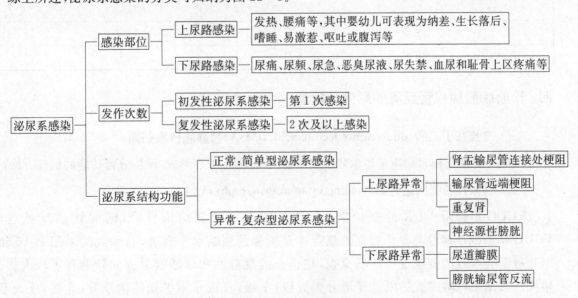

图 22-1 泌尿系感染分类的思维导图

二、泌尿系感染的诊断

（一）临床表现

急性 UTI 的症状因患儿年龄不同存在较大差异。婴幼儿 UTI 临床症状缺乏特异性，需给予高度关注。小于 3 月龄婴幼儿的临床症状可包括发热、呕吐、哭闹、嗜睡、喂养困难、发育落后、黄疸、血尿或脓尿等，3 月龄及以上儿童的临床症状可包括发热、纳差、腹痛、呕吐、腰酸、尿频、排尿困难、血尿、脓尿、尿液浑浊等。

（二）尿液相关检查

尿液采集尽可能在抗生素应用前完成。尿液分析主要包括尿试纸检查和尿沉渣镜检。清洁中段尿培养＋药敏检查可以帮助临床明确尿路感染的病原菌，并指导临床选择敏感抗生素。

（三）泌尿系影像学检查

超声检查是评估肾脏、输尿管和膀胱形态的首选方法，具有无创、无辐射和经济等优点。

三、儿童泌尿系感染要考虑膀胱输尿管反流的可能

正常输尿管膀胱连接部具有活瓣样功能，只允许尿液自输尿管流入膀胱，阻止尿液反流。如果活瓣样功能受损，尿液自膀胱逆流入输尿管和肾，这种现象称为膀胱输尿管反流（vesicoureteral reflux，VUR）。VUR 和反复 UTI 可导致不可逆的肾脏损害和瘢痕化，从而可能引起高血压和慢性肾脏病。儿童泌尿系感染与膀胱输尿管反流关系密切，一篇关于儿童由于不同原因接受膀胱造影的荟萃分析研究文章指出，反流的发病率在尿路感染儿童中约占 30％。表 22 - 1 显示的是尿路感染患儿不同年龄 VUR 的发病率，小于 1 岁合并尿路感染的患儿 VUR 发病率甚至高达 70％。

表 22 - 1　合并尿路感染患者不同年龄 VUR 发病率

年龄	发生率
＜1 岁	70％
4 岁	25％
12 岁	15％
成年	5.2％

四、诊断膀胱输尿管反流的影像学检查

（一）二巯基丁二酸（dimercaptosuccinic acid，DMSA）肾静态核素扫描

DMSA 肾静态核素扫描是显示肾脏皮质情况、检测肾瘢痕形成、评估分肾功能的最佳方法。

（二）排尿性膀胱尿道造影（voiding cystourethrography，VCUG）

VCUG 是诊断 VUR 的金标准。VCUG 能提示解剖结构异常，同时评估反流程度。VCUG 诊断的准确性与操作过程的规范性及图像的判断水平有关，目前我院采用 2016 年美国儿科学会推荐的流程进行该项检查，在检查的规范性和诊断效果方面较前有了较大提高。根据造影结果可将膀胱输尿管反流分为五级：Ⅰ级，反流至不扩张的输尿管；Ⅱ级，反流至不扩张的肾盂和肾盏；Ⅲ级，反流至肾盂，并且输尿管、肾盂、肾盏轻至中度扩张，穹隆轻度变钝；

Ⅳ级,反流至肾盂,并且输尿管中度扩张和(或)扭曲,肾盂、肾盏中度扩张;Ⅴ级,输尿管、肾盂、肾盏整体扩张,乳头压迹消失,输尿管迂曲。

膀胱输尿管反流的患儿多表现为婴幼儿期反复出现不明原因的高热,由于婴幼儿无法表达和症状不典型,同时反流的严重程度和超声等影像学检查显示的严重程度往往不成正比,很容易被非专科医生误诊,其中被误诊为上呼吸道感染最为常见。因此,早期及时诊断出VUR,并给予合理的个体化治疗方案尤为重要。同时,向基层和非小儿泌尿专科医生普及VUR这一相对隐匿的小儿泌尿系统疾病的相关知识非常重要,对这类孩子和他们的家庭也有着非常重要的意义。

第二节　原发性膀胱输尿管反流的临床特点

正常输尿管膀胱连接部具有活瓣样功能,只允许尿液自输尿管流入膀胱,阻止尿液反流。如果活瓣样功能受损,尿液逆流入输尿管和肾,这种现象称为膀胱输尿管反流(VUR)。VUR分为原发性和继发性两种,前者系活瓣功能先天性发育不全,后者继发于下尿路梗阻,如后尿道瓣膜、神经源性膀胱等。本节讲的是原发性膀胱输尿管反流。

VUR的临床表现和预后差异很大,部分VUR无任何症状,有很高的自愈率,也不造成肾瘢痕形成;部分VUR可继发泌尿系感染(UTI),导致肾瘢痕、高血压,甚至终末期肾病。患儿年龄、性别、反流级别、是否合并膀胱直肠功能障碍(bladder and bowel dysfunction,BBD)和肾发育不良等均是影响VUR预后的因素。BBD是指在储尿期和排尿期出现异常下尿路症状,常伴有便秘和大便失禁的综合征。

VUR是小儿泌尿外科争议最大的疾病,虽然我们对VUR的认知不断提高,但是由于缺乏高质量的临床研究,迄今为止仍有很多有关VUR的病因、诊断和治疗的问题未得到解决。

一、VUR 的发病率和自愈倾向

在无UTI的儿童中VUR发病率为0.4%～1.8%,在UTI的患儿中VUR发病率为15%～50%;年龄越小VUR的发病率越高,也有研究发现小于1岁的UTI患儿合并VUR的比例高达70%;BBD患儿中40%～60%合并VUR,VUR可继发于BBD,同时高级别VUR也会影响膀胱功能而导致BBD。

VUR有自愈倾向,4～5岁以内的Ⅰ～Ⅱ级VUR自愈率高达80%,Ⅲ～Ⅴ级为30%～50%。1岁以内,低级别VUR(Ⅰ～Ⅱ),无症状筛查(产前肾积水、同胞为VUR患儿)发现的VUR自愈率高;合并BBD及结构异常的VUR自愈率较低。

二、VUR 的诊断

(一) 就诊评估

1. 病史询问　VUR患儿多因发生发热性泌尿系感染(febrile UTI,fUTI)或产前肾积水就诊,病史询问需包括UTI病史、家族史。对于出现尿频、尿急、憋尿、白天湿裤等症状,同时合并便秘和(或)大便失禁的患儿,要考虑BBD。

2. 体格检查　由于VUR和反复UTI会影响患儿肾脏功能和发育情况,体格检查需评估儿童发育状况(身高、体重和基础血压)。

3. **实验室检查** 尿常规提示 UTI,需行尿培养＋药敏检查,该检查可以帮助临床明确泌尿系感染的病原菌,并指导临床选择敏感抗生素。

4. **影像学检查** 常用的影像学检查包括泌尿系统超声、排尿性膀胱尿道造影(VCUG)和 DMSA 肾静态核素扫描(DMSA 检查)等。超声检查是评估肾、输尿管和膀胱形态的首选方法;VCUG 是诊断 VUR 的金标准,能很好地显示泌尿系解剖结构,并评估反流程度;DMSA 检查是显示肾皮质情况、检测肾瘢痕形成、评估分肾功能的最佳方法。

(二)影像学检查策略

1. **首次出现 fUTI 后需行超声检查** 若发现肾积水、输尿管扩张等上尿路异常,建议积极行 VCUG。对于 2 次以上 fUTI 患儿,也建议行 VCUG。

2. **推荐采用经典的"由下而上"策略** 即先行 VCUG,结果呈阳性后再做 DMSA 检查。另一种策略是发生 fUTI 后先行 DMSA 检查,如果发现肾盂肾炎的表现,再行 VCUG,该方法被称为"由上而下"策略,其优点是可避免部分患儿的放射暴露,缺点是可能漏诊 5%～27% 的 VUR 患儿(其中绝大多数是轻度 VUR)。

3. **VUR 亲属间筛查** VUR 患者的同胞及其子女建议做超声筛查并密切观察。若超声检查发现肾瘢痕或者随访中发现 UTI,则建议行 VCUG 和 DMSA 检查。

4. **BBD 评估** BBD 患儿合并 VUR 常为低级别反流,不推荐常规对 BBD 患儿进行 VCUG,但是需要密切观察,一旦发生 fUTI 需考虑 BBD 合并 VUR 的可能,需积极行 VCUG,必要时需完善尿流动力学检查。

三、VUR 的治疗

(一)保守治疗

保守治疗方法包括:等待观察,预防性抗生素治疗(continuous antibiotic prophylaxis,CAP),男性儿童包皮环切和积极评估并治疗 BBD。预防性抗生素治疗可以使尿液无菌,减少 fUTI 的发生,避免肾瘢痕的形成,是目前保守治疗的首选方法。虽然使用药物预防尿路感染治疗 VUR 仍存在较大的争议,但是应用预防量抗生素药物可明显降低高级别反流、膀胱功能障碍、合并 BBD 等患者泌尿系感染的概率。表 22-2 为常用的预防性抗生素药物名称和用法。

表 22-2 预防性抗生素治疗用药推荐

年龄	推荐	药物名称	剂量、用法
0～3 个月	一线	阿莫西林颗粒	10 mg/kg,qn
>3 个月	一线	呋喃妥因肠溶片(50 mg)	1 mg/kg,qn
	一线	复方磺胺甲噁唑(480 mg)(甲氧苄啶 80 mg＋400 mg 磺胺甲噁唑)	(2 mg＋10 mg)/kg,qn
	二线	头孢羟氨苄	治疗剂量 1/3,qn
	二线	头孢克洛	治疗剂量 1/3,qn

(二)手术治疗

VUR 的手术治疗指征包括:预防性抗生素治疗过程中出现突破性泌尿系感染(breakthrough UTI,BT-UTI),随访过程中发现肾发育延迟,VUR 持续存在,DMSA 检查发现肾功能不全及产生新发瘢痕等。

手术原则为延长膀胱黏膜下输尿管长度,重新建立抗反流机制。目前,开放手术治疗VUR 的成功率为 92%～98%。微创手术包括腹腔镜下输尿管膀胱再植术和气膀胱腔镜下输尿管膀胱再植术。膀胱镜下填充剂注射是目前国外开展较多的一种手术方式,该术式通过膀胱镜于输尿管壁间段黏膜下注射填充剂治疗 VUR,国际上最常用的药物是 Deflux。

第三节　临床实战演练

病例　患儿男,8 个月。主诉:发热伴尿检异常 1 天。

一、询问病史

(一)问诊主要内容及目的

【思维提示】　发热是一个常见症状,最常见的病因是上呼吸道感染,合并尿检异常则需要考虑泌尿系感染(UTI)的诊断。急性 UTI 的临床表现因患儿年龄不同存在较大差异,婴幼儿 UTI 临床症状缺乏特异性,需给予高度关注。婴幼儿发生 UTI,尤其是发热性泌尿系感染,需要考虑合并泌尿系畸形的可能性。

病史询问过程中要获取尽可能多的信息,首先鉴别是首次起病还是多次发病,了解产前检查有无泌尿系畸形、尿常规结果是否可靠等。因此,问诊的主要目的是寻找更多的临床诊断依据,以及可以排除一些疾病的信息要点,如发病诱因、尿液性状、伴随症状、目前有哪些辅助检查、既往有无相关病史及同胞健康情况等。

1. 发热诱因　有无上呼吸道感染和胃肠道症状。
2. 排尿　排尿时有无明显哭闹,尿液的颜色和性状。
3. 疾病变化及就诊情况　症状有无加重,有无其他伴随症状,发病以来就诊和治疗情况。
4. 男性患儿包皮状态　有无包茎,是否已行包皮环切。
5. 其他　产前检查是否发现泌尿系畸形,父母或同胞有无相关疾病。

(二)问诊结果

患儿为 8 月龄男婴,患儿 1 天前无明显诱因下出现发热,无寒战,热峰 38.8 ℃,自服退热药体温能降至正常,但仍反复。至当地医院就诊,尿检示白细胞 880 /μL,考虑泌尿系感染,遂转至我院就诊,泌尿系 B 超示双肾盂分离伴输尿管轻度扩张,右肾形态略小。近日患儿无咳嗽、咳痰、腹痛、腹泻、皮疹、抽搐,易哭闹,食纳稍差,睡眠一般。

患儿既往反复发热 4 次,给予抗感染治疗后均好转。无该类疾病家族史。

【思维提示】　患儿 8 月龄男婴,发热伴尿检异常,因此首先考虑泌尿系感染。患儿既往反复出现发热性泌尿系感染,结合超声检查结果,考虑膀胱输尿管反流可能性较大,需要进一步影像学检查明确诊断。

二、体格检查

(一)检查重点

1. 一般情况　生长发育,精神状态,有无脱水,是否急性面容。

2. **查体**　有无脑膜刺激征,测量体温、血压、呼吸频率、心率。腹部检查:腹胀情况,有无包块,有无压痛、反跳痛、腹肌紧张等腹膜刺激征表现,肾区有无叩击痛,包皮情况等。

【思维提示】　查体的顺序应先观察孩子的一般情况,如果消瘦营养不良,提示有慢性病,如果生长发育良好,提示急性病。再检查是否有上呼吸道感染和中枢神经系统感染的临床症状、体征,然后检查腹部体征,是否有急腹症等体征。

（二）检查结果

体温和血压正常,生长发育良好,神志清晰,精神反应可,呼吸平稳。无咽充血,口腔黏膜光滑。颈软,无抵抗。两肺呼吸音粗,未闻及干湿啰音。心音有力,心律齐,未闻及明显病理性杂音。腹膨,未扪及包块,无明显压痛、反跳痛、腹肌紧张等腹膜刺激征表现。四肢活动可。包皮口狭小。

三、初步诊断

泌尿系感染:膀胱输尿管反流? 包茎。

四、进一步的检查

进一步的检查包括:① 血、尿、粪常规;② 血生化;③ 尿培养＋药敏检查;④ DMSA 肾静态核素扫描、VCUG(感染控制 2 周后)。

【思维提示】　三大常规检查应作为常规检查,不可缺少,最简单的检查经常能提供意外的重要信息。血生化主要观察肝肾功能和电解质有无异常。尿培养＋药敏检查有利于明确病原菌种类和选择敏感抗生素。DMSA 肾静态核素扫描是显示肾脏皮质情况、检测肾瘢痕形成、评估分肾功能的最佳方法。VCUG 是诊断 VUR 的金标准,能提示解剖结构异常,同时评估反流程度。

五、考虑诊断

患儿 8 月龄男婴,因"发热伴尿检异常"入院,结合超声检查结果,考虑泌尿系感染:膀胱输尿管反流可能。VCUG 确诊为双侧膀胱输尿管反流(高级别)。

六、治疗方案及理由

患儿入院后予抗感染、补液支持对症治疗,病情较前明显好转,感染控制后出院。

七、出院后管理

给予预防性抗生素治疗(呋喃妥因 1 mg/kg 睡前口服),并行包皮环切术,经过上述规范治疗,其间患儿未再发生泌尿系感染。保守治疗 1 年后复查 VCUG 发现双侧膀胱输尿管反流自愈,停止预防性抗生素治疗(图 22 - 2)。

八、最终诊断

复杂型泌尿系感染,双侧膀胱输尿管反流(高级别),包茎。

九、总结

发热是一个常见症状,最常见的病因是急性感染,以上呼吸道感染占绝大多数,可以是内科疾病也可

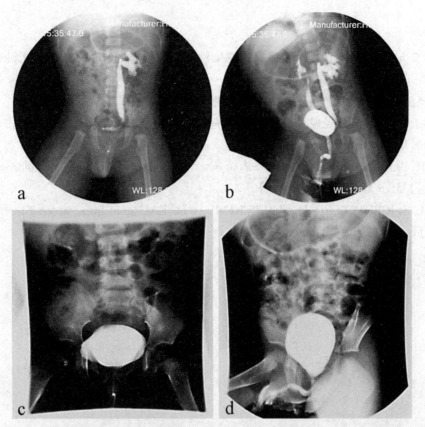

图 22 - 2　该患儿保守治疗前后 VCUG：治疗前灌注期和排尿期检查结果，提示双侧膀胱输尿管高级别反流(a、b)；治疗后灌注期和排尿期检查结果，提示双侧膀胱输尿管反流自愈(c、d)

能是外科疾病。对于无明显上呼吸道症状的发热患儿，需考虑泌尿系感染可能，不要忘记尿常规这一最基本、最简单的检查，如果明确为泌尿系感染，需行泌尿系超声和 VCUG 等检查来明确是否合并 VUR。

　　膀胱输尿管反流的婴幼儿无法表达且症状多不典型，很容易被误诊。同时，该疾病预后差异大，部分反流患儿无症状，可自愈，不造成肾瘢痕形成；部分反流患儿会出现肾瘢痕、高血压，甚至终末期肾病。因此，及时诊出 VUR，并给予合理的个体化治疗方案尤为重要。VUR 治疗的思路见图 22 - 3。

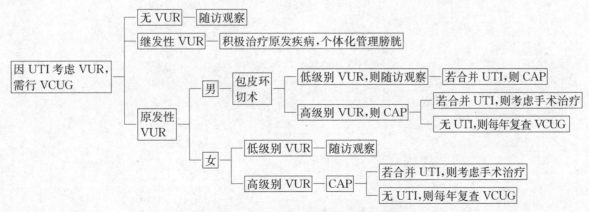

图 22 - 3　膀胱输尿管反流治疗的思维导图

参考文献

[1] 中华医学会儿科学分会肾脏学组. 泌尿道感染诊治循证指南(2016)[J]. 中华儿科杂志,2017,55 (12):898-901.

[2] 沈茜. 儿童泌尿道感染诊治规范[J]. 中华实用儿科临床杂志,2021,36(5):337-341.

[3] 中华医学会小儿外科学分会泌尿外科学组. 儿童原发性膀胱输尿管反流专家共识[J]. 临床小儿外科杂志,2019,18(10):811-816.

[4] STEIN R, DOGAN H S, HOEBEKE P, et al. Urinary tract infections in children: EAU/ESPU guidelines[J]. Eur Urol,2015,67(3):546-558.

[5] TEKGÜL S, RIEDMILLER H, HOEBEKE P, et al. EAU guidelines on vesicoureteral reflux in children[J]. Eur Urol,2012,62(3):534-542.

（黄立渠）

第二十三章　身材矮小

第一节　矮身材的诊断思维

矮身材(short stature)是指在相似的生活环境下,同种族、同性别和同年龄的个体身高低于正常人群平均身高减 2 个标准差(SD)或低于第 3 百分位数。表 23-1～表 23-4 分别是我国 0～18 岁儿童身高、体重标准差和百分位数表,可以对照孩子性别、年龄所对应的身高,来判断孩子是否达到矮身材。

表 23-1　0～18 岁儿童身高、体重均值±标准差(男)

年龄	均值-3 SD 身高/cm 体重/kg	均值-2 SD 身高/cm 体重/kg	均值-1 SD 身高/cm 体重/kg	均值 身高/cm 体重/kg	均值+1 SD 身高/cm 体重/kg	均值+2 SD 身高/cm 体重/kg	均值+3 SD 身高/cm 体重/kg
出生	45.2 2.26	46.9 2.58	48.6 2.93	50.4 3.32	52.2 3.73	54.0 4.18	55.8 4.66
2 个月	52.2 3.94	54.3 4.47	56.5 5.05	58.7 5.68	61.0 6.38	63.3 7.14	65.7 7.97
4 个月	57.9 5.25	60.1 5.91	62.3 6.64	64.6 7.45	66.9 8.34	69.3 9.32	71.7 10.39
6 个月	61.4 5.97	63.7 6.70	66.0 7.51	68.4 8.41	70.8 9.41	73.3 10.50	75.8 11.72
9 个月	65.2 6.67	67.6 7.46	70.1 8.35	72.6 9.33	75.2 10.42	77.8 11.64	80.5 12.99
12 个月	68.6 7.21	71.2 8.06	73.8 9.00	76.5 10.05	79.3 11.23	82.1 12.54	85.0 14.00
15 个月	71.2 7.68	74.0 8.57	76.9 9.57	79.8 10.68	82.8 11.93	85.8 13.32	88.9 14.88
18 个月	73.6 8.13	76.6 9.07	79.6 10.12	82.7 11.29	85.8 12.61	89.1 14.09	92.4 15.75
21 个月	76.0 8.61	79.1 9.59	82.3 10.69	85.6 11.93	89.0 13.33	92.4 14.90	95.9 16.66
2 岁	78.3 9.06	81.6 10.09	85.1 11.24	88.5 12.54	92.1 14.01	95.8 15.67	99.5 17.54
2.5 岁	82.4 9.86	85.9 10.97	89.6 12.22	93.3 13.64	97.1 15.24	101.0 17.06	105.0 19.13
3 岁	85.6 10.61	89.3 11.79	93.0 13.13	96.8 14.65	100.7 16.39	104.6 18.37	108.7 20.64
3.5 岁	89.3 11.31	93.0 12.57	96.7 14.00	100.6 15.63	104.5 17.50	108.6 19.65	112.7 22.13
4 岁	92.5 12.01	96.3 13.35	100.2 14.88	104.1 16.64	108.2 18.67	112.3 21.01	116.5 23.73
4.5 岁	95.6 12.74	99.5 14.18	103.6 15.84	107.7 17.75	111.9 19.98	116.2 22.57	120.6 25.61

年龄	均值-3 SD 身高/cm 体重/kg	均值-2 SD 身高/cm 体重/kg	均值-1 SD 身高/cm 体重/kg	均值 身高/cm 体重/kg	均值+1 SD 身高/cm 体重/kg	均值+2 SD 身高/cm 体重/kg	均值+3 SD 身高/cm 体重/kg
5 岁	98.7 13.50	102.8 15.06	107.0 16.87	111.3 18.98	115.7 21.46	120.1 24.38	124.7 27.85
5.5 岁	101.6 14.18	105.9 15.87	110.2 17.85	114.7 20.18	119.2 22.94	123.8 26.24	128.6 30.22
6 岁	104.1 14.74	108.6 16.56	113.1 18.71	117.7 21.26	122.4 24.32	127.2 28.03	132.1 32.57
6.5 岁	106.5 15.30	111.1 17.27	115.8 19.62	120.7 22.45	125.6 25.89	130.5 30.13	135.6 35.41
7 岁	109.2 16.01	114.0 18.20	119.0 20.83	124.0 24.06	129.1 28.05	134.3 33.08	139.6 39.50
7.5 岁	111.8 16.70	116.8 19.11	121.9 22.06	127.1 25.72	132.4 30.33	137.8 36.24	143.4 43.99
8 岁	114.1 17.33	119.3 19.97	124.6 23.23	130.0 27.33	135.5 32.57	141.1 39.41	146.8 48.57
8.5 岁	116.2 17.93	121.6 20.79	127.1 24.37	132.7 28.91	138.4 34.78	144.2 42.54	150.1 53.08
9 岁	118.3 18.53	123.9 21.62	129.6 25.50	135.4 30.46	141.2 36.92	147.2 45.52	153.3 57.30
9.5 岁	120.3 19.17	126.0 22.50	131.9 26.70	137.9 32.09	144.0 39.12	150.1 48.51	156.4 61.37
10 岁	122.0 19.81	127.9 23.40	134.0 27.93	140.2 33.74	146.4 41.31	152.7 51.38	159.2 65.08
10.5 岁	123.8 20.55	130.0 24.43	136.3 29.33	142.6 35.58	149.1 43.69	155.7 54.37	162.3 68.71
11 岁	125.7 21.41	132.1 25.64	138.7 30.95	145.3 37.69	152.1 46.33	158.9 57.58	165.8 72.39
11.5 岁	127.7 22.35	134.5 26.96	141.4 32.73	148.4 39.98	155.4 49.19	162.6 60.96	169.8 76.17
12 岁	130.0 23.37	137.2 28.41	144.6 34.67	151.9 42.49	159.4 52.31	166.9 64.68	174.5 80.35
12.5 岁	132.6 24.55	140.2 30.01	147.9 36.76	155.6 45.13	163.3 55.54	171.1 68.51	178.9 84.72
13 岁	136.3 26.21	144.0 32.04	151.8 39.22	159.5 48.08	167.3 59.04	175.1 72.60	183.0 89.42
13.5 岁	140.3 28.16	147.9 34.22	155.4 41.67	163.0 50.85	170.5 62.16	178.1 76.16	185.7 93.50
14 岁	144.3 30.40	151.5 36.54	158.7 44.08	165.9 53.37	173.1 64.84	180.2 79.07	187.4 96.80
14.5 岁	147.6 32.59	154.5 38.71	161.3 46.20	168.2 55.43	175.0 66.86	181.8 81.11	188.5 99.00
15 岁	150.1 34.59	156.7 40.63	163.3 48.00	169.8 57.08	176.3 68.35	182.8 82.45	189.3 100.29
15.5 岁	151.9 36.33	158.3 42.26	164.7 49.49	171.0 58.39	177.3 69.44	183.6 83.32	189.8 100.96
16 岁	152.9 37.67	159.1 43.51	165.4 50.62	171.6 59.35	177.8 70.20	184.0 83.85	190.1 101.25
16.5 岁	153.5 38.77	159.7 44.54	165.9 51.53	172.1 60.12	178.2 70.79	184.3 84.21	190.3 101.36

年龄	均值－3 SD	均值－2 SD	均值－1 SD	均值	均值＋1 SD	均值＋2 SD	均值＋3 SD
	身高/cm 体重/kg	身高/cm 体重/kg	身高/cm 体重/kg	身高/cm 体重/kg	身高/cm 体重/kg	身高/cm 体重/kg	身高/cm 体重/kg
17 岁	154.0 39.58	160.1 45.28	166.3 52.20	172.3 60.68	178.4 71.20	184.5 84.45	190.5 101.39
18 岁	154.4 40.65	160.5 46.27	166.6 53.08	172.7 61.40	178.7 71.73	184.7 84.72	190.6 101.36

注:① 本表根据 2005 年九省/市儿童体格发育调查数据研究制订;② 3 岁以前身高称为身长。

表 23－2 0～18 岁儿童身高、体重百分位数(男)

年龄	P$_3$	P$_{10}$	P$_{25}$	P$_{50}$	P$_{75}$	P$_{90}$	P$_{97}$
	身高/cm 体重/kg	身高/cm 体重/kg	身高/cm 体重/kg	身高/cm 体重/kg	身高/cm 体重/kg	身高/cm 体重/kg	身高/cm 体重/kg
出生	47.1 2.62	48.1 2.83	49.2 3.06	50.4 3.32	51.6 3.59	52.7 3.85	53.8 4.12
2 个月	54.6 4.53	55.9 4.88	57.2 5.25	58.7 5.68	60.3 6.15	61.7 6.59	63.0 7.05
4 个月	60.3 5.99	61.7 6.43	63.0 6.90	64.6 7.45	66.2 8.04	67.6 8.61	69.0 9.20
6 个月	64.0 6.80	65.4 7.28	66.8 7.80	68.4 8.41	70.0 9.07	71.5 9.70	73.0 10.37
9 个月	67.9 7.56	69.4 8.09	70.9 8.66	72.6 9.33	74.4 10.06	75.9 10.75	77.5 11.49
12 个月	71.5 8.16	73.1 8.72	74.7 9.33	76.5 10.05	78.4 10.83	80.1 11.58	81.8 12.37
15 个月	74.4 8.68	76.1 9.27	77.8 9.91	79.8 10.68	81.8 11.51	83.6 12.30	85.4 13.15
18 个月	76.9 9.19	78.7 9.81	80.6 10.48	82.7 11.29	84.8 12.16	86.7 13.01	88.7 13.90
21 个月	79.5 9.71	81.4 10.37	83.4 11.08	85.6 11.93	87.9 12.86	90.0 13.75	92.0 14.70
2 岁	82.1 10.22	84.1 10.90	86.2 11.65	88.5 12.54	90.9 13.51	93.1 14.46	95.3 15.46
2.5 岁	86.4 11.11	88.6 11.85	90.8 12.66	93.3 13.64	95.9 14.70	98.2 15.73	100.5 16.83
3 岁	89.7 11.94	91.9 12.74	94.2 13.61	96.8 14.65	99.4 15.80	101.8 16.92	104.1 18.12
3.5 岁	93.4 12.73	95.7 13.58	98.0 14.51	100.6 15.63	103.2 16.86	105.7 18.08	108.1 19.38
4 岁	96.7 13.52	99.1 14.43	101.4 15.43	104.1 16.64	106.9 17.98	109.3 19.29	111.8 20.71
4.5 岁	100.0 14.37	102.4 15.35	104.9 16.43	107.7 17.75	110.5 19.22	113.1 20.67	115.7 22.24
5 岁	103.3 15.26	105.8 16.33	108.4 17.52	111.3 18.98	114.2 20.61	116.9 22.23	119.6 24.00

年龄	P₃ 身高/cm 体重/kg	P₁₀ 身高/cm 体重/kg	P₂₅ 身高/cm 体重/kg	P₅₀ 身高/cm 体重/kg	P₇₅ 身高/cm 体重/kg	P₉₀ 身高/cm 体重/kg	P₉₇ 身高/cm 体重/kg
5.5 岁	106.4 16.09	109.0 17.26	111.7 18.56	114.7 20.18	117.7 21.98	120.5 23.81	123.3 25.81
6 岁	109.1 16.80	111.8 18.06	114.6 19.49	117.7 21.26	120.9 23.26	123.7 25.29	126.6 27.55
6.5 岁	111.7 17.53	114.5 18.92	117.4 20.49	120.7 22.45	123.9 24.70	126.9 27.00	129.9 29.57
7 岁	114.6 18.48	117.6 20.04	120.6 21.81	124.0 24.06	127.4 26.66	130.5 29.35	133.7 32.41
7.5 岁	117.4 19.43	120.5 21.17	123.6 23.16	127.1 25.72	130.7 28.70	133.9 31.84	137.2 35.45
8 岁	119.9 20.32	123.1 22.24	126.3 24.46	130.0 27.33	133.7 30.71	137.1 34.31	140.4 38.49
8.5 岁	122.3 21.18	125.6 23.28	129.0 25.73	132.7 28.91	136.6 32.69	140.1 36.74	143.6 41.49
9 岁	124.6 22.04	128.0 24.31	131.4 26.98	135.4 30.46	139.3 34.61	142.9 39.08	146.5 44.35
9.5 岁	126.7 22.95	130.3 25.42	133.9 28.31	137.9 32.09	142.0 36.61	145.7 41.49	149.4 47.24
10 岁	128.7 23.89	132.3 26.55	136.0 29.66	140.2 33.74	144.4 38.61	148.2 43.85	152.0 50.01
10.5 岁	130.7 24.96	134.5 27.83	138.3 31.20	142.6 35.58	147.0 40.81	150.9 46.40	154.9 52.93
11 岁	132.9 26.21	136.8 29.33	140.8 32.97	145.3 37.69	149.9 43.27	154.0 49.20	158.1 56.07
11.5 岁	135.3 27.59	139.5 30.97	143.7 34.91	148.4 39.98	153.1 45.94	157.4 52.21	161.7 59.40
12 岁	138.1 29.09	142.5 32.77	147.0 37.03	151.9 42.49	157.0 48.86	161.5 55.50	166.0 63.04
12.5 岁	141.1 30.74	145.7 34.71	150.4 39.29	155.6 45.13	160.8 51.89	165.5 58.90	170.2 66.81
13 岁	145.0 32.82	149.6 37.04	154.3 41.90	159.5 48.08	164.8 55.21	169.5 62.57	174.2 70.83
13.5 岁	148.8 35.03	153.3 39.42	157.9 44.45	163.0 50.85	168.1 58.21	172.7 65.80	177.2 74.33
14 岁	152.3 37.36	156.7 41.80	161.0 46.90	165.9 53.37	170.7 60.83	175.1 68.53	179.4 77.20
14.5 岁	155.3 39.53	159.4 43.94	163.6 49.00	168.2 55.43	172.8 62.86	176.9 70.55	181.0 79.24
15 岁	157.5 41.43	161.4 45.77	165.4 50.75	169.8 57.08	174.2 64.40	178.2 72.00	182.0 80.60
15.5 岁	159.1 43.05	162.9 47.31	166.7 52.19	171.0 58.39	175.2 65.57	179.1 73.03	182.8 81.49
16 岁	159.9 44.28	163.6 48.47	167.4 53.26	171.6 59.35	175.8 66.40	179.5 73.73	183.2 82.05

续表

年龄	P₃ 身高/cm 体重/kg	P₁₀ 身高/cm 体重/kg	P₂₅ 身高/cm 体重/kg	P₅₀ 身高/cm 体重/kg	P₇₅ 身高/cm 体重/kg	P₉₀ 身高/cm 体重/kg	P₉₇ 身高/cm 体重/kg
16.5 岁	160.5 45.30	164.2 49.42	167.9 54.13	172.1 60.12	176.2 67.05	179.9 74.25	183.5 82.44
17 岁	160.9 46.04	164.5 50.11	168.2 54.77	172.3 60.68	176.4 67.51	180.1 74.62	183.7 82.70
18 岁	161.3 47.01	164.9 51.02	168.6 55.60	172.7 61.40	176.7 68.11	180.4 75.08	183.9 83.00

注：① 本表根据 2005 年九省/市儿童体格发育调查数据研究制订；② 3 岁以前身高称为身长。

表 23-3　0～18 岁儿童身高、体重均值±标准差（女）

年龄	均值-3 SD 身高/cm 体重/kg	均值-2 SD 身高/cm 体重/kg	均值-1 SD 身高/cm 体重/kg	均值 身高/cm 体重/kg	均值+1 SD 身高/cm 体重/kg	均值+2 SD 身高/cm 体重/kg	均值+3 SD 身高/cm 体重/kg
出生	44.7 2.26	46.4 2.54	48.0 2.85	49.7 3.21	51.4 3.63	53.2 4.10	55.0 4.65
2 个月	51.1 3.72	53.2 4.15	55.3 4.65	57.4 5.21	59.6 5.86	61.8 6.60	64.1 7.46
4 个月	56.7 4.93	58.8 5.48	61.0 6.11	63.1 6.83	65.4 7.65	67.7 8.59	70.0 9.66
6 个月	60.1 5.64	62.3 6.26	64.5 6.96	66.8 7.77	69.1 8.68	71.5 9.73	74.0 10.93
9 个月	63.7 6.34	66.1 7.03	68.5 7.81	71.0 8.69	73.6 9.70	76.2 10.86	78.9 12.18
12 个月	67.2 6.87	69.7 7.61	72.3 8.45	75.0 9.40	77.7 10.48	80.5 11.73	83.4 13.15
15 个月	70.2 7.34	72.9 8.12	75.6 9.01	78.5 10.02	81.4 11.18	84.3 12.50	87.4 14.02
18 个月	72.8 7.79	75.6 8.63	78.5 9.57	81.5 10.65	84.6 11.88	87.7 13.29	91.0 14.90
21 个月	75.1 8.26	78.1 9.15	81.2 10.15	84.4 11.30	87.7 12.61	91.1 14.12	94.5 15.85
2 岁	77.3 8.70	80.5 9.64	83.8 10.70	87.2 11.92	90.7 13.31	94.3 14.92	98.0 16.77
2.5 岁	81.4 9.48	84.8 10.52	88.4 11.70	92.1 13.05	95.9 14.60	99.8 16.39	103.8 18.47
3 岁	84.7 10.23	88.2 11.36	91.8 12.65	95.6 14.13	99.4 15.83	103.4 17.81	107.4 20.10
3.5 岁	88.4 10.95	91.9 12.16	95.6 13.55	99.4 15.16	103.3 17.01	107.2 19.17	113.3 21.69
4 岁	91.7 11.62	95.4 12.93	99.2 14.44	103.1 16.17	107.0 18.19	111.1 20.54	115.3 23.30
4.5 岁	94.8 12.30	98.7 13.71	102.7 15.33	106.7 17.22	110.9 19.42	115.2 22.00	119.5 25.04
5 岁	97.8 12.93	101.8 14.44	106.0 16.20	110.2 18.26	114.5 20.66	118.9 23.50	123.4 26.87

续表

年龄	均值－3 SD	均值－2 SD	均值－1 SD	均值	均值＋1 SD	均值＋2 SD	均值＋3 SD
	身高/cm 体重/kg	身高/cm 体重/kg	身高/cm 体重/kg	身高/cm 体重/kg	身高/cm 体重/kg	身高/cm 体重/kg	身高/cm 体重/kg
5.5岁	100.7 13.54	104.9 15.18	109.2 17.09	113.5 19.33	118.0 21.98	122.6 25.12	127.2 28.89
6岁	103.2 14.11	107.6 15.87	112.0 17.94	116.6 20.37	121.2 23.27	126.0 26.74	130.8 30.94
6.5岁	105.5 14.66	110.1 16.55	114.7 18.78	119.4 21.44	124.3 24.61	129.2 28.46	134.2 33.14
7岁	108.0 15.27	112.7 17.31	117.6 19.74	122.5 22.64	127.6 26.16	132.7 30.45	137.9 35.75
7.5岁	110.4 15.89	115.4 18.10	120.4 20.74	125.6 23.93	130.8 27.83	136.1 32.64	141.5 38.65
8岁	112.7 16.51	117.9 18.88	123.1 21.75	128.5 25.25	133.9 29.56	139.4 34.94	144.9 41.74
8.5岁	115.0 17.14	120.3 19.71	125.8 22.83	131.3 26.67	136.9 31.45	142.6 37.49	148.4 45.24
9岁	117.0 17.79	122.6 20.56	128.3 23.96	134.1 28.19	139.9 33.51	145.8 40.32	151.8 49.19
9.5岁	119.1 18.49	125.0 21.49	131.0 25.21	137.0 29.87	143.1 35.82	149.2 43.54	155.4 53.77
10岁	121.5 19.29	127.6 22.54	133.8 26.60	140.1 31.76	146.4 38.41	152.8 47.15	159.2 58.92
10.5岁	123.9 20.23	130.3 23.74	136.8 28.16	143.3 33.80	149.8 41.15	156.3 50.92	163.0 64.24
11岁	126.9 21.46	133.4 25.23	140.0 29.99	146.6 36.10	153.3 44.09	160.0 54.78	166.7 69.27
11.5岁	129.9 22.89	136.5 26.89	143.1 31.93	149.7 38.40	156.3 46.87	162.9 58.21	169.6 72.80
12岁	133.0 24.58	139.5 28.77	145.9 34.04	152.4 40.77	158.8 49.54	165.3 61.22	171.8 75.32
12.5岁	135.9 26.32	142.1 30.64	148.4 36.04	154.6 42.89	160.8 51.75	167.1 63.44	173.3 77.05
13岁	138.2 28.11	144.2 32.50	150.3 37.94	156.3 44.79	162.3 53.55	168.3 64.99	174.3 78.17
13.5岁	140.1 29.81	146.0 34.23	151.8 39.66	157.6 46.42	163.4 54.99	169.2 66.03	175.0 78.87
14岁	141.5 31.38	147.2 35.80	152.9 41.18	158.6 47.83	164.3 56.16	169.9 66.77	175.5 79.27
14.5岁	142.6 32.73	148.2 37.13	153.8 42.45	159.4 48.97	164.9 57.06	170.4 67.28	175.9 79.48
15岁	143.3 33.78	148.8 38.16	154.3 43.42	159.8 49.82	165.3 57.72	170.8 67.61	176.2 79.60
15.5岁	143.7 34.59	149.2 38.94	154.7 44.15	160.1 50.45	165.6 58.19	171.1 67.82	176.4 79.68
16岁	143.7 35.06	149.2 39.39	154.7 44.56	160.1 50.81	165.5 58.45	171.0 67.93	176.4 79.77

年龄	均值－3 SD 身高/cm 体重/kg	均值－2 SD 身高/cm 体重/kg	均值－1 SD 身高/cm 体重/kg	均值 身高/cm 体重/kg	均值＋1 SD 身高/cm 体重/kg	均值＋2 SD 身高/cm 体重/kg	均值＋3 SD 身高/cm 体重/kg
16.5 岁	143.8 35.40	149.3 39.72	154.7 44.87	160.2 51.07	165.6 58.64	171.0 68.00	176.4 79.86
17 岁	144.0 35.57	149.5 39.88	154.9 45.01	160.3 51.20	165.7 58.73	171.0 68.04	176.5 79.95
18 岁	144.4 35.85	149.8 40.15	155.2 45.26	160.6 51.41	165.9 58.88	171.3 68.10	176.6 79.90

注：① 本表根据 2005 年九省/市儿童体格发育调查数据研究制订；② 3 岁以前身高称为身长。

表 23-4　0～18 岁儿童身高、体重百分位数（女）

年龄	P₃ 身高/cm 体重/kg	P₁₀ 身高/cm 体重/kg	P₂₅ 身高/cm 体重/kg	P₅₀ 身高/cm 体重/kg	P₇₅ 身高/cm 体重/kg	P₉₀ 身高/cm 体重/kg	P₉₇ 身高/cm 体重/kg
出生	46.6 2.57	47.5 2.76	48.6 2.96	49.7 3.21	50.9 3.49	51.9 3.75	53.0 4.04
2 个月	53.4 4.21	54.7 4.50	56.0 4.82	57.4 5.21	58.9 5.64	60.2 6.06	61.6 6.51
4 个月	59.1 5.55	60.3 5.93	61.7 6.34	63.1 6.83	64.6 7.37	66.0 7.90	67.4 8.47
6 个月	62.5 6.34	63.9 6.76	65.2 7.21	66.8 7.77	68.4 8.37	69.8 8.96	71.2 9.59
9 个月	66.4 7.11	67.8 7.58	69.3 8.08	71.0 8.69	72.8 9.36	74.3 10.01	75.9 10.71
12 个月	70.0 7.70	71.6 8.20	73.2 8.74	75.0 9.40	76.8 10.12	78.5 10.82	80.2 11.57
15 个月	73.2 8.22	74.9 8.75	76.6 9.33	78.5 10.02	80.4 10.79	82.2 11.53	84.0 12.33
18 个月	76.0 8.73	77.7 9.29	79.5 9.91	81.5 10.65	83.6 11.46	85.5 12.25	87.4 13.11
21 个月	78.5 9.26	80.4 9.86	82.3 10.51	84.4 11.30	86.6 12.17	88.6 13.01	90.7 13.93
2 岁	80.9 9.76	82.9 10.39	84.9 11.08	87.2 11.92	89.6 12.84	91.7 13.74	93.9 14.71
2.5 岁	85.2 10.65	87.4 11.35	89.6 12.12	92.1 13.05	94.6 14.07	97.0 15.08	99.3 16.16
3 岁	88.6 11.50	90.8 12.27	93.1 13.11	95.6 14.13	98.2 15.25	100.5 16.36	102.9 17.55
3.5 岁	92.4 12.32	94.6 13.14	96.8 14.05	99.4 15.16	102.0 16.38	104.4 17.59	106.8 18.89
4 岁	95.8 13.10	98.1 13.99	100.4 14.97	103.1 16.17	105.7 17.50	108.2 18.81	110.6 20.24
4.5 岁	99.2 13.89	101.5 14.85	104.0 15.92	106.7 17.22	109.5 18.66	112.1 20.10	114.7 21.67

年龄	P₃ 身高/cm 体重/kg	P₁₀ 身高/cm 体重/kg	P₂₅ 身高/cm 体重/kg	P₅₀ 身高/cm 体重/kg	P₇₅ 身高/cm 体重/kg	P₉₀ 身高/cm 体重/kg	P₉₇ 身高/cm 体重/kg
5 岁	102.3 14.64	104.8 15.68	107.3 16.84	110.2 18.26	113.1 19.83	115.7 21.41	118.4 23.14
5.5 岁	105.4 15.39	108.0 16.52	110.6 17.78	113.5 19.33	116.5 21.06	119.3 22.81	122.0 24.72
6 岁	108.1 16.10	110.8 17.32	113.5 18.68	116.6 20.37	119.7 22.27	122.5 24.19	125.4 26.30
6.5 岁	110.6 16.80	113.4 18.12	116.2 19.60	119.4 21.44	122.7 23.51	125.6 25.62	128.6 27.96
7 岁	113.3 17.58	116.2 19.01	119.2 20.62	122.5 22.64	125.9 24.94	129.0 27.28	132.1 29.89
7.5 岁	116.0 18.39	119.0 19.95	122.1 21.71	125.6 23.93	129.1 26.48	132.3 29.08	135.5 32.01
8 岁	118.5 19.20	121.6 20.89	124.9 22.81	128.5 25.25	132.1 28.05	135.4 30.95	138.7 34.23
8.5 岁	121.0 20.05	124.2 21.88	127.6 23.99	131.3 26.67	135.1 29.77	138.5 33.00	141.9 36.69
9 岁	123.3 20.93	126.7 22.93	130.2 25.23	134.1 28.19	138.0 31.63	141.6 35.26	145.1 39.41
9.5 岁	125.7 21.89	129.3 24.08	132.9 26.61	137.0 29.87	141.1 33.72	144.8 37.79	148.5 42.51
10 岁	128.3 22.98	132.1 25.36	135.9 28.15	140.1 31.76	144.4 36.05	148.2 40.63	152.0 45.97
10.5 岁	131.1 24.22	135.0 26.80	138.9 29.84	143.3 33.80	147.7 38.53	151.6 43.61	155.6 49.59
11 岁	134.2 25.74	138.2 28.53	142.2 31.81	146.6 36.10	151.1 41.24	155.2 46.78	159.2 53.33
11.5 岁	137.2 27.43	141.2 30.39	145.2 33.86	149.7 38.40	154.1 43.85	158.2 49.73	162.1 56.67
12 岁	140.2 29.33	144.1 32.42	148.0 36.04	152.4 40.77	156.7 46.42	160.7 52.49	164.5 59.64
12.5 岁	142.9 31.22	146.6 34.39	150.4 38.09	154.6 42.89	158.8 48.60	162.6 54.71	166.3 61.86
13 岁	145.0 33.09	148.6 36.29	152.2 40.00	156.3 44.79	160.3 50.45	164.0 56.46	167.6 63.45
13.5 岁	146.7 34.82	150.2 38.01	153.7 41.69	157.6 46.42	161.6 51.97	165.1 57.81	168.6 64.55
14 岁	147.9 36.38	151.3 39.55	154.8 43.19	158.6 47.83	162.4 53.23	165.9 58.88	169.3 65.36
14.5 岁	148.9 37.71	152.2 40.84	155.6 44.43	159.4 48.97	163.1 54.23	166.5 59.70	169.8 65.93
15 岁	149.5 38.73	152.8 41.83	156.1 45.36	159.8 49.82	163.5 54.96	166.8 60.28	170.1 66.30
15.5 岁	149.9 39.51	153.1 42.58	156.5 46.06	160.1 50.45	163.8 55.49	167.1 60.69	170.3 66.55

续表

年龄	P₃ 身高/cm 体重/kg	P₁₀ 身高/cm 体重/kg	P₂₅ 身高/cm 体重/kg	P₅₀ 身高/cm 体重/kg	P₇₅ 身高/cm 体重/kg	P₉₀ 身高/cm 体重/kg	P₉₇ 身高/cm 体重/kg
16 岁	149.8 39.96	153.1 43.01	156.4 46.47	160.1 50.81	163.8 55.79	167.1 60.91	170.3 66.69
16.5 岁	149.9 40.29	153.2 43.32	156.5 46.76	160.2 51.07	163.8 56.01	167.1 61.07	170.4 66.78
17 岁	150.1 40.44	153.4 43.47	156.7 46.90	160.3 51.20	164.0 56.11	167.3 61.15	170.5 66.82
18 岁	150.4 40.71	153.7 43.73	157.0 47.14	160.6 51.41	164.2 56.28	167.5 61.28	170.7 66.89

注：① 本表根据 2005 年九省/市儿童体格发育调查数据研究制订；② 3 岁以前身高称为身长。

一、身高的影响因素

身高的影响因素很多，主要包括两个原因：一是遗传，二是环境。遗传决定了身高的潜力，这种潜力从受精卵开始就受到环境因素的调节，因此身高是遗传和环境共同作用的结果，表现出个体差异。

（一）遗传因素

人的身高70%～80%取决于遗传因素。父母双方的遗传因素决定了儿童生长曲线。在异常情况下，严重影响生长的遗传代谢性疾病、内分泌障碍、染色体畸变等更与遗传直接相关。

可以用父母的身高来计算遗传身高（mid-parental height，MPH）。主要有两种计算方法。简单的方法是男孩的遗传身高＝（父母身高之和＋13）/2±5（cm）；女孩的遗传身高＝（父母身高之和－13）/2±5（cm）。另一种方法稍微复杂一些，男孩的遗传身高＝45.99＋0.78×（父母身高均值）±5.29（cm）；女孩的遗传身高＝37.85＋0.75×（父母身高均值）±5.29（cm）。除此以外，也可以用女孩月经初潮时身高来计算，或用骨龄预测，这个方法相对准确，但较复杂。

（二）环境因素

影响身高的环境因素包括营养、疾病、母亲情况、社会生活环境等。

1. 营养　儿童生长，包括宫内胎儿生长，均需要充足的营养供给。营养素供给充足且比例恰当，加上适宜的生活环境，可使生长潜力得到充分的发挥。胎儿期宫内营养不良或生后1～2年内营养不良不仅会影响儿童的体格发育，还可能影响儿童的脑发育、免疫功能，以及使成人期疾病发生率增高。

2. 疾病　儿童期疾病对生长的干扰也十分明显。一般急性感染常使体重减轻，而慢性感染则可影响儿童的身高和体重。另外，内分泌疾病、遗传性疾病、先天性疾病等都可能导致生长迟缓。

3. 母亲情况　胎儿在宫内生长发育受到孕母的营养、疾病、情绪、生活环境等影响。母亲妊娠期各类感染、严重营养不良、使用一些药物、接触环境毒物、受到辐射、精神创伤等均可影响胎儿生长和脑发育。

4. 社会生活环境　良好的社会生活环境，配合良好的生活习惯、教养、体育锻炼等是促进儿童生长达最佳状态的重要因素。比如，生长激素（growth hormone，GH）在夜间入睡后45～90分钟（即深睡眠状态时）达到分泌高峰，充足的睡眠有助于身高增长和青春期快速生长。儿童每天需要保证8小时以上睡眠时间。睡眠时间不足、熬夜，都会影响儿童的身高增长。体育运动可以使骨组织血液供应充分,骨细胞代谢旺盛,有助于长骨生长,而且运动还可促进生长激素的分泌。

(三) 其他调控因素

除了遗传、环境等因素,人体是如何调控身高增长的呢? 下丘脑-垂体-性腺轴、下丘脑-垂体-甲状腺轴、下丘脑-垂体-生长激素轴、下丘脑-垂体-肾上腺轴等都参与调控生长。

在儿童生长发育的不同时期,主要内分泌调控激素是不同的。比如,在胎儿期,生长主要受控于营养状况,以代谢轴调控,而非促生长轴调控,主要是胰岛素,胰岛素样生长因子-2(insulin-like growth hormone-2,IGF-2)及甲状腺素调控生长;婴儿期是胎儿期生长模式的延续,以及向幼儿期生长模式转化的过渡阶段,6月龄后,垂体分泌的生长激素开始呈现促生长作用,逐渐替代生命早期营养调控模式;青春期前由生长激素和甲状腺素作用,青春期主要由生长激素和性激素共同作用引发生长加速。

二、矮身材的病因

导致矮身材的主要原因有非内分泌缺陷性矮身材、生长激素缺陷、颅脑损伤、脑浸润病变等(表23-5)。

表23-5 儿童矮身材病因

分类	具体病因
非内分泌缺陷性矮身材	家族性:特发性矮身材、体质性青春发育期延迟 营养不良性
生长激素缺陷	• 垂体发育异常:如前脑无裂畸形,视-中隔发育不良、裂腭、下丘脑结构胚细胞瘤等 • 生长激素、生长激素释放激素缺陷: 　　特发性生长激素缺乏症:机制不明,部分患儿可见垂体发育不良 　　常染色体隐性遗传:Ⅰ型 　　　　ⅠA型,GH1基因缺失 　　　　ⅠB型,GH1及其他基因突变,生长激素释放激素受体基因变异 　　常染色体显性遗传:Ⅱ型,GH1及其他基因变异 　　X连锁遗传:Ⅲ型 　　转录因子基因缺陷:如*Pit1*、*Prop1*、*HESX-1*、*LHX3*等基因突变 • 生长激素受体缺陷:Laron综合征 • 胰岛素样生长因子-1(IGF-1)缺陷
颅脑损伤	围生期损伤(臀位产、缺血缺氧、颅内出血等),颅底骨折,放射线损伤,炎症后遗症等
脑浸润病变	如肿瘤、朗格汉斯细胞组织细胞增生症等
其他	小于胎龄儿、生长激素神经分泌功能障碍、精神心理性矮身材、染色体畸变、骨骼发育障碍、慢性系统性疾病等

三、矮身材的诊断步骤

如果门诊接诊了以"生长缓慢"为主诉的孩子,需要仔细询问病史、详细体格检查、完善实验室检查和特殊检查,做出综合判断和鉴别诊断。

(一)病史询问

了解父母身高、母亲妊娠期情况、出生情况,尤其是有无宫内发育迟缓、围生期窒息、难产、臀位产等,因为这些常是原发性矮小症的原因。还要了解出生之后的喂养情况、智力发育、出牙换牙时间等。同时,要询问生长速度开始减慢的年龄、近几年生长速度、有无多饮多尿表现、有无慢性疾病史、家庭生活环境及家族遗传或血缘关系情况。

(二)体格检查

首先要准确测量身高、体重,明确是否达到相应性别、年龄的矮小标准;然后要测量坐高或上下部量、指间距等,进行详细的体格检查(表23-6),查看有无骨骼畸形、性征发育情况如何、是否属于匀称性矮小。根据体型是否匀称,可以初步判断矮小的病因。若体型不匀称,结合其他病史,考虑是否是软骨发育不良、甲状腺功能减退症、黏多糖贮积症等。若生长速度减慢、体型匀称,可能是生长激素缺乏症、先天性卵巢发育不全(Turner综合征)等。

表 23-6　体格检查项目

项目	内容	提示
身高和体重	测定身高、体重	矮身材、肥胖
年生长速度	至少观察3个月以上的身高变化	生长速度降低
体质指数(BMI)	体重/身高^2(kg/m^2)	肥胖
性发育分期	Tanner分期	性发育延迟或不发育,评价生长潜能
上下部量比例	匀称	生长激素缺乏症、Turner综合征
	短肢	先天性甲状腺功能减退症、软骨发育不良
头面部、躯干、四肢有无特殊体征	颈蹼、肘外翻、盾胸,淋巴水肿等	Turner综合征、先天性甲状腺功能减退症
全身各器官尤其第二性征的检查	心、肺、肝、肾	畸形、慢性疾病

(三)辅助检查

辅助检查包括一般检查和特殊检查。一般检查有血、尿、粪三大常规,肝肾功能等。特殊检查有IGF-1和胰岛素样生长因子结合蛋白-3(insulin-like growth hormone binding protein-3, IGFBP-3),性激素,胰岛素,肾上腺激素等测定;骨龄测定(左手腕正位片);其他影像学检查,如腹部B超、子宫卵巢B超、外生殖器B超、鞍区磁共振成像(MRI);染色体核型分析、染色体芯片、基因检测等。

(四)激发试验

诊断生长激素缺乏症(growth hormone deficiency,GHD)非常重要的一项检查是药物激发试验。目前有以下药物可用于GH激发试验,如胰岛素、可乐定、左旋多巴、精氨酸、溴吡斯的明等,具体的方法和注意事项见表23-7。

表 23 - 7　激发试验药物具体用法和注意事项

刺激药物	方法	GH 高峰时间	备注
胰岛素	常规胰岛素 0.05~0.1 U/kg,静脉注射;用药前取一次血作为基值,注射后 15、30、45、60、90 和 120 分钟取血	45~90 分钟	注射前后测血糖,血糖＜2.22 mmol/L或较基值下降一半为有效刺激。注射后 60 分钟可取血测定皮质醇
可乐定	0.004 mg/kg,口服;服药前取一次血作为基值,服药后 30、60、90 和 120 分钟取血	60~90 分钟	可引起疲倦、入睡、血压下降,少数可有恶心、呕吐
左旋多巴	10 mg/kg,口服;服药前取一次血作为基值,服药后 30、60 和 90 分钟取血	60~90 分钟	可引起恶心、呕吐,多在 1 小时内消失
精氨酸	10%精氨酸溶液 0.5 g/kg,静脉滴注;用药前取一次血作为基值,滴注后 30、60、90 和 120 分钟取血	30~90 分钟	无特殊不良反应

　　通过询问病史、详细体格检查、完善一系列实验室检查,尤其是 GH 激发试验,可以大致将矮身材分成两大类,一类是 GHD,另一类是非 GHD。其中,非 GHD 占 60% 以上,包括的病因比较多,如甲状腺功能减退症、特发性矮身材、体质性青春发育延迟、宫内发育迟缓、小于胎龄儿、软骨发育不良、先天性卵巢发育不全(Turner 综合征)、黏多糖贮积症、特殊类型佝偻病、全身各系统慢性疾病、精神心理性矮身材等。随着近年来全基因组测序的广泛开展和生物信息学的深入解析,很多矮身材相关的综合征被发现,而不再轻易地诊断为 GHD 或特发性矮身材。矮身材的诊疗思维见图23 - 1～图 23 - 6。

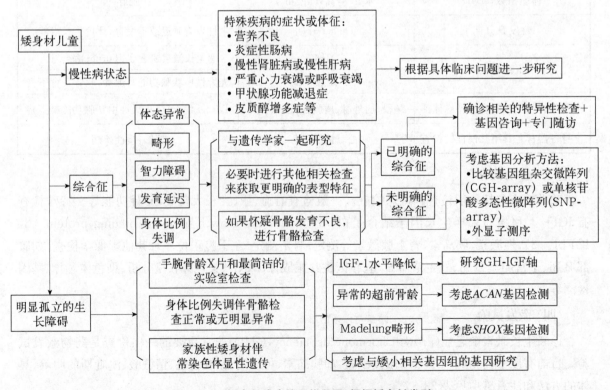

图 23 - 1　矮身材诊疗的思维导图(根据矮身材类型)

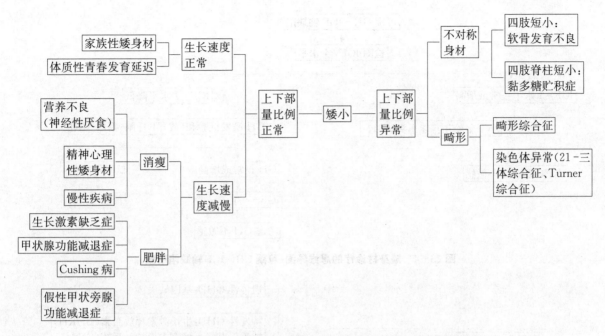

图 23 - 2　矮身材诊疗的思维导图（根据生长速度是否减慢和身材是否匀称）

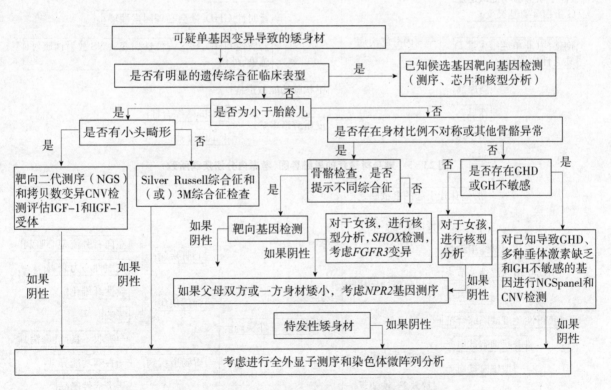

图 23 - 3　矮身材诊疗的思维导图（可疑单基因变异所致）

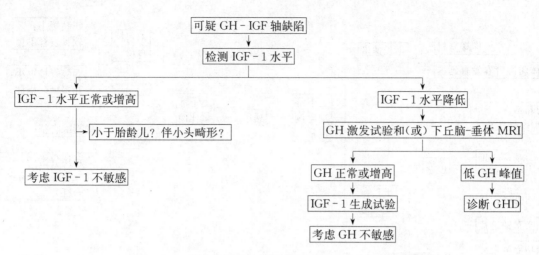

图 23 - 4　矮身材诊疗的思维导图（可疑 GH - IGF 轴缺陷所致）

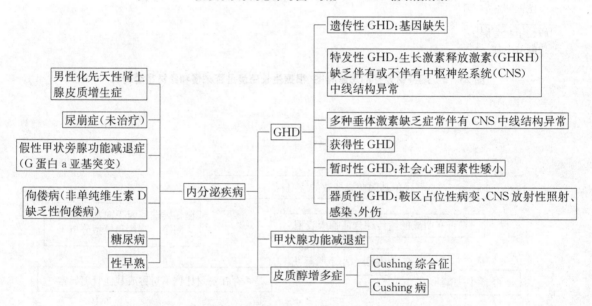

图 23 - 5　矮身材诊疗的思维导图（考虑内分泌疾病所致）

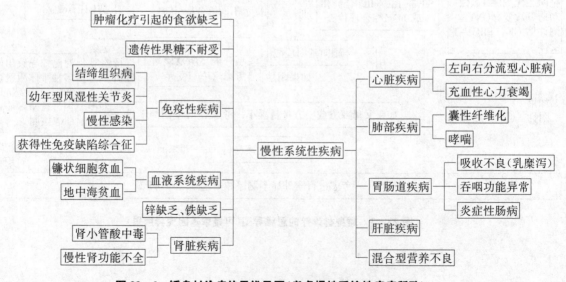

图 23 - 6　矮身材诊疗的思维导图（考虑慢性系统性疾病所致）

第二节　生长激素缺乏症的临床特点

人体生长是极为复杂的生物过程。目前已知人体生长与下丘脑-垂体-胰岛素样生长因子轴的生理作用密切相关。该生长轴主要包括下丘脑、垂体、肝脏和生长软骨，其中涉及多种神经递质、神经肽、下丘脑激素[生长激素释放激素（GHRH）/生长激素释放抑制激素（GHIH）]、垂体生长激素（GH）、生长激素受体、生长激素结合蛋白（GHBP）、胰岛素样生长因子（IGF）、胰岛素样生长因子结合蛋白（IGFBP）及胰岛素样生长因子受体。

一、生长激素

生长激素（growth hormone，GH）是由垂体前叶（即腺垂体）细胞合成和分泌的，其编码基因 *GH1* 位于第 17 号染色体长臂（17q22～q24）上，由 5 个外显子和 4 个内含子组成。生长激素由 191 个氨基酸组成，分子量为 22 kDa，为非糖化单链多肽。人体生长激素每天的分泌量，在儿童期为 $16\sim20~\mu g/(kg \cdot d)$，而到青春期可达到 $20\sim38~\mu g/(kg \cdot d)$。生长激素受下丘脑神经元所分泌的 GHRH 和 GHIH 调控，同时间接受各种神经递质、神经肽的调节。

（一）生长激素的分泌特点

生长激素是脉冲式分泌，其分泌的脉冲数和振幅在不同时间，不同人群差异很大。青春前期和青春期儿童 24 小时 GH 脉冲数为 6～8 次，3～4 小时 1 次。同时，GH 分泌是有昼夜节律的，正常人入睡后 45～90 分钟，血浆 GH 有明显增高。GH 分泌又受运动的影响，正常人剧烈运动可引起 GH 明显升高，因此临床上已把运动激发试验作为儿童生长激素缺乏症的筛选实验。除此以外，低血糖，高蛋白饮食，口服或静脉滴注精氨酸、赖氨酸、甘氨酸等可刺激 GH 的分泌；高血糖可抑制 GH 的分泌。总而言之，深睡眠状态，运动，低血糖，某些药物（胰岛素、可乐定、精氨酸等）可刺激 GH 的分泌；而快速眼动睡眠、心理因素、分娩损伤、中枢神经系统肿瘤、甲状腺功能减退症、糖皮质激素等则抑制 GH 的分泌。

（二）生长激素的生理功能

生长激素的生理功能包括：① 可刺激软骨细胞产生 IGF-1，促软骨细胞增殖，骨生长；② 可促进蛋白合成和脂肪降解；③ 减少外周组织对葡萄糖的利用；④ 促进水、矿物质代谢；⑤ 抗衰老、提高免疫等功能。

在 GH 促生长作用中，IGF-1 非常重要。IGF-1 主要来源于肝脏，与 IGFBP-3 结合，可刺激氨基酸摄取，抑制蛋白质分解，刺激外周组织对葡萄糖的摄取和利用；同时可以刺激骨骺生长板前软骨细胞分化成软骨细胞，软骨细胞增殖、肥大，形成成骨细胞；亦可以刺激骨骼肌细胞、平滑肌细胞、神经细胞的增殖。

（三）生长激素的临床应用

临床上现在用于治疗的生长激素走过 60 多年的发展历程，从最初的人垂体源性 GH，到基因工程 192AA（amino acid，氨基酸）的粉剂，之后改良为 191AA 的粉剂，再到 20 世纪末至今的 GH 水剂和长效制剂。GH 产品的安全性、便利性、依从性大大提升。随着基因重组人生长激素（recombinant human growth hormone，rhGH）临床应用经验的大量累积，目前获准采用 rhGH 治疗的病种逐渐增多，自 1985 年美国食品药品监督管理局（FDA）批准 rhGH 治疗生长激素缺乏症以来,陆续核准的适应证有慢性肾功能衰竭、Prader-Willi综合征、小于胎龄儿、先天性卵巢发育不全、特发性矮身材、SHOX基因缺陷和Noonan综合征等。

二、生长激素缺乏症的临床诊治

生长激素缺乏症(growth hormone deficiency,GHD)是由于垂体前叶合成和分泌GH部分或完全缺乏,或由于GH结构异常、受体缺陷等所致的生长发育障碍性疾病。GHD发病率为1/5000～1/4000,多为散发性,少部分为家族遗传。

(一)GHD的病因

根据下丘脑-垂体-生长激素轴功能缺陷,GHD的病因分为三大类:原发性、继发性、暂时性。

1. 原发性

(1)遗传性:表现为垂体发育相关基因缺陷、GH或IGF基因或受体异常,如GH受体缺陷(Laron综合征)、IGF-1缺陷、生长激素释放激素受体基因缺陷等。

(2)特发性:神经递质-神经激素功能途径的缺陷。

(3)发育异常:垂体发育异常(如不发育、发育不良、空蝶鞍),视-中隔发育不良,前脑无裂畸形,腭裂等。

2. 继发性　主要继发于肿瘤、放射损伤、头部创伤、颅内感染、浸润性病变(朗格汉斯细胞组织细胞增生症)等。

3. 暂时性　由不良环境或精神创伤导致的暂时性GH分泌下降,一旦脱离该环境,即可逆转。

(二)GHD的临床表现

1. 原发性GHD　出生时有难产、窒息或胎位不正,以臀位、足位产多见。出生时身长、体重正常,生后生长速度减慢,在2～3岁后明显落后。皮下脂肪相对较多,圆脸,幼稚面容,小下颌,肢体匀称,高音调声音。一般智力正常。出牙、换牙及骨龄落后。青春发育大多延迟。

2. 继发性GHD　可发生于任何年龄,并伴有原发疾病的相应症状。

(三)GHD的诊断标准

参考《小儿内分泌学》(颜纯、王慕逖主编),GHD的诊断标准如下:

1. 病史　GHD患儿新生儿期有低血糖发作、黄疸消退延迟、小阴茎史,有颅脑照射史,有颅面中线异常史,有颅脑损伤史或中枢神经系统感染史,亦可能有近亲家族史。

2. 身高　身高低于同种族、同年龄、同性别健康儿童的平均身高-2 SD或低于第3百分位数。

3. 年生长速度低　<3岁时年生长速度<7 cm,3岁至青春期前年生长速度<5 cm,青春期年生长速度<6 cm。

4. 典型特征　匀称性矮小,无青春期发育体征,皮下脂肪较丰满(腹部脂肪堆积),面容幼稚(娃娃脸),面痣较多,智力正常,以上是本病的典型表现。

5. 排除其他疾病　除外慢性肝肾疾病、甲状腺功能减退症、染色体疾病等。

6. 颅脑影像学检查　颅脑MRI示垂体小。

7. 骨龄检查　骨龄落后实际年龄2岁或2岁以上。

8. GH激发试验　2种药物刺激,GH<10 ng/mL。GH<5 ng/mL,为GH完全缺乏;5 ng/mL≤GH<10 ng/mL,为GH部分缺乏。

（四）GHD 的生长激素治疗

GH 治疗的目的是让患儿赶上正常儿童,保持正常的生长速度,赢得青春期快速增长的时机,最终达到成人正常的身高。1985 年美国 FDA 批准重组人生长激素用于 GHD 的治疗,至今已有近 40 年的历史,为 GHD 和其他矮身材患儿带来了福音。

第三节　临床实战演练

病例　患儿女,6 岁 6 个月。主诉:生长缓慢 4 年半。

一、询问病史

（一）问诊主要内容及目的

【思维提示】　生长缓慢是儿童生长发育门诊常见的主诉之一。生长缓慢的原因有很多,除了生长激素缺乏症,还有其他疾病相关的矮小,如甲状腺功能减退症、宫内发育迟缓、软骨发育不良、先天性卵巢发育不全、特殊类型佝偻病、黏多糖贮积症、慢性肾功能不全、家族性矮身材、心因性矮身材等。病史询问过程中要获取与诊断相关的尽可能多的信息,比如父母身高、出生史(有无宫内发育迟缓、围生期窒息、难产、臀位产等),出生之后的喂养情况,智力发育,出牙换牙时间,生长速度开始减慢的年龄,近几年生长速度,有无慢性疾病史,家庭生活环境及家族遗传或血缘关系情况等。因此,问诊的主要目的是寻找更多的临床诊断和鉴别诊断的依据和要点。

（二）问诊结果

该患儿 2 岁后逐渐出现身长增长缓慢,近 2 年年增长 3～4 cm,智力发育基本正常,现刚上一年级,学习成绩中等,平时食欲一般,活动量一般,大便每天 1 次,小便正常,睡眠可。患儿系第 1 胎第 1 产,足月剖宫产,臀位产,出生体重 3500 g,无窒息史,母乳喂养至 8 个月,辅食添加正常。新生儿期黄疸延迟至生后 3 周消退。平时体质尚可。父亲 175 cm,母亲 160 cm,父母青春期发育正常。

【思维提示】　患儿 2 岁后逐渐出现生长减速,出生时为臀位产,无窒息史,出生体重正常,生后黄疸消退延迟,智力正常,无慢性疾病史,饮食、运动、睡眠基本正常,无特殊家族史。

二、体格检查

（一）检查重点

1. **体格测量**　准确测量身高、体重,明确是否达到相应性别、年龄的矮小标准,计算 BMI;还要测量头围、坐高或上下部量、指间距、下肢长度等。

2. **一般情况**　精神状态如何,有无特殊面容,皮肤是否粗糙,有无咖啡斑,步态如何。

3. **其他体格检查**　眼耳鼻口腔有无畸形,甲状腺有无肿大及结节,心脏听诊有无杂音,有无肝脾大及淋巴结肿大,四肢关节有无畸形,有无其他骨骼畸形,性征发育情况如何。本患儿是女孩,还要注意有无颈蹼、发际低、乳距宽、肘外翻等先天性卵巢发育不全的体征。

【思维提示】　除准确测量身高、体重外,尤其要注意体型是否匀称、两侧肢体是否对称、有无特殊面容、骨骼四肢有无畸形。根据体型是否匀称、生长速度是否减慢,可以初步判断矮身材病因。若体型不匀称,结合其他病史,考虑是否是软骨发育不良、甲状腺功能减退症、黏多糖贮积症等。若生长速度减慢、体型匀称,可能是生长激素缺乏症、先天性卵巢发育不全等。

（二）检查结果

身高 106 cm,上部量 56 cm,下部量 50 cm,体重 15 kg,头围 53 cm。神志清晰,精神反应可,皮肤光滑,面色正常,面容幼稚,圆脸,尚未换牙。心率 88 次/分,心律齐,心音正常,心前区未及病理性杂音。腹软,肝脾肋下未及明显增大。四肢关节活动可,神经系统检查无特殊。未见颈璞,无明显肘外翻,双乳 B1 期,乳距不宽,阴毛 PH1 期。

三、初步诊断

矮小症,匀称性,原因待查。

四、进一步的检查

进一步的检查包括:① 血、尿、粪常规;② 血生化;③ 甲状腺功能、性激素、IGF-1、肾上腺功能检查;④ 生长激素激发试验(胰岛素、可乐定、左旋多巴、精氨酸等);⑤ 腹部 B 超、子宫卵巢 B 超;⑥ 骨龄;⑦ 垂体 MRI;⑧ 染色体核型分析;⑨ 基因测序和染色体芯片检查(根据患儿合并症状、体征及病史选择)。

【思维提示】 血、尿、粪常规应作为常规检查,不可缺少,最简单的检查经常能提供意外的信息。血生化检查,一是检查肝肾功能排除慢性疾病,二是看有无电解质异常、有无低血糖等。特殊检查项目注意除外甲状腺功能减退症,判断有无性发育异常等。腹部 B 超和女性子宫卵巢 B 超为无创、可反复检查项目,主要除外腹部脏器疾病,明确女孩性腺发育情况。左手腕骨龄 X 线片判断骨成熟程度,垂体 MRI 除外鞍区占位所引起的矮小。女孩还需要完善染色体核型分析,除外先天性卵巢发育不全。

检查结果:三大常规未见明显异常;血生化肝肾功能正常,血糖 3.5 mmol/L,甲状腺功能正常,IGF-1<25 ng/mL;心脏 B 超示心内结构无异常;腹部 B 超示肝胆胰脾肾上腺无明显异常;染色体 46XX;骨龄相当于 3 岁;垂体 MRI 平扫示垂体形态小,高度 2 mm;生长激素激发试验 GH 峰值 1.21 ng/mL。

五、诊断及诊断思维

患儿 6 岁 6 个月,身高 106 cm,低于同年龄、同性别儿童平均身高的第 3 百分位数。出生时为臀位产,无窒息史,出生体重正常,生后黄疸消退延迟。生后 2 岁后逐渐生长速度减慢,年增长小于 4 cm,智力发育正常。父母身高正常。查体示面容幼稚,圆脸,未见颈璞,无明显肘外翻,乳距不宽。辅助检查示染色体正常,甲状腺功能正常,骨龄落后于实际年龄 3 岁余,垂体小,生长激素激发试验 GH 峰值仅为 1.21 ng/mL,小于 5 ng/mL,IGF-1 明显降低。可以诊断为原发性生长激素缺乏症。

六、治疗方案

基因重组人生长激素替代治疗,剂量为 0.1~0.15 U/(kg·d),每天睡前皮下注射,年龄越小治疗效果越好,一般可持续至骨骺闭合。治疗过程中需监测生长速度、性发育情况,定期复查血常规、血糖、肝肾功能、胰岛素、甲状腺功能、IGF-1、IGFBP-3、性激素、骨龄、妇科 B 超等。

七、治疗效果

该患儿予基因重组人生长激素 0.1 U/(kg·d)治疗,7 岁时,身高增长 5 cm,达到 111 cm,骨龄 4 岁;7 岁半时,身高 116 cm,骨龄约 4 岁 6 个月;8 岁半时,身高 125 cm,已达到相应年龄身高的第 10 百分位数,骨龄相当于 6 岁,尚未有第二性征发育;9 岁半时,身高为 133 cm,已达到相应年龄身高的第 25 百分位数,骨龄相当于 7 岁,尚无第二性征发育。定期监测血液指标未见异常。

参考文献

[1] 颜纯,王慕逊.小儿内分泌学[M].2 版.北京:人民卫生出版社,2006.

[2] 中华医学会儿科学分会内分泌遗传代谢学组.矮身材儿童诊治指南[J].中华儿科杂志,2008,46(6): 428-430.

[3] 李辉,季成叶,宗心南,等.中国 0~18 岁儿童、青少年身高、体重的标准化生长曲线[J].中华儿科杂志,2009,47(7):487-492.

[4] PAULO F C, ALEXANDER L J, MARGARET S B, et al. Growth hormone therapy in children: research and practice—a review[J]. Growth Horm IGF Res,2019,44:20-32.

[5] 中华医学会儿科学分会内分泌遗传代谢学组,中国医师协会儿科学分会儿童保健学组,中华儿科杂志编辑委员会.儿童体格发育评估与管理临床实践专家共识[J].中华儿科杂志,2021,59(3): 169-174.

[6] 桂永浩,薛辛东.儿科学[M].3 版.北京:人民卫生出版社,2015.

[7] LUO Z C,LOW L C K,KARLBERG J. A Comparison of target height estimated and final height attained between Swedish and Hong Kong Chinese children. Acta Paediatr,1999,88:248-252.

（刘倩琦）

第二十四章　多饮多尿

第一节　多饮多尿的诊断思维

儿童尿量有很大个体差异,与液体摄入量、食物种类、气温、湿度、活动量等因素有关。一般每天正常尿量婴儿 400～500 mL,幼儿 500～600 mL,学龄前儿童 600～800 mL,学龄儿童 800～1400 mL,14 岁以上儿童 1000～1600 mL。多尿是尿量超过 2000 mL/(m² · d)。正常成人平均白天排尿 3～5 次,夜间不超过 1～2 次,正常幼儿排尿每天约 10 次,学龄前与学龄期 6～7 次。

正常排尿在婴儿期由脊髓反射完成,之后受脑干-大脑皮质控制,一般 3 岁就能自主控制,在 1.5～3 岁通过控制膀胱括约肌和尿道括约肌来控制排尿。若 3 岁以后不能控制膀胱括约肌,则出现不稳定膀胱,表现为白天尿频,尿急,偶尔尿失禁,夜间遗尿。

口渴是生理现象,当机体细胞外液容量减少或渗透压升高,会刺激下丘脑渗透压感受器,兴奋传导至大脑皮质的渴觉中枢而产生渴觉,主动饮水。多饮没有明确量的定义,一般超过 2000 mL/(m² · d)考虑多饮。

水的摄入量和尿量,调节的核心是血浆渗透压与血容量的稳定。

尿液特点:① 尿色,正常尿液黄色透明,正常婴幼儿在寒冷季节尿排出后可有磷酸盐或碳酸盐析出而成白色,加酸即溶解。② 酸碱度,中性或弱酸性,pH 5～7。③ 尿渗透压或比重,婴幼儿尿渗透压为 50～600 mOsm/L,儿童通常为 500～800 mOsm/L,尿比重为 1.003～1.030,通常为 1.011～1.025。④ 尿蛋白,正常小儿尿中仅含微量蛋白,中度或重度蛋白尿常提示肾小球疾病,在热性病、运动后、直立体位时也可有一过性蛋白尿,并非一定由器质性肾疾病引起。

一、多饮多尿的原因

(一)精神性烦渴多饮

儿童特别是婴幼儿经常由精神因素引起多饮后导致多尿,多为渐进性起病,症状逐渐加重,但夜间饮水较少。通常不会有夜尿增多或夜间因烦渴而醒,有时症状也能一过性缓解。去除诱因,多尿症状就会好转。血钠、血浆渗透压均处于正常低限,无抗利尿激素分泌或作用缺陷。精神性烦渴多饮多是由长期饮水训练不当所致,发生于发热、腹泻、天气炎热时等。比如孩子发热,家长会鼓励孩子多喝水,不停地喝,不喝就打骂、恐吓,或者给含糖饮料,连续几天,孩子习惯了不停地饮水,即使热退,也继续多饮,喝不到水就哭闹,成了习惯性烦渴多饮。

(二)尿崩症

尿崩症患儿完全或部分丧失尿液浓缩功能,排出大量稀释性尿,主要表现为多尿、烦渴、多饮、低比重尿,分为中枢性尿崩和肾性尿崩。

人体抗利尿激素(antidiuretic hormone,ADH)是由下丘脑视上核与室旁核的大神经元细胞合成的九肽,储存在垂体后叶,释放入血液循环发挥作用。主要生理功能是增加肾远曲小管和集合管上皮细胞对水的通透性,促进水的重吸收,保留水分,减少尿量。中枢性尿崩是由于 ADH 分泌不足,水分不能再吸收,故而大量排尿,口渴,多饮以维持血浆渗透压在正常范围。除特发性尿崩以外,大多存在继发性原因,如肿瘤、手术、创伤、炎症、血管病变等。肾性尿崩分为遗传性和获得性,儿童多是遗传性,由于基因突变,ADH 不能与肾小管受体结合,或者肾小管本身缺陷致肾小管对 ADH 敏感性低下或抵抗,产生多尿、尿崩,多见于婴幼儿,起病早,病情较重。获得性肾性尿崩大多为多种病因造成的肾脏损伤,如慢性肾盂肾炎、多囊肾等损伤肾集合管的功能,药物中毒如庆大霉素、链霉素等影响肾小管对水的重吸收。

（三）糖尿病

糖尿病患儿由于尿里含糖高,高尿糖形成渗透性利尿,排出大量液体和电解质,造成多尿、脱水。由于血糖升高,血浆渗透压增高导致细胞内脱水,引起患者口渴而大量饮水,导致多饮。糖尿病还常伴有多食,消瘦。

（四）肾小管疾病

肾小管疾病患儿由于肾浓缩功能障碍,出现低比重尿,一般由于先天性疾病,常伴有生长发育落后。例如肾小管酸中毒,由于肾小管近端或远端泌氢障碍或 HCO_3^- 重吸收障碍,出现酸中毒表现,伴有电解质紊乱,浓缩功能受损就会出现多饮多尿、烦渴。

（五）颅内病变

下丘脑垂体区域受到炎症、肿瘤、外伤、手术、自身免疫损害、脑血管病变等影响,抗利尿激素生成或释放不足,患儿尿浓缩功能丧失,会出现多饮多尿,甚至尿崩。颅内病变如脑炎、白血病、颅咽管瘤、空泡蝶鞍、垂体发育不良等。朗格汉斯细胞组织细胞增生症2型会有颅骨缺损、骨质破坏,出现尿崩、突眼。

（六）遗尿

大多数正常孩子2岁以后就可以白天自觉控制排尿,但夜间仍有无意识的排尿,如果3岁以后经常发生或5岁以后有时发生不自主排尿,则属于遗尿。男孩较女孩多见。

（七）其他全身性疾病

例如干燥综合征,这是一种慢性炎症性自身免疫性疾病。病变主要侵犯泪腺和大小唾液腺等外分泌腺,致使腺体破坏,分泌减少或缺乏。临床表现以眼和口腔干燥为主要症状,口干导致多饮多尿。干燥综合征常合并类风湿关节炎或其他自身免疫性疾病。其他全身性疾病还有高钙血症、原发性醛固酮增多症等,也会出现多尿症状。

（八）泌尿系感染

泌尿系感染会同时伴有尿频、尿急表现,排尿的次数多,但是尿的总量不多,这需要统计24小时尿量来判断。

（九）特殊综合征

例如范科尼综合征、巴特综合征也会出现低钾血症、多尿症状。

多饮多尿是儿科最常见的症状之一,原因比较多且复杂(图 24-1),而疾病早期又缺乏特异性症状,给早期诊断带来一定困难。因此,当患儿出现症状后,要详尽地收集病史,仔细地体格检查,合理安排实验室检查和特殊检查,并密切观察症状和体征的变化,根据年龄、既往病史、伴随症状和体征,做出正确诊断,进行恰当治疗,并根据治疗效果调整治疗方案。

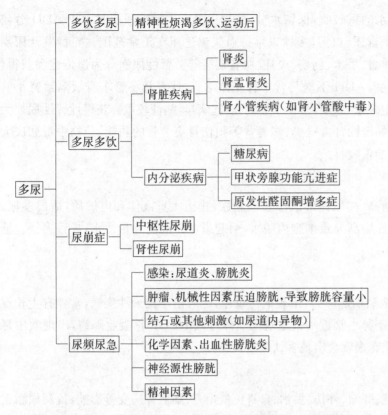

图 24 - 1　多尿诊断的思维导图

二、多饮多尿的诊断步骤

（一）病史采集

1. **仔细询问病史**　病史询问首先围绕主诉展开,包括多饮多尿出现时间,具体尿量多少,什么时间段多,尿的颜色怎么样。如果控制饮水后,尿量、尿色有什么变化。特别要了解夜间尿量多少,有无遗尿。出现多饮多尿的可能诱因是什么,是否运动后出现,是否发热或腹泻后出现。特别要注意精神方面变化,家庭情况有无变故,是否能正常吃饭、活动、玩耍等。有无特殊食物史、补充营养品史。其次,询问既往史,有无合并其他疾病,药物使用史如何,包括一些特殊检查用药。再次,询问个人史,包括第几胎、第几产,喂养方式是母乳喂养、人工喂养还是混合喂养,是否合理添加辅食,生长发育情况如何,营养状况如何。如果生长发育落后,则询问起始时间、就医情况。最后,询问家族史,了解家族中有无类似疾病史,如果有,是何人,具体诊断是什么,治疗方案如何。

2. **询问伴随症状**　为鉴别诊断提供信息,有无尿频、尿急、尿痛,有无血尿、泡沫尿、浑浊尿;有无体重减轻、发热、腹痛、呕吐、便秘、纳差,有无头痛、恶心、视力变化、视野缺损、视物模糊;生长发育状况如何,智力、行为发育是否同正常同龄儿;有无全身乏力或精神萎靡;是否合并高血压、瘫痪、麻痹、骨痛等。

3. **询问既往有无类似症状**　有无反复发作,治疗情况如何,结果怎样。

（二）体格检查

1. **评估患儿生命体征**　测量呼吸、心率、体温、血压、身高、体重,观察神志状况,需详细记录。

2. **查看患儿呼吸是否平稳**　有无深大呼吸,呼气中有无酮味。

3. 观察患儿面容和精神状态、生长发育和营养情况　急性面容、神情痛苦、精神萎靡提示病情紧急,需要尽快判断;如果生长发育和营养良好,出现症状时间短,考虑急性起病,先天性疾病可能性小。如果孩子精神状态良好,正常玩耍,生长发育和营养状况落后,考虑病情时间长,孩子耐受,先天性疾病可能性大。观察有无机体发育畸形的体征,如异常毛发生长、特殊面容、下肢畸形等。

4. 评估脱水程度　脱水是轻度、中度,还是重度。皮肤弹性如何,有无眼窝凹陷,哭时有无泪,有无皮肤皮疹,有无下肢水肿等。

5. 腹部、背部、外阴检查　腹部有无压痛、反跳痛,肾区有无叩击痛,尿道口有无红肿、分泌物、发育畸形。

6. 神经系统检查　检查患儿视野、神经系统病理反射,测定智力状况。

（三）辅助检查

1. 血、尿、粪常规　要特别关注尿比重、尿渗透压、尿糖、尿酮、白细胞、红细胞的情况。

2. 血生化相关检查　进行血糖、电解质、血气分析、肝肾功能、胰岛素、C肽、甲状腺功能、皮质醇、促肾上腺皮质激素(ACTH)、肿瘤标记物的检查。

3. CT 或磁共振成像(MRI)　了解颅内有无占位,有无神经系统病变。有时还需要了解肾脏整体发育,胰腺有无炎症。

4. B超　通过双肾膀胱输尿管B超,观察肾脏位置、大小,了解有无先天发育问题(如结构异常),有无结石、囊肿、占位性病变。有时也需行心脏B超。根据体格检查酌情增减辅助检查项目。

5. 心电图、胸部X线片　有些潜在感染(如肺结核)可通过胸部X线片发现。考虑心肌炎时需要心电图鉴别,有无严重电解质紊乱(如低钾血症)也需要心电图辅助。鉴别有无颅骨缺损,骨纤维发育不良时需要X线片辅助。

6. 糖尿病特异性检查　糖化血红蛋白、血酮、糖尿病自身抗体对糖尿病诊断有帮助。糖化血红蛋白反映既往 $2\sim3$ 个月平均血糖水平如何,出现高血糖是长期还是短期。测血酮看有无并发症,如酮症或酮症酸中毒。如果血酮高,立即行血气分析,及时判断疾病危重程度。考虑糖尿病诊断需要分型,糖尿病自身抗体非常有意义,若阳性则支持1型糖尿病诊断。

7. 禁水加压素试验　必要时完成。

第二节　儿童糖尿病及酮症酸中毒的临床特点

询问患儿病史,完善体格检查,患儿有多饮多尿,检查发现尿糖阳性,血糖升高,超过 11.1 mmol/L,首先要考虑糖尿病的诊断。糖尿病的诊断标准是什么,跟其他疾病如何鉴别?

正常人的血糖处于动态稳定中,在一定范围内波动,受激素和有关酶的调节。血糖的来源有二:① 外源性,食物中葡萄糖经过消化道的消化吸收进入血液循环,这是引起餐后血糖升高的来源;② 内源性,由肝脏产生的葡萄糖使血糖在禁食10小时后仍能维持正常水平,这是由于肝糖原分解和糖异生产生的葡萄糖进入血液循环,从而保证血糖的正常动态平衡。葡萄糖是细胞代谢的主要能量来源,持久的高血糖可以引起许多并发症,如视网膜病变导致失明,肾功能障碍甚至衰竭,还有可能引发神经病变、心脑血管问题,导致残疾或死亡。严重的低血糖也会对人体产生不可逆损伤,特别是脑组织。血糖的调节受多种酶和激素控制,其中胰岛素的调节最为重要,胰岛素参与了多个过程,如肝糖原分解、糖异生、脂肪酸氧化和酮体生成,胰岛素和反调节激素失去平衡就会出现血糖异常。高血糖是刺激胰岛素分泌的主要因素,其他一些营养物质、激素也能促进胰岛素分泌,如胰高血糖素、氨基酸、脂肪酸等。胰岛素受体作用广泛,在不同的靶组织中对血糖的稳定作用是不同的。

胰岛素是在胰腺胰岛 β 细胞核内生成的,胰岛素基因只在胰岛 β 细胞中表达,它的调控在转录起始水平,目前具体调控机制还不完全了解。胰岛素是合成代谢激素,对体内不同器官的糖、蛋白质、脂肪的合成都有作用,但各有其特异性。与胰岛素功能相拮抗的主要激素有胰高血糖素、糖皮质激素、肾上腺素、去甲肾上腺素、生长激素等。体内物质的合成和分解在正常人是稳态平衡的,代谢的过程非常复杂。

糖尿病是由于体内胰岛素绝对或相对不足,出现慢性全身性内分泌代谢紊乱,尤其是糖代谢紊乱,并导致蛋白质、脂肪、水及电解质代谢紊乱。1 型糖尿病是在遗传易感性基础上,由免疫功能紊乱引发的自身免疫性疾病。胰岛 β 细胞发生自身免疫性损伤,胰岛素分泌不足进行性加重,胰岛素绝对缺乏,因此治疗离不开胰岛素。遗传、免疫、环境等因素在 1 型糖尿病的发病过程中起着重要作用。1 型糖尿病发病率各国差异较大,芬兰、意大利的撒丁岛最高,为 36/10 万,我国为 1.04/10 万,4～6 岁、10～14 岁为高发年龄,近年来婴幼儿糖尿病发病率增加。1 型糖尿病男女无性别差异,秋冬季相对高发。2 型糖尿病是胰岛素抵抗为主或伴有胰岛素分泌不足,病因复杂,是由遗传、环境、代谢等多种危险因素相互作用的结果。儿童 2 型糖尿病的危险因素有肥胖、糖尿病家族史、青春期、小于胎龄儿、母亲妊娠糖尿病、精神因素等。

体内胰岛素绝对或相对不足,血糖不能有效地利用并超过肾阈值,形成高血糖和高尿糖。高尿糖形成渗透性利尿,机体排出大量水和电解质,造成排尿增多,出现多尿。血糖增高使血浆渗透压增高,细胞内脱水,引起患儿口渴而大量饮水,导致多饮。由于组织不能利用葡萄糖,机体处于饥饿状态,产生饥饿感而引起多食。胰岛素缺乏、脂肪分解增加使机体消瘦。

一、糖尿病诊断标准

2019 年,世界卫生组织修改了诊断标准,认为满足以下 4 个条件之一就可以诊断为糖尿病:① 空腹血糖≥7.0 mmol/L;② 随机血糖≥11.1 mmol/L 且伴糖尿病症状;③ 口服糖耐量试验 2 小时血糖≥11.1 mmol/L;④ 糖化血红蛋白≥6.5%。

第 4 条是 2019 年修订时新增加的,以往没有。只要符合这 4 条之一就可以诊断为糖尿病。

注意还有糖尿病前期这个诊断概念,糖尿病前期包括空腹血糖受损(空腹血糖 5.6～6.9 mmol/L)和糖耐量受损(口服糖耐量试验 2 小时血糖 7.8～11.0 mmol/L)。

二、糖尿病分型

最新的 2020 年版专家共识提出,在原有 1 型、2 型、特殊类型、混合型和妊娠糖尿病的基础上,新增一类未分类型,就是目前不能明确到底是哪一型,可暂不分型,观察随访再定。特殊类型里有八大类:β 细胞遗传缺陷[包括青少年发病的成人型糖尿病(maturity-onset diabetes of the young,MODY)],胰岛素作用遗传缺陷,外分泌性胰腺疾病,内分泌疾病,药物或化学因素所致的糖尿病,感染,免疫介导型糖尿病,伴有糖尿病的遗传综合征。

三、儿童糖尿病特点

儿童糖尿病与成人不同,以 1 型糖尿病多见,早期不易发现,病情波动不稳定(易导致酮症酸中毒),治疗过程不易管理。

临床特点:起病较急,症状开始时多比较明显。常见典型症状为"三多一少":多饮、多食、多尿、体重减少(消瘦)。幼儿遗尿常为早期症状,部分患儿就诊时即以酮症酸中毒为首发症状。患儿体重减轻、消瘦、脱水、精神不振、乏力,酮症酸中毒时可见呼吸深大、呼气有酮味、脱水明显,出现恶心呕吐、腹痛、神志改变、萎靡、嗜睡、反应迟钝,甚至昏迷。

四、糖尿病的鉴别诊断

(一)应激性高血糖

应激性高血糖比较常见,据调查,5％儿科急诊室会接诊高血糖患儿,常见于感染、手术、高热、其他器官功能衰竭时,为应激诱发的一过性高血糖。这些情况不能诊断为糖尿病,应激性高血糖会随着原发疾病的好转,血糖逐渐下降,持续时间不会太长。

(二)假性高血糖

要仔细询问病史,孩子是否吃了高糖食物,需复查血糖,有时已经恢复到正常。注意是否正在输注葡萄糖液时采血,如果是,停止输葡萄糖液,改用生理盐水,观察一段时间后再复查血糖。

(三)肾性糖尿

询问有无家族史,是否存在肾糖阈下降,出现尿糖阳性,但血糖正常。

还有一些先天性代谢病,如范科尼综合征、肾小管酸中毒,或者重金属中毒时,都可能会出现尿糖阳性。

(四)假性糖尿

尿液中有果糖或戊糖,也可能会使尿糖试纸呈阳性,换种方法葡萄糖氧化酶法检测可以鉴别。

(五)其他内分泌疾病

其他内分泌疾病如甲状腺功能亢进症、皮质醇增多症等,由于体内升血糖激素升高,血糖升高。

(六)急腹症

糖尿病酮症酸中毒时,代谢性酸中毒和相关电解质异常引起胃排空延迟和肠梗阻,会出现明显食欲减退、恶心呕吐、腹部不适、腹痛等胃肠道症状,需要和急腹症鉴别。

(七)重症肺炎

糖尿病酮症酸中毒时出现深大呼吸,由于酮体集聚,酮味类似烂苹果味,因此呼气有烂苹果味,这可以和重症肺炎鉴别。

(八)心肌炎

糖尿病伴有循环不良症状,如心率加快、血压下降、四肢发冷,需要和心肌炎鉴别。

(九)药物影响

其他疾病用药,如肿瘤药物、糖皮质激素等。

第三节　临床实战演练

病例　患儿男,13岁。主诉:多饮多尿1个月,胸腹部不适3天,精神差1天,加重3小时。

一、询问病史

询问病史要全面,不能固定思维,只围绕腹部不适。

问诊结果:患儿3天前出现胸腹部不适,伴有呕吐,为胃内容物,非喷射状,在外院就诊考虑急性胃肠炎,予以肠胃康口服,患儿症状稍改善。1天前患儿精神差,伴有四肢乏力、嗜睡,家属未予重视。当天中午起患儿胸闷、呼吸困难、面色苍白、四肢凉、意识模糊,伴有腹痛、呕吐,共呕吐2次,为胃内容物,非喷射状,来院就诊。

【思维提示】　多饮多尿1个月,家长并未引起重视,也没有明确具体饮水量、尿量,说明没有严重的其他不适。对13岁大孩子来说,首先考虑饮食不洁,但无腹泻、发热,消化道症状好转后反而精神差,提示还有原发疾病并未诊治。当天中午起呼吸困难、胸闷,可以考虑全身代谢问题。

二、体格检查

初步行体格检查,有重点地全面检查。

检查结果:精神萎靡,呼之能应,深大呼吸。甲状腺无肿大。心音有力,心率110次/分。腹软,剑下压痛,无反跳痛。外院查血常规正常范围,来我院急诊。

三、初步诊断

考虑什么疾病呢? 可以全身逐个系统排除,根据主诉,危重疾病先考虑。

(一)外科急腹症

患儿腹部不适,伴有呕吐、腹痛,首先考虑胃肠炎,但腹泻不明显。有腹痛,为排除肠道病变,行腹部B超,显示右中腹部环状不均质低回声,影像科考虑诊断:肠套叠? 肠套叠大多见于婴幼儿,有阵发性腹痛、哭闹、呕吐、血便等症状。患儿年龄不符,且病程稍长,为进一步证实,行空气灌肠后腹部摄片,未见明显肠套叠征象,故排除肠套叠。请外科会诊,建议行头部+腹部CT,未见异常,暂时不考虑外科急腹症。

(二)爆发性心肌炎

近3小时患儿出现明显呼吸增快、精神萎靡,伴有面色苍白、四肢凉、意识模糊,考虑爆发性心肌炎? 立即行心电监护,床边心电图未见明显异常。同步抽血检验,进行血生化、电解质、心肌酶谱、血常规、C反应蛋白检查。

(三)中枢神经系统感染

患儿有呕吐,精神不佳,意识模糊,考虑中枢神经系统感染? 病史未提供头痛、发热史,颈无抵抗,病理反射阴性,头颅CT未见异常,不支持中枢神经系统感染诊断,后面需要进一步行腰椎穿刺脑脊液检查。

(四)肺炎

患儿呼吸增快,考虑肺炎? 患儿无发热、咳嗽病史,肺部听诊未及干湿啰音,血氧饱和度正常,不支持肺炎诊断,进一步行胸部 X 线检查帮助诊断。

（五）代谢性疾病

考虑代谢性疾病？测随机血糖为 26 mmol/L。考虑诊断:糖尿病？应激性高血糖？收入重症监护室(ICU)。

四、进一步的检查

血气分析:pH 6.9,HCO_3^- 4.1 mmol/L。复测血糖为 33 mmol/L,除外应激性高血糖。追问病史,患儿近 1 个月来有明显的多饮、多尿和消瘦,家长认为孩子多喝水是好习惯,并未重视。患儿无糖尿病家族史,家长根本未意识到可能是糖尿病。患儿原来稍胖,家长认为能减轻体重是好事,即使出现乏力、腹部不适、呕吐、精神不好的表现,也以为是学习辛苦、压力大所致,坚持送孩子上学。这导致疾病进展,患儿来院后一直没有小便,导尿后查尿常规示尿糖＋＋＋＋,尿酮体＋＋＋。初步诊断:糖尿病,糖尿病酮症酸中毒。

五、诊断及诊断依据

患儿出现明显的多饮多尿,消瘦,血糖超过 11.1 mmol/L,糖化血红蛋白 12.5%,支持糖尿病诊断。

患儿出现酸中毒,伴有胸腹部不适、恶心呕吐、四肢乏力、精神萎靡、嗜睡、胸闷、呼吸困难、面色苍白、四肢凉、意识模糊,pH 6.9,尿酮体阳性,支持酮症酸中毒诊断。

分型:入院后糖尿病综合治疗管理,监测血糖,进行胰岛功能检查、馒头餐试验,结果显示 C 肽绝对值下降,糖尿病自身抗体 GAD 阳性,诊断 1 型糖尿病。

最终诊断为 1 型糖尿病,糖尿病酮症酸中毒。

六、治疗方案

（一）胰岛素治疗

根据患儿情况选择合适的胰岛素组合方案,一般每天 4 剂,包括三餐前大剂量胰岛素和基础胰岛素。胰岛素剂量的分配以患儿病情的个体化需要为基础,参考患儿家庭经济水平、知识层次、患儿及家长的接受度综合分析,由医生和家长详细沟通,帮助患儿选择个体化治疗方案,可选择胰岛素注射针/笔或胰岛素泵治疗。持续皮下胰岛素注射(continuous subcutaneous insulin injection,CSII)可最大程度模拟生理性胰岛素分泌模式,CSII 将胰岛素分为基础胰岛素和餐时大剂量胰岛素 2 种不同方式给药,基础胰岛素可按 0.5～1.0 小时间隔划分,时间段太少不符合生理规律,时间段太多设置烦琐,常用为 3～4 段。一开始家长和患儿不能接受长期皮下注射胰岛素,情绪波动,血糖也不稳定。通过医生、护师反复教育沟通,家长和患儿接受治疗方案,配合治疗。

（二）饮食治疗

提供满足生长发育的能量,每天所需总能量为 1000＋年龄×(70～100)(kcal,1 kcal=4.184 kJ)。饮食营养成分的组成及分配为碳水化合物占 50%,脂肪占 30%,蛋白质占 20%。三餐能量分配依家庭饮食习惯而定,为 1/5、2/5、2/5 或三餐各 1/3。饮食治疗宗旨是食品多样化、营养化、均衡化,原则上既要保证患儿正常生长发育,又不能任其自由吃喝。住院中患儿会趁大人不注意偷偷进食,额外增加摄入能量,血糖波动明显。家长也认为瓜子类坚果很小,吃了影响不大。额外进食、血糖波动会导致住院时间延长。通过营养师参与，医护反复教育，家长和患儿明白其中道理，渐渐调整，配合治疗。

（三）运动治疗

运动可降低血糖及增加胰岛素敏感性，还可增强体质，促进生长发育。运动前后需注意调整胰岛素用量和适量进餐，以防低血糖。根据家庭条件、场地、时间，选择适合患儿的运动方式。住院期间定时定点测血糖，发现偏高时会鼓励患儿多运动，让他很快看见运动对血糖的影响，体会到运动的重要性。当然也会告知患儿运动的禁忌和注意事项。

（四）血糖监测

血糖监测是为了指导胰岛素治疗，合理调整饮食和运动。目前临床上有多点多次测微量血糖，动态血糖监测（continuous glucose monitoring，CGM），回顾式和实时连续监测等多种监测血糖的方式。根据家庭条件和管理能力，合理使用。指导家长和患儿学会自己测血糖，养成好习惯，懂得测血糖对疾病控制的重要性，以及血糖与胰岛素调整的关系，原则性计算胰岛素用量，自我调整加减。

（五）糖尿病教育

通过多样化的模式，保持医护和家庭之间的沟通，促进患儿血糖管理。糖尿病教育不仅要提供基础知识，还要培养家庭良好氛围，帮助患儿养成好的生活习惯。教育需要个体化，这是长期的过程，需要不断深入、加强、反复，最终使糖尿病患儿和家长学会自行管理。

参考文献

[1] 颜纯，王慕逖. 小儿内分泌学[M]. 2 版. 北京：人民卫生出版社，2006.

[2] 江载芳，申昆玲，沈颖. 诸福棠实用儿科学[M]. 8 版. 北京：人民卫生出版社，2015.

[3] 中华医学会儿科学分会内分泌遗传代谢学组，中华儿科杂志编辑委员会. 中国儿童 1 型糖尿病标准化诊断与治疗专家共识（2020 版）[J]. 中华儿科杂志，2020，58(6)：447-454.

（顾　威）

第二十五章　关节痛

第一节　关节痛的诊断思维

关节痛是儿童常见的临床症状,大约16%的儿童曾有过肢体疼痛,几乎所有的一线临床医生,尤其是儿内科和小儿骨科医生,都会接诊到关节痛为主诉的患儿。位于关节滑膜、软骨下骨、韧带、肌腱附着点、关节囊或肌肉的感觉神经末梢受到刺激均可以引起关节痛。引起关节痛的机制包括滑膜炎、附着点病、晶体沉积、感染,以及关节结构或机械力学异常。不同组织的痛觉敏感有所不同,其中关节滑膜对戳刺、切割或烧灼不敏感,但对炎症敏感;骨膜神经分布最密,对痛觉最敏感。

一、关节痛的病因

根据关节疼痛的性质可以将关节痛分为炎症性关节痛和非炎症性关节痛。炎症性关节痛的病因包括感染性炎症(细菌、病毒、寄生虫等病原体感染),免疫性炎症(幼年特发性关节炎、系统性红斑狼疮、幼年皮肌炎、血管炎等),肿瘤性炎症(血液系统肿瘤、实体瘤等),物理化学性炎症(痛风、创伤等)。非炎症性关节痛的病因包括生长痛、纤维肌痛综合征、近端胶原蛋白沉积、黏多糖贮积症等。

关节痛是一个非特异性症状,其生物学性质多种多样。关节痛常伴有受累关节的局部红、肿、热、僵和功能障碍等表现,是各种关节炎的主要症状。某些关节病变虽发生在关节内,产生关节痛,但病变实质并非炎症,也不能称关节炎。因此,关节痛不一定是关节炎,关节炎也不一定有关节痛。仅有关节痛或关节触痛不能诊断为关节炎。确诊关节炎必须同时具备病变累及关节本身和病变的实质为炎症这两个条件。

关节炎是关节痛的最常见病因,也是风湿性疾病最常见的表现之一。不同环境下关节痛患者进展并出现关节炎性病变的风险是不同的。从遗传易感个体在环境触发因素作用下,自身免疫状态发生变化,出现关节痛等症状,到临床关节炎形成并出现滑膜炎、软骨及骨质破坏,再到关节畸形、功能丧失,这是一个慢性的病程。在出现临床检查指标异常之前,疾病过程大多已经进展很久。早期治疗能够极大地改善关节炎的预后,因此近年来关节炎窗口期的概念也明显提前至关节痛早期,这对于预防关节永久损伤,获得病情持续缓解至关重要。而争取获得窗口期的治疗,早期诊断是关键。因此,识别关节炎的早期关节痛表现对于疾病的预后至关重要。

一些儿内科和外科的疾病均可出现关节痛。同质异症、同症异质,与多学科的交叉,涉及多系统的损害,缺乏特异的诊断标准,这些都给早期诊断带来一定的困难,也使得风湿免疫科总是被称为疑难杂症科。但是如果练就扎实的基本功,认真地收集病史,仔细地体格检查,合理地安排实验室检查和特殊检查,并密切观察症状和体征的变化,运用排除性诊断建立非感染、非肿瘤性关节炎的诊治思路,那么即使面对疑难复杂的病例,也可以有一个清晰的思路,从而给予合适的诊治。

二、关节痛的诊断步骤

(一) 病史采集

1. 关节痛情况　了解关节痛的诱因、起病情况、部位、持续时间、急缓程度及性质、加重及缓解因素、昼夜规律等。

(1) 晨僵现象:指下半夜和(或)早晨关节疼痛、僵硬或不适较重,起床活动后症状减轻。明显的晨僵现象提示炎症性关节痛,多与自身免疫性疾病相关。非风湿病的疼痛(如外伤、神经性疼痛等)一般无晨僵。

(2) 活动后症状减轻:提示自身免疫介导的炎症性关节病变。活动后症状加重,提示机械性关节损伤导致的疼痛。

2. 伴随症状　询问是否存在关节外症状,如发热、皮疹、乏力、消瘦、眼干、口干、呼吸道症状、口腔溃疡等消化道症状、肝脾大等全身情况,是否存在身材矮小,面容、智力异常等。根据伴随症状可以对关节痛的原因进行初步推断:

(1) 伴有寒战、高热,局部红肿灼热:多为化脓性关节炎。

(2) 伴有低热、乏力、盗汗、消瘦、食欲缺乏:高度警惕结核性关节炎。

(3) 关节痛为游走性,伴有心脏炎、舞蹈病等:需考虑风湿热。

(4) 伴有皮肤红斑、光过敏、低热和多脏器受累:提示系统性红斑狼疮可能。

(5) 伴有眼干、口干、反复腮腺炎、肾小管酸中毒等:首先考虑干燥综合征。

(6) 伴有近端肌群乏力、粉红色皮疹、Gottron征等:多为幼年皮肌炎。

(7) 伴有皮肤紫癜、腹痛、血便等:多为过敏性紫癜。

(8) 伴有发热,骨痛明显,夜间为主:需高度警惕恶性肿瘤性疾病。

(9) 活动量相对较大,多为发生于夜间的下肢疼痛:需考虑生长痛。

(10) 近期肠道、泌尿道或生殖道感染后出现非对称性下肢为主的关节痛:需警惕反应性关节炎。

(11) 丙硫氧嘧啶等服药史,血白细胞计数低:可能是抗中性粒细胞胞质抗体(ANCA)相关性血管炎。

3. 既往治疗过程及效果　询问既往治疗过程如制动、抗感染、非甾体抗炎药、糖皮质激素等的使用,了解疗程、药物剂量及治疗疗效。

4. 家族史及个人史　询问家族性疾病史,尤其关注家族中出现关节痛、关节炎及其他累及关节的疾病史。询问既往感染病史,密切接触者的相关症状和体征,疫区逗留史等。

(二) 体格检查

1. 全面查体　除常规的呼吸、循环、消化、神经、血液等系统的检查外,要重点关注:

(1) 眼科检查:有无葡萄膜炎。

(2) 皮肤黏膜检查:注意有无皮下结节,有无血管性皮疹,口腔黏膜有无溃疡,肛周及生殖器有无溃疡等。

(3) 淋巴结及肝脾检查:有无肿大。

2. **关节查体** 重点关注全身大、小关节的外形、结构及功能,包括累及关节的数量及各个关节活动受限、肿胀、皮温增高、压痛等情况。另外,需要注意颞颌关节、胸锁关节、肩锁关节、骶髂关节等常规查体中易被忽略的关节检查及脊柱活动度。

(三) 辅助检查

1. **常规检查** 血、尿、粪三大常规。

2. **疾病活动指标** 如红细胞沉降率、C 反应蛋白、铁蛋白、炎症因子等。

3. **分型指标** 如 $HLA-B27$ 基因、类风湿因子(RF)、抗环瓜氨酸肽抗体等。

4. **有助于鉴别诊断的检查** 如骨髓穿刺、免疫功能检查、凝血功能检查、自身抗体检查、肌酶检查、内镜检查、病理组织学活检等。

5. **影像学检查** 包括 X 线、CT、超声、磁共振成像(MRI)等检查。各种影像学检查有各自的优势及不足之处,在选择检查方法时应当权衡利弊,相互补充。

(1) X 线:是一种价廉、快捷和方便的方法,X 线对骨骼、关节破坏程度,软组织钙化等病变显示较好,可以反映病变部位结构的异常、关节损伤的程度和病程发展的速度等,基层医疗单位也可以进行,因此是关节痛患儿常规使用的检查手段。

(2) CT:可以直观敏感地显示骶髂关节和脊柱关节的骨质侵蚀破坏,能比 X 线更早发现病变,而且高分辨率 CT 对风湿性疾病肺部受累敏感且价值较高。

(3) 超声:具有无创、价廉、易重复、无电离辐射的优点。肌肉骨骼超声可检测炎症关节增厚的滑膜、关节囊或腱鞘以评估关节积液及滑膜炎情况,可用于关节腔穿刺的引导。但并不是全身所有关节均适用超声检查,且检查结果与操作者水平相关。

(4) MRI:在分辨软组织病灶方面敏感度高,对于骨关节成分包括骨髓、透明软骨、纤维软骨、韧带、半月板、滑膜、关节囊等,MRI 是最佳检查手段。MRI 是评价骨髓水肿的唯一影像学方法,MRI 增强扫描是显示滑膜增生的最佳方法。但 MRI 有花费较高、检查时间较长、小年龄儿科患者需镇静等缺点,部分限制了 MRI 在儿童风湿性疾病的广泛应用。

6. **关节腔穿刺** 关节腔穿刺是指在无菌技术操作下,用空针刺入关节腔内抽取积液,了解积液性质,为临床诊断提供依据,并可向关节内注射药物以治疗关节疾病。关节腔穿刺的适应证主要包括:① 原因不明的关节积液;② 疑为感染性关节炎寻找病原菌;③ 抽取积液或向关节腔内注药,达到治疗目的。

7. **分子诊断技术** 分子诊断技术具有精准、快速、简便等特点。高通量病原检测技术敏感度高,是诊断特殊感染所致关节痛的有效手段。基因检查可显著提高遗传代谢病及自身炎症性疾病的临床诊断水平。

关节痛的诊断思路见图 25-1。

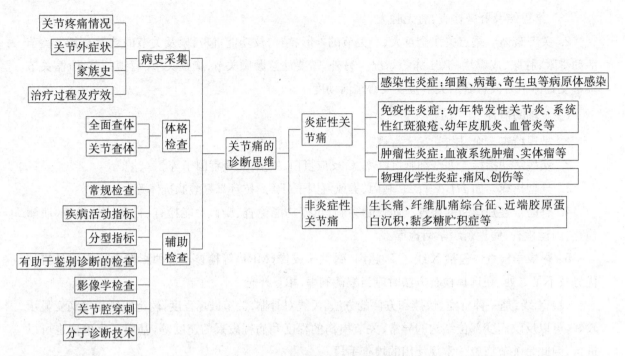

图 25-1　关节痛诊断的思维导图

第二节　幼年特发性关节炎的临床特点

关节炎的定义是关节肿胀/积液,或存在关节活动受限、关节触痛、关节活动时疼痛、关节表面皮温增高4项体征中的2项或2项以上。幼年特发性关节炎(juvenile idiopathic arthritis,JIA)是儿童时期常见的结缔组织疾病,以慢性关节炎为主要特征,并伴有全身多系统受累,也是儿童致残和致盲的主要原因。JIA的定义是发病年龄<16岁,持续6周以上的不明原因的关节肿胀,并除外其他疾病。因此,JIA一定是一个排除性诊断,反过来说,如果能明确是其他病因所致的关节炎,就排除了JIA的诊断。

JIA的异质性很高,具有复杂、多样、多变的特点。疾病早期以关节周围软组织改变,滑膜炎、肌腱炎、滑囊炎为主,病变进展出现关节周围骨质改变,表现为骨水肿、骨质疏松等,到后期以骨、软骨破坏性改变为主,出现骨质侵蚀性改变和关节间隙变窄畸形。然而,疾病的临床表现出现顺序并非绝对,部分特征性病变可能根本不出现,一些特征性病变也可能重叠出现。

由于其高度的异质性,JIA的分类一直备受关注。随着对JIA生物异质性和发病机制认识的进步,其分类标准也在不断变化。以关节炎主要的临床特征和实验室检查指标为基础,将JIA分为不同的类型,根据国际风湿病学会联盟(ILAR)2003年JIA的分类标准(表25-1),JIA包含了7种类型,即全身型、少关节型(持续性或扩展性)、RF阳性多关节型、RF阴性多关节型、银屑病相关型、与附着点炎症相关型和未分化型。2018年儿童风湿病国际试验组织召开的一项共识会议中,再次将JIA的分类修订为全身型、RF阳性型、脊柱炎相关型、抗核抗体(ANA)阳性型、其他类型。值得注意的是,分类标准不是诊断标准。与绝大多数风湿性疾病一样,JIA也是病因不明、累及多系统导致功能紊乱的疾病,患者的病程、临床症状及疾病结局等方面存在较大的异质性,并没有单一的临床症状、实验室检查指标、病理或影像学特征能够作为疾病诊断或分类的金标准。JIA的分类标准并不是根据一系列的临床症状、检查结果制定的一套用于临床个体化治疗指导的诊断标准,目前该分类标准主要用于临床研究,通过标准化的定义,可以实现对不同研究和不同地域中相对同质的患者进行比较。JIA 每种亚型的特点,包括临床表现、实验室检查、诊断要点及治疗原则均不完全相同。由于 JIA 的临床特点存在一定重叠,在 JIA 的分类中,某些亚型的特征也可能与其他亚型的重叠,导致准确分类存在困难。尽管如此,JIA 的分类标准仍对诊断、治疗和随访具有重要意义。

表 25 - 1　JIA 的国际风湿病学会联盟分类标准

分类	定义	剔除标准
全身型	受累关节≥1 个,发热至少 2 周弛张热①,至少持续 3 天,合并以下症状的 1 项或以上: (1) 间歇出现(非固定性)的红斑样皮疹② (2) 全身淋巴结肿大 (3) 肝和(或)脾增大 (4) 浆膜炎③	1. 银屑病患者或一级亲属有银屑病史 2. 8 岁以上 *HLA - B27* 阳性的男性关节炎患儿 3. 家族史中一级亲属有 *HLA - B27* 相关的疾病(强直性脊柱炎、与附着点炎相关的关节炎、伴炎症性肠病的骶髂关节炎、瑞特综合征或急性前葡萄膜炎) 4. 两次 RF 阳性,两次间隔至少 3 个月
少关节型	发病最初 6 个月,1~4 个关节受累。分两个亚型: (1) 持续性少关节型:整个疾病过程中受累关节≤4 个 (2) 扩展性少关节型:病程 6 个月后受累关节≥5 个	上述 1、2、3、4 及 5 5. 全身型 JIA
多关节型(RF 阴性)	发病最初 6 个月,受累关节≥5 个,RF 阴性	1、2、3、4、5
多关节型(RF 阳性)	发病最初 6 个月,受累关节≥5 个,在疾病的前 6 个月 2 次 RF 阳性,两次间隔至少 3 个月	1、2、3、5
银屑病相关型	1 个或更多的关节炎合并银屑病,或关节炎合并以下任何 2 项: (1) 指(趾)炎④ (2) 指甲凹陷⑤或指甲脱离 (3) 家族史中一级亲属有银屑病	2、3、4、5
与附着点炎症相关型(ERA)	关节炎合并附着点炎症⑥,或关节炎或附着点炎症,伴以下至少 2 项: (1) 骶髂关节压痛或炎症性腰骶部及脊柱疼痛⑦或既往有上述疾病 (2) *HLA - B27* 阳性 (3) 8 岁以上发病的男性患儿 (4) 家族史中一级亲属有 *HLA - B27* 相关的疾病(强直性脊柱炎、与附着点炎症相关的关节炎、葡萄膜炎、伴炎症性肠病的骶髂关节炎或瑞特综合征)	1、4、5
未分化型	不符合上述任何 1 项或符合上述 2 项以上类别的关节炎	

注:① 弛张热是指 1 天中体温峰值可达 39 ℃,两个峰值之间体温可下降至 37 ℃;② 皮疹特点为热出疹出,热退疹退;③ 浆膜炎包括心包炎、胸膜炎、腹膜炎或者同时具备三者;④ 指(趾)炎是指至少 1 个指趾肿胀,常呈对称性分布,并可延伸至指趾端;⑤ 任何时候出现 1 个或以上指甲至少 2 处凹陷;⑥ 附着点炎症是指肌腱、韧带、关节囊或骨筋膜附着处压痛;⑦ 炎症性腰骶部疼痛伴有晨僵,活动后减轻。

JIA 与克罗恩病、系统性红斑狼疮、多发性硬化症等其他自身免疫性疾病发病的基因背景有一定重叠,临床上与其他自身免疫性疾病也存在很多症状上的重叠,因此 JIA 的诊断必须排除其他自身免疫性疾病。

JIA 缺乏独特的临床表现和特异性实验室检查,且其分类标准为临床表现和辅助检查的组合,目前尚无针对 JIA 特异性的诊断金标准,这极大地影响了诊断的敏感性和特异性。因此,在诊断 JIA 时,还需排除感染、恶性肿瘤等有类似临床表现的其他疾病。另外,部分有诊断价值的临床表现的形成进展需要一个过程,获得明确诊断可能需数月甚至更长时间,因此 JIA 的早期诊断有时较为困难。在此期间需仔细观察、反复临床评估,必要时需重新梳理诊断。

临床工作中,JIA 的异质性决定了其临床表现的多样性,JIA 具有症状体征多变,病理变化复杂,亚型分类困难的特点,因此 JIA 的诊断困难,陷阱多。这需要医生在扎实的儿科学基础上,磨炼自身临床综合分析能力,病史采集要详细,体格检查要规范,诊断思路要清晰,鉴别诊断要全面,治疗过程中要规范随访,定期评估疗效。

第三节　临床实战演练

病例　患儿男,4 岁 6 个月。主诉:手指关节痛 1 年。

一、询问病史

(一)问诊主要内容及目的

【思维提示】　关节痛是指由炎症、感染、创伤或其他因素所引起的关节及关节周围组织的疼痛,是常见的临床症状之一。任何累及骨、关节及其周围软组织,包括肌肉、肌腱、滑囊、筋膜、神经和血管的疾病均可引起关节痛。原发病可以是单纯的关节病变,也可以是全身疾病;可以是器质性病变,也可以是功能性疾病。因此,病史询问过程中要尽可能获取多的信息,注意区分是急性起病还是长期间歇发作,或者是慢性进行性加重,是炎症性疾病还是非炎症性疾病,是外科疾病还是内科疾病。问诊的过程要注意寻找更多的临床诊断依据以及可以排除一些疾病的信息线索,如关节痛的起病情况、时间、诱因、部位、急缓程度和性质、加重与缓解的因素,关注伴随症状、全身情况、治疗情况、既往史和个人史。

1. 关节痛的诱因　有无感染史、外伤史等。

2. 关节痛的特点　关节痛的部位、性质、持续时间、加重与缓解的因素。

3. 伴随症状　有无发热、皮疹、口腔黏膜溃疡、视物模糊、低热、乏力、咳嗽等症状,大小便情况如何。

4. 个人史　出生情况、生长发育及智力情况。

5. 发病以来就诊经过　既往辅助检查、诊断、用药情况及疗效如何。

6. 既往史及家族史　既往有无类似关节痛病史,有无相关疾病史、特殊药物使用史、风湿免疫性疾病的家族史。

(二)问诊结果

患儿病史 1 年余,无明显诱因下偶诉手指关节痛,伸直受限为主,无关节肿胀及皮温升高,表面皮肤不红,当地医院考虑为腱鞘炎,予制动休息无好转。1 周前家长发现患儿双手手指不能伸直,疼痛不明显,无肿胀,双肘、双腕及双膝活动受限,至当地医院查 *HLA-B27* 阳性,诊断为幼年特发性关节炎,拟予抗炎药口服。

患儿出生正常,无排胎粪延迟和黄疸消退延迟,身高较同龄儿童矮小,语言及智力稍落后。1岁时在当地医院行腹股沟斜疝手术,1岁半曾诊断为鸡胸,因无呼吸困难、胸闷等表现,未予特殊处理。

父母非近亲通婚,母亲体健,父亲有强直性脊柱炎病史。

【思维提示】　患儿有 *HLA-B27* 阳性及强直性脊柱炎家族史会干扰诊断,容易误诊为幼年特发性关节炎。患儿为慢性关节病变,轻度疼痛,以多关节活动受限为主,无关节肿胀及皮温升高,表面皮肤不红,很可能是非炎症性关节疼痛。患儿身材矮小,但出生正常,无排胎粪延迟和黄疸消退延迟,不符合宫内发育迟缓及先天性甲状腺功能减退症。身高、智力稍差,有腹股沟斜疝手术史及鸡胸病史,需警惕遗传代谢病。

二、体格检查

小儿体格检查的顺序应根据患儿情况灵活掌握,由于婴幼儿注意力集中的时间短,一般趁小儿接受检查较安静时,先进行心肺听诊和腹部触诊等易受哭闹影响的检查。皮肤、四肢躯干骨骼、全身浅表淋巴结等容易观察的部位随时检查。口腔、咽部等小儿不易配合检查的部位应放在较后进行,疼痛部位也应放在后面检查。

(一)全面查体

患儿身高 95 cm,头围 52.5 cm,智力轻度落后。面容无明显特殊,全身无皮疹及出血点。口腔黏膜光滑,浅表淋巴结未及肿大。鸡胸,可及双侧肋膈沟,双肺呼吸音清,心音有力,心律齐,未及明显杂音。腹软,腹部未及包块,肝肋下 4.5 cm,质软,脾肋下未及,可见脐疝。四肢肌力、肌张力正常,肛周及生殖器无溃疡。

(二)关节查体

患儿双手近端指间关节、远端指间关节、腕关节、肘关节、肩关节、膝关节活动受限,以伸直受限为主,双手拇指指间关节有轻度压痛伴活动受限,呈挛缩状爪形手,无关节肿胀,无局部皮温升高,无表面皮肤发红。双下肢 4 字试验查体不配合,Schober 试验阴性。

【思维提示】　患儿关节痛症状较轻,以多关节活动受限为主,提示是非炎症性关节痛。患儿身材和智力轻度落后,有脐疝和鸡胸,肝大,需警惕内分泌和某些遗传代谢病的特有表现。患儿无明显黏液水肿,不符合先天性甲状腺功能减退症的表现,可以通过甲状腺功能检查进一步除外。患儿外貌无眼裂上斜、内眦赘皮等,不符合 21-三体综合征表现。患儿四肢躯干比例协调,不符合软骨发育不良表现。患儿查体关节以挛缩状爪形手为主要表现,有生长发育迟缓和智力发育障碍,肝大,需考虑遗传代谢病尤其是黏多糖贮积症的可能。

三、初步诊断

该患儿多关节慢性进行性活动受限,以挛缩为主要表现,有生长发育迟缓和智力发育障碍,脐疝和鸡胸,肝大。根据检查结果,初步考虑遗传代谢病尤其是黏多糖贮积症。

四、进一步的检查

【思维提示】　黏多糖贮积症是常染色体隐性遗传病,是一组先天性黏多糖代谢障碍性疾病。

黏多糖成分在各种组织和脏器中沉积引起不同的临床表现,主要共同特点包括骨骼变形、心脏瓣膜受累、智力障碍、角膜混浊、身材矮小、面容丑陋及肝脾大。因此,黏多糖贮积症有比较特殊的X线片表现,最直接快速且对诊断有很大帮助的就是骨骼X线检查。黏多糖贮积症的心脏异常率达70%,多有肝脾大,需要进一步完善心脏及腹部超声,同时注意头颅CT或MRI检查明确有无脑积水,甲状腺功能检查除外先天性甲状腺功能减退症,眼科检查是否有角膜混浊或云翳,听力检查有无耳聋。

检查结果:患儿C反应蛋白及红细胞沉降率等炎症指标正常,甲状腺功能正常。双手X线片提示爪形手,左手及右手手指弯曲,腕部畸形。心脏B超示二尖瓣、三尖瓣轻度关闭不全,腹部B超示肝大。头颅CT正常,听力筛查及眼科检查正常。

五、诊断及诊断思维

患儿4岁6个月,多关节慢性进行性活动受限,以挛缩为主要表现。体格检查显示生长发育迟缓和智力发育障碍,肝大,脐疝和鸡胸,患儿双手近端指间关节、远端指间关节、腕关节、肘关节、肩关节、膝关节活动受限,以伸直受限为主,双手拇指指间关节有轻度压痛伴活动受限,呈挛缩状爪形手,无关节肿胀,无局部皮温升高,无表面皮肤发红。辅助检查中双手X线片见爪形手,左手及右手手指弯曲,腕部畸形,心超提示二尖瓣、三尖瓣轻度关闭不全,符合黏多糖贮积症的诊断。进一步通过基因检查确诊为黏多糖贮积症I型。

六、治疗方案及疾病预防

注射用拉罗尼酶是全球首个也是目前唯一获批治疗黏多糖贮积症I型的酶替代疗法。造血干细胞移植是针对黏多糖贮积症I型的特异性治疗,治疗后智力改善,末梢组织黏多糖消失,角膜清亮,肝脾缩小,但对已形成的骨畸形无改善。

黏多糖贮积症的特点是早发现、早诊断、能治疗、能管理,但本病是基因缺陷所致的代谢性疾病,多需要终身管理和治疗,这给家庭和社会带来了沉重的负担,对有阳性家族史者,要加强产前诊断。

七、总结

黏多糖贮积症骨骼病变受累常见,且患儿年龄较小时,面容等部分表现可能不典型,因此在临床诊断时我们需要注意鉴别黏多糖贮积症和儿童关节炎。在遇到关节进行性活动受限为主的病变时,需要注意幼年皮肌炎、硬皮病、幼年特发性关节炎的可能,合理安排辅助检查项目。因此,关节痛的诊断首先需要扎实的基本功,进行规范、全面的病史采集和体格检查,判断关节炎的成立,进一步合理安排实验室检查项目明确关节炎的性质,再运用排除性诊断的理念确定关节炎的原发病。

(樊志丹)

第二十六章 腿痛和跛行

第一节 腿痛和跛行的诊断思维

儿童腿痛和跛行是临床常见症状。腿痛是指下肢部位的疼痛，包括臀、髋部、大腿、小腿、膝关节及踝足的疼痛。跛行是指与正常年龄相适应的步态模式的偏离，出现身体倾斜的行走步态。儿童腿痛和跛行虽然是两个独立的症状，但也有内在联系。各种原因引起肢体疼痛后，人体会本能地保护自己，为缓解疼痛而改变步态，于是就出现跛行。因下肢机械结构异常或驱动肌肉的力量异常而出现的跛行，如髋关节脱位、肌营养不良，开始时没有疼痛，但经过长期或高强度的非正常生理性活动，容易产生疲劳或过度磨损，也逐渐产生疼痛。因此，儿童腿痛和跛行紧密联系。儿童腿痛分生理性疼痛和病理性疼痛，生理性疼痛无须处理，病理性疼痛需要寻找原因。目前，先进的信息传递手段让年轻家长了解到一些恶性肿瘤、遗传代谢性疾病等少见而极端情况，过度重视孩子生长发育过程中正常的生理情况，从而"制造"了大量的"伪患儿"到医院就诊。本节汇集常见的有关儿童腿痛和跛行的知识，并结合临床诊疗过程中的一些难点进行阐述。

一、儿童跛行的常见原因

（一）肢体长度、角度、力线等机械性结构性因素

行走时，双侧下肢交替承重，肢体长度、角度、力线等机械性结构性因素导致身体重心在步态不同时间里不能够维持在正常生理位置，只能通过改变步态以维持身体平衡，从而出现跛行。例如髋关节脱位，下肢不等长，髋、膝内外翻等。

（二）肌肉力量因素

行走推进力量或肢体、躯干维持相对位置的肌肉力量异常，力矩减小，可以引起机械性力量异常导致跛行。例如进行性肌营养不良、臀中肌麻痹、各种原因导致的腓骨肌无力等。

（三）下肢关节活动范围异常

下肢行走过程中，运动关节的活动范围不足，导致步态发生变化。例如创伤、肌肉挛缩等各种原因导致的关节挛缩和活动障碍。

（四）肢体疼痛

下肢所有部位的疼痛，如果在行走过程中加重，运动中为回避疼痛，会下意识使用减少负重、局部肌肉力量牵拉或减少关节活动范围等方法来减轻疼痛，这样就直接导致步态改变，产生跛行。例如滑膜炎、半月板损伤、副舟骨痛等。

二、儿童肢体疼痛的常见原因

（一）炎症

各种原因引起的炎症触发肿痛。例如骨及关节周围的感染、关节炎、滑膜炎、各部位的骨软骨

炎等。

（二）肿瘤

良性、恶性肿瘤均可引起疼痛，骨髓来源肿瘤也可引起疼痛。一些良性肿瘤本身不引起疼痛，但生长部位在关节附近或体积较大，反复摩擦肌肉、肌腱也可引起疼痛。

（三）创伤

创伤引起的骨骼、肌肉、肌腱及关节的损伤均会引起疼痛。

（四）神经性因素

肿瘤、炎症、中毒、损伤等原因导致的脑、脊髓、外周神经等全部神经传递及接合通路上的异常，会使机械驱动、协调、反馈异常，出现跛行。例如小脑及脊髓疾病、脑瘫、重症肌无力等。

儿童下肢疼痛和跛行有其自身特点，对于不同患儿，因为对疼痛的耐受性不同，所以即使是同样疾病，其临床表现也不尽相同。同一疾病在不同年龄阶段表现也存在不同，如同样是滑膜炎导致的髋关节疼痛，小婴儿可表现为整个下肢不愿活动，总是保持屈髋姿势，学步后可以行走的婴幼儿可表现为不能行走，较大年龄儿童则可能表现为跛行。对一些特殊的年龄段，如处在学步阶段的婴幼儿，诊断下肢跛行更加困难，因为此年龄段孩子尚未形成自己行走的正常步态，其正常的步态和异常的步态往往难以区分。有些孩子在学习站立和行走的过程中，下肢处于极度外旋状态，迈步时拖行，使人感觉下肢姿势、活动和肌肉力量都存在问题，但实际上通过仔细的体格检查和辅助检查，并不能够发现异常，而在后期的锻炼和行走学习过程中，发现其外旋的步态逐渐纠正恢复正常。在研究步态时，步频和步幅都非常重要。年龄小，步频快，下肢长度短，步幅比较小，造成观察具体的步态异常较为困难。即使使用步态分析仪器，所有的标记点都较近，摄像机在采集信号确认时也非常困难，医生仅靠肉眼去检查确认更加困难。

三、儿童腿痛和跛行的诊断步骤

（一）病史采集

1. 发病年龄　首先需要对患儿的一般情况进行了解，指导确定辅助检查的方向。通常从患儿年龄和查体情况来逐步缩小目标诊断的范围，形成一个相对明确的诊断，再进行辅助检查，寻找诊断依据。儿童在生长发育不同阶段好发的疾病不同，临床上可以根据不同年龄段来缩小需要考虑的疾病种类和范围。

（1）婴幼儿阶段：主要指0～3岁，此年龄段孩子处在生长发育初期阶段，抵抗力比较差，好发感染性疾病和先天性肢体畸形。同时，此年龄段孩子处于运动发育的初期阶段，开始学习行走，在蹒跚学步的过程中容易受伤，好发骨折及损伤。在此期间，常见的疾病有暂时性滑膜炎、化脓性关节炎、学步期骨折、髋关节发育不良、白血病、垂直距骨等。

（2）学龄前期和学龄期：对于4～10岁学龄前期和学龄期儿童，随着生长发育，抵抗力逐渐增强，但疾病谱仍和大年龄组儿童及成人有所区别，感染性疾病仍然常见，肿瘤性疾病逐渐表现。该年龄段好发的疾病有暂时性滑膜炎、感染性关节炎、骨髓炎。体重及运动能力增强后，部分先天畸形疾病，如膝关节盘状半月板逐渐出现临床症状。各种原因（如肿瘤、外伤、先天或发育畸形等）导致的下肢长度差异及畸形，如髋内翻，表现出步态异常。处在生长发育期的骨及软骨疾病，如Perthes病、足舟骨坏死，神经系统和遗传代谢性疾病，如脑瘫、肌肉萎缩症逐渐表现出来。骨肿瘤逐渐发生，常见的如骨样骨瘤等。幼年型关节炎也有发生。

（3）青少年期：到 11～15 岁，儿童的骨骼逐渐发育成熟，在骨骺接近发育成熟和闭合的过程中出现的疾病增加，如股骨头骨骺滑脱、大年龄儿童髋关节发育不良、软骨溶解、剥脱性骨软骨炎、胫骨结节骨软骨炎、跟骨骨软骨炎、副舟骨痛、足跗骨融合等。随着生长发育接近成熟，运动能力增强，创伤和过度运动带来的问题明显增加，如各种微骨折、应力性骨折、跟腱滑囊炎、鹅足腱炎、扁平外翻足等。各种骨发育及成骨异常（如骨纤维结构不良），各种骨肿瘤（如骨肉瘤、尤因肉瘤、骨囊肿、骨样骨瘤、白血病和骨软骨瘤等）的发病率也大大增加。

2. 诱因　是否存在外伤、重复机械运动或高强度运动等诱因，存在此种诱因时，需要考虑损伤后骨折或骨软骨炎。外伤后逐渐出现畸形，疼痛逐渐加重，需要考虑生长发育因素的干扰。

3. 伴随症状　存在发热，明显活动受限，通常要首先考虑感染。症状逐渐加重而无其他伴随症状，需要考虑神经系统疾病、骨发育异常及遗传代谢性疾病可能，血液肿瘤疾病也需考虑。

4. 疼痛特点　生理性疼痛多发生在晚夜间和静息时，病理性疼痛多和运动有关。个别肿瘤疼痛和放射有关，在进行放射检查后疼痛反而好转。

（二）体格检查

通常把通过查体可以初步判断的一些常见疾病分成以下七大类：① 形态及结构异常；② 创伤及其后遗表现；③ 感染或类感染后表现；④ 各种骨肿瘤；⑤ 骨软骨炎症及软骨、肌腱、骨连接处疾病；⑥ 神经、肌肉及代谢性病变；⑦ 骨软骨病及成骨异常。

1. 体格检查的主要内容

（1）体表表现：出现红肿、局部皮温变化，需要考虑局部炎症。体表可见皮肤色泽异常、包块等，需仔细查体确定局部情况，是否有异常组织或结构增生。

（2）肢体外形变化：需要对肢体轴线、周径、角度进行相应测量，确认是否存在长度差异、角度异常，检查肢体机械结构是否存在异常。

（3）疼痛的具体部位：部分患儿可以提供相对准确的病史，告知具体疼痛部位，对病变部位确认后可以提供检查、诊断的方向。

接诊患儿后，要进行详细的病史询问，了解清楚腿痛出现时间、具体特点和跛行出现情况，才能根据获得的主诉和病史特点，形成初步概念，从而有针对性地进行覆盖全面、重点明确的体格检查。只有获得完整准确的病史和体格检查信息，才能为进一步临床诊疗打下坚实基础，有针对性地选取相应的辅助检查，为最终确定诊断提供客观的依据。

婴幼儿表达能力比较差，通常都是由家长代述不适，由于各种主观和客观的原因，在病史询问过程中能够获得的资料相对有限，体格检查就显得尤为重要，能够帮助找到病变存在的具体位置，提供诊断依据，指导临床思维的方向，选择合适的辅助检查，避免过度检查。体格检查过程中，可以采取一些合适方式和灵活技巧，与患儿和家长互动，增进医患信任，拉近医患距离，从而取得患儿配合，获得更多、更准确的体格检查信息。同时，体格检查也是非常经济和准确的检查方法，没有明确的损伤，不存在令家长担心的辐射问题，也没有采血带来的疼痛和恐惧。

2. 如何做好体格检查

（1）取得患儿信任：可以通过诊室温馨和卡通化的环境布置，减轻患儿的恐惧心理，同时可以使用一些小零食，或者卡通扮相来减少患儿的戒备感，从而取得患儿配合。

（2）常怀敬畏之心：要清楚认识到现代医学和我们个人的局限性，提醒自己在体格检查过程中一定要细致、准确和全面。

（3）良好的沟通技巧：引导患儿和家长提供详细的病史信息。

（4）丰富的沟通方法：让很多可能会引起患儿不适或患儿不能配合的体格检查，能够顺利完成。

（5）完善知识结构：不能只局限于小儿骨科知识，同时需要了解风湿免疫科、血液肿瘤科、神经内科等各个其他专科的相关知识，扩大在临床思维过程中的考虑范围。

（6）慎用镇痛药物：镇痛有可能会掩盖病情，通常所用的非甾体类镇痛药物，有可能会引起患儿消化道不适。

（7）边检查边询问病史：根据患儿病史特点，找出阳性体征，并不断深入进行全面和细致的检查。

3. 推荐的体格检查方法　主要的查体项目按照体格检查的望诊、触诊、动诊、量诊这一顺序进行，不容易遗漏具体项目。尤其要注意在进行触诊和测量时，要按照无痛到有痛的检查顺序来进行，不要开始就进行可能导致儿童疼痛和不适的检查，避免引起儿童反感，使其配合完成所有体格检查。

体格检查应在温暖、明亮和宽敞的环境中进行，患儿要适当去除衣物，充分暴露肢体的必要部位，方便我们进行观察和测量。

（1）望诊：充分暴露体检部位，注意检查整个下肢的大体外形，股骨、胫骨的轴线，关节是否存在红肿畸形、膝关节、踝关节间隙，并需要进行双侧对比。仔细观察步态，通常要进行身长 4～5 倍以上的行走距离来充分观察行走时肢体机械活动表现，注意是否存在跛行，上肢和下肢配合活动情况，下肢负重时间及肢体的外形、姿态，必要时需要步态分析进行专业客观检查。注意检查皮肤情况，包括颜色、皮疹、纹理、是否有包块，以及其部位和表面皮肤软组织情况。

（2）触诊：注意皮肤温度，皮肤弹性、张力，是否有皮下或深部组织的包块及其各项性质。检查肌张力，各关节和肢体是否存在压痛及压痛具体部位，各种骨性体表标志物的位置及相对位置。注意检查时由无痛向有痛顺序进行，避免引起疼痛后检查无法继续。

（3）动诊：注意各肢体及关节的活动范围，是否存在活动受限及活动时疼痛，尤其是负重状态下关节的活动情况。对于髋关节和膝关节，尤其要注意在负重或承受压力的情况下，是否存在关节不稳定或疼痛的情况。对于幼儿无明显疼痛表现的跛行，需注意是否存在骨干的轴向压痛、叩击痛。必要时要引导孩子完成如川德伦堡征或研磨试验等相对比较困难或引起疼痛不适的体格检查。检查部位不能仅局限于患儿或家长主诉的部位，因为主诉部位常出现错误定位。常见的学龄前及婴幼儿髋关节滑膜炎，患儿或家长常主诉膝关节、踝关节部位疼痛，查体时可见主诉关节无活动受限，而髋关节检查则可发现活动受限及疼痛情况。

（4）量诊：注意整个下肢各部位的长度测量（如下肢体表长度、下肢真实长度、股骨长度、胫骨长度等），肢体周径的测量，测量各关节各方向活动范围。行走时，测量步态时间及空间距离，以及各种明确异常的特征。

（三）辅助检查

1. 血液检查　常用检查项目有血常规、C反应蛋白、血生化、类风湿因子、抗链球菌溶血素"O"、抗环瓜氨酸肽抗体、红细胞沉降率、肿瘤标志物、关节液镜检及培养、骨髓穿刺检查骨髓涂片等。

（1）血液和体液类检查项目：主要是为了鉴别炎症类型中感染和非感染因素，如细菌感染和免疫性因素导致的炎症，了解骨代谢和形成方面的异常。

感染炎症类检查内容有血常规、C反应蛋白、红细胞沉降率，以及关节液镜检及培养、药敏试验。这些常规检查主要是为了在体格检查和病史询问中高度怀疑感染性疾病时寻找诊断依据。关注感染性关节炎和暂时性滑膜炎之间的鉴别。对于经过查体发现关节活动受限，影像学检查关节积液量较多的滑膜炎和早期感染性关节炎，其鉴别存在一定困难。可以使用以下4个临床预测因素来进行鉴别：① 有发热病史。② 查体发现下肢不愿负重。③ 红细胞沉降率至少40 mm/h。④ 血常规中白细胞计数超过 1.2×10^9/L。在没有任何1个预测因素时，化脓性关节炎出现的概率低于0.2%，出现1个预测因素为3.0%，2个为40.0%，3个为93.1%，当出现4个预测因素时，化脓性关节炎的概率为99.6%。查体及初步检查给临床推测疾病提供了准确的依据。

（2）免疫炎症类检查项目：主要包括类风湿因子、抗链球菌溶血素"O"、抗环瓜氨酸肽抗体等免疫标志物、红细胞沉降率检查。这些检查可以帮助进行初步诊断，并判断预后。异常患儿可以请风湿免疫科会诊进行更加全面深入的检查。

（3）骨代谢类检查项目：① 一般的生化标志物，如血、尿的钙、磷、镁等。② 骨代谢及调控类激素，如维生素D及其代谢产物、甲状旁腺激素及成纤维生长因子23。③ 骨转化标志物，如骨形成标志物、Ⅰ型前胶原肽的各种裂解产物、骨特异性碱性磷酸酶、骨钙素等；骨吸收标志物，如抗酒石酸酸性磷酸酶、Ⅰ型胶原降解产物。此检查结果对考虑部分骨肿瘤、骨质感染、骨软骨病及骨形成异常有提示作用。

（4）肿瘤及其标志物类检查项目：包括骨髓穿刺检查和某些特殊的肿瘤标志物。尿中的本周蛋白或血液中的单克隆免疫球蛋白升高多提示多发性骨髓瘤、华氏巨球蛋白血症、慢性淋巴细胞白血病。β2微球蛋白（B2M）升高多提示多发性骨髓瘤、慢性淋巴细胞白血病和淋巴瘤。乳酸脱氢酶升高常提示淋巴瘤、黑色素瘤、急性白血病等。非肿瘤性因素，如各种肝功能损害、肌营养不良、某些药物或肌肉损伤，也有可能会引起乳酸脱氢酶升高。前列腺酸性磷酸酶（PAP）升高和骨髓瘤或骨肉瘤发生有关。

2. **影像学检查**　常用检查项目有超声、X线及特殊体位拍片、CT断层扫描及三维重建、磁共振成像（MRI）、核素扫描等。

（1）超声：对关节积液、骨及软组织感染和怀疑软组织肿块这类疾病检查更加有效。

（2）X线：影像学检查中在骨科应用最为广泛的检查手段，可以观察骨骼及软组织形态，发现下肢机械结构异常，协助创伤骨折的诊断，发现骨及部分软组织肿瘤、骨质发育异常或某些骨软骨病，且可以观察骨及关节感染的进展情况。

（3）CT：相对于X线来说，CT检查能更加立体、全面和细致地展现不同断层的各种病变表现，其辐射量较X线稍大，但可以显示二维重叠影像的X线片无法显示的一些细节，临床可以根据具体需要选择。

（4）MRI：对骨科所有疾病都有一定作用，尤其对软骨轻微创伤、骨折、早期感染和肿瘤病变有非常大的优势。但其费用较高，检查持续时间比较长，儿童难以配合，有时需要进行镇静后才可以完成检查。

（5）核素扫描：对骨及成骨异常、骨肿瘤及骨感染有着不可替代的作用。

四、儿童腿痛和跛行诊断的思维程序（图 26－1）

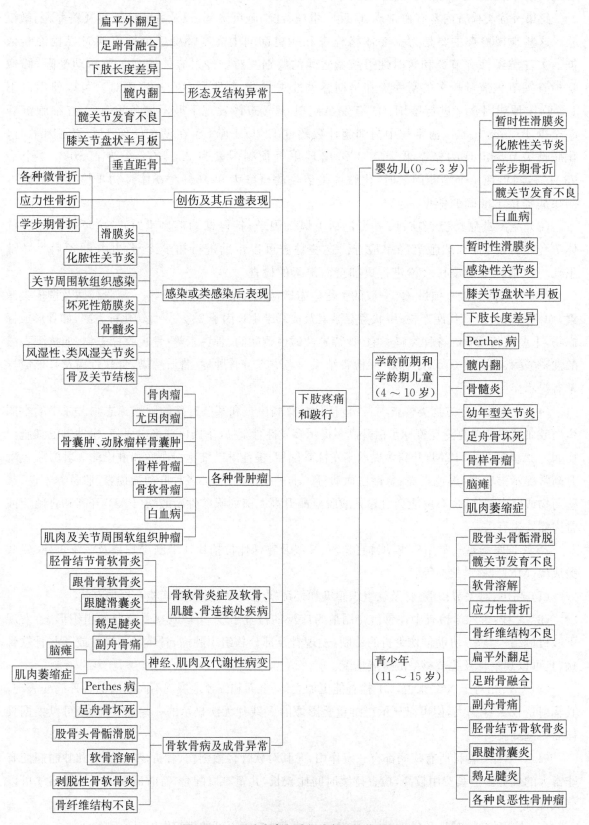

图 26－1　下肢疼痛和跛行诊断的思维导图

第二节　儿童腿痛和跛行的临床特点

儿童腿痛和跛行的原因较多，需要充分了解患儿的基本情况，详细询问病史，细致专科查体，完善必要的辅助检查，做出正确诊断，选取恰当治疗，并在病程变化中不断观察随访病情发展转归，适时调整治疗方案。只有详细的病史询问和体格检查，全面客观的辅助检查，才能指导正确的诊疗。

一、形态及结构异常

形态及结构异常，通常可以通过查体来初步判断，如扁平外翻足，足跗骨融合，下肢长度差异，膝、胫内外翻，髋内翻，髋关节发育不良，垂直距骨等。

扁平外翻足可从足的外形上直接进行判断。足内侧观足的纵弓塌陷消失，后面观跟骨外翻，是本病的直接体表表现，通过X线足的负重和非负重侧位片测量跟骨角、内弓角等角度也可以判断足的骨质排列结构异常。扁平外翻足患儿多为柔软型，在放松的非负重状态可以存在足弓，足部负重之后足弓塌陷消失。依体格检查可以明确判断。对于非负重情况下都没有足弓的僵硬型平足患儿，还需要和垂直距骨相鉴别。此类患儿通常为青少年，体重较大，在过度运动后出现足部不适及疼痛，疼痛可能引起步态异常，出现行走无力、拖行，长期及负重行走有疼痛。

足跗骨融合相对比较少见，足的外形上不易判断，部分患儿可见融合部位异常凸起包块。进行体格检查时，有可能发现中后足相对比较僵硬，没有正常足内在小关节在应力作用下相对移动而呈现的韧性。足跗骨融合患儿通常在长时间站立或行走后，容易疲劳，逐渐出现足部不适、疼痛，为缓解疼痛而出现相应的跛行。因此，患儿出现足部疼痛及不适，需要考虑结构性异常，除常规体格检查之外，还要进行相应的影像学检查，来观察足部骨质结构情况。

下肢长度差异是比较常见的机械性跛行因素，下肢机械结构的原因导致行走过程中，长度不等的下肢负重时身体重心高低起伏变化较大，出现跛行。下肢长度结构异常导致各关节不能处于正常生理性负重环境，容易出现异常磨损或局部过度磨损的情况，从而引起下肢局部疼痛。行走时重心起伏较大，下肢各条肌肉工作用力情况不同，容易出现过度疲劳的情况，也会导致下肢不适、疼痛，出现跛行。

髋内翻也是儿童跛行的常见原因。正常股骨颈轴线和股骨干轴线形成颈干角，在正常值范围之间，股骨距部位受力均衡，臀中肌起止点长度合适。颈干角大于正常值，为髋外翻，而小于正常值时就出现髋内翻。髋内翻时，大转子上移，臀中肌起止点变化，收缩无力，力矩变小，导致川德伦堡征阳性，出现跛行。单侧发病多于双侧，单侧髋内翻时通常是单侧下肢跛行，而双侧病变时患儿则会出现双侧下肢跛行，呈现摇摆步态。早期除跛行外，可能没有明显疼痛症状，后期可能存在下肢无力及疼痛表现。查体可以发现大转子升高，髋部向外突出，髋关节外展受限等。

髋关节发育不良的临床表现相对比较复杂，治疗难度较大，在不同年龄段及不同脱位程度，临床表现上有较大差异。婴幼儿主要表现为下肢皮纹不对称、下肢长度不等，查体有可能发现会阴部增宽，大转子上移，髋关节外展受限等。此时婴儿尚不会行走，所以不存在跛行表现，幼儿开始学步行走后，脱位明显的患儿能够发现下肢跛行。在疾病早期，髋关节骨质有足够厚度的软骨覆盖，且儿童体重较轻,运动能力弱,磨损少,所以行走时跛行明显,无明显髋关节疼痛。随着年龄增长,体重增加,运动能力增强,患儿逐渐出现过度运动或负重后,髋部疲劳和疼痛等表现。由于疼痛、骨质形变,患儿有可能伴随髋关节活动范围受限。

膝关节盘状半月板或半月板损伤是青少年常见的膝关节疼痛及下肢跛行的原因,部分患儿存在明确的外伤史,主要表现为运动时膝关节疼痛,尤其负重后或下楼梯时膝关节疼痛,突然出现"软腿"情况(需和髌骨脱位相鉴别)。可有关节弹响、绞锁,休息后可以好转,一般没有静息状态的疼痛。体格检查膝关节外形正常,可能不存在肿胀及压痛的情况,但专科查体有可能发现挤压试验或研磨试验阳性。

二、创伤及其后遗表现

创伤及其后遗表现主要是指外伤或外力作用下导致的各种骨折或关节囊、韧带及软组织的损伤,这类患儿通常有明确的外伤史,仔细查体可以找到固定的疼痛部位,通常 X 线片可以协助诊断。有一些特殊情况需要引起注意,如应力性骨折和学步期骨折。应力性骨折,又称疲劳性骨折,是一种过度使用造成的骨骼损伤,当肌肉过度使用疲劳后,不能及时吸收反复运动所产生的压力,将应力传导至骨骼,这样长期、反复、轻微的直接或间接损伤引起特定承重部位小的骨裂或骨折。应力性骨折多发生的身体部位为胫骨近端及跖骨。儿童平时缺乏锻炼,短期做高强度机械性重复活动后容易出现,多是军训期间或是体校运动员好发。学步期骨折,也是儿童创伤后下肢疼痛或跛行的一个重要原因。学步期儿童运动能力较弱,处在学习及训练阶段,平衡能力、全身协调和肌肉力量都比较差,在学习行走的过程中,非常容易摔跤,摔倒后不能很好地保护自己,下肢容易受到外力作用发生骨折。此时期儿童表达能力差,而且对疼痛的耐受能力比较强,有时发生骨折后没有疼痛主诉,而仅表现为避痛性跛行。此种骨折好发在胫骨近端或远端,通常体表没有明显表现,或仅有轴向叩击痛或局部压痛,只有通过 X 线片才能发现,甚至有时只在骨折线的切线位可见。常见的创伤及其后遗表现还有儿童特有的青枝骨折、骨膜下骨折、竹节样骨折。

三、感染或类感染后表现

感染或类感染后表现主要是指滑膜炎、化脓性关节炎、关节周围软组织感染、坏死性筋膜炎、骨髓炎,还有风湿性或类风湿关节炎。

滑膜炎是儿童下肢疼痛和跛行最常见的原因之一,患儿通常没有明确原因,突然出现症状,甚至是睡醒后出现下肢疼痛、不愿站立或行走的表现。仔细追问病史,通常没有明确诱因,前期可能有呼吸道或消化道感染表现、过度运动或极轻微的外伤。儿童滑膜炎的好发关节是髋关节,查体没有明显的关节红肿及压痛表现,仅表现为轻重不等的关节旋转活动受限,或 4 字征阳性。情况严重的患儿有可能会出现下肢不等长,患肢延长的情况。此表现为下肢假性延长,患儿为降低关节内压力,缓解疼痛,保持髋关节外展位,呈内收活动受限的表现,存在骨盆倾斜而导致下肢假性不等长。X 线片无明显异常表现,CT 或 MRI 可能发现关节积液增多,但血液学检查无明显异常。

各部位化脓性关节炎近年来发病率有所增加。患儿通常有其他部位感染,抵抗力下降,或有外伤病史,之后出现关节处红肿热痛的炎症表现及关节活动受限。查体可以发现关节部位有皮温升高、压痛、活动受限明显的表现,同时可能存在发热等全身性表现。早期普通 X 线片无明显表现,或仅有关节周围软组织肿胀情况,CT 或 MRI 可以早期诊断。轻症或早期化脓性关节炎与滑膜炎相比较诊断困难,可以通过血液学检查来进行鉴别。关节周围软组织感染和坏死性筋膜炎同样都有红肿热痛的炎症表现,但疼痛部位可能有所不同,局部软组织表现有所区别。

骨髓炎是指化脓性细菌感染骨髓导致的炎症,是骨科严重的感染性疾病,多数为血源性引起,它会导致严重的后果,在它所具有炎症的红肿热痛特征性表现中,局部剧烈疼痛更加明显,同时伴有全身性症状。早期骨髓炎可能症状不典型,血液学检查可能有轻微异常,局限性疼痛比较明显。早期软组织肿胀不明显,局部皮肤纹理可能变浅,亮度增高。早期 X 线检查没有明显异常,可以通过 CT 或 MRI 进行早期诊断,放射性骨扫描在病变早期也会有反应,有创性检查如骨髓穿刺和手术活检可以明确诊断,同时可以进行细菌培养和药敏试验。

骨及关节结核近年亦有所增加。脊柱、下肢骨及关节组织结核感染均可引起疼痛、跛行,患儿通常病程较长,合并全身症状,局部症状较化脓感染为轻,需要和慢性低毒感染相鉴别。血液学检查及影像学检查可以协助诊断,关键是需要结核菌素试验、结核杆菌培养及病理组织检查来确诊。

四、各种骨肿瘤

各种骨肿瘤也是引起儿童下肢疼痛和跛行的因素,除快速生长会引起明显疼痛的骨肉瘤、尤因肉瘤及白血病等肿瘤外,一些会影响骨质强度的肿瘤,如骨囊肿、动脉瘤样骨囊肿、嗜酸性肉芽肿等,在外伤等诱因下导致下肢负重骨病理性骨折移位或细微骨折,引起负重后疼痛,导致下肢跛行。一些缓慢生长的良性骨肿瘤处在一些特殊位置上或处在特殊时期,会导致肌腱运动时摩擦或骨膜张力增大,可能引起疼痛和跛行。同样,一些肌肉及关节周围软组织肿瘤,如血管瘤等,也有可能引起运动时疼痛及相应的跛行。骨肉瘤、尤因肉瘤、白血病等快速生长的肿瘤,通常会引起骨质比较明确的疼痛,局部有类似感染炎症的表现,有时和骨髓炎相比,难以鉴别,可以考虑进行血液学、影像学检查来提供诊断依据,必要时仍然需要骨髓穿刺和活检进行协助诊断。

骨囊肿或动脉瘤样骨囊肿,此类良性骨肿瘤通常不会引起明显疼痛,但是膨胀性生长到对骨质强度造成影响后,有可能在外力作用下,或者剧烈运动过程中发生骨折或微骨折,引起疼痛,尤其在负重状态下时,会引起疼痛和跛行。骨软骨瘤通常也不引起疼痛,但处在特殊部位如股骨远端、胫骨内侧近端、肌腱滑动的表面,或者生长过程中引起局部骨膜张力变化时,会引起活动时或持续性疼痛,可以通过影像学检查协助诊断。

骨样骨瘤等特殊类型骨肿瘤,可以通过有特征性的夜间疼痛,以及服用非甾体类解热镇痛抗炎药可缓解疼痛这一特点,来协助诊断。

五、骨软骨炎症及软骨、肌腱、骨连接处疾病

骨软骨炎症及软骨、肌腱、骨连接处疾病多是青少年期容易发生。此年龄段儿童处在旺盛的生长发育期,运动比较多,容易出现此类疾病,如胫骨结节骨软骨炎、跟骨骨软骨炎、跟腱滑囊炎、鹅足腱炎和副舟骨痛。通常这些疾病有和运动密切相关的病史,在体格检查时有明确的疼痛部位及表现,可以帮助诊断,利用影像学检查,可以提供客观依据。

胫骨结节骨软骨炎在剧烈运动后疼痛加重,休息可以缓解,胫骨结节处逐渐出现明显的隆起畸形及压痛,在膝关节 X 线侧位片下,能够看到胫骨结节处骨骺碎裂及异位骨化的表现。跟骨骨软骨炎同样是在运动后出现足跟部位疼痛,停止运动或改变足部受力结构后可以缓解,影像学上有相应表现。跟腱滑囊炎及鹅足腱炎都有相应部位的固定性疼痛。副舟骨作为胫后肌经行或附着部位,

在长期或反复运动后,容易引起足舟骨内侧后方隆起并存在疼痛,此类患儿通常有平足和外翻足表现,足正位片可见副舟骨。

六、神经、肌肉及代谢性病变

神经及肌肉病变同样可引起儿童跛行,通常这些疾病引起的跛行无明显疼痛,起病比较缓慢,主要表现为运动能力差,部分肢体协调性差,以及肌肉长度及力量不足,导致关节活动范围受限或肌力下降。脑瘫多可追问到出生史异常。肌肉萎缩症等需要进行遗传代谢性疾病检查或肌肉活检。

七、骨软骨病及成骨异常

骨软骨病常称为骨软骨炎,与普通骨软骨炎症不同,其原因为特发性软骨内成骨紊乱,称为骨软骨病更加合理,通常有 Perthes 病、足舟骨坏死、股骨头骨骺滑脱、软骨溶解,剥脱性骨软骨炎等。

Perthes 病是儿童比较常见的髋关节骨软骨病,与成人股骨头无菌性坏死比较称之为儿童型股骨头无菌性坏死,这实际上不是标准名称,其标准名称是 Legg-Calve-Perthes 病,好发于 3~10 岁男性儿童,起病比较缓慢。Perthes 病各个时期主要的临床表现都是间歇或持续性下肢跛行及疼痛,其疼痛部位主要集中在髋关节,但小年龄组儿童发病后,表达能力差,定位不是十分清晰,经常向家长指示为膝关节周围疼痛,所以对于此病,仔细的体格检查非常重要,要确定好真正疼痛的部位,而不是儿童错误表达的部位。Perthes 病早期表现和滑膜炎非常相似,注意鉴别。X 线特征为股骨头囊性变,碎裂,塌陷,最后可出现扁平髋畸形。

股骨头骨骺滑脱近年发病率逐渐增加,可能和生活水平提高后超重的青少年增加有关,男孩发病率较高,其真正原因尚不明确,可双侧发病,其临床表现主要为髋关节僵硬、不适、疼痛,后逐渐出现跛行,部分有外伤史。患儿多出现急性滑脱,对于慢性滑脱,患儿可能没有明确诱因。查体可发现髋关节活动受限,单纯骨盆平片可能存在诊断困难,对于轻微向后滑脱的患儿,需要拍骨盆蛙式位片协助诊断。

成骨异常,如骨纤维结构不良,实际为骨的肿瘤样病变,病因不明,可能与骨发育及成骨异常有关,多在儿童期发病,有的延长至青少年期,其症状往往与病情轻重、病变部位和年龄存在一定关系。疾病本身不引起明确疼痛,但疾病会影响骨质强度,发生病理性骨折后出现疼痛、跛行,才作为首发症状到医院就诊。通常通过 X 线片可以协助诊断,但有些特殊类型与骨囊肿、内生软骨瘤和骨巨细胞瘤难以鉴别。

第三节　临床实战演练

病例 1　患儿男,20 个月。主诉:左下肢拒动、跛行 2 天。

一、询问病史

(一)问诊主要内容及目的

【思维提示】　跛行和拒动是常见的表现,原因很多,急性起病时可以是炎症引起,也可能是外伤导致。患儿年龄小,靠患儿自己无法描述具体情况,需要家长代诉,所以在病史询问中,需要引导家长提供相关因素,帮助家长回忆孩子在发病过程中的各种表现。

1. **诱因** 有无外伤、过度运动、前期呼吸道或消化道感染病史。

2. **伴随症状** 有无合并发热，下肢红肿热痛、活动受限表现。

3. **疼痛**时间 疼痛在白天还是晚上，疼痛和运动有无关联，何种情况下会出现缓解或加重。疼痛发生时间的长短，急性还是慢性发病。

（二）问诊结果

2天前患儿无明显诱因出现左下肢拒动，活动减少，间歇愿意活动时有跛行，体表未见明显肿胀和皮肤发红表现，被动活动左下肢时患儿哭闹，询问疼痛部位，患儿只是拍左大腿、膝关节部位，有时会指示脚部，部位不明确。追问病史，患儿好动，常会摔跤，碰到腿部，无明确较大外力导致的下肢外伤，近1周前有感冒发热情况，自行服用感冒药后好转消失。

【思维提示】 病史并没有非常明确的外伤原因，而是突然出现下肢拒动和活动减少，间歇跛行，家长只是提供了一个非常模糊的症状，从这个模糊的症状，可以提示的疾病非常多。通过详细询问病史，并没有发现明确的外伤原因。在此年龄段，需要考虑感染和类感染因素，因为疾病突然出现，并没有从学步期就开始，所以先天性疾病基本可以排除。感染或类感染因素可能性更大，详细追问病史，并没有明确的全身症状，所以严重的感染性疾病基本可以排除。通过病史询问，有一个初步的思考方向，之后在体格检查中就可以逐渐、有重点方向地去考虑和查体。

二、体格检查

（一）检查重点

1. **一般情况** 精神情况如何，有无全身症状。

2. **外科查体** 注重专科情况，下肢拒动、跛行需要注意下肢外观，有无红肿热痛等炎症表现，有无明确具体的疼痛部位，有无下肢畸形及异常活动表现。查体时需要注意检查顺序，先外观后活动，先从不会引起患儿疼痛的检查做起，最后进行可能引起不适的体格检查，以尽可能收集更多的查体信息，避免或推迟导致患儿不适。

【思维提示】 对于患侧下肢的活动检查，应该放在最后进行。体格检查中，要详细地检查患侧肢体有无某个关节出现活动受限的情况，这样可以找到相对具体的病变部位。医生碰到体格检查不配合时，可以通过游戏的手段，查看下肢活动情况，有无活动受限和抵抗。在体格检查过程中，要密切关注患儿表情变化，有些患儿是因为害怕而拒绝活动，有些确实是因为疼痛。在活动过程中，引起强烈不适而出现抵抗，并且面部带有痛苦表情，极大可能是存在关节活动疼痛。

（二）检查结果

双下肢对称，表面皮肤正常，未见明显皮疹、红肿情况，查体欠配合，未及明确压痛、肿胀部位，关节活动检查不配合。

患儿配合度差，获得的信息有限，仅发现双下肢对称，表面皮肤正常，未见明显皮疹、红肿情况，未及明确压痛、肿胀部位，关节活动检查无法进行。

三、初步诊断

滑膜炎可能，需要进行其他疾病排除。

四、进一步的检查

行血常规、下肢 X 线检查。

【思维提示】 病史及查体获得的信息量少,患儿无法配合检查也不能够提供足够的病情信息。鉴于患儿配合度比较差,无法完成所有的体格检查,需要医生进行大范围排查,可以寻求辅助检查去协助诊断。血常规检查初步判断全身炎症情况,X 线检查下肢骨质有无明显损伤,同时观察病情变化。考虑感染因素,检查炎症指标,发现血常规白细胞计数稍有升高,中性粒细胞和 C 反应蛋白并没有明显升高,结合体格检查没有发现明显的红肿热痛等炎症表现,暂时可以排除严重的感染性疾病。下肢 X 线片并没有发现明显的肢体结构异常,基本排除先天性疾病及外伤后骨折的情况。对于肿瘤的可能,仍然无法完全排除。通常想确诊肿瘤因素,需要进行骨髓穿刺检查、骨扫描及 MRI,家长一般难以接受,可以先交代家长回家限制活动,观察患儿病情恢复的情况。通常滑膜炎的病程比较短,经过休息后可以好转消失。休息观察也是我们实现准确诊疗的一种方法。

检查结果:血常规示白细胞计数 $11.2×10^9/L$,中性粒细胞比例 55%。骨盆及双下肢正位片无异常。

五、诊断及诊断思维

患儿男,20 个月,突发左下肢拒动、跛行 2 天,无明显诱因,活动减少,间歇愿意活动时有跛行,体表未见明显肿胀和皮肤发红表现,被动活动左下肢时患儿哭闹,询问疼痛部位,患儿只是拍左大腿、膝关节部位,有时会指示脚部,部位不明确。追问病史,患儿好动,常会摔跤,碰到腿部,无明确较大外力导致的下肢外伤,近 1 周前有感冒发热情况,自行服用感冒药后好转消失。患儿幼小,无法提供足够病史,不能准确详细描述疼痛部位及特点。查体:双下肢对称,表面皮肤正常,未见明显皮疹、红肿情况,查体欠配合,未及明确压痛、肿胀部位,关节活动检查不配合。辅助检查:血常规示白细胞计数 $11.2×10^9/L$,中性粒细胞比例 55%;骨盆及双下肢正位片无异常。该患儿临床急性起病,首先考虑感染及外伤因素,进行基本的相关检查,未发现明显异常,考虑滑膜炎,患儿查体不够配合,病情轻重不能准确判断,可以进行进一步 MRI,也可以通过卧床休息后观察病情变化协助诊断。

六、治疗方案及理由

卧床休息,避免下肢负重,减少活动。观察病情变化,有无局部或全身炎症表现。必要时进行下肢皮肤牵引制动。症状不缓解,需行全身情况及下肢局部影像学检查辅助诊断。

七、治疗效果

嘱回家后卧床休息,观察体温及疼痛病情变化。患儿活泼好动,在家休息期间,除睡眠外,基本没有真正卧床制动休息时间,拒动情况稍好转就在床上玩耍,下床行走仍是跛行。无疼痛加重及发热等全身症状,食纳及精神良好。

八、调整治疗方案及疗效

进行住院后皮肤牵引制动休息,经过 1 周牵引卧床休息,患儿下肢活动正常,跛行消失。

九、最终诊断

左侧髋关节滑膜炎。

病例 2　患儿男,7 岁。主诉:左下肢间歇疼痛、跛行半年。

一、询问病史

（一）问诊主要内容及目的

【思维提示】　此患儿比较特殊,病史比较典型。主诉是疼痛和跛行半年,病情发生的时间较久,长达半年,一直没有就诊,存在社会学因素:一直都是祖辈在带孩子,父母外出打工,不在孩子身边,老人对病情的观察不够及时;患儿本身表达能力比较差,注意力容易转移;患儿对疼痛的耐受性比较强,在家长忽视或重视程度不够时,对自己的一些不引起明显活动障碍的症状不再去关注,而寻求缓解疼痛和回避功能障碍的方法去解决症状带来的不便。患儿对疼痛部位描述不够清晰,髋关节疼痛常主诉为膝部疼痛,故针对患儿主诉的疼痛部位进行膝关节详细检查,不能够发现真正的病变,而延迟诊断。临床中碰到下肢疼痛患儿,即使能够指示出具体疼痛部位,也不能够完全相信患儿自己的主诉,而要详细地检查身体,明确是否是主诉部位病变。此患儿就诊时病程长,需要考虑的疾病较多:急性发作的感染性炎症可能性较小,但慢性感染性炎症或低毒感染需要考虑;肢体畸形不能排除;肿瘤或成骨异常也有可能。

1. **跛行诱因**　病程较长,早期有无外伤、过度运动、前期呼吸道或消化道感染病史。
2. **伴随症状**　早期或整个病程中有无合并发热,下肢红肿热痛、活动受限表现。
3. **疼痛时间**　疼痛在白天还是晚上,疼痛和运动有无关联,何种情况下会出现缓解或加重。疼痛发生时间的长短,早期是急性还是慢性发病,后期有无变化。
4. **出生有无分娩异常**　过长时间的病程有无神经系统病变及遗传代谢性疾病可能,必要追问其他伴随症状。
5. **长期病程**　跛行和疼痛有无一定规律,有无进行过相应的诊疗。

（二）问诊结果

半年前患儿无明显诱因出现左下肢间歇疼痛、跛行,疼痛不重,休息后好转,家长未予重视。未见好转,近期有运动后加重表现,跛行较前明显。病程中无发热,无明确外伤。追问病史,患儿父母外出打工,与祖父母生活,曾向老人诉有疼痛,未予注意。

【思维提示】　患儿病程较长,急性感染暂时不考虑,但合并疼痛,慢性感染仍不能排除。疼痛和跛行与运动有关系,不能排除下肢机械性因素导致运动后疲劳损伤引起疼痛。病史提供的信息有限,不能够排除肿瘤及神经、代谢因素引起的疾病。还需要进一步体格检查以采集更多的信息,协助诊断。

二、体格检查

（一）检查重点

1. **一般情况**　精神情况如何,有无全身症状、消瘦、低热、盗汗等。
2. **外科查体**　注重专科情况,关注下肢外观,活动范围。需要注意下肢外观,有无红肿热痛等炎症表现,有无明确具体的疼痛部位,有无下肢畸形及异常活动表现。查体时需要注意检查顺序,先外观后活动,先从不会引起患儿疼痛的检查做起,最后进行可能引起不适的体格检查,以尽可能收集更多的查体信息,避免或推迟导致患儿不适。

【思维提示】 患儿病程时间长,活动受限需要注意下肢外观变化及活动范围情况。长期病程,急性炎症的红肿热痛症状可能不再明显,需要注意排除低毒感染。下肢外观及各体表解剖标志物位置需要检查确认,确定大体解剖形态有无异常。患儿稍大,可以描述部分自身情况提供诊断信息。需要全面检查下肢各关节活动情况,并根据情况重点检查特定部位,还要尽量取得患儿配合,进行特殊体位或动作等检查。

(二) 检查结果

双下肢对称,表面皮肤正常,未见明显皮疹、红肿情况,左髋关节无压痛、肿胀,伸直位极度外旋受限,屈髋极度内外旋受限,4 字征阳性。

三、初步诊断

根据检查结果,考虑髋关节附近病变可能,需要进一步检查。

四、进一步的检查

行血常规、下肢 X 线检查。

【思维提示】 血常规作为常规检查手段,能够提供身体许多状态信息。首先进行炎症性指标的血液学检查,排除炎症因素。体格检查发现病变部位,有活动受限情况,需要进一步进行影像学检查,了解隐藏在体表软组织下的骨骼形态。考虑骨骼形成发生异常,也要进行影像学检查。影像学检查首先进行简便易行的 X 线检查,重点投照部位为体格检查中发现异常的病变部位。

检查结果:血常规示白细胞计数 9.2×10^9/L,中性粒细胞比例 57%。骨盆及双下肢正位片(图 26-2、图 26-3)示双下肢等长,左侧股骨头骨骺有碎裂。

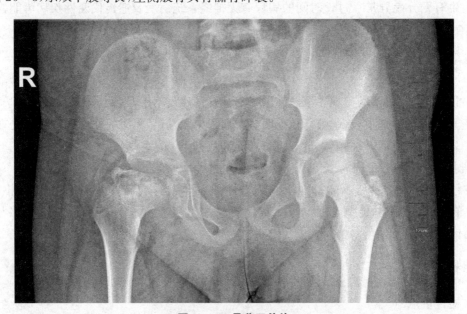

图 26-2 骨盆正位片

五、诊断及诊断思维

患儿 7 岁,左下肢间歇疼痛、跛行半年,病程较长,病程中未见明显炎症表现,休息有好转,运动后容易加重,查体见左髋关节无压痛、肿胀,伸直位极度外旋受限,屈髋极度内外旋受限,4 字征阳性。考虑髋关节附近病变,血常规排除炎症,X 线片见股骨头骨骺碎裂,考虑 Perthes 病。

六、治疗方案及理由

卧床休息,避免下肢负重,保持髋关节外展体位。观察病情变化,有无局部或全身其他表现。必要时需要进行下肢皮肤牵引制动或支具及石膏外固定治疗。完善局部影像学检查如 MRI 辅助诊断,评估病情。在康复师指导下行下肢关节活动及肌肉力量练习。告知家长自然病史及病情持续时间较长,需要取得家长长期配合。

七、治疗效果

嘱回家后卧床休息,观察疼痛及下肢活动病情变化。等待患儿自身修复情况。要充分认识到 Perthes 病的自然转归规律。患儿经长期制动免负重治疗后症状缓解,疼痛消失,关节活动仍稍受限。复查 X 线片见股骨头修复欠佳,范围变大,髋关节覆盖不良,半脱位。

八、调整治疗方案及疗效

进行住院常规检查后行手术治疗,改善股骨头覆盖,患儿下肢活动转好,疼痛消失,跛行改善。

九、最终诊断

左侧 Perthes 病。

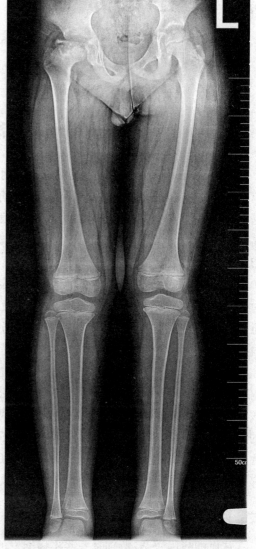

图 26 - 3　双下肢正位片

（倪　磊）

第二十七章　贫血

第一节　贫血的诊断思维

贫血(anemia)不是一个独立的疾病，而是小儿时期常见的一种症状或综合征。贫血是指外周血中单位容积内的红细胞数、血红蛋白含量低于同年龄、同性别者正常值引起的一系列症状综合征。贫血是全球性的健康问题，在儿童时期并不罕见，根据世界卫生组织的调查，全球学龄前儿童贫血发生率高达 47.4%，学龄期儿童为 25.4%。我国 2013 年的调查数据表明，0～23 个月婴幼儿贫血发生率为 22.15%。随着我国经济水平的增长、人民健康意识的提高，儿童时期贫血在许多地区有了明显改善，2016—2017 年一项对中国南方小学生的调查表明贫血发生率为 4.4%，较 2002 年下降了 63.6%。但由于各地区经济水平、医疗条件的差异，小儿贫血在不同地区的发生率还存在差异。长期贫血会对儿童智力和体格发育造成影响，因此小儿贫血仍是广大儿科医务人员需要共同关注的儿童健康问题。早期发现、正确评估并积极明确贫血的病因，是防治小儿贫血的关键。

红细胞是重要的有形血液成分，主要通过血红蛋白运送氧和二氧化碳实现生理功能，同时对体内的酸碱平衡也有一定的缓冲作用。正常情况下红细胞在骨髓中生成，衰老的红细胞在肝、脾等单核吞噬细胞系统(网状内皮系统)中被破坏，两者达到平衡以保证体内红细胞数量和血红蛋白水平的恒定。任何原因导致红细胞生成减少、破坏或丢失增加均会打破这一平衡，造成贫血。急性贫血往往来势凶猛、程度严重，可引起休克等严重后果，危及生命。慢性贫血症状出现缓慢且隐匿，长期存在的贫血会影响儿童生长发育、心脏功能及认知发展等。

一、贫血的病因

贫血的病因复杂，特别是一些疾病继发的贫血往往是多种病理机制的结果，需要结合病史、体征、实验室检查明确病因。贫血病因主要有以下三大类(图 27 - 1)。

(一)红细胞、血红蛋白生成减少

1. 造血物质不足或缺乏　红细胞、血红蛋白生成过程中原料缺乏和不足导致红细胞、血红蛋白水平低下，如缺铁性贫血、维生素 B_{12} 和叶酸缺乏所致巨幼红细胞性贫血等。

2. 造血功能障碍　各种原因导致骨髓造血功能衰竭，造红细胞能力下降引起贫血，如先天性骨髓衰竭综合征(inherited bone marrow failure syndromes, IBMFS)，包括范科尼贫血、先天性角化不良、Shwachman-Diamond 综合征、Diamond-Blackfan 贫血等；再生障碍性贫血(aplastic anemia, AA)；纯红细胞再生障碍(pure red cell anemia, PRCA)；干细胞克隆性异常，如骨髓增生异常综合征(myelodysplastic syndromes, MDS)、阵发性睡眠性血红蛋白尿(paroxysmal nocturnal hemoglobinuria, PNH)等。

3. 白血病、恶性肿瘤影响造血功能　异常增殖的白血病细胞和侵犯骨髓的恶性肿瘤细胞均会影响正常造血导致贫血。治疗恶性疾病常需进行放化疗，可导致骨髓造血功能受损。

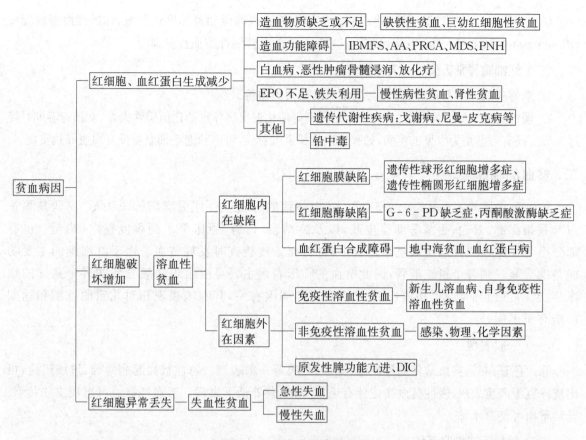

图 27 - 1 小儿贫血病因分类

4. 肾性贫血、慢性病性贫血 肾性贫血可致促红细胞生成素(erythropoietin,EPO)水平低下,铁失利用。一些感染性和非感染性疾病则可引起铁调素过度生成,改变体内铁稳态,同时EPO 生成减少及红细胞寿命缩短导致慢性病性贫血,如慢性感染、自身免疫性疾病等。

5. 其他 遗传代谢性疾病如戈谢病、尼曼-皮克病可由于脾大、骨髓受累出现贫血,铅中毒所致贫血等。

(二)红细胞破坏增加——溶血性贫血

由于红细胞内在缺陷或外在因素,红细胞破坏加速,在单核吞噬细胞系统内破坏或发生血管内溶血,红细胞破坏速度超过骨髓造红细胞的代偿能力,导致贫血。

1. 红细胞内在缺陷

(1)红细胞膜缺陷:由于膜缺陷,红细胞不能维持正常的双面凹圆饼状,机械变形能力降低,在通过脾窦时被破坏而导致溶血,如遗传性球形红细胞增多症、遗传性椭圆形红细胞增多症。

(2)红细胞酶缺陷:由于红细胞代谢通路中的酶缺陷,红细胞破坏增加引起溶血,如葡萄糖－6－磷酸脱氢酶(glucose－6－phosphate dehydrogenase,G－6－PD)缺乏症,丙酮酸激酶缺乏症等。

(3)血红蛋白合成障碍:如珠蛋白肽链量的异常所致的珠蛋白生成障碍性贫血(地中海贫血),珠蛋白肽链质的异常所致的血红蛋白病。

2. 红细胞外在因素

(1)免疫性溶血性贫血:如新生儿溶血病、自身免疫性溶血性贫血及一些药物导致的免疫性溶血性贫血。

(2)非免疫性因素导致的溶血性贫血:如感染、物理、化学因素导致红细胞破坏增加。

（3）其他：如原发性脾功能亢进引起红细胞在脾脏内滞留和破坏导致贫血，弥散性血管内凝血（disseminated intravascular coagulation，DIC）导致微血管病性溶血性贫血等。

（三）红细胞异常丢失——失血性贫血

1. **急性失血** 如严重外伤出血、消化道溃疡大出血等。

2. **慢性失血** 如牛乳蛋白过敏、梅克尔憩室等消化道疾病导致消化道慢性失血、女孩青春期月经过多等。还有一些更为少见的疾病，如肺含铁血黄素沉着症，可由肺泡毛细血管反复出血导致贫血。

二、贫血的临床表现

贫血最常见的主诉是"面色苍白"。贫血导致的"面色苍白"更确切的说法是"皮肤黏膜苍白"，是指面部、耳轮、手掌等部位皮肤，以及睑结膜、口唇、甲床呈不同程度苍白、蜡黄。也有部分患儿在体检或其他疾病就诊过程中，进行血常规检查时发现贫血。由于红细胞的主要功能是携带氧气到各个组织器官，因此贫血的临床表现主要是由组织缺氧导致的各个系统的临床症状。贫血起病快慢、病程长短、严重程度与病因有关，其临床表现和对儿童的近期和远期影响有所不同。

（一）一般表现

除面色苍白外，贫血常伴随易疲倦、头晕、耳鸣等一般表现。急性贫血起病急骤、进展迅速，可出现休克等严重表现，慢性贫血往往伴有毛发干枯、营养低下表现。溶血性贫血可出现皮肤黄疸。肾性贫血可伴有水肿。

（二）单核吞噬细胞系统

婴幼儿期贫血可引起骨髓外造血，出现肝脾大、淋巴结肿大。一些贫血患者反复输血后铁过载可出现肝大的表现。红细胞长期在单核吞噬细胞系统内过度破坏，可出现明显脾大，如遗传性球性红细胞增多症。肝脾大也是急性白血病的常见骨髓外浸润表现。

（三）呼吸、循环系统

呼吸增快为代偿组织缺氧的表现。为保证组织供氧，机体通过增加心搏出量和心率提高心排血量，可出现心动过速、心脏杂音，在重度贫血时可出现心脏扩大，长期导致心功能不全或左心衰竭。

（四）消化系统

可出现食欲减退、恶心、腹胀、便秘，偶有舌炎、舌乳头萎缩（镜面舌）表现。缺铁性贫血患儿可出现异嗜癖。消化性溃疡患者平素可有腹痛、嗳气、反酸表现，消化道出血患者则可出现呕吐咖啡样物质、黑便等表现。急性贫血患者由于血红蛋白急剧下降，有时伴有循环血量的下降，可由于血液在体内重新分布，肠道缺血缺氧，继发肠道细菌移位，出现多器官功能衰竭。

（五）泌尿系统

血管内溶血，可出现血红蛋白尿，表现为尿呈红色或茶色，严重时呈酱油色。

（六）神经系统

贫血还可以影响儿童神经认知功能，患儿出现精神不振、活动能力下降、注意力不集中、情绪易激动、学校表现下降等。

（七）骨骼改变

骨骼病变是一些慢性贫血对儿童的长期影响之一，患儿出现骨骼脆弱、变形，如地中海贫血患儿由于红细胞破坏和骨髓造血代偿性增加，骨皮质变薄、骨髓腔扩大，形成头大、鼻梁塌陷、眼距增宽的特殊面容。

（八）免疫系统

贫血可伴随免疫功能下降，患儿易反复感染。

第二节 小儿贫血的临床特点

了解贫血的病因分类有助于建立贫血的诊断思路。贫血诊断需要根据患儿的主诉和临床表现，询问病史，进行体格检查，从最简单的血常规出发，遵循诊断思路和流程，有方向地选择实验室检查项目，寻找证据，最后明确贫血的根本原因，为治疗提供依据。

一、病史采集

贫血的病史往往可以为病因诊断提供重要线索，因此详细询问病史在贫血的诊断中非常重要，在病史采集时需要注意以下几点。

（一）病程经过

起病时间短，病情进展迅速多见于急性溶血、失血等，起病缓慢多见于营养性贫血、慢性失血、溶血等。

（二）年龄

部分贫血的发病有明显的年龄特点，如新生儿期最多见的是母婴血型不合所致的新生儿溶血病及分娩前后失血，生理性贫血发生于2~3月龄，6个月至2岁是小儿喂养方式和饮食结构发生变化最大的阶段，营养性贫血在此年龄段最多见，青春期女孩应注意询问有无月经过多。

（三）性别和籍贯

南方地区 G-6-PD 缺乏症发病率高，多为男性发病。地中海贫血在广东、广西地区发病率高。虽然随着人口流动的增加，这些疾病的地方性特征不如既往明显，但询问家族原籍地仍有助诊断。

（四）出生史

询问母亲孕期有无贫血及其原因，母亲血型及既往孕产史。早产导致胎儿期贮存铁不足是缺铁性贫血重要的发病机制之一。双胎由于胎儿-胎儿输血可出现双胎贫血-红细胞增多序列征。

（五）饮食情况

询问小儿喂养情况及饮食结构有助于判断营养性贫血，人工喂养未及时添加辅食结合发病年龄可助诊营养性缺铁性贫血。营养性巨幼红细胞性贫血发生于纯母乳喂养者乳母素食或年长儿素食者。进食蚕豆后出现急性溶血是 G-6-PD 缺乏症的典型表现。询问空腹或进食后有无腹痛及其他不适。

（六）用药史

氯霉素可导致再生障碍性贫血，化疗药可导致骨髓造血功能低下，其他一些药物可导致药物相关免疫性溶血，如青霉素、非那西丁、磺胺类。一些有氧化性的药物或中成药成分可导致 G-6-PD

缺乏症患儿出现急性溶血,故应详细询问发病前及近期用药史。

(七)家族史

家族中贫血病史有助于遗传性溶血性疾病的诊断,如遗传性球形红细胞增多症、红细胞酶缺陷、地中海贫血等。

(八)居住环境

询问有无铅、砷、农药及杀虫剂接触史。一些地方性寄生虫病流行病学史也有助于贫血原因的判断,如钩虫病、血吸虫病接触史等。

(九)其他疾病及伴随症状

询问有无感染表现;有无慢性腹泻;有无骨痛,骨痛是血液系统恶性疾病或其他恶性肿瘤骨或骨髓侵犯的常见表现;有无血尿及水肿等肾脏疾病表现,酱油色尿多见于急性血管内溶血;全身各部位有无异常包块及出血表现;有无腹痛,呕吐(了解呕吐物性状,是否含咖啡样物质)、便血;有无反复咳嗽、咯血。

二、体格检查

贫血患儿的体格检查需要注意患儿的一般情况及生命体征,对于病程短、进展迅速、贫血程度重的患儿需要注意监测生命体征。注意患儿有无生长发育迟缓和特殊面容;皮肤有无黄疸和水肿;有无口腔溃疡、舌面光滑,见于营养性贫血;有无胸骨压痛,这是急性白血病特有体征;有无呼吸增快,心脏查体应注意有无心率增快、心脏杂音,贫血患儿心前区可出现收缩期杂音;有无肝脾大、淋巴结肿大。

三、辅助检查

(一)是否存在贫血

贫血诊断的第一步需要明确是否存在贫血,儿童患者在判断是否存在贫血时需要注意以下几点:

1. 注意年龄　由于小儿造血系统的发育特点,儿童红细胞(RBC)数和血红蛋白(Hb)水平随年龄不同而存在差异,判断的时候需要注意不同年龄的正常值。一般根据下述标准判断是否存在贫血(表27-1、表27-2)。

表 27-1　我国小于 6 个月婴儿贫血标准

月龄	Hb/(g·L^{-1})
新生儿期	<145
1~4 个月	<90
4~6 个月	<100

表 27-2　世界卫生组织不同年龄贫血标准

年龄	Hb/(g·L^{-1})
6~59 个月	<110
6~11 岁	<115
12~14 岁	<120

2. 注意海拔对血红蛋白值的影响　海拔每升高 1000 米,血红蛋白上升 4%。

3. 注意婴儿期造血的特殊生理现象——生理性贫血　新生儿由于生后肺呼吸的建立,氧饱和度从宫内的较低水平升高至 95％以上,促红细胞生成素产生减少,导致暂时性红系造血功能低下,同时胎儿红细胞寿命短、生后体重迅速增长、血容量扩充等因素的存在,导致生后 1 周内新生儿血红蛋白逐渐下降,至 2～3 个月渐停止,随后逐渐恢复。生理性贫血为轻度正细胞正色素性贫血,血红蛋白水平不低于 90 g/L。需要注意,生理性贫血是婴儿期的生理现象,不需要治疗,仅随访即可。如果贫血持续时间过长、程度过低(<90 g/L)不能以生理性贫血解释,红细胞形态不符合正细胞正色素性贫血等,则需要进一步检查明确原因。

(二)贫血程度的判断

下一步需要判断贫血程度。判断小儿贫血程度时也同样需要考虑年龄因素,由于宫内是低氧环境,胎儿需要更多的红细胞来携带和运送氧,故新生儿 RBC 及 Hb 水平较高,Hb 可高达 190 g/L。新生儿贫血程度的标准与非新生儿不同,若以非新生儿期 Hb 水平来判断新生儿贫血的程度往往会出现误判贫血程度,需要特别注意。小儿贫血根据 Hb 水平分为轻、中、重和极重度(表 27-3)。

表 27-3　小儿贫血程度标准　　　　　　　　　　　　　　　　　　单位:g/L

年龄	轻度	中度	重度	极重度
新生儿期	120≤Hb<144	90≤Hb<120	60≤Hb<90	Hb<60
非新生儿期	90≤Hb<同年龄正常下限	60≤Hb<90	30≤Hb<60	Hb<30

(三)贫血病因的实验室诊断

明确了贫血存在及程度后,在诊疗过程中寻找依据对贫血病因进行判断是贫血诊疗中最重要的部分,通过病史、体格检查和实验室检查,才能在看似相同的贫血表现背后分析和寻找到引起贫血的根本原因。

实验室检查是贫血患者明确病因的重要依据,实验室检查应根据病史特点、体格检查及初步的血常规检查有方向地进行,避免滥用和盲目扩大检查内容,增加患儿痛苦和就诊负担。

血常规是临床最常用的血液检查项目,可以为贫血的诊断提供重要的线索和基本的诊断思路与方向,读懂血常规可以让临床医生在贫血病因诊断上少走弯路。血常规可以带来以下信息:RBC 和 Hb 水平提示是否存在贫血及贫血程度;根据 RBC 计数、Hb 和红细胞比容计算出平均红细胞容积(MCV)、平均红细胞血红蛋白含量(MCH)以及平均红细胞血红蛋白浓度(MCHC),结合外周血涂片,可以将贫血按照细胞形态分为 4 类(表 27-4);根据网织红细胞计数(Ret)初步判断骨髓增生情况,Ret 升高提示骨髓增生活跃,Ret 降低提示骨髓增生低下;同时应注意白细胞和血小板水平,可有助判断是否存在骨髓衰竭性疾病和白血病等恶性血液病。

表 27-4　贫血细胞形态分类

分类	MCV/fL	MCH/pg	MCHC/%
正常	80～94	28～32	32～38
大细胞性	>94	>32	32～38
正细胞性	80～94	28～32	32～38
单纯小细胞性	<80	<28	32～38
小细胞低色素性	<80	<28	<32

外周血涂片是一项简单、经济又易行的检查。可以通过外周血涂片了解红细胞的形态,结合血常规结果对贫血进行形态学分类。正常的红细胞大小均匀,中心淡染区直径为红细胞直径的1/3(图27-2a)。缺铁性贫血外周血红细胞大小不一,中心淡染区扩大(图27-2b)。巨幼红细胞性贫血外周血红细胞体变大,出现大卵圆形红细胞(图27-2c)。外周血涂片还可以观察有无异常细胞或幼稚细胞,有助于白血病所致贫血的初步判断,也可以观察血小板和白细胞的形态,同时对一些特殊的寄生虫病,比如疟原虫感染有诊断意义。

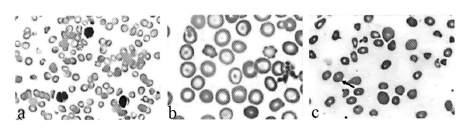

图27-2 外周血红细胞形态:正常红细胞形态(a),缺铁性贫血外周血红细胞形态(b),巨幼红细胞性贫血外周血红细胞形态(c)

骨髓细胞形态学检查可以明确骨髓增生情况,发现白血病细胞或其他恶性肿瘤的骨髓转移。一些代谢性疾病骨髓存在特有的细胞,如戈谢细胞、尼曼-皮克细胞,有助于这些疾病的诊断。特殊的染色,如铁染色对缺铁性贫血、铁粒幼细胞性贫血有帮助。

其他的特殊检查包括促红细胞生成素水平、铁代谢相关检查、叶酸及维生素水平测定用于营养性贫血的诊断,红细胞酶活性测定、血红蛋白电泳、直接/间接抗人球蛋白试验、红细胞脆性试验用于溶血性贫血的诊断,基因检查用于诊断各种先天性因素导致的贫血,如红细胞内在缺陷、范科尼贫血等。

在应用这些检查明确病因时可根据贫血细胞形态分类,将诊断思路分为小细胞性贫血、大细胞性贫血、正细胞性贫血3个方向进一步检查,现将3种不同细胞形态贫血的诊断思路总结如下(图27-3～图27-5)。

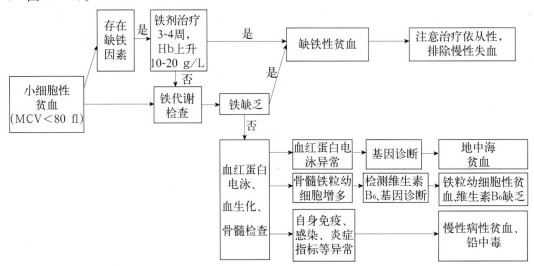

图27-3 小细胞性贫血诊断的思维导图

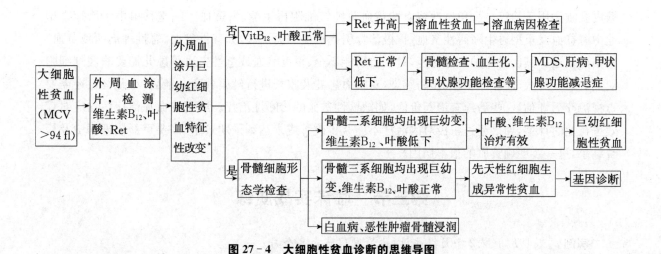

图 27 - 4 大细胞性贫血诊断的思维导图

注: * 红细胞大小不等,以大细胞为主,可见巨幼变的有核红细胞,白细胞、血小板计数常减少。

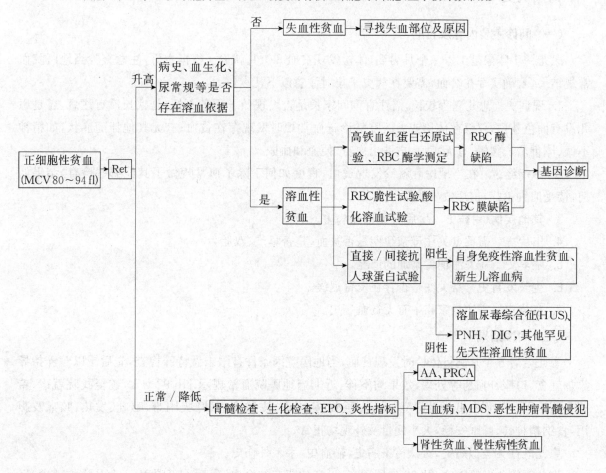

图 27 - 5 正细胞性贫血诊断的思维导图

四、治疗

小儿贫血的治疗原则首先是去除病因,针对病因采取治疗措施。营养性贫血可补充所缺乏的造血物质,如缺铁性贫血补充铁剂和增加含铁食物,巨幼红细胞性贫血补充维生素 B_{12} 或叶酸等;

糖皮质激素用于治疗自身免疫性溶血性贫血及纯红细胞再生障碍;造血干细胞移植用于治疗重型地中海贫血及重型再生障碍性贫血;积极治疗引起贫血的原发病,如肾性贫血、恶性肿瘤所致贫血、感染性贫血。其次是保护脏器功能,对于心功能不全、重度贫血或急性失血等患儿需要输注红细胞纠正贫血。再次,需加强护理,预防感染,对贫血患儿及家长进行健康教育。最后,小儿贫血还需要重视治疗后评估,一些治疗有诊断价值,如缺铁性贫血的诊断性治疗。所有贫血在治疗后均应对疗效进行及时评估,如果经过积极对因治疗不能获得改善或未达到预期效果,需要重新梳理病史及检查结果,进一步明确贫血的根本病因。

第三节　临床实战演练

病例　患儿男,1岁2个月。主诉:体检发现贫血8个月。

一、询问病史

（一）问诊主要内容及目的

患儿初步印象是1岁2个月男婴,体检发现贫血8个月就诊。根据主诉,注意查验当地医院血常规结果,若确实存在贫血,需要在病史采集时注意以下几点:

1. 现病史　患儿病程较长,需注意询问家长是否发现孩子面色不好;是家长没有注意,还是患儿没有面色苍白,仅仅在体检或去医院就诊查血常规时发现存在贫血;有无其他伴随症状,如精神不振、体重增长缓慢,有无黄疸、皮肤出血点、便血和血尿。

2. 诊疗经过　在当地医院就诊发现贫血,程度如何。除了血常规做了其他哪些检查,结果如何,接受何种治疗,治疗效果如何。

3. 其他疾病、用药史　生后有无特殊病史。

4. 出生史　需重点关注母亲孕期是否贫血,是否早产、双胎。

5. 喂养史　需关注辅食添加的情况。

6. 生长发育史　需关注是否存在发育迟缓。

7. 家族史　需注意家族中有无贫血病史。

（二）问诊结果

患儿生后6个月例行体检时发现贫血,当地医院因条件有限未做特殊检查,先后予以营养指导添加辅食、口服补血药等处理,效果均不佳,近期当地医院血常规示 Hb 92 g/L,遂至我院就诊,希望查明病因。病程中患儿无黄疸、血尿、便血、鼻出血、皮肤出血、呼吸困难、呕吐、发热、咳嗽及腹泻,食纳精神佳,睡眠安稳,大小便量及外观均正常。

患儿既往无类似病史,否认传染病史、输血史、手术外伤史。

患儿系第1胎第1产,孕38^{+5}周顺产,母亲孕期有贫血史,生后人工喂养,8个月添加辅食,经当地医院前期指导后已积极添加含铁辅食,现无明显偏食,无特殊用药史。母亲既往好像也有过轻度贫血,但没经过治疗,生产后也没有再复查,家庭中无其他贫血患者。否认其他家族性遗传性疾病史。

【思维提示】　通过病史回顾我们可提炼出一些关键信息作为诊断线索。患儿为非新生儿期,当地医院血常规示 Hb 92 g/L 可判断患儿存在轻度贫血。患儿为足月顺产儿,母亲孕期有轻度贫血史,胎儿储存铁为孕期后 3 个月,故可能存在贮存铁不足。患儿在生后 6 个月左右发现贫血,正是缺铁性贫血高发的年龄段,但先后给予营养指导和口服药治疗效果都不理想,此时我们应当注意询问家长所述的补血治疗究竟是用的什么药物;如果是铁剂治疗,治疗剂量如何;是否能够按照当地医生的处方按时足量服药;是否存在其他影响治疗效果的因素,比如患儿是否服药不配合或者有胃肠道反应,导致无法达到治疗剂量。了解治疗效果不理想的内涵,是血红蛋白进行性下降,还是没有回升。如果遵循医嘱按时足量服药并添加辅食,为何还仍旧存在贫血? 母亲也有贫血史,患儿贫血与母亲孕期轻度贫血是否有关? 产后未复查,可以建议母亲也进行血常规检查了解是否仍有贫血。

二、体格检查

(一) 检查重点

患儿贫血程度不重,但病程较长,一般情况需要注意整体营养状况如何,生长发育情况怎样。专科情况需要注意皮肤有无黄染,全身皮肤黏膜有无出血点、瘀斑,淋巴结有无肿大,胸骨有无压痛,注意心脏听诊有无杂音,腹部有无异常包块,有无肝脾大。

【思维提示】　轻度贫血的小儿面色很少能够表现出肉眼可见的苍白,多在体检或者就诊查血常规时发现贫血。应注意患儿虽然贫血程度不重,但病程已经 8 个月。查体顺序从一般情况开始,注意是否伴毛发干枯及其他营养不良表现,是否合并生长发育落后表现,有无特殊面容。除皮肤苍白外,应注意皮肤有无黄染。全身皮肤黏膜有无出血表现,尤其是鼻出血。注意有无浅表淋巴结肿大。轻度贫血一般很少引起呼吸、循环系统改变,但由于病程较长,仍应该注意有无心肺体格检查的异常,如呼吸增快、心脏收缩期杂音。小儿贫血可能导致骨髓外造血的表现,因此肝脾大是重要的血液专科体征。胸骨压痛检查由于小年龄儿童语言表达和配合度受限,不做硬性要求,但也应尽量常规进行,跟腹部查体相似,查体时需要适当引导分散婴幼儿的注意力,减少对医疗环境和医务人员的恐惧,判断以观察小儿面部表情改变为主。

(二) 检查结果

生命体征:体温 37 ℃,脉搏 120 次/分,呼吸 30 次/分,血压 95/52 mmHg,体重 12 kg。

神志清晰,呼吸平稳,营养状况良好。皮下脂肪适中,全身皮肤无黄染,无明显苍白,无皮疹及出血。浅表淋巴结无肿大。双肺呼吸音粗未闻及干湿啰音。心音有力,心律齐,未闻及病理性杂音。腹软,未及包块,肝肋下 2 cm,质软,脾肋下 1 cm,质软。

三、初步诊断

贫血待查。

【思维提示】　患儿因体检发现贫血就诊,没有明显苍白、乏力,与轻度贫血相符。体格检查无明显贫血貌,肝脾虽肋下可及,但在 2 岁内儿童正常范围内,且质地柔软。患儿在缺铁性贫血的高发年龄,但除母亲孕期贫血,没有其他明确的缺铁风险因素。经过当地医院治疗后效果不佳。因此,我们需要认真梳理患儿血红蛋白水平的变化、用药情况。经过再次追问病史,当地医院先后给予右旋糖酐铁、蛋白琥珀酸铁等治疗,剂量为 3～5 mg/(kg・d),且家长基本能保证患儿的规律服药。治疗后血红蛋白水平于 92～101 g/L 之间波动。可见,患儿既往曾接受足量的补铁治疗,同时家长在当地医生的指导下按要求添加了含铁辅食,并注意保证孩子的营养均衡,但这些措施均对改善孩子贫血收效甚微。此外,母亲除了孕期,既往也有贫血,平时月经量正常,因为平时没有不适,所以一直没有进行诊治。虽然对母亲贫血的具体程度不了解,但应注意这可能是有意义的贫血家族史。

四、进一步的检查

进一步的检查包括:① 血常规、尿常规、粪常规＋隐血试验;② 外周血涂片;③ 铁代谢检查:血清铁、铁蛋白(有条件可同时查总铁结合力、红细胞游离原卟啉);④ 血生化(胆红素);⑤ 腹部 B 超;⑥ 血红蛋白电泳;⑦ 地中海贫血基因检查。

【思维提示】 患儿的进一步检查可以分两步走:第一步,患儿因体检发现贫血就诊,当地医院血常规提示轻度贫血,血常规是首先要做的,旨在再次确定贫血及其程度,结合外周血涂片可以明确贫血的形态学分类。尿常规可以初步排除肾脏疾病导致的贫血,粪常规＋隐血试验有利于发现消化道的异常血液丢失。当地医院补铁治疗无效,近期未再服铁剂,进食正常,仍存在轻度贫血,可以通过铁代谢了解患儿体内是否存在铁缺乏,血生化了解肝肾功能有无异常,胆红素是否升高。行腹部 B 超了解是否存在肝脾大。第二步,初步检查结果若提示为小细胞低色素性贫血,但铁代谢未提示铁缺乏,则结合患儿既往铁剂治疗无效,血红蛋白水平轻度降低但相对稳定,母亲除孕期外既往也有贫血病史,未就诊的情况下无进行性加重,应高度考虑轻型地中海贫血。此时,应注意外周血涂片的红细胞体积小,中心淡染区扩大不足以鉴别缺铁性贫血和地中海贫血,因此需行血红蛋白电泳帮助诊断,进一步行地中海贫血基因检查明确诊断。

检查结果:血常规示白细胞计数(WBC)6.8×10⁹/L,中性粒细胞比例(N)32%,淋巴细胞比例(L)68%,Hb 92 g/L,MCV 68 fl,MCH 16.6 pg,MCHC 255 g/L,血小板计数(PLT)233×10⁹/L。外周血涂片提示红细胞体积小,中心淡染区扩大。尿常规无异常,粪常规无异常,隐血试验阴性。铁代谢检查示血清铁 27 μmol/L(本院检查正常值 12.8~31.3 μmol/L),血清铁蛋白 167 ng/mL(本院检查正常值 23.9~336.2 ng/mL)。肝肾功能无异常,胆红素轻度升高。血红蛋白电泳提示 HbA2 升高(6.3%),HbF 升高(4.3%),HbA 轻度降低(89.4%)。地中海贫血基因检查提示 β 地中海贫血基因 CD41-42 杂合突变。腹部 B 超示肝肋下 2 cm,脾肋下 2 cm,未见异常信号。

五、诊断及诊断思维

患儿 1 岁 2 个月,因"体检发现贫血 8 个月"就诊,当地医院血常规示 Hb 92 g/L,经过多次足量补铁治疗、指导喂养及添加含铁辅食等,贫血无改善,且血红蛋白水平相对稳定。患儿为足月顺产儿,母亲有贫血史,一直未予重视,但无加重表现。查体:神志清晰,呼吸平稳,营养状况良好;皮下脂肪适中,全身皮肤无黄染,无明显苍白,无皮疹及出血;浅表淋巴结无肿大;双肺呼吸音粗未闻及干湿啰音;心音有力,心律齐,未闻及病理性杂音;腹软,未及包块,肝肋下 2 cm,质软,脾肋下 1 cm,质软。血常规提示轻度贫血,结合外周血涂片提示为小细胞低色素性贫血。铁蛋白及血清铁水平均正常,表明患儿体内不存在铁缺乏,胆红素轻度升高提示存在轻度溶血。结合患儿补铁治疗效果不佳及母亲贫血病史,血红蛋白电泳提示 HbA2、HbF 轻度升高,进一步进行基因检查提示 β 地中海贫血基因 CD41-42 杂合突变,该突变导致珠蛋白部分不能合成,导致贫血。

六、治疗方案及理由

轻型地中海贫血一般临床贫血表现轻微或无贫血表现,通常无须特殊治疗,以加强健康宣教为主,内容包括平时注意保持均衡营养、预防感染等。感染及使用一些氧化性药物可诱发溶血导致贫血加重,故因其他疾病就诊时,家属应主动向医生说明孩子患有轻型地中海贫血,需要避免使用可能诱发溶血的药物。由于轻型地中海贫血存在无效造血和慢性溶血,因此需要定期监测血红蛋白水平及胆红素水平。此外,持续存在的慢性溶血使轻型地中海贫血患者容易发生胆道结石,需要定期完善B超检查。轻型地中海贫血无须额外补铁治疗,一般情况下无须输血,对于因感染或其他因素有输血病史者,要监测体内血清铁蛋白水平,注意慢性溶血和输血导致铁过载。同时,需要对儿童的生长发育进行定期监测。对于短时间内出现频繁输血需求、既往诊断为轻型地中海贫血患者,则需要进行全基因测序,以明确是否存在罕见基因突变类型的地中海贫血。

七、最终诊断

轻型 β 地中海贫血。

参考文献

[1] MCLEAN E,COGSWELL M,EGLI I,et al. Worldwide prevalence of anaemia,WHO Vitamin and Mineral Nutrition Information System,1993 - 2005[J] . Public Health Nutr,2009,12(4):444 - 454.

[2] LI S,BO Y,REN H,et al. Regional differences in the prevalence of anaemia and associated risk factors among infants aged 0 - 23 months in China:China nutrition and health surveillance[J]. Nutrients,2021,13(4):1293.

[3] LI S,CHENG X,ZHAO L,et al. Anemia of school-age children in primary schools in southern China should be paid more attention despite the significant improvement at national level:based on Chinese nutrition and health surveillance data(2016 - 2017)[J]. Nutrients,2021,13(11):3705.

[4] ALLALI S,BROUSSE V,SACRI A S,et al. Anemia in children:prevalence,causes,diagnostic work-up,and long-term consequences[J]. Expert Rev Hematol,2017,10(11):1023 - 1028.

[5] World Health Organization. Haemoglobin concentrations for the diagnosis of anaemia and assessment of severity [EB/OL]. (2011 - 05 - 31)[2022 - 04 - 10]. https://www. who. int/publications/i/item/WHO-NMH-NHD-MNM-11. 1.

（黄　婕）